脑卒中防治系列丛书

总主编 王陇德

脑卒中影像学评估

Neuroimaging in Stroke

第2版

主　编　娄　昕　马　林
副主编　陈　敏　施海彬　陆建平　张　辉
编　委（以姓氏笔画为序）

万志方	马　林	马　高	王　艳	王　斌	王永芳
王效春	牛庆亮	卞益同	龙　佳	卢　洁	田　冰
白雪芹	吕晋浩	刘逸冰	刘淑仪	许晓泉	芦娇娇
杜汉旺	李明志	李明利	李思睿	杨　健	杨运俊
吴飞云	何　品	宋建勋	张　苗	张　辉	张水兴
张英魁	张隐笛	陆建平	陈　敏	陈勇春	林博丽
於　帆	郑　颖	郑召龙	郑葵葵	孟志华	赵慧芳
郝雅静	胡　钰	俞敏华	施海彬	娄　昕	秦江波
夏　军	徐海波	高　璐	涂梦琪	黄钟情	符念霞
鲁珊珊	谭　艳				

人民卫生出版社

·北　京·

图书在版编目（CIP）数据

脑卒中影像学评估 / 娄昕，马林主编. —2版. —北京：人民卫生出版社，2022.9

（脑卒中防治系列丛书）

ISBN 978-7-117-33134-0

Ⅰ.①脑… Ⅱ.①娄…②马… Ⅲ.①脑血管疾病 —影像诊断 Ⅳ.①R743.04

中国版本图书馆 CIP 数据核字（2022）第 085069 号

人卫智网	www.ipmph.com	医学教育、学术、考试、健康，购书智慧智能综合服务平台
人卫官网	www.pmph.com	人卫官方资讯发布平台

脑卒中防治系列丛书
脑卒中影像学评估
Naocuzhong Fangzhi Xilie Congshu
Naocuzhong Yingxiangxue Pinggu
第 2 版

主　　编：娄　昕　马　林
出版发行：人民卫生出版社（中继线 010-59780011）
地　　址：北京市朝阳区潘家园南里 19 号
邮　　编：100021
E - mail：pmph @ pmph.com
购书热线：010-59787592　010-59787584　010-65264830
印　　刷：三河市潮河印业有限公司
经　　销：新华书店
开　　本：850×1168　1/32　　印张：19.5
字　　数：505 千字
版　　次：2016 年 4 月第 1 版　　2022 年 9 月第 2 版
印　　次：2022 年 10 月第 1 次印刷
标准书号：ISBN 978-7-117-33134-0
定　　价：68.00 元
打击盗版举报电话：010-59787491　E-mail：WQ @ pmph.com
质量问题联系电话：010-59787234　E-mail：zhiliang @ pmph.com
数字融合服务电话：4001118166　E-mail：zengzhi @ pmph.com

《脑卒中防治系列丛书》

编　委

总主编　王陇德

编写专家委员会　（以姓氏笔画为序）

出版说明

　　心脑血管疾病等慢性非传染性疾病严重危害民众健康，特别是脑卒中，是我国居民致残、致死的首要原因，给居民家庭和社会带来沉重负担。为应对脑卒中防治的严峻形势，国家卫生健康委于2009年启动脑卒中防治工程，组织各级卫生健康行政部门、疾控机构、医疗机构等共同开展脑卒中防治工作，建立了覆盖全国的脑卒中防治体系，为我国心脑血管病防治工作开展了大量有益探索。

　　为推进各级医疗机构脑卒中防治工作的规范化，国家卫生健康委脑卒中防治工程委员会办公室（后简称"办公室"）组织专家充分借鉴国际先进经验，结合我国医疗机构对脑血管病的医疗实践，组织编写了《脑卒中防治系列丛书》，该系列丛书于2016年正式出版，得到广大医务工作者的欢迎。2020年，办公室根据国内外相关指南的更新及临床工作发展需要，再次组织专家对《脑卒中防治系列丛书》进行修订。

　　修订后的丛书有如下特点：

　　1. 丛书分册设置按照脑卒中各相关专业构成和业务能力发展的要求作了调整。本版丛书分为《脑卒中外科治疗》《脑卒中内科治疗》《脑卒中介入治疗》《脑卒中影像学评估》《脑卒中健康管理》《脑卒中血管超声》《脑卒中康复治疗》《脑卒中专科护理》8 本。

2. 丛书内容的学术水平进一步提升。全套丛书均由来自全国大型综合三级甲等医院的知名专家和临床一线的中青年优秀专家直接参与编写工作。

3. 丛书内容的权威性进一步增强。参考文献来源于国内外各相关专业委员会制定的指南、规范、路径和教材。

4. 丛书内容在保持先进性的同时，更侧重于临床适用，利于脑卒中防治规范化培训工作的开展。

丛书除适合于各级医院脑卒中相关临床工作者阅读之外，还适合综合性医院临床型研究生规范化培训使用。希望本套丛书的出版为提高我国脑卒中防治的综合能力、遏制脑血管疾病的高发态势、维护广大人民群众的健康权益做出应有的贡献。

由于编纂时间仓促，丛书中难免有疏漏之处，敬请广大读者不吝赐教，提出宝贵意见。

国家卫生健康委脑卒中防治工程委员会办公室
2020 年 11 月 10 日

防治卒中
健康中国

题赠国家卫生计生委
脑卒中防治工程

陈竺 二零一五年四月二十八日

前　言

脑卒中具有发病率高、致死率高、致残率高、复发率高的特点，是严重危害我国国民健康的重大慢性非传染性疾病之一。自 2005 年以来，脑卒中一直是我国国民第一位疾病死亡原因，也是我国 60 岁以上人群肢体残疾的首要原因。我国每年新发脑卒中患者达 350 余万人，给患者家庭及社会造成了巨大负担。

自 2009 年国家启动脑卒中防治工程至今，始终秉承"关口前移、重心下沉，提高素养、宣教先行，学科合作、规范诊治，高危筛查、目标干预"的防治策略开展防治工作。各级卫生健康行政部门认真组织，医疗机构和广大专家学者积极参与，以脑卒中筛查与防治基地医院和卒中中心建设为抓手，在推进区域脑卒中急救体系建设、推行多学科协作、推广脑卒中防治适宜技术、提升脑卒中筛查与干预质量及探索慢性病防治模式等方面取得了一定成效，搭建了全国统一的中国脑血管病数据库，基本建立了涵盖"防、治、管、康"一体化的脑卒中防治工作体系。

广大医务人员是脑卒中防治的中坚力量，树立科学的防治理念和具备过硬的技术能力直接关系到脑卒中防治水平的提升。为此，国家卫生健康委脑卒中防治工程委员会于 2016 年组织国内脑卒中防治领域知名专家编写出版了《脑卒中防治系列丛书》。丛书为推动全国脑卒中防治适宜技术规范化培训工作的广泛开展提供了科学权威的指导。

近年来，随着全国脑卒中防治工作的持续深入开展，特别是《脑卒中综合防治工作方案》《医院卒中中心建设与管理指导原则（试行）》及《关于进一步加强脑卒中诊疗管理相关工作的通知》等一系列政策文件的相继发布，为我国脑卒中防治工作确定了新标准、提出了新要求。2019 年，国家卫生健康委脑卒中防治工程委员会邀请徐运、蒲传强、崔丽英、康德智、张鸿祺、刘建民、缪中荣、单春雷、宋为群、娄昕、马林、李明子、华扬、蔡卫新、常红等专家，结合国内外医学最新进展，以及全国 400 余家脑卒中筛查与防治基地医院和卒中中心的实践经验，对《脑卒中防治系列丛书》进行修订再版，调整为脑卒中内科治疗、外科治疗、介入治疗、康复治疗、影像学评估、健康管理、血管超声和专科护理共 8 个专业分册，旨在推广科学、规范的工作模式和方法，指导各医疗机构和广大医务人员规范开展脑卒中防治工作，提升全国各地脑卒中诊治"同质化"水平。

本次修订再版得到了国内数十位脑卒中防治领域知名专家和学者的积极参与和大力支持。在此我谨代表国家卫生健康委脑卒中防治工程委员会对参与本书编写的各位专家表示衷心的感谢。当然，在丛书付梓之际仍难免存在一些不足，也希望国内脑卒中防治领域的专家和医务工作者们对本书不足之处提出宝贵的意见和建议。希望在我们的共同努力下，将此系列丛书打造为全国脑卒中防治工作的权威用书，指导我国脑卒中防治工作规范、有序地开展。

2020 年 11 月 20 日

目 录

第一章

总　论

第一节　脑卒中临床治疗进展

一、脑卒中概况、流行病学特征

脑卒中包括缺血性脑卒中(也称为脑梗死)和出血性脑卒中(也称为脑出血),已经成为我国成年人致死、致残的首位病因,具有发病率高、死亡率高、致残率高和复发率高的特点。据统计,我国40岁以上的人群中脑卒中人口标化患病率已由2012年的1.89%上升至2019年的2.58%,我国40岁及以上人群中现患和曾患脑卒中的人数约为1 704万。

中国脑卒中的流行病学特征主要体现在以下几个方面:①年龄特征。脑卒中发病与患病年龄的年轻化趋势明显。②地域分布。我国脑卒中发病率、患病率、死亡率基本表现为"北高南低,中部突出"的趋势。③城乡差异。农村脑卒中死亡率呈波动性上升趋势并持续高于城市水平。④性别差异。对于60岁及60岁以上人群,男性人群的年龄标准化死亡率显著高于女性人群。⑤我国不同类型脑卒中流行病学特征为缺血性脑卒中的增长趋势与脑卒中整体趋势相当,而出血性脑卒中的发病率增速呈逐渐降低的趋势。

二、急性缺血性脑卒中临床治疗进展

缺血性脑卒中明显多于出血性脑卒中,占我国脑卒中的70%。静脉溶栓治疗和动脉取栓治疗是治疗急性缺血性脑卒中的两种主要手段。自 1995 年 NINDS(national institute of neurological disorders and stroke)研究发现发病 3 小时内采用重组组织型纤溶酶原激活剂(rt-PA)进行静脉溶栓治疗能够显著改善急性缺血性脑卒中患者的临床预后以来,rt-PA 静脉溶栓便成为急性缺血性脑卒中的首选治疗方案。随后,ECASS Ⅲ(European collaborative acute stroke study Ⅲ)试验和 IST-3(international stroke trial 3)试验分别将静脉溶栓的时间窗延长至3.0~4.5 小时和 6.0 小时。2019 年,EXTEND(extending the time for thrombolysis in emergency neurological deficits)研究发现,基于灌注技术筛选患者(①缺血区体积与梗死核心灶体积之比>1.2;②缺血区体积与梗死核心灶体积差值>10ml;③梗死核心灶体积<70ml),发病后 4.5~9.0 小时的急性缺血性脑卒中患者还有可能从溶栓治疗中获益,有望进一步延长静脉溶栓时间窗。

醒后脑卒中和发病时间不明的急性缺血性脑卒中患者能否进行静脉溶栓治疗一直是临床决策的难点。由美国心脏协会 / 美国卒中协会(AHA/ASA)发布的《2018 急性缺血性脑卒中患者早期管理指南》不推荐使用影像学评估的方法筛选醒后脑卒中或发病时间不明的急性缺血性脑卒中患者接受溶栓治疗。但 2018 年 WAKE-UP(efficacy and safety of MRI-based thrombolysis in wake-up stroke)研究发现,对于醒后脑卒中或发病时间不明的急性缺血性脑卒中患者,以弥散加权成像 - 液体抑制反转恢复序列(diffusion weighted imaging-fluid attenuated inversion recovery,DWI-FLAIR)不匹配(DWI 见缺血灶,T_2 FLAIR 无缺血灶)筛选患者进行静脉溶栓治疗,可改善患者预后。

动脉取栓治疗是救治急性缺血性脑卒中患者的另一重要手段,尤其对于存在溶栓禁忌证或静脉溶栓治疗无效的大血管闭塞患者。2015年发表在新英格兰医学杂志的5项随机对照研究,包括MR CLEAN研究(multicenter randomized controlled trial of endovascular treatment for acute ischemic stroke in the netherlands)、SWIFT PRIME研究(solitaire FR with the intention for thrombectomy as primary endovascular treatment)、EXTEND-IA研究(extending the time for thrombolysis in emergency neurological deficits-intra-arterial)、ESCAPE研究(endovascular treatment for small core and anterior circulation proximal occlusion with emphasis on minimizing ct to recanalization times)和REVASCAT研究(randomized trial of revascularization with solitaire fr device versus best medical therapy in the treatment of acute stroke due to anterior circulation large vessel occlusion presenting within eight hours of symptom onset)均证明对于合理筛选的大血管闭塞性脑卒中患者,以支架取栓为主的血管内治疗可带来显著的临床获益。近年来,又有一系列临床研究在延长血管内治疗时间窗方面提供了循证医学证据。DAWN(diffusion-weighted imaging or CTP assessment with clinical mismatch in the triage of wake-up and late presenting strokes undergoing neurointervention with trevo)研究基于患者的年龄、美国国立卫生研究院卒中量表(national institute of health stroke scale,NIHSS)评分和影像学梗死体积进行综合筛选(①年龄≥80岁,NIHSS≥10分,梗死体积<21ml;②年龄18~79岁,NIHSS≥10分,梗死体积<31ml;③年龄18~79岁,NIHSS≥20分,梗死体积31~51ml)。结果发现,血管内介入治疗能够显著改善发病在6~24小时的前循环大血管闭塞所致急性缺血性脑卒中患者的临床预后。灌注图像选择下脑卒中发病6~16小时机械取栓研究(DEFUSE 3研究)基于具体的影像学参数(①缺血区体积与梗死核心灶体积比

值>1.8；②缺血区体积与梗死核心灶体积差值>15ml；③梗死核心灶体积<70ml）筛选发病 6~16 小时的急性缺血性脑卒中患者，结果发现血管内介入治疗组的主要终点事件（90 天 mRS 评分）明显优于标准治疗组。基于这些研究结果，AHA/ASA 发表的《2018 急性缺血性脑卒中患者早期管理指南》及时更新，推荐对发病 6~24 小时的大血管闭塞患者进行计算机断层扫描（computed tomography，CT）或磁共振（magnetic resonance，MR）灌注成像，用于筛选患者决定是否进行取栓治疗（Ⅰ级证据，A类推荐）。

三、影像学技术在脑卒中诊治中的角色定位

影像学技术在缺血性脑卒中的诊治中发挥治疗决策性作用。在急性缺血性脑卒中的诊疗中，影像学技术能筛选适宜患者进行静脉溶栓、动脉取栓与疗效评估。筛选适宜患者主要包括排除出血性病变，识别责任血管狭窄或闭塞的部位，评估梗死核心灶、缺血性半暗带及侧支循环，为急性缺血性脑卒中患者的临床治疗决策提供依据。在慢性期，影像学技术可以评估患者的脑血管狭窄程度、管壁特征、侧支循环及血流动力学状态，优化慢性脑卒中患者的风险分层，指导慢性脑卒中患者的治疗及功能康复。

"时间就是大脑"一直是脑卒中诊疗的准则。但由于脑卒中的病理生理改变高度异质，个体差异大，因此，以单一节点的"时间窗"指导溶栓治疗和取栓治疗存在不足。过去几年，静脉溶栓和动脉取栓的"时间窗"一次次被延长，不管是 EXTEND 研究，还是 DEFUSE 3 研究，促进"时间窗"延长的前提便是充分的影像学评估与分层。影像学评估主要是基于"缺血性半暗带"理论，重点关注脑卒中发生后脑组织本身的改变，即"组织窗"。从近几年发表的临床研究来看，急性缺血性脑卒中的治疗模式由"时间窗"向"组织窗"转变势在必行。合理使用多模影像学技术，充分评估脑卒中患者的"组织窗"，筛选适宜患者进行溶栓治

疗或取栓治疗,已经逐渐成为脑卒中诊疗的常规模式。

第二节 脑卒中影像单元建设

缺血性脑卒中的临床诊疗是涵盖急诊科、神经内科、影像科、检验科、介入科、神经外科、康复科和心脏科等诊疗单元的多元诊疗模式。影像单元,在缺血性脑卒中,尤其是急性缺血性脑卒中的"绿色通道"诊疗体系中至关重要。从脑卒中的诊断与鉴别诊断,到颅内大血管状态的准确判断,再到"组织窗"的精准评估,影像学评估一直指引着临床决策。虽然临床价值巨大,但影像单元一直是卒中单元,尤其是急性脑卒中诊治单元建设的难点和痛点。许多建设细节需要反复讨论和推敲,比如:影像单元建设的场地规划,能否执行先检查后付费,由谁打留置针,如何设定规范化的 CT 或磁共振成像(magnetic resonance imaging, MRI)扫描方案,如何建立信息化的卒中影像单元。逐个解决细节问题,才能保证卒中影像单元建设的合理性和适用性,保证脑卒中诊疗体系的顺畅运行。

一、以溶栓为目标的卒中中心影像单元建设

(一)基本条件及组织管理

1. 医院主体至少为二级综合医院或相关专科医院。

2. 影像科主任为卒中中心影像单元第一负责人。

3. 影像科主任为医院卒中中心管理委员会成员,参与医院卒中诊治体系建设。

4. 影像科主任和卒中诊疗方向的医师加入医院卒中多学科诊疗团队,参加卒中诊疗团队质控会议,持续改进诊疗质量并客观记录。

(二)建设要求

1. 影像科开辟脑卒中影像学检查绿色通道,急诊影像学检查区域最好建在急诊区域内,至少应该尽量靠近急诊区域。

2. 配备 CT(16 排或 16 排以上)和 MR(1.5T 或 1.5T 以上)。CT 需要能够完成 CT 平扫(noncontrast computed tomography,NCCT)和计算机体层摄影血管造影(computed tomography angiography,CTA)。MR 需要能够完成纵向弛豫加权成像(T_1WI)、横向弛豫加权成像(T_2WI)、液体抑制反转恢复(fluid attenuated inversion recovery,FLAIR)序列、弥散加权成像(diffusion-weighted imaging,DWI)和磁共振血管造影(magnetic resonance angiography,MRA)。影像学检查为静脉溶栓和后续转诊提供进行临床决策所需的参考信息。

3. 配置处理脑卒中或影像学检查相关并发症的急救药品和器械。

4. 同时配置影像学技术、诊断和护理岗位。急诊诊疗过程中,推荐由影像科技师岗位完成高压注射器的使用工作,推荐由急诊科护师在急诊室完成留置针置入,并最好能够陪同病人进行 CT 检查。推荐使用 20G 留置针。

(三)服务要求

1. 能够 24 小时 ×7 天提供医学影像学检查及诊断服务。

2. 脑卒中患者优先接受 CT 或 MR 检查,其中先检查后付费是绿色通道的基本要求。

3. 急诊诊疗过程中,至少需要完成 CT 平扫。推荐开展 CTA 或 MRA,为转诊提供支持。

4. 影像科医师积极参与急性脑卒中的急诊诊疗,可先完成口头报告,用于快速临床决策。随后完成规范化影像学诊断报告。

二、以取栓为目标的卒中中心影像单元建设

(一)基本条件及组织管理

1. 医院主体为三级综合医院或相关专科医院,有条件的二级医院也可以积极开展。

2. 影像科主任为卒中中心影像单元第一负责人。

3. 影像科主任为医院卒中中心管理委员会成员,参与医院卒中诊治体系建设。

4. 影像科主任和脑卒中诊疗方向的医师加入医院卒中多学科诊疗团队，参加卒中诊疗团队质控会议，持续改进诊疗质量并客观记录。

(二) 建设要求

1. 卒中中心影像学检查区域的规划，以"方便、快速"为第一原则。急诊影像学检查区域最好建在急诊区域内，至少应该尽量靠近急诊区域。

2. 配备高端 CT 和 MR(3.0T)。CT 需要能够完成 CT 平扫、计算机体层摄影血管造影和计算机体层灌注(computed tomography perfusion, CTP)。MR 需要能够完成 T_1WI、T_2WI、$T_2 FLAIR$ 序列、DWI、磁敏感加权成像(susceptibility weighted imaging, SWI)、MRA、灌注加权成像(perfusion weighted imaging, PWI)和动脉自旋标记(arterial spin labeling, ASL)。影像学检查为静脉溶栓和动脉取栓提供进行临床决策所需的参考信息。以取栓为目标的卒中中心影像单元需要能够完成高分辨磁共振血管壁成像(high-resolution vessel wall magnetic resonance imaging, HRVW-MRI)，为慢性脑血管病的精确评估和择期处理提供依据。

3. 配置处理脑卒中或影像学检查相关并发症的急救药品和器械。

4. 同时配置影像学技术、诊断和护理岗位。急诊诊疗过程中，推荐由影像科技师完成高压注射器的使用工作，推荐由急诊科护师在急诊室完成留置针置入，并最好能够陪同病人进行 CT 检查。推荐使用 20G 留置针。

(三) 服务要求(影像科)

1. 能够 24 小时 ×7 天提供医学影像学检查及诊断服务。

2. 脑卒中患者优先接受 CT 或 MR 检查，急性脑卒中的急诊诊疗流程中，其中先检查后付费是绿色通道的基本要求。

3. 急诊诊疗过程中，常规开展 CTA/MRA 和 CTP/PWI。

4. 诊断岗位能够独立、熟练地完成 CTA/MRA 和 CTP/PWI

的后处理和图像分析。

5. 急诊救治过程中,诊断岗位需要与溶栓、取栓医师共同完成图像判断,可先完成口头报告,用于快速临床决策。随后完成规范化影像学诊断报告。

6. 配置脑卒中影像学诊断质控医师,定期参加卒中中心质控会议,持续改进影像学检查和诊断流程。

7. 脑卒中影像学诊断质控医师积极参与脑卒中患者的临床随访。加强急性缺血性脑卒中患者取栓后再通和再灌注的影像学评估。

8. 高级卒中中心能够通过多种途径,为下级卒中中心提供远程会诊。

9. 高级卒中中心影像科需要指导下级卒中中心影像学检查和诊断体系的建立,规范脑卒中患者的诊疗工作。

第三节 卒中中心影像学检查流程及质控指标

一、急性缺血性脑卒中影像学检查推荐流程

(一)时间窗内急性缺血性脑卒中影像学检查推荐流程

时间窗内急性缺血性脑卒中影像学检查推荐流程见图1-1。关于流程的几点说明如下。

1. **时间窗定义** 时间窗定义为6小时(从发病到治疗开始的时间)。考虑到临床判断、影像学检查、实验室检查、医患沟通、患者转运等流程所需的时间,推荐以到院时发病时间为5小时作为选择不同影像学检查流程的时间节点。

2. 发病6小时内的急性缺血性脑卒中患者,推荐采用血管成像(CTA或MRA)明确有无颅内大血管闭塞,不推荐灌注成像(CTP或MRP)。

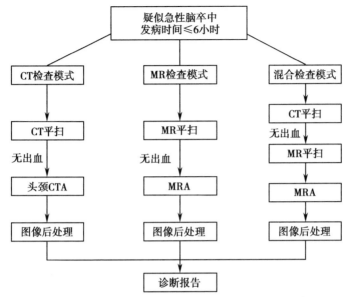

图 1-1　时间窗内急性缺血性脑卒中影像学检查推荐流程

3. 推荐能取栓的卒中中心采用多时相 CTA 评估侧支循环，帮助临床判断预后。

4. 若以溶栓为目标的卒中中心无条件完成 CTA，推荐在完成头颅 CT 平扫并排除出血或其他非脑卒中病变后，向能取栓的卒中中心转诊。

（二）超时间窗及不明发病时间急性缺血性脑卒中影像学检查推荐流程

超时间窗及不明发病时间急性缺血性脑卒中影像学检查推荐流程见图 1-2。

关于流程的几点说明。

1. 前循环大血管闭塞、超时间窗（＞6 小时）或发病时间不明的急性缺血性脑卒中患者，推荐使用灌注成像（CTP 或 MRP）评估梗死核心灶和缺血性半暗带，帮助筛选适宜机械取栓的患者。

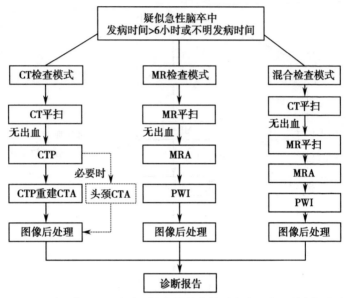

图 1-2 超时间窗及不明发病时间急性缺血性脑卒中影像学检查推荐流程

2. 大部分急性缺血性脑卒中的责任血管为颈内动脉颅底段及颅内血管(目前 CTP 的检查范围大多可以覆盖颈内动脉颅底段)。考虑到节约检查时间、减少患者接受辐射及对比剂的用量,在设备及后处理软件支持的情况下,推荐采用 CTP 数据重建头颅 CTA。当 CTP 提示脑组织低灌注改变,但 CTP 重建的头颅 CTA 并未显示颅内大血管异常,则提示责任血管可能为颈内动脉颅外段,可考虑在 CTP 检查后,再增加头颈部 CTA 检查,或结合临床情况直接进行 DSA 检查。

3. 对于具备硬件条件的能进行取栓治疗的卒中中心,推荐采用一站式 CTA 联合 CTP 检查方案缩短检查时间。

4. 推荐仅能溶栓的卒中中心,完成头颈 CTA 扫描并发现大血管闭塞后,尽快向能取栓的卒中中心转诊;若无 CTA 扫描条件,推荐完成 CT 平扫并排除脑出血或其他非脑卒中病变后,尽快向能取栓的卒中中心转诊。

二、卒中中心影像单元相关质控指标

1. 检查时间。脑卒中患者(尤其是发病 6 小时内到达医院的急性缺血性脑卒中患者),从到达急诊到开始进行影像学检查的时间。质控时需要统计完成影像学检查时间 <25 分钟的患者的比例,分析导致检查时间延长的原因并持续改进。

2. CT 及 MRI 图像检查成功率。主要是 CTA/MRA 和 CTP/PWI 检查的成功率。重点关注图像质量。

3. 影像学诊断报告规范化。推荐按照缺血性脑卒中影像学指导规范内的结构式诊断报告模板(见第三章急性缺血性脑血管病影像学指导规范部分)完成报告。

(施海彬 吴飞云 鲁珊珊 许晓泉 马 高)

参 考 文 献

[1]《中国脑卒中防治报告 2020》编写组 .《中国脑卒中防治报告 2020》概要 [J]. 中国脑血管病杂志 , 2022, 19 (02): 136-144.

[2] 王陇德 , 毛群安 , 张宗久 . 中国脑卒中防治报告 (2018)[M]. 北京 : 人民卫生出版社 , 2018: 1-10.

[3] WANG W, JIANG B, SUN H, et al. Prevalence, incidence, and mortality of stroke in China [J]. Circulation, 2017, 135 (8): 759-771.

[4] National Institute of Neurological Disorders and Stroke rt-PA Stroke Study Group. Tissue plasminogen activator for acute ischemic stroke [J]. N Engl J Med, 1995, 333 (24): 1581-1587.

[5] HACKE W, KASTE M, BLUHMKI E, et al. Thrombolysis with alteplase 3 to 4. 5 hours after acute ischemic stroke [J]. N Engl J Med, 2008, 359 (13): 1317-1329.

[6] IST-3 COLLABORATIVE GROUP, SANDERCOCK P, WARDLAW J M, et al. The benefits and harms of intravenous thrombolysis with recombinant tissue plasminogen activator within 6 h of acute ischaemic stroke (the third international stroke trial [IST-3]): a randomised controlled trial [J]. Lancet, 2012, 379 (9834): 2352-2363.

[7] MA H, CAMPELL B C V, PARSONS M W, et al. Thrombolysis guided by perfusion imaging up to 9 Hours after onset of stroke [J]. N Engl J Med, 2019, 380 (19): 1795-1803.

[8] POWERS W J, RABINSTEIN A A, ACKERSON T, et al. 2018 guidelines for the early management of patients with acute ischemic stroke: a guideline for healthcare professionals from the American Heart Association/American Stroke Association [J]. Stroke, 2018, 49 (3): e46-e110.

[9] THOMALLA G, SIMONSEN C Z, BOUTITTIE F, et al. MRI-guided thrombolysis for stroke with unknown time of onset [J]. N Engl J Med, 2018, 379 (7): 611-622.

[10] SAVER J L, GOYAL M, BONAFE A, et al. Stent-retriever thrombectomy after intravenous t-PA vs. t-PA alone in stroke [J]. N Engl J Med, 2015, 372 (24): 2285-2295.

[11] JOVIN T G, CHAMORRO A, COBO E, et al. Thrombectomy within 8 hours after symptom onset in ischemic stroke [J]. N Engl J Med, 2015, 372 (24): 2296-2306.

[12] BERKHEMER O A, FRANSEN P S, BEUMER D, et al. A randomized trial of intraarterial treatment for acute ischemic stroke [J]. N Engl J Med, 2015, 372 (1): 11-20.

[13] CAMPBELL B C, MITHCHELL P J, KLEINIG T J, et al. Endovascular therapy for ischemic stroke with perfusion-imaging selection [J]. N Engl J Med, 2015, 372 (11): 1009-1018.

[14] GOYAL M, DEMCHUK A M, MENON B K, et al. Randomized assessment of rapid endovascular treatment of ischemic stroke [J]. N Engl J Med, 2015, 372 (11): 1019-1030.

[15] NOGUEIRA R G, JADHAV A P, HAUSSEN D C, et al. Thrombectomy 6-24 hours after stroke with a mismatch between deficit and infarct [J]. N Engl J Med, 2018, 378 (1): 11-21.

[16] ALBERS G W, MARKS M P, KEMP S, et al. Thrombectomy for stroke at 6 to 16 hours with selection by perfusion imaging [J]. N Engl J Med, 2018, 378 (8): 708-718.

[17] WANG D, WANG Y. Tissue window, not the time window, will guide acute stroke treatment [J]. Stroke Vasc Neurol, 2019, 4 (1): 1-2.

第四节 脑卒中计算机断层扫描检查技术

纵观 CT 发展的百年历史,CT 的技术革新越来越快。16 排或 64 排螺旋 CT 已经成为常规影像学检查设备。目前,更快的球管旋转速度,更宽的探测器覆盖范围及更强大的能谱成像功能,已经成为 CT 发展的主流方向。CT 的快速、大范围、精准扫描及功能成像,在急诊缺血性脑卒中或出血性脑卒中影像学诊断及评估中发挥着至关重要的作用。

目前,应用于脑卒中影像学检查的主要 CT 技术有 CT 平扫、CT 血管成像、灌注成像、能谱成像。

一、CT 平扫

(一) 检查前准备

患者仰卧于检查床,摆好体位,必要时采用头部固定带制动。

(二) 检查目的

检出病变,明确病变部位及范围。

(三) 扫描参数及技术要点

1. **定位** 基线为听 - 眶上线之间的连线。

2. **采集范围** 从后颅窝底部向上扫描至颅顶。

3. **采集层厚** 至少为 5~10mm 层厚,连续扫描。幕下结构建议采用 3~5mm 层厚连续扫描。

4. **采集参数** 常规选择 120kV 管电压,自动或者手动毫安技术,280~300mAs,满足 CTDI 50mGy 为宜,以保证图像的质量。

5. **窗宽和窗位** 脑窗:窗位 30~40HU,窗宽 70~100HU;骨窗:窗位 350~500HU,窗宽 1 500~2 000HU。脑窗采用软组织或者标准算法,骨窗采用骨算法。

二、CT 血管成像

(一) 单时相 CTA

1. **检查前准备**　明确禁忌证,同 CT 增强检查禁忌证,如有碘制剂过敏史、严重心、肾功能障碍者;患者躁动,无法配合检查者。摆位,患者仰卧于检查床,摆好体位,中线对称,必要时采用头部固定带制动。采用 18G 或者 20G 规格的密闭式静脉留置针,建议右侧肘正中静脉穿刺。高压注射器选择双筒注射模式,对比剂注射完毕后追加适量生理盐水。

2. **检查目的**　检出责任血管病变,评估头颈部血管情况。

3. **扫描参数及技术要点**

(1)对比剂:采用亲水性较好的非离子型次高渗或等渗碘对比剂。用量计算方法,成人按照体重以 0.7ml/kg 的标准计算,一般为 50~80ml;儿童按体重以 2ml/kg 的标注计算。

(2)高压注射器设置:静脉内团注,速率为 4~5ml/s;或根据患者的具体情况,保证全部对比剂在 10~12 秒注入(成人),儿童在 15 秒内注射完毕。对比剂全部注入后,以相同的速度注入 30~50ml 生理盐水。

(3)采集参数:100~120kv,自动毫安技术,控制在 240mAs 以内。

(4)CTA 扫描:有两种采集方式。

第一种采集方式:先进行对比剂小剂量测试扫描,以少量对比剂(10~20ml)注射,同时跟进等量盐水,监测颈 3~4 水平颈动脉,测量颈动脉达峰时间,根据达峰时间设置正式扫描前的延迟等待时间,最终完成 CTA 的快速螺旋扫描。这种方法的优点是达峰时间测量精确,不会受到对比剂注射、患者心功能、自身循环等因素的影响,CTA 扫描成功率高;不足之处是需要注射 2 次对比剂、2 次扫描,注射对比剂剂量也偏高。

第二种采集方式:智能追踪法,在启动高压注射器的同时启动 CTA 的扫描程序,监测主动脉弓的 CT 值,当对比剂充盈,达到 80~120HU 阈值时触发快速螺旋扫描。这种方法仅需注射 1 次对比剂、1 次扫描即可完成,检查时间短。

头颈部 CTA,扫描范围从主动脉弓至颅顶,图像层厚 0.625~1.250mm,层间隔与层厚相等或者是层厚的一半,连续扫描。

(5)减影法 CTA:减影法是进行 CTA 重建的重要方法,目的是获得最佳去颅骨及钙化的纯动脉血管图像,该技术对颈内动脉虹吸弯部动脉及大脑动脉环病变的显示尤为重要,通过 CTA 与相同参数平扫 CT 进行减影获得,如图 1-3 所示。

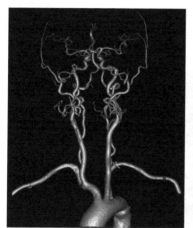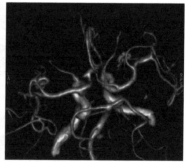

图 1-3　头颈部减影法 CTA 及大脑动脉环容积再现重建

(二) 多时相 CTA

单时相 CTA 仅能提供某一时间点的血管充盈状态,可能导致颅内侧支代偿水平的低估。多时相 CTA(multiphase CT angiography,mCTA)可更好地动态评估侧支循环状态,与脑血管造影的一致性更好。

对比剂用量、高压注射器设置、采集参数与单时相 CTA 保持一致。

扫描:采用智能追踪法进行扫描。启动高压注射器的同时启动第一时相CTA扫描程序,监测位置位于主动脉弓,当对比剂充盈达到80~120HU阈值时触发快速螺旋扫描,扫描范围从主动脉弓至颅顶。之后进行第2~3时相的CTA扫描,扫描范围从颅底至颅顶。每两期之间的时间间隔(含每期的曝光时间在内)在8~10秒较为适合。以64排CT为例,第一时相CTA从主动脉弓至颅顶,曝光时长如果为5秒,中间间隔5秒,再行第二时相扫描;第二时相CTA全颅范围曝光时长如果为3秒,中间间隔5秒,再行下一期扫描。以此类推。多时相CTA一般采集3~4期就可以满足临床诊断的需要,但是对于侧支循环建立较差,患者心功能不全、循环慢的情况,可以适当追加扫描时相数量。图像层厚采用0.625~1.250mm,层间隔与层厚相等或者是层厚的一半,连续扫描,扫描模式如图1-4所示。

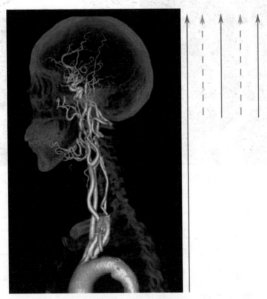

图1-4 mCTA扫描模式

第一时相从主动脉弓扫描至颅顶部,第二时相及第三时相均为颅底扫描至颅顶部(实线箭头方向),虚线箭头代表在两个时相CTA扫描间隔期的床位移动方向。

（三）头颅 CT 静脉成像（CT venography，CTV）

1. 检查前准备 同头颅 CTA。

2. 检查目的 评估静脉窦及脑静脉，是否存在狭窄及血栓。

3. 扫描参数及技术要点 采集参数同 CTA。扫描范围从后颅窝底部向上扫描至颅顶。扫描延迟时间：通过高压注射器自肘前静脉团注非离子型次高渗或者等渗碘对比剂，注射速度为 3.5~4.0ml/s，总量 80~100ml（1.5ml/kg），依据静脉窦充盈最高峰来计算扫描延迟时间。由于静脉成像的时间窗相对不好把握，可以在动脉达峰之后间隔固定时间（以 5 秒为例），重复采集 2~3 个静脉时相。

（四）图像后处理

CTA 图像重建的目的：显示双侧颈动脉、椎动脉、大脑前循环的颈内动脉（internal carotid artery，ICA）及其分支、后循环的椎基底动脉及其分支。包括大脑中动脉（middle cerebral artery，MCA）、大脑前动脉（anterior cerebral artery，ACA）、基底动脉（basilar artery，BA）和大脑后动脉（posterior cerebral artery，PCA）等。通过原始图像，CTA 血管重建可以采用最大密度投影重建（maximum intensity projection，MIP）、容积再现（volum rending，VR）、曲面重建（curved plane reconstruction，CPR）等方法进行显示。

单时相 CTA，在急诊状态下，至少提供一个 MIP 的 CTA 图像，显示脑梗死责任血管的情况。多时相 CTA 在急诊状态下，至少提供三时相 MIP 重建的 CTA 图像，显示脑梗死责任血管及侧支循环情况（图 1-5）。具有脑侧支循环彩色融合分析功能的 CTA 图像重建，会更加直观地显示侧支循环的建立（图 1-6）。

CTV 图像后处理：原始图像通过多平面重建（multi-plane reconstruction，MPR），即进行水平面、矢状面和冠状面的重建，MIP 及 VR 重建进行静脉的显示。MPR 与 MIP 重建是显示CTV 的主要手段。

三、计算机体层灌注

(一) 检查前准备

CT 灌注成像(CT perfusion,CTP)的禁忌证,同 CT 增强检查禁忌证,如碘制剂过敏史,严重心、肾功能障碍,此外患者如躁动,无法配合检查,也无法进行该项检查。

(二) 检查目的

显示梗死核心灶和缺血性半暗带,评估血 - 脑屏障(blood-brain-barrier,BBB)破坏情况,评估脑血流动力学变化。

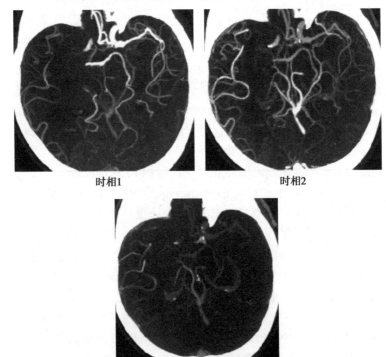

时相1

时相2

时相3

图 1-5 三时相 MIP 重建的 CTA 图像

右侧大脑中动脉闭塞患者,图 A~ 图 C 分别为第 1、2、3 时相的 CTA 图像,可见相应缺血区血管显影数目减少不明显,但显影延迟。

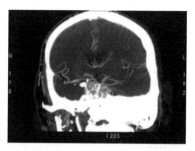
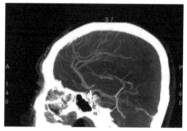
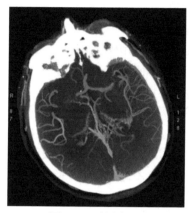

图 1-6 脑侧支循环彩色融合分析功能的 CTA 图像重建

（三）扫描参数及技术要点

1. **对比剂** 采用亲水性较好的非离子型次高渗或等渗碘对比剂，总量为 40~50ml，后续追加等量的生理盐水。

2. **注射方式** 高压注射器静脉内团注，流率为 4~6ml/s。

3. **扫描** 启动高压注射器注入对比剂的同时进行 CTP 扫描。扫描模式为轴扫或者电影扫描。曝光前延迟 5s，总体扫描时长控制在 45~50s，后续可以追加延迟扫描。可以采用可变间隔模式，即在动脉期进行密集采集，动脉达峰之后再稀疏采集。但是，两次采样间隔时间（灌注的时间分辨率）要短于 3.2s，才能保证灌注数据有效。采集条件为 80kv、100~150mAs，可采用迭代算法来提高灌注的图像质量。

4. **灌注范围** 根据多排螺旋 CT 探测器 Z 轴覆盖宽度的不同（20~160mm），可选择部分灌注或者全脑容积灌注成像。部分灌注成像为根据 CT 平扫结果，在病变区域选择 1~4 层感兴趣层面进行扫描，为保证图像质量，幕上病变尽可能选择基底核层面和侧脑室体部层面进行 CTP 扫描。不同设备灌注扫描脑组织的范围:16 排螺旋 CT 为 20mm;64 排螺旋 CT 为 40mm;具有容积动态穿梭能力的 64 排 CT 可以扩展到 120mm;256 排宽体螺旋 CT 增加至 160mm,可以进行全脑容积灌注成像,范围从后颅窝底部至颅顶。

5. **图像后处理**　常规 2.5~5.0mm 层厚的图像即可满足 CTP 的数据分析。一般应用灌注(perfusion)分析专用软件包进行后处理。采用去卷积算法灌注模型的软件分析更加稳定,不会受不同对比剂注射方案或对比剂污染的影响,每次测量的数据较为准确,可重复性高。以单点取样方式分别在正常侧大脑中动脉与上矢状窦标记输入动脉与输出静脉,由分析软件自动生成时间密度曲线(time density curve,TDC),以 TDC 为基础可以获得一系列灌注分析参数。最常用的为脑血流速(cerebral blood flow,CBF)、脑血容量(cerebral blood volume,CBV)、平均通过时间(mean transient time,MTT)、达峰时间(time to peak,TTP)、残余功能达峰时间(time to maximum of the residual function,Tmax)、表面通透性(permeability surface,PS)等参数图。图像的定量分析可以采用半自动及全自动分析方法。半自动分析方法一般由医师根据肉眼观测的异常区域手动勾画感兴趣区(region of interest,ROI),测得 ROI 内各灌注值;数据的分析采用相对值,以对侧正常区域的灌注值为参照,计算异常侧与正常侧灌注值的比值。在一些脑灌注的后处理软件中,也可以通过设定阈值,自动标识出梗死核心灶和缺血性半暗带,并计算其体积(图 1-7)。

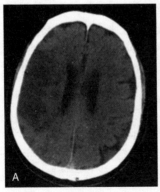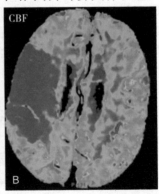

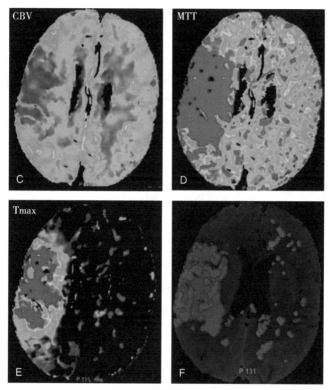

图 1-7 灌注功能检查

该病例为缺血性脑卒中 CTP 表现。A. 常规平扫,显示右侧大脑
中动脉分布区域脑组织大片状密度减低区;B. 脑血流速,与平扫
显示的低密度区域一致,右侧蓝色区域为脑血流量明显减低区
域;C. 脑血容量,右侧蓝色区域(范围比平扫低密度区略小)为脑
血容量减低区域;D. 平均通过时间,红色区域(与平扫低密度区
范围一致)为平均通过时间显著延长区域;E. 残余功能达峰时
间,红色区域为残余功能达峰时间延长区域;F. 组织分类,自动
匹配梗死核心灶与缺血性半暗带,红色范围与蓝色区域重叠的
位置属于梗死核心灶,红色范围以外的蓝色区域属于缺血性半
暗带。

灌注数据可通过薄层重建,分解为 0.625~1.250mm 的单时相或多时相 CTA 原始数据,进行每一时相 CTA 的重建,这种方法能够全面观察脑血流循环的过程。

(四) 一站式 CT 成像

一站式 CT 成像的目的是通过 1 次打药及 1 次扫描获取 CT 血管成像及 CT 灌注成像,即通过 CT 灌注成像原始图获取动脉及静脉达峰时间点,并进行图像提取及重建,以获得动脉血管成像及其他时相的血管成像。血管成像的范围取决于设备所决定的覆盖范围,目前主流是基于 256 排宽体 CT 设备进行全脑一站式 CT 成像,配置较好的 64 排 CT 也能完成。

四、能谱成像

能谱成像(dural energy spectral image,GSI)是自 2009 年以来 CT 发展史上一个飞跃式的进展。传统 CT 扫描模式依靠 CT 值(HU)单一参数进行成像与诊断,而能谱成像在原始数据空间进行能量解析,从而产生出多参数成像模式,极大丰富与提高了对病变的探查及诊断能力。能谱成像采集的曝光量与非能谱模式一致,甚至更低。目前,宽体能谱快速螺旋扫描,多参数同时解析输出,完全满足临床多种疾病对于 CT 检查的要求。

能谱成像技术有单能量、物质分离、能谱曲线、虚拟平扫、去金属伪影。利用单能量中的低能量级别(范围在 50~65kev),不仅可以减少对比剂的用量,还可以优化头颈部 CTA 的对比度,使得血管末梢分支显影充分;物质分离技术,可以去除血管壁的钙化,去除钙化后管腔狭窄程度的测量将更为精确;能谱曲线,可以帮助对血管壁斑块性质进行鉴别;虚拟平扫技术可以鉴别血肿与对比剂的渗漏;去金属伪影技术,可以消除对支架或者弹簧圈栓塞术后的金属伪影,评估血管介入的手术疗效。

综上所述,CT 因其快速、精准、大范围成像的特点,应用广泛,并已成为脑卒中影像必不可少的检查手段。

(郑 颖)

参 考 文 献

[1] MENON B K, D'ESTERRE C D, QAZI E M, et al. Multiphase CT angiography: a new tool for the imaging triage of patients with acute ischemic stroke [J]. Radiology, 2015, 275: 510-520.

[2] LU S S, ZHANG X, XU X Q, et al. Comparision of CT angiography collaterals for predicting target perfusion profile and clinical outcome in patients with acute ischemic stroke [J]. European Radiology, 2019, 29 (9): 4922-4929.

第五节　脑卒中常用磁共振成像检查序列

一、磁共振成像基本原理概述

磁共振成像原理相比于其他影像学成像技术而言更复杂。一方面,磁共振成像能够提供更多的对比度图像,这为诊断和鉴别诊断提供了更丰富的信息;但另一方面,磁共振成像过程中又会涉及更多的扫描参数、不同的脉冲序列,加之不同厂商之间各个脉冲序列的商品名又不统一,这给初学者造成很多障碍。特别是对于临床医师而言,解读磁共振图像更会感觉无从下手。如何充分发挥磁共振成像的临床优势? 必要的原理学习是前提和基础。这里笔者围绕磁共振成像基本原理进行扼要说明。

(一) 从核磁共振成像到磁共振成像

磁共振成像最初被称为核磁共振成像,但是这里的"核"和核医学科检查所使用的放射性核素是两个不同的概念。在核磁共振成像中的"核"不是外源性放射性元素而是人体组织中的"原子核",更确切地说,这个"核"主要来源于人体组织中的水和脂肪。所以在磁共振成像过程中没有放射性核素存在。与常规 X 线、CT 等设备相比,在磁共振成像中所使用的能量来源是射频脉冲。之所以称之为"射频"是因为在临床所使用的磁共振设备场强范围内该能量来源的频率刚好在无线电发射频率（如 1.5T 磁共振为 64MHz，而 3.0T 磁共振为 128MHz），因此磁共振的这一能量源称为射频脉冲（radiofrequency pulse）。这个频率远远低于 X 线的电磁波频率。磁共振成像和人体相互作用后发生的是电磁辐射而不是电离辐射，因此磁共振成像是无辐射、更安全的成像技术。

（二）更高的软组织对比分辨力和多序列、多对比度成像

磁共振成像是迄今为止软组织对比分辨率最高的成像技术，而且同时具有多序列、多对比度成像的优势，这对于脑卒中的诊断和评估都具有重要意义。磁共振成像不仅能够提供反映组织不同弛豫属性的 T_1 加权、T_2 加权等对比图像，还能提供反映组织中水分子扩散行为的扩散加权成像。同时，在血液流动效应方面，磁共振成像既可以用于亮血对比成像［如时间飞跃法磁共振血管成像（time of flight MR angiography，TOF-MRA）、相位对比法磁共振血管成像（phase contrast MR angiography，PC-MRA）］，也可以用于黑血对比成像（如血管管壁成像等）。近年来，又推出了利用动脉血中水分子作为内源性示踪剂的动脉自旋标记灌注成像。磁共振成像这种多序列、多对比度成像的特点在脑卒中的诊断及评估中，都具有重要的临床意义。

（三）磁共振成像脉冲序列的基本概念

学习和掌握脉冲序列是学习磁共振成像技术的一个重要环节。无论是影像科医师还是临床医师，首先需要了解脉冲序列的基本概念，同时要掌握每个脉冲序列的特点。在磁共振成像过程中涉及能量传递、空间定位、信号读取等一系列过程，最后才能形成我们肉眼可见的图像。这个过程是通过射频脉冲和梯度脉冲不同的时、序组合来实现的，我们把射频脉冲和梯度脉冲这种不同的时、序组合称之为脉冲序列。这里要强调时间和顺序两个范畴的概念。相同的排列顺序与不同的时间间隔是实现 T_1 加权、T_2 加权、质子密度加权的基础，如长 TR、长 TE 获得的

是 T_2 加权对比度；短 TR、短 TE 获得的是 T_1 加权对比度。而通过不同的顺序设置如 90° 射频脉冲和 180° 射频脉冲之间不同顺序的组合既可以形成通常的自旋回波序列，也可以形成翻转恢复序列。可见对于脉冲序列而言，时间和顺序是决定图像对比的重要因素。

（四）组织的纵向弛豫时间与横向弛豫时间

通常我们所说的 T_1 加权对比度图像或 T_2 加权对比度图像是由组织的 T_1 和 T_2 所决定的。T_1 和 T_2 是两个时间概念，T_1 也称为纵向弛豫时间，而 T_2 也称为横向弛豫时间。弛豫（relaxation）代表的是组织的固有特性。在射频脉冲作用下产生共振时，组织中那些处于低能态的氢质子接收了射频脉冲的能量实现了从低能态向高能态跃迁。但处于高能态的氢质子核是一种不稳定的状态。当外来施加的射频脉冲停止后，组织中吸收了射频脉冲能量并从低能态跃迁到高能态的那部分氢质子，将释放这部分能量而回归到初始状态，我们把这一过程称为弛豫。弛豫耗时就是我们所要研究的组织的 T_1 和 T_2。

射频脉冲有两个作用：其一，它可以使一部分处于低能态的质子核从低能态跃迁到高能态，在宏观上就是把磁化矢量从纵向转化为横向；其二，射频脉冲还具有相位相干的作用，也就是在它的作用下从纵向转化为横向的磁化矢量能达到步调一致。纵向弛豫就是被激发的质子核释放能量，宏观上就是横向磁化矢量从横向回归到纵向，所以这一弛豫也被称为纵向弛豫，其特点是这个过程伴随着受激发的共振核和周围组织之间的能量交换过程。横向弛豫反映的是这些横向的磁化矢量如何从"步调一致"渐渐又恢复到"步调不一致"，这个过程是共振核之间的相互作用，不涉及与周围组织之间的能量交换。纵向弛豫和横向弛豫反映组织的固有属性；纵向弛豫更多的是反映组织中水分子等中氢质子的运动频率，过快或过慢都会导致 T_1 变长，如液态水或固态水中氢质子的运动频率一个过快、一个过慢，从而都表现为更长的 T_1。T_1 越长就表明它的纵向磁化恢复得越慢，而我们在每一次激发过程中所能观察到的磁共振信号强度由激发瞬间组织的纵向磁化强度来决定,所以这部分物质在 T_1WI 表现为低信号;横向弛豫过程决定于共振质子核周围是否有一个稳定的"干扰磁场",如果这个干扰磁场比较稳定,那么原本"步调一致"的共振核系统的稳定性就容易被打破而变成"步调不一致",对于液体水而言由于共振核周围难以建立稳定的干扰磁场,所以它的横向磁化可以在很长一段时间内保持步调一致,即长 T_2 属性。我们每一次采集到的信号强度反映的都是在采集一瞬间能够重聚在一起的"步调一致"的磁化矢量。在磁共振成像过程中我们通过设定扫描参数获得更突出纵向弛豫对比的 T_1WI,或者获得更突出横向弛豫对比的 T_2WI。在急性缺血性脑卒中,组织因为缺血缺氧而发生坏死,早期表现为细胞毒性水肿,此时在常规 T_1WI、T_2WI 还没有明显的信号改变,而随着时间的推移病变区发生血管源性水肿,病变区水分增多,这时就可以发现 T_1WI 的低信号和 T_2WI 的高信号;而出血性脑卒中的信号改变影响因素更复杂,血红蛋白的形式是关键的影响因素。

(五) 脉冲序列的基本分类

临床上具体使用的脉冲序列众多,但基本可以归为两大家族。

1. **自旋回波序列家族** 这一家族的特点是回波信号形成过程中有聚焦脉冲的参与,所以也称为射频回波。通常使用的快速自旋回波序列(fast spin echo,FSE)T_1WI,T_2WI、T_2 FLAIR 序列,短时反转恢复序列(short time inversion recovery,STIR)及用于黑血成像的双翻转、三翻转等序列本质上都属于这一序列家族。自旋回波序列家族中因为回波信号中有射频脉冲或者聚焦脉冲的参与,在一定程度上可以消除空间上有规律分布的磁场不均匀对弛豫的干扰,因此自旋回波序列家族对于很多原因导致的磁场不均匀具有一定的克服作用,也因此,自旋回波序列家族对于出血或含铁血黄素沉积相对不敏感。

2. **梯度回波**（gradient recalled echo，GRE）**序列家族**　与自旋回波序列家族相对应，梯度回波序列家族在回波形成过程中没有聚焦脉冲的参与，而是单独通过梯度场的极性反转产生回波。这种回波的一个属性是不能克服空间有规律分布的磁场不均匀对弛豫的干扰，因此任何原因导致的磁场不均匀都可以造成回波信号的衰减。该家族序列的特点是对出血、钙化及金属沉积等所导致的磁化率差别非常敏感，对于出血或含铁血黄素等更敏感（图 1-8）。磁敏感加权成像就是基于梯度回波序列（图 1-9）。另外，因为梯度回波可以用小角度激励，这为快速成像奠定了基础，各种用于快速成像（如动态增强扫描和对比剂增强血管成像）的快速序列都是基于梯度回波序列家族。临床工作中所使用的时间飞跃法磁共振血管成像（time-of-flight MR angiography，TOF-MRA）等也基于梯度回波序列家族。

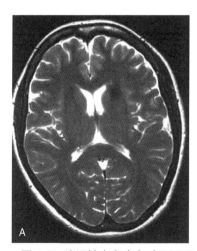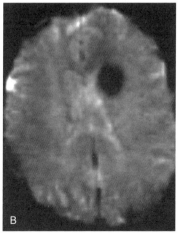

图 1-8　陈旧性出血病变时 FSE T₂WI（A）和 GRE T₂WI（B）的差别
因为 FSE 具有明显克服磁敏感效应的特点，所以陈旧性出血灶所导致的信号丢失得到明显克服，病灶显示不明显；而相同病灶在 GRE（梯度回波序列）因为其磁敏感效应明显，病灶放大，因此显示更清晰。

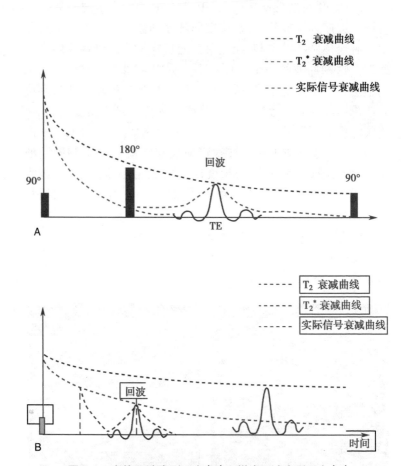

图 1-9 自旋回波序列示意(A)和梯度回波序列示意(B)

自旋回波与梯度回波的区别在于：自旋回波序列有聚焦脉冲参与，采集的信号遵循 T_2 衰减曲线，而梯度回波序列回波形成过程中没有聚焦脉冲参与，采集到的回波信号遵循 T_2^* 衰减曲线。

　　如图 1-10 所示，不同的序列可以提供不同的诊断和鉴别诊断信息。

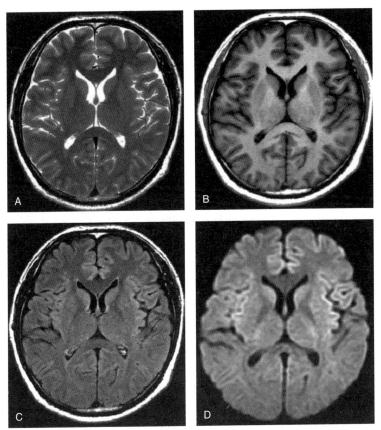

图 1-10　头部常用脉冲序列成像对比
A. T_2WI；B. T_1WI；C. T_2 FLAIR；D. DWI。

二、脑卒中常用磁共振成像检查序列

在脑卒中的防治过程中影像学发挥了重要的指导意义，是实现精准诊断和精准治疗的前提和保证。磁共振成像具有多序列多对比度成像的优势，同时具有强大的软组织对比分辨能力，还能提供更多的功能成像如扩散加权成像、磁共振灌注成像等，对于脑卒中的诊断和评估较其他影像检查技术具有更独特的优势。本节介绍脑卒中影像常用的 MR 检查序列,以方便读者根据临床需求进行选择。

(一)缺血性脑卒中常规 MR 检查序列

缺血性脑卒中常规 MR 检查序列包括 FSE T_2、FSE T_1 或 T_1 FLAIR、DWI、TOF-MRA 等序列。根据患者的实际情况及临床需求,可以有选择地进行某些序列扫描,磁共振使用人员也应清晰地了解每个序列的特点,有的放矢。

1. FSE T_2 对于拥有运动伪影校正功能的平台可以考虑使用相应序列,如 Propeller 或 Blade 等 T_2 加权序列,这样可以避免不自主运动所导致的运动伪影,因而更有利于小病变的检出。在进行 FSE T_2 加权序列时应避免回波链过长所导致的图像模糊。

2. FSE T_1 或 T_1 FLAIR 序列 T_1 加权对比度图像在缺血性脑卒中的早期诊断中也具有非常重要的作用,双侧的脑沟、脑回改变,在脑卒中早期有可能发现不对称改变。在进行 Ax FSE T_1 扫描时要特别强调回波链的使用问题,过长的回波链会导致图像明显的模糊效应,不利于病变观察。在高场强磁共振,因为组织的 T_1 加权对比度变差,所以通常采用翻转恢复 FSE T_1WI。这个序列在不同公司具有不同的商品名。使用 T_1 FLAIR 序列时需要反转时间(inversion time,TI)时间的选择和回波链的长度。TI 的选择,1.5T 磁共振通常为 750ms,3.0T 磁共振通常为 860ms 左右,该 TI 灰白质对比度最明显。回波链的长度取决于在几个重复时间(repetition time,TR)内完成所有层面的采集,通常不能超过 10。

3. T_2 FLAIR 序列 该序列可以抑制自由水信号,不仅对显示脑实质内病灶非常敏感,而且可以敏感地发现微量蛛网膜下腔出血,与 DWI 联合评估可用于醒后脑卒中时间的判定。

4. DWI DWI 是唯一可以在活体上探测水分子扩散行为的成像手段。DWI 和其他脉冲序列的一个区别是其信号对比中引入了描述水分子扩散行为的信息,能更敏感地发现早期脑梗死。在缺血早期,细胞缺血缺氧而发生钠钾泵失调,大量水分子滞留在细胞内导致细胞毒性水肿,细胞外间隙变小,其中的水分子扩散受阻,这种水分子扩散受阻在 DWI 图像表现为信号升高;文献报道,DWI 在梗死后很短时间内便会有阳性发现。但需要注意的是 DWI 上的 T_2 透射效应可能对诊断形成干扰,DWI 图像的 T_2 透射效应可归因于 DWI 图像的信号强度由两种对比组成:其一是扩散对比,表现为扩散受限的组织信号增高;其二是 T_2 加权对比,当病变中水分含量增多时就会导致 T_2 延长,并表达为 T_2 高信号;当病变区扩散也受限,DWI 可表现为高信号,当病变区扩散不明显受限,由于水分增多导致 T_2 延长,DWI 同样表现为高信号,所以 DWI 的高信号并不一定代表扩散受限,在缺血性脑卒中的评估过程中不能简单地根据 DWI 的高信号改变就判断是急性期或超急性期脑梗死。

有关 DWI 成像需要了解的几个基本概念有:①b 值。是通过施加一对大小相等、极性相同或相反的强大的梯度而实现的。DWI 序列通常是基于 SE 基础之上的,根据这对扩散梯度和 180° 聚焦脉冲的位置关系可以决定这对梯度的极性相同或相反。如果这对梯度在 180° 聚焦脉冲的两侧,那么它们极性就相同,否则就相反。b 值越大,对水分子扩散行为的改变就更敏感。但高 b 值会导致回波时间(echo time,TE)时间延长、图像信噪比降低及回波平面成像(echo planar imaging,EPI)相关伪影变重等问题。②表观扩散系数(apparent diffusion coefficient,ADC)。由于扩散成像过程中成像体素相对较大,所以迄今为止我们还不能探测单个水分子的扩散系数。同时,影响 ADC 值的因素不只是水分子的扩散,还包括其内毛细血管水平的假性随机运动等,此外,设备因素、患者的体温也可以产生影响。因为体素相对比较大,影响的因素多,所以扩散加权成像更准确地说是体素内不相干运动成像。也是因为这些因素的限制,根据不同 b 值扩散成像的信号强度所计算出的这个扩散系数称为表观扩散系数。

从扫描参数上来看,DWI 成像的 b 值越低,这种 T_2 透射效应就越明显；适度提高 b 值是降低 T_2 透射效应的一种手段。DWI 成像常规推荐 b 值为 1 000s/mm²，这个 b 值选择的同时兼顾了敏感性和信噪比及几何形变等因素。在诊断过程中，需要结合 ADC 图来观察，也可排除 T_2 透射效应的干扰。

5. 3D-TOF-MRA TOF-MRA 是一种无创磁共振血管成像技术。该技术利用新鲜血液的流入增强效应形成流入血液与背景组织之间的对比。多薄块相互重叠采集技术（multiple overlapping thin slab acquisition，MOTSA），可以最大限度地提高显示慢血流和小血管分支的能力。TOF-MRA 特别是 3D-TOF-MRA 的一个重要特点是对血流状态的高度依赖性，慢血流、湍流、涡流等都会导致 TOF-MRA 信号的丢失，导致狭窄病变狭窄程度被夸大，脑血管畸形由于血流方向复杂或血流速度过慢而被饱和无法显示。

6. 2D TOF-MRA 对于怀疑存在静脉系统病变（如静脉窦血栓等）而进行头部静脉成像时要使用 2D TOF-MRA。由于静脉流速缓慢，2D TOF-MRA 对于慢血流更敏感，但需要注意如果血流方向和成像方向一致时仍可能有明显的饱和现象，当怀疑某一静脉窦存在病变，建议沿垂直于该静脉窦的方向进行 2D TOF-MRA。

（二）缺血性脑卒中的几个特殊成像序列

1. **磁敏感加权成像** 磁敏感加权成像无论是对于缺血性脑卒中还是对于出血性脑卒中都具有重要的临床意义。因为各个厂家实现磁敏感加权成像的核心技术不同，使得磁敏感加权成像也被赋予不同的商品名，如 SWAN（star weighted angiography）、SWI（susceptibility weighted imaging）及 FSBB（flow sensitive black blood）等。尽管具体实现的技术细节不同，但它们的一个共同特点是最大化突出组织间磁化率的差别，对于脱氧血红蛋白顺磁性效应非常敏感，静脉血中脱氧血红蛋白的浓度相对更高，磁敏感加权成像等技术最早用来进行静脉成像研究，还可对淀粉样变性、脑微出血、海绵状血管瘤等进行诊断及鉴别诊断。

在缺血性脑卒中,SWI 一方面可以敏感地显示静脉等结构,另一方面当大血管狭窄或闭塞时,相应区域组织的氧摄取分数升高,从而提高了静脉血中的脱氧血红蛋白浓度,出现优势皮质静脉征(prominent cortical vein,PCV),与预后可能存在关联。磁敏感加权成像还能非常敏感地发现出血性转化,早期的出血性转化往往仅表现为渗血改变,此时在常规 T_1 加权像上并没有相应的信号改变,即便是进行 CT 检查也不会有高密度改变,依靠SWI 早期发现的出血性转化通过合理的治疗可能有助于减低其发展成为症状性脑出血的概率。关于磁敏感加权成像的回波时间选择,推荐选用反相位回波时间。但反相位指的是氧合血红蛋白和脱氧血红蛋白之间的反相位。事实上氧合血红蛋白和脱氧血红蛋白之间存在 0.18ppm 的化学位移,当两者处于反相位时可以实现信号相减因而更有利于突出静脉血与邻近结构的对比。

2. 磁共振灌注成像(MR perfusion,MRP) 磁共振灌注成像包括动态磁敏感对比增强(dynamic susceptibility contrast,DSC)灌注成像和利用内源性示踪剂(即动脉血中的水分子)的动脉自旋标记(arterial spin labeling,ASL)灌注成像。这两种灌注成像的一个重要区别在于 DSC 灌注成像依赖于血 - 脑屏障模型,而 ASL 灌注成像的示踪剂是水,可以自由通过血 - 脑屏障。缺血性脑卒中常常合并有血 - 脑屏障不同程度的破坏,因此DSC 灌注成像在反映缺血性脑卒中高灌注改变方面不如 ASL灌注成像敏感。

(1)DSC 灌注成像:该灌注成像采用的是快速负性增强原理,其理论基础是磁共振钆对比剂分子量较大,不能自由通过血 - 脑屏障,所以在对比剂首过期间形成了血管内外之间的磁敏感差别,这种磁敏感差别会导致信号降低。为了突出这种磁敏感对比,DSC 灌注成像通常采用 EPI 信号读取方式,而 EPI 读取方式可以是基于梯度回波信号包络的,也可以是基于自旋回波信号包络的。两者的本质区别是前者在射频激励后不施加射频聚集脉冲,直接进行 EPI 信号读取,所以被称为基于梯度回波的回波平面成像(gradient echo EPI,GRE-EPI);而后者在射频激励后再施加一个射频聚焦脉冲,然后再进行 EPI 信号读取。相比之下,GRE-EPI 序列对磁敏感差别更敏感,而基于自旋回波的回波平面成像(spin echo EPI)即 SE-EPI 可以在一定程度上消除磁敏感差别。DSC 灌注成像通常可以在 1 分钟左右的时间内完成 40~50 遍信号采集,所采集的图像经过相应的后处理获得相应的半定量参数(如 rCBF、rCBV、MTT、T_{max} 等)。对于缺血性脑卒中而言,T_{max} 意义更大,相应讨论请参考其他章节。

(2)ASL 灌注成像:ASL 灌注成像是一种完全无创的灌注成像方法。相对于 DSC 灌注而言,ASL 灌注成像能获得的参数只有脑血流量(cerebral blood flow,CBF),ASL 灌注成像所采用的内源性示踪剂——水分子是一种可扩散的示踪剂,在成像的过程中理想状况下会有 90% 的标记水分子完成与组织之间的交换,ASL 灌注成像所得到的 CBF 也不是单纯意义上单位时间内通过组织的血流量,包括了灌注和交换的过程。

有关 ASL 灌注成像的几个基本概念如下。

1)标记脉冲类型:标记脉冲类型可以决定 ASL 标记的效率及采集的范围等。根据标记脉冲持续的时间不同可以分为脉冲式标记、连续式标记和准连续式标记。脉冲式标记效率低,通常可以采集的范围小,即便是结合 3D 容积采集但也无法实现大范围均匀灌注成像;连续式标记会导致 SAR 值升高的问题,同时在硬件上也不容易实现;准连续式标记是一种把脉冲式标记和连续式标记融合的标记方式,既可以获得比较高的标记效率和更大的采集范围,也可以避免连续式标记导致的 SAR 值过高的问题。目前,准连续式标记是国际专家共识中推荐的可以达到连续式标记效果的标记类型。

2)成像采集方式:根据成像过程中的采集方式可以分为 2D ASL 和 3D ASL 两种类型的动脉自旋标记灌注成像。通常 2D ASL 容易实现,但其过低的信噪比和有限的采集层数使其临床应用严重受限。相比之下,3D ASL 具有更高的信噪比,但 3D ASL 不是仅仅依靠 3D 容积激发的采集模式,更依赖于执行方案中标记脉冲的类型。如果使用的标记脉冲类型是脉冲式的,那么会导致相应的容积灌注成像的实际有效范围变小。

3) 标记后延迟时间: 根据 David C. Alsop 等在 "Recommended Implementation of Arterial Spin-Labeled Perfusion MRI for Clinical Applications: A Consensus of the ISMRM Perfusion Study Group and the European Consortium for ASL in Dementia" 中所述,标记后延迟时间有标记后延迟(post label delay, PLD)和(反转时间 inversion time, TI)两种不同的对应术语。因为连续式标记和准连续式标记的脉冲类型的标记厚度更薄,具有较小的磁化传递效应,所以能够更加明确其标记开始和结束点,更清晰地定义出 PLD 这个概念。由于脉冲式标记的标记厚度非常厚,具有明显的磁化传递效应,所以必须再施加另一个反转脉冲才能界定标记结束点,需要用 TI-TI1 来等同于连续和准连续式标记中的 PLD。可见,能否直接使用 PLD 这个术语取决于其所使用的标记脉冲类型。

4) 信号采集方式: 这里的信号采集方式指的是信号读取方式。通常的 ASL 考虑到采集速度的需求一般采用 EPI 信号读取。3D ASL 结合螺旋式 R 空间采样可实现 FSE 信号读取。不同的信号读取方式对 ASL 的最后结果也会产生很大的影响,如是否可以实现精准定量,是否可以克服出血、气体等的干扰等。

ASL 灌注成像应用过程中 PLD 选择是一个重要影响因素,当存在血管狭窄性病变时,推荐采用多个不同的 PLD 进行灌注成像,短的 PLD 灌注成像可以更多地反映灌注的行为特征和快速侧支循环及前向血流信息,而长的 PLD 灌注成像可以更多地反映最后的灌注结果。当 TOF-MRA 明确存在大血管病变之后,可以通过不同 PLD 的 ASL 灌注成像评估患者自身的侧支循环代偿水平,如采用 PLD 2.5 秒的对灌注结果的评价,通过对比 PLD 1.5 秒和 2.5 秒表现的差异可以评价侧支循环,对判定患者的远期预后具有重要的指导意义(图 1-11)。对于那些经过不同

PLD 扫描提示代偿不好的病例,其远期不良事件的发生率更高。

迄今为止,不同的厂商所采用的实现 ASL 的执行方案有所不同,包括标记脉冲的形式、信号读取的方式、是否采用血流毁损梯度等。因为具体的实施方案不同,导致最后的 ASL 灌注成像效果会产生很大的区别。同时,在 ASL 灌注成像的具体扫描过程中使用者通常没有权限改变其中的内置设置,这就在客观上要求使用者要清楚了解自己所使用的 ASL 灌注成像方案的特点和相应的局限性。

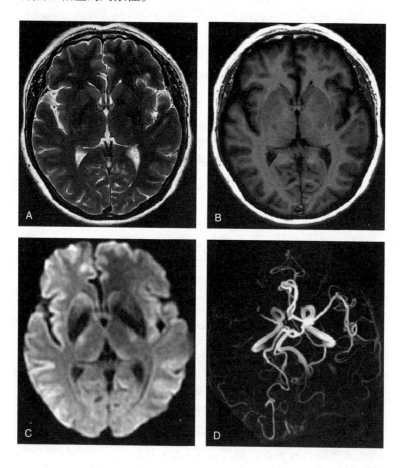

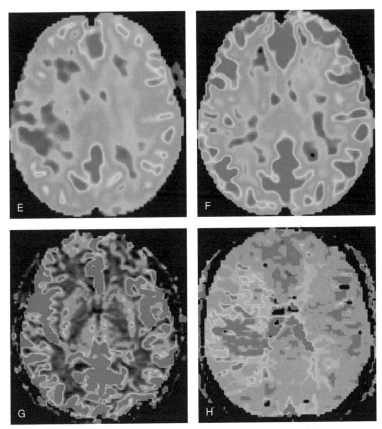

图 1-11 多标记后延迟动脉自旋标记的应用示例

患者女性，48 岁。主因"发作性头晕"就诊。A~C. 在常规成像序列（T₁、T₂ 及 DWI）脑实质内未见异常信号病灶。D. TOF-MRA 显示右侧大脑中动脉高度狭窄（或闭塞）。E. PLD 1.5 秒时 3D ASL 扫描的 CBF 定量图像上可以发现右侧大脑中动脉流域范围内的相对低灌注；F. PLD 2.5 秒时显示"相对低 CBF 灌注区"恢复正常；在动态磁敏感对比灌注成像的 rCBF 中未见异常（G），但其对比剂团注到达时间（bolus arrival time，BAT）显示右侧大脑中动脉流域内对比剂到达时间延长，该延长区域与 PLD 1.5 秒时 3D ASL 的相对低灌注区一致（H）。

（病例来源：中国人民解放军总医院第一医学中心）

(三) 缺血性脑卒中治疗过程中磁共振评估常用序列

对于缺血性脑卒中而言,整个治疗过程中的磁共振的多模态评价手段会提供更多的重要信息,为临床治疗策略的进一步制订提供坚实的影像学依据。这一阶段,除完成常规头部磁共振检查相关序列外,可以增加的序列包括:ASL 灌注成像,如时间允许可以采用两个不同的 PLD 扫描,即 1.5 秒和 2.5 秒扫描;磁敏感加权成像等,以明确血流灌注恢复情况及是否发生出血性转化。

(四) 出血性脑卒中的磁共振检查常用序列

尽管 CT 检查是最为熟知和常用的脑出血诊断方法,但在脑出血原因的进一步明确、脑出血治疗过程中的并发症预防等方面,磁共振成像有着明显的优势。对于出血性脑卒中的磁共振评价,常规的头部检查序列是必不可少的,如 T_2WI、T_1WI、T_2 FLAIR 及 DWI 序列等,其他功能序列也可具有重要的价值。

1. T_2 FLAIR 序列　蛛网膜下腔出血时破入脑脊液中的血红蛋白在一定程度上被稀释,这样在 CT 检查上不一定能显示为明确的高密度,同样在 T_1WI 上也未必可见明确的高信号改变。在 T_2 FLAIR 序列成像时自由运动的水信号被抑制,而那些受出血成分的血红蛋白阻止而不能完全自由运动的水分子则可以凸显,因而 T_2 FLAIR 序列相对可以更敏感地明确蛛网膜下腔出血的诊断。

2. T_1WI　出血在 T_1WI 的信号表现相对比较复杂,出血的不同时期血红蛋白中铁的状态不同,从而导致其磁化率属性不同,这是导致血肿在 T_1WI 表现中信号不同的原因。

3. SWI　由于出血在磁共振成像序列中信号表现比较复杂,主要取决于血红蛋白的演变过程,早期出血在常规磁共振成像序列中可能没有明显的信号改变,因此一般认为怀疑出血的患者只做 CT 检查就足够了,事实上磁敏感加权成像对磁化率差别非常敏感,因此它对于出血病变非常敏感。

(1)更敏感地发现微出血病变:车祸等导致的急性脑损伤患

者可能存在弥漫性轴索损伤,轴索损伤通常会存在微出血,这种微出血在 CT 上并不能引起肉眼可以识别的高密度改变,在磁共振成像的常规 T_1WI 也没有明确的高信号改变,但在 SWI 的幅值图像上可以表现为散在的低信号,借助于此征象可以及时做出诊断。对于高血压等导致的微出血 CT 难以显示,但即使出血灶很小,磁敏感加权成像也可以敏感地显示。

(2)明确出血原因:海绵状血管瘤、淀粉样变性等都可以导致脑实质内出血,如果这种出血表现为单发病灶,在 CT 成像上很难明确出血的原因,在磁敏感加权成像可能会有一些特征性表现,如海绵状血管瘤可以表现为多个病灶,而淀粉性变性和高血压脑病的微出血改变可以有一些的特征性分布,通常淀粉样变性的病变以周边分布为主,一般不累及基底节区域,而高血压脑病则以基底节受累为主(图 1-12)。

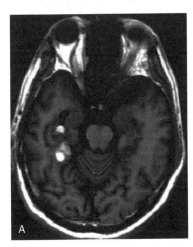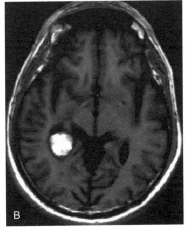

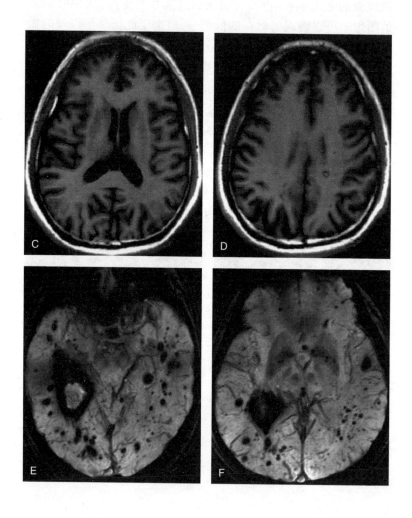

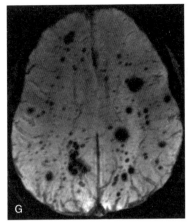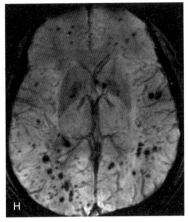

图1-12 磁敏感加权成像在出血性脑卒中中的应用

A~D. T₁WI;E~H. 磁敏感加权像。该病例在 T₁WI 上显示一个高信号血肿灶,邻近侧脑室枕角受到挤压变小。在 SWI 上除 T₁WI 上所显示的病灶外,在双侧脑实质内可见数个大小不一的类圆形低信号改变。尽管通常认为常规磁共振成像对于脑出血诊断不如 CT 直观,但 SWI 对于海绵状血管瘤、淀粉样变性、高血压微出血的诊断较 CT 更敏感。对于脑出血而言,SWI 对于明确出血原因可以提供重要的影像学依据。高血压导致的微出血改变和淀粉样变性导致的微出血改变在分布上具有各自的特点:一般高血压导致的微出血通常以基底节区域分布为主,而淀粉性变性所导致的微出血则以基底节区以外的脑叶分布为主。

(图片来源:中国人民解放军总医院第一医学中心)

(张英魁 黎 丽)

第二章

急性缺血性脑卒中

第一节　缺血性脑卒中的临床基础

一、缺血性脑卒中的定义、发病率及危险因素

脑卒中是目前导致全球人类死亡第二位的疾病,是导致成人永久性病残的首要病因,其中缺血性脑卒中占 80% 以上。我国是脑卒中负担最重的国家之一,近 10 年,我国脑卒中的发病率和患病率呈上升趋势,死亡人数是发达国家的总和,每年新发病例>200 万,死亡病例>150 万,全国脑卒中患者 600 万~700 万,每年我国为脑卒中支付的医疗费用超过 100 亿人民币。缺血性脑卒中是指各种原因所导致的脑部血液循环障碍,导致脑组织缺血、缺氧性改变而发生一系列神经功能损害症状。缺血性脑卒中的危险因素包括可控的和不可控的。其中可控的危险因素有高血压、吸烟、糖尿病、心房颤动或有其他心脏疾病、血脂异常、颈动脉狭窄、缺乏体力活动、大量饮酒、肥胖、代谢综合征、膳食中营养摄入不合理、同型半胱氨酸血症、睡眠呼吸紊乱等;不可控的危险因素有年龄>50 岁、男性、直系亲属中有过脑卒中病史、种族等。

二、缺血性脑卒中的病因、病理生理变化与主要临床表现

（一）病因

临床上对缺血性脑卒中做出定位和定性诊断相对容易，但做出精准的病因诊断是比较困难的。各种病因如动脉硬化、血管炎、心脏病、血流动力学改变、血液病、血液流变学改变、各种栓子、外伤、药物、肿瘤、先天性血管病等均可导致缺血性脑卒中。在临床试验和临床实践中应用最为广泛的脑卒中分型系统是 1993 年提出的 TOAST 分型（trial of org 10172 in acute stroke treatment，TOAST），该分型是急性脑卒中 Org 10172 治疗试验分型，沿用的概念主要来源于哈佛卒中登记分型和美国国家神经疾病与卒中研究所卒中数据库的分型标准，其后又出现多个改良版本。这种分型方法有助于临床医师对不同亚型的缺血性脑卒中患者进行更有针对性的治疗。经典的 TOAST 病因分型将缺血性脑卒中分为五型：大动脉粥样硬化型、心源性栓塞型、小动脉闭塞型、其他明确病因型和不明原因型。该分型是第一个被临床和科研广泛采用的病因学分型，强调了辅助检查，特别是影像学检查对于病因学诊断的重要意义。但是实验室、影像学检查均需要一定的时间，只有当这些资料完整后才能做出正确的病因诊断，所以早期应用血管超声、CT、MR 等辅助检查能够提高早期病因学诊断的准确度，进行有针对性的治疗。由于早期各种辅助检查手段有限，经典的 TOAST 分型也存在很多不足（如对大动脉粥样硬化型的定义要求血管狭窄程度>50%，且必须有皮质梗死的临床症状；将小动脉闭塞型简单定义为"腔隙性脑梗死"等），因此，不断有新的改良版 TOAST 分型出现。我国脑血管病专家王拥军、高山等教授以 TOAST 分型为基础，采纳国外改良 TOAST 分型的某些理念，设计了包括病因和发病机制的 CISS 分型，它与既往缺血性脑卒中病因学分型的不同在于：在大动脉粥样硬化型中包括了主动脉弓粥样硬化，对于颅内

外大动脉粥样硬化不要求有>50%的狭窄或易损斑块证据,对于穿支动脉孤立梗死灶,只要其载体动脉有粥样硬化斑块或任何程度的狭窄,都归类于大动脉粥样硬化型,避免将部分因狭窄<50%的斑块阻塞穿支而造成的梗死归类到穿支动脉疾病;另外,对"穿支动脉疾病"的诊断标准明确为由于穿支动脉粥样硬化或小动脉纤维玻璃样变导致的急性穿支动脉区孤立脑梗死,经高分辨MR证实载体动脉无粥样硬化斑块或经血管超声、MRA、CTA等排除任何程度狭窄,既避免了与小血管病和"腔隙性脑梗死"的混淆,也强调了影像学检查的重要意义。

(二) 病理生理变化

脑组织发生缺血缺氧后,首先出现的是脑电功能障碍,此时细胞并不会马上发生坏死,而是处于一个功能可逆状态,当脑血流量持续降低,每分钟每100g脑组织血流量低于20ml时脑代谢率开始下降,每分钟每100g脑组织血流量低于10ml时细胞膜跨膜分子运动等微观生物活动将受到严重影响,进入膜衰竭时期,此时细胞内、外环境因细胞膜功能的变化而发生一系列生化改变,因线粒体代谢异常导致细胞能量产生障碍,细胞膜Na^+-K^+泵及Ca^{2+}通道功能障碍,造成细胞内钙超载,加上细胞内无氧糖酵解导致乳酸堆积引起酸中毒。另外,细胞缺氧会产生大量氧自由基,同时增加兴奋性神经递质的释放。上述病理生理改变导致神经细胞坏死,并释放化学物质加剧这一过程,形成脑缺血后的级联反应。

但是,脑缺血发生后短时间内部分缺血脑组织的损伤是可逆的,如在一定时间内恢复血流灌注能够挽救,这部分脑组织被称为"缺血性半暗带",一般位于梗死核心灶的周围。缺血性半暗带具有时间依赖性和个体差异性,随着血流的恢复,其生理功能可能完全恢复,但是如果没有及时再灌注,随着缺血时间的延长,侧支循环逐渐衰竭,缺血性半暗带演变为梗死核心。随着梗死核心体积逐渐扩大,缺血性半暗带体积逐渐减少,其大小由缺血时间和梗死速度决定,因此从缺血性半暗带到不可逆脑梗死是一个动态变化的过程(图 2-1)。

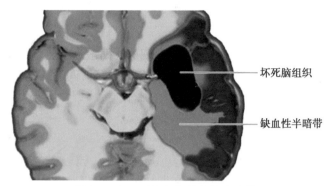

坏死脑组织

缺血性半暗带

图 2-1 坏死脑组织与缺血性半暗带

红色区域为缺血性半暗带,代表可逆性脑损伤;

黑色区域为坏死脑组织。

(三) 主要临床表现

缺血性脑卒中的临床表现与梗死的部位和面积有关。

1. 起病突然,常于安静休息或睡眠时发病,在数小时或 1~2 天达到高峰。

2. **大脑前动脉供血区脑梗死** 可出现精神情绪异常,对侧下肢瘫痪,病变在优势半球可出现运动性失语;大脑中动脉供血区脑梗死,可引起对侧偏瘫、偏身感觉丧失和偏盲,在优势半球可导致完全性失语,严重者可致意识障碍或死亡;大脑后动脉供血区脑梗死,可出现运动性力弱、丘脑疼痛综合征、对侧偏瘫、同向性偏盲;基底动脉供血区脑梗死,可出现四肢瘫痪、一侧半身瘫痪,部分阻塞可造成吞咽困难、构音障碍、感觉障碍、眩晕、呕吐等,完全阻塞可造成死亡。

3. **腔隙性脑梗死** 当梗死灶不累及功能区时可无临床症状,累及功能区时临床症状与病灶部位密切相关。梗死灶位于内囊后肢、脑桥、大脑脚,可出现运动性偏瘫,病灶位于丘脑可出现感觉异常,伴或不伴有运动异常。

三、急性缺血性脑卒中的临床评估指标与治疗

(一)临床评估指标

1. **病史和体征** 询问症状出现的时间最为重要,若于睡眠中起病,应以最后表现正常的时间作为起病时间。其他包括神经症状发生及进展特征;血管及心脏病危险因素;用药史、药物滥用、偏头痛、痫性发作、感染、创伤及妊娠史等。评估气道、呼吸和循环功能后,立即进行一般体格检查和神经系统检查。常用卒中量表评估病情严重程度:①美国国立卫生研究院卒中量表(the national institutes of health stroke scale,NIHSS),是目前国际上最常用量表;②中国脑卒中患者临床神经功能缺损程度评分量表(1995);③斯堪的纳维亚卒中量表(Scandinavian stroke scale,SSS)。

2. **影像学检查**

(1)CT:急诊平扫 CT 可准确识别绝大多数颅内出血,并帮助鉴别非血管性病变(如脑肿瘤),是疑似脑卒中患者首选的影像学检查方法。CT 灌注(computed tomographic perfusion,CTP)可区分可逆性与不可逆性缺血改变,识别缺血性半暗带。CT 血管造影(computed tomographic angiography,CTA)可显示头颈部动脉狭窄和 / 或闭塞。

(2)MRI:常规 MR 平扫,特别是 DWI 序列在识别急性小梗死灶及后循环梗死方面明显优于 CT。可识别亚临床缺血灶,无电离辐射,但有检查时间稍长及患者本身的禁忌证(如有心脏起搏器、金属植入物或幽闭恐惧症)等局限性。SWI 可发现 CT 不能显示的无症状性微出血,但对溶栓或抗栓治疗的意义研究结果不一致,尚待更多证据。PWI 可显示脑血流动力学状态,根据PWI/DWI 不匹配判断缺血性半暗带的范围。MRA 无创、简便且更为安全,避免了肾毒性对比剂和电离辐射,但其缺点在于容易对血管狭窄程度过度评估。高分辨率磁共振管壁成像(high resolution magnetic resonance vessel wall image,HRMR-VWI)在一定程度上可以显示颅内动脉、颈动脉等动脉管壁特征,可为脑卒中病因分型和明确发病机制提供信息。

(3)血管超声:颈动脉超声对发现颅外颈部血管病变,特别是狭窄和斑块很有帮助;TCD可检查颅内血流、微栓子及监测治疗效果,但其局限性是受操作技术水平和骨窗影响较大。

3. 实验室及其他检查 对疑似脑卒中患者应进行常规实验室检查,以便排除类卒中或其他病因。所有患者都应做的检查有:①血糖、肝肾功能和电解质;②心电图和心肌缺血标志物;③全血计数,包括血小板计数;④凝血酶原时间(prothrombin time,PT)/国际标准化比值(international normalized ratio,INR)和活化部分凝血活酶时间(activated partial thromboplastin time,APTT);⑤氧饱和度。必要时,部分患者可选择的检查有:①毒理学筛查;②血液乙醇水平;③妊娠试验;④动脉血气分析(怀疑缺氧者);⑤腰椎穿刺(怀疑蛛网膜下腔出血而CT未显示或怀疑脑卒中继发于感染性疾病者);⑥脑电图(怀疑痫性发作者);⑦胸部X线检查。

(二)急性缺血性脑卒中的治疗

1. 一般处理

(1)吸氧:必要时吸氧,应维持氧饱和度>94%。气道功能严重障碍者应给予气道支持(气管插管或切开)及辅助呼吸。无低氧血症患者不需常规吸氧。

(2)心脏监测与心脏病变处理:对于疑似心源性脑梗死患者,脑梗死后24小时内应常规进行心电图检查,根据病情,有条件时进行持续心电监护24小时或以上,以便早期发现阵发性心房颤动或严重心律失常等心脏病变;避免或慎用增加心脏负担的药物。

(3)体温控制:对体温升高的患者应寻找和处理发热原因,如存在感染应给予抗生素治疗,体温>38℃的患者应给予退热措施。

(4)血压控制:约 70% 的缺血性脑卒中患者在发病时会出现血压升高,原因主要包括病前存在高血压、疼痛、恶心呕吐、颅内压增高、意识模糊、焦虑、脑卒中后应激状态等。对于血压持续升高至收缩压 ≥200mmHg 或舒张压 ≥110mmHg,或伴有严重心功能不全、主动脉夹层、高血压脑病的患者,可予降压治疗,并严密观察血压变化。2018 版 AHA/ASA 推荐对未接受静脉溶栓而计划进行动脉内治疗的患者,手术前应控制血压水平 ≤185/110mmHg。血管开通后,对于高血压患者应控制血压低于基础血压 20~30mmHg,但不应低于 90/60mmHg。我国推荐接受血管内取栓治疗的患者术前血压应控制在 180/105mmHg以下。脑卒中后低血压很少见,原因有血容量减少及心排血量减少等,应积极查明原因,必要时可采用扩容升压措施,可静脉输注 0.9% 氯化钠溶液纠正低血容量,处理可能引起心排血量减少的心脏问题。

(5)血糖控制:约 40% 的患者存在脑卒中后高血糖,对预后不利。应加强血糖监测,可将血糖控制在 7.8~10.0mmol/L,超过10.0mmol/L 时可给予胰岛素治疗。脑卒中后低血糖发生率较低,因低血糖可直接导致脑缺血损伤和水肿加重,故应尽快纠正,血糖<3.3mmol/L 时,可给予 10%~20% 的葡萄糖溶液口服或注射治疗。

2. 特异性治疗

(1)再灌注治疗:静脉溶栓治疗是目前最主要的恢复血流措施,药物包括重组组织型纤溶酶原激活剂(rt-PA)、尿激酶和阿替普酶。血管内治疗包括血管内机械取栓、动脉溶栓及血管成形术。

(2)抗血小板治疗:不符合溶栓适应证且无禁忌证的缺血性脑卒中患者应在发病后尽早给予阿司匹林等抗血小板药。溶栓治疗者应在溶栓 24 小时后开始使用抗血小板药。对不耐受阿司匹林者,可考虑选用氯吡格雷等抗血小板治疗。

(3)抗凝治疗:对大多数急性缺血性脑卒中患者,不推荐无选择地早期进行抗凝治疗,特殊情况者可在谨慎评估风险后慎重选择。

(4)降纤治疗:对不适合溶栓并经过严格筛选的缺血性脑卒中患者,特别是高纤维蛋白血症者可选用降纤治疗。

(5)扩容治疗:一般不推荐,对于低血压或脑血流低灌注所致的急性脑梗死如脑分水岭梗死可考虑扩容治疗,但应注意可能加重脑水肿、心力衰竭等并发症。

(6)降脂治疗:他汀药物可改善急性缺血性脑卒中患者预后,发病后应尽早对动脉粥样硬化性脑梗死患者使用他汀类药物开展二级预防,他汀类药物的种类及治疗强度需根据个体情况决定。

(7)神经保护:神经保护药物的疗效与安全性尚需开展更多高质量的临床试验进一步证实。

第二节 缺血性脑卒中的影像学诊断

缺血性脑卒中也称为脑梗死,由于在影像学领域中多以脑梗死作为诊断,故本书中涉及影像学诊断的内容时用脑梗死阐述。

一、分期

缺血性脑卒中(脑梗死)按照发病后的时间长短分为超急性期(6 小时内)、急性期(6~72 小时)、亚急性期(3~10 天)、慢性早期(11 天~1 个月)、慢性晚期(1 个月以上)。梗死后各个时期的影像学表现根据脑组织病理生理学改变而不同。

(一)超急性期

在脑梗死溶栓和取栓治疗开展前,并无超急性期这一分期,在这一阶段认为缺血脑组织存在可被挽救的缺血性半暗带,神经影像学技术的发展和临床应用使得对于缺血性半暗带的评价越来越精确,为治疗决策的制订提供了有力的证据(详见本章第三节急性缺血性脑卒中的影像学评估）。

（二）**急性期**

1. **CT 表现**　急性期缺血脑组织中的细胞毒性水肿已经逐渐开始转变为血管源性水肿，组织含水量的增加，使 CT 平扫观察到的脑组织密度降低更为明显，范围逐渐扩大。脑实质密度减低的范围与受累血管有关，血管主干或较大分支阻塞时范围较大，较小分支阻塞时范围较小。幕下和较小病灶 CT 较难显示。急性期较早阶段的脑梗死表现与超急性期相似，48 小时内低密度区边界常较模糊，与正常区域逐渐过渡，48 小时后病变区边界逐渐清晰，密度更低（图 2-2）。

2. **MRI 表现**　急性期缺血性脑卒中常规应进一步进行 MR 检查，应包括 T_1WI、T_2WI、T_2 FLAIR 序列及 DWI。T_2WI、T_2 FLAIR 序列、DWI 图像中梗死灶表现为不均匀高信号，ADC 表现为低信号，较早阶段 T_2WI、T_2 FLAIR 序列表现为稍高信号，强度弱于 DWI 的高亮信号；T_1WI 表现为低信号，但不如 T_2WI、T_2 FLAIR 序列、DWI 敏感，往往范围显示较上述序列小。除显示梗死区信号异常外，MRI 还可显示灰白质分界不清，脑组织肿胀所致的脑沟变浅、消失（图 2-3）。

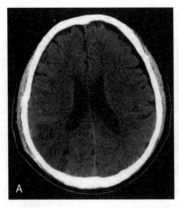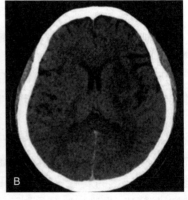

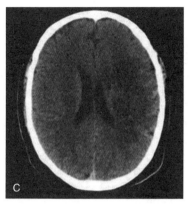

图2-2　急性期脑梗死 CT 表现

A. 发病 24 小时,右侧后分水岭区不均匀低密度灶,边缘较模糊;B. 发病 36 小时,左侧豆状核不均匀低密度灶,边界欠清;C. 发病 52 小时,左侧大脑中动脉供血区不均匀低密度灶,边缘模糊,脑沟消失,左侧侧脑室轻度受压。

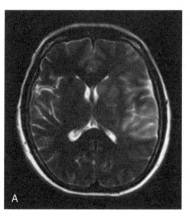

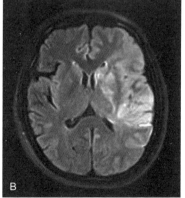

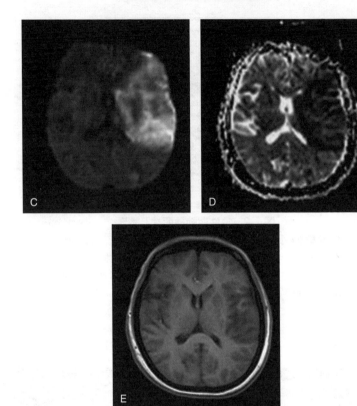

图 2-3　急性期脑梗死 MRI 表现

发病 18 小时，左侧大脑中动脉供血区急性脑梗死。梗死灶在 T_2WI（A）、T_2 FLAIR 序列（B）、DWI（C）中显示为高信号，在 ADC（D）中表现为低信号，在 T_1WI（E）中显示为低信号，局部脑回肿胀，脑沟变浅，左侧侧脑室轻度受压改变。

（三）亚急性期

1. **CT 表现**　与急性期相比，梗死灶密度进一步减低，且逐渐均匀，边界清晰。大脑中动脉主干闭塞梗死灶表现为尖端指向脑室，基底位于脑表面的楔形或三角形（图 2-4），较小分支闭塞或有效侧支循环开放的大分支闭塞，梗死灶范围较小（图 2-5），深穿支动脉闭塞则常表现为斑点状、斑片状小梗死灶(图 2-6),此类新发腔隙性脑梗死灶在亚急性期前 CT 平扫上很难显示。此期脑组织水肿及占位效应在 2~3 天达高峰,7~10 天逐渐消退。

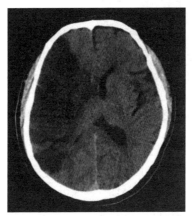

图 2-4 右侧大脑中动脉供血区亚急性期脑梗死 CT 表现
右侧额颞顶叶、基底节区楔形低密度灶,密度较均匀,
边界清晰,右侧侧脑室受压改变。

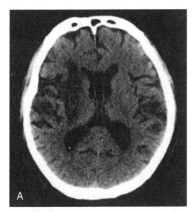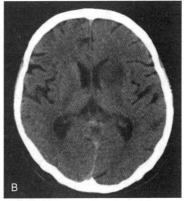

图 2-5 基底节区亚急性期脑梗死 CT 表现
A.右侧基底节区片状低密度灶,边界清晰;
B.左侧基底节区片状低密度灶,边界清晰。

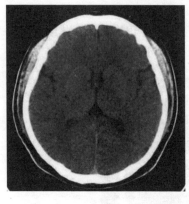

图 2-6　右侧基底节区亚急性期脑梗死 CT 表现
右侧基底节区小斑片状腔隙性低密度灶，边界清晰。

2. **MRI 表现**　亚急性期脑梗死表现为 T_1WI 低信号，T_2WI、T_2 FLAIR 序列高信号，DWI 图像高信号强度较急性期有所降低，但仍会持续较长时间，ADC 表现可以呈现"假正常化"，随后梗死灶信号会逐渐升高，与 DWI 信号变化不同步。梗死灶形态与 CT 所见相同，边界清晰锐利（图 2-7）。亚急性期脑梗死后出血性转化发生率最高，当梗死灶合并出血时，出血灶在 MRI 中的表现随着出血时期的不同而变化（图 2-8）。此期由于血 - 脑屏障的破坏，增强后梗死灶可见脑回样、线状或地图状强化，脑梗死的强化出现率在亚急性期达高峰，脑回样强化为特征性表现。

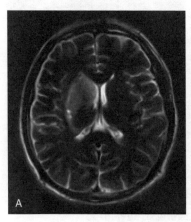
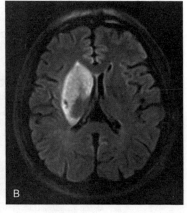

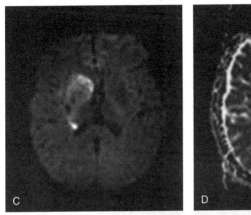
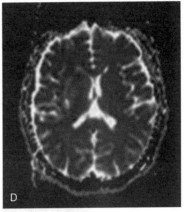
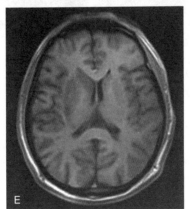

图 2-7 右侧基底节区亚急性期脑梗死 MRI 表现

发病第 6 天，右侧基底节区脑梗死。梗死灶在 T_2WI（A）、T_2 FLAIR 序列（B）、DWI（C）显示为高信号，在 ADC（D）显示为等和稍高信号，在 T_1WI（E）中显示为低信号，边界清晰。

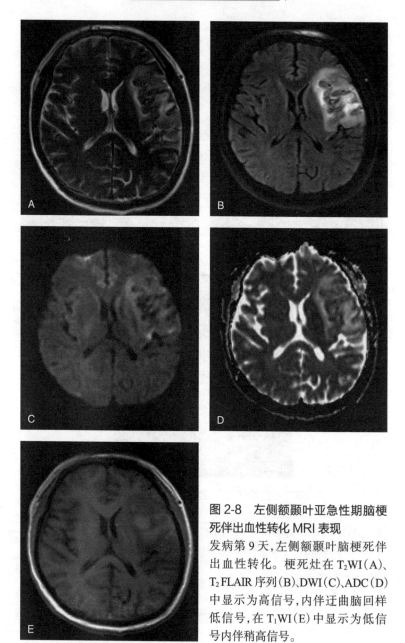

图 2-8　左侧额颞叶亚急性期脑梗死伴出血性转化 MRI 表现
发病第 9 天,左侧额颞叶脑梗死伴出血性转化。梗死灶在 T_2WI(A)、T_2 FLAIR 序列(B)、DWI(C)、ADC(D) 中显示为高信号,内伴迂曲脑回样低信号,在 T_1WI(E)中显示为低信号内伴稍高信号。

（四）慢性期

1. **CT 表现**　CT 平扫显示梗死灶密度均匀降低，接近脑脊液，形成囊腔，代表软化灶形成，伴局限性脑萎缩改变，即梗死灶邻近脑沟增宽、脑室扩大，萎缩显著者还可见中线结构向患侧移位（图 2-9）。较小梗死灶可不伴有脑萎缩改变。若发生沃勒变性，可见梗死同侧大脑脚和脑桥萎缩。

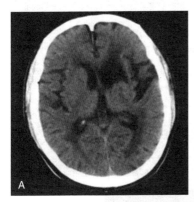
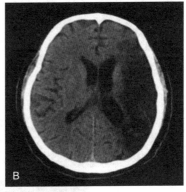
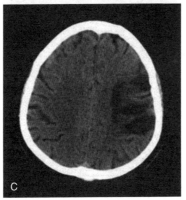

图 2-9　左侧基底节区、左侧额顶叶慢性期脑梗死

A. 左侧基底节区片状低密度灶，左侧侧脑室前角扩大，邻近左外侧裂增宽；B. 左侧额顶叶低密度灶，左侧侧脑室扩大，中线结构轻微左移；C. 左侧额叶低密度灶，左侧侧脑室扩大。

2. **MRI 表现** 慢性期脑梗死无论是早期还是晚期在 MRI 中均表现为 T_1WI 低信号，梗死灶周边由于存在胶质增生表现为高信号，T_2WI 表现为高信号，T_2 FLAIR 在慢性早期梗死灶信号与 T_2WI 相同，至慢性晚期囊腔形成后与脑脊液信号相似，但梗死灶周边常为高信号（图 2-10）。

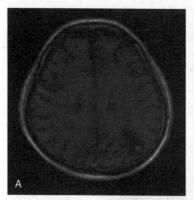
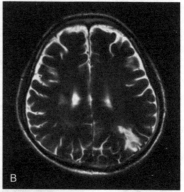
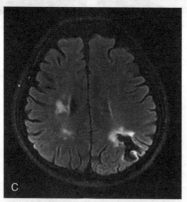

图 2-10 左侧顶叶慢性期脑梗死 MRI 表现

左侧顶叶梗死 2 个月。T_1WI（A）显示左侧顶叶片状低信号灶；T_2WI（B）显示左侧顶叶病灶高信号；T_2 FLAIR 序列（C）显示病灶为中央低信号，边缘高信号。

　　慢性期脑梗死常可发生梗死灶同侧沃勒变性,是随着神经元胞体的死亡,神经元的轴突、树突及分支发生继发性变性改变,最早可在亚急性期即可发生,整个变性过程可持续一年至数年,多见于梗死灶同侧锥体束走行区片状异常信号灶,T_1WI 上低信号,T_2WI、T_2 FLAIR 序列上高信号,慢性晚期该侧锥体束萎缩改变(图 2-11)。

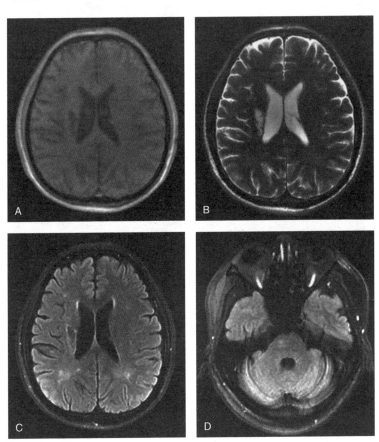

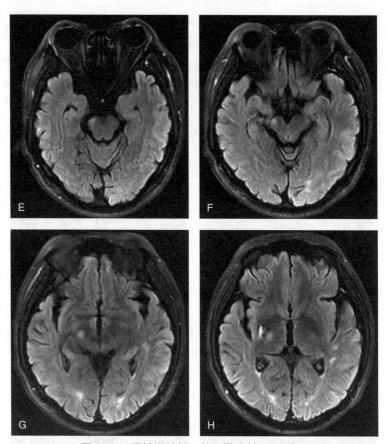

图 2-11 慢性期脑梗死伴沃勒变性 MRI 表现

右侧放射冠慢性梗死灶在 T_1WI（A）上表现为片状低信号，在 T_2WI（B）上表现为高信号，在 T_2 FLAIR 序列（C）上表现为低信号，边缘环形高信号，右侧锥体束走行区可见斑片状高信号（D~H），右侧中脑大脑脚体积缩小。

二、分类

各期脑梗死的影像学表现随病生理发展过程而不同，即使处于相同时期的脑梗死也会因所累及的血管区域、发病原因及最终结局不同而表现出不同的影像学改变，掌握不同类型脑梗死的影像学特征有助于分析脑梗死的发生机制,判断预后、明确治疗方向和目标。依据影像学表现的不同可将脑梗死按照累及血管区域、发病原因及结果三个标准对其进行分类诊断(表2-1)。

表 2-1　脑梗死分类

累及血管区域	发病原因	结果
动脉闭塞性脑梗死	动脉性脑梗死	脑梗死
脑分水岭梗死	静脉性脑梗死	脑梗死后出血性转化
腔隙性脑梗死		
栓塞性脑梗死		

（一）按累及血管区域分类

脑梗死的影像学表现同血管供血区域关系密切,了解 CT 或 MRI 所显示的脑梗死区属于哪一支脑动脉的供血范围,对确定脑梗死的病因、亚型、预后及治疗方法选择有很大帮助。图 2-12 显示了脑动脉供血区域分布。

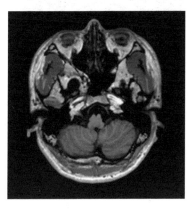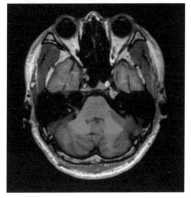

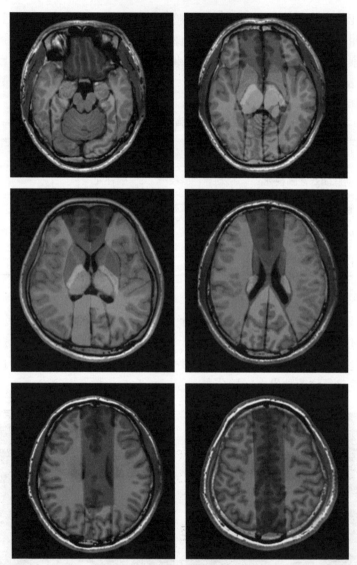

图 2-12 脑动脉供血区域分布

浅紫色:小脑后下动脉;粉红色:小脑前下动脉;浅粉色:小脑上动脉;红色:大脑前动脉;黄色:大脑中动脉;绿色:大脑后动脉;天蓝色:脉络膜前动脉;橙色:豆纹动脉。

1. 动脉闭塞性脑梗死

（1）大脑前动脉供血区的脑梗死：大脑前动脉皮质支供应大脑半球内侧面顶枕裂以前的皮质和胼胝体；背外侧面供应额中回上缘、额上回、中央前后回上 1/4、顶上小叶及眶部内侧半等区域。中央支供应部分额叶眶面皮质、外囊、尾状核和豆状核前部、内囊前肢、内囊膝部和后肢前边部分。单独发生于大脑前动脉供血区的脑梗死相对少见，典型表现为沿大脑半球内侧面的带状脑梗死（图 2-13）。

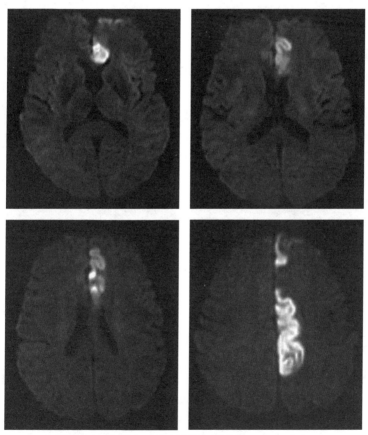

图 2-13　左侧大脑前动脉供血区脑梗死 DWI 表现

(2)大脑中动脉供血区的脑梗死：大脑中动脉供血区脑梗死约占全部脑梗死的75%。其供血范围包括额叶、顶叶、颞叶前部绝大部分半球凸面皮质结构及深部白质，其分支豆纹动脉穿经额叶下面至基底节、尾状核和内囊。一侧大脑中动脉完全闭塞时，典型表现为基底位于脑表面、尖端指向脑室的楔形或三角形的梗死灶（图2-14），当前后皮质支或豆纹动脉闭塞时，则其相应供血区发生脑梗死（图2-15）。

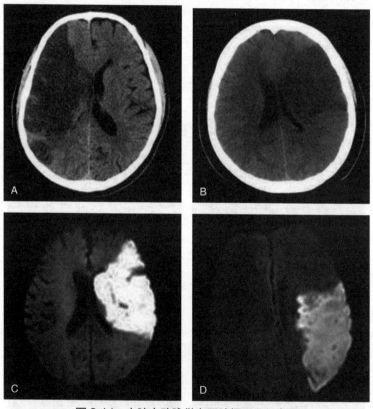

图2-14 大脑中动脉供血区脑梗死CT表现

CT上显示右侧大脑中动脉供血区（A）、左侧大脑中动脉供血区（B）楔形低密度灶；C、D. DWI显示左侧大脑中动脉供血区楔形高信号灶。

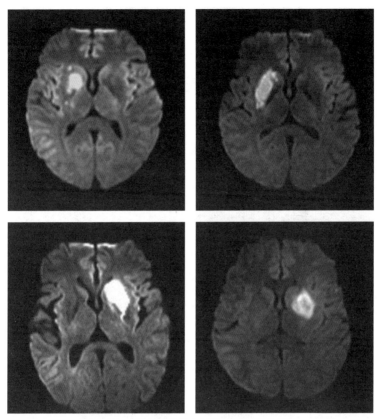

图 2-15　豆纹动脉供血区脑梗死 DWI 表现

（3）大脑后动脉供血区的脑梗死：大脑后动脉供血区脑梗死的发生率仅次于大脑中动脉。大脑后动脉自基底动脉发出后，经环池后走行，沿途发出分支供应丘脑、膝状体、内囊后肢、视束、大脑脚、颞叶后下、胼胝体压部、大脑半球内侧面的后部和枕叶。常见梗死部位为距状裂视皮质区、内囊后肢、丘脑和中脑（图 2-16）。

（4）脉络膜前动脉：脉络膜前动脉在后交通动脉附近，起自颈内动脉，供血区包括部分海马、内囊后肢，向上延伸至侧脑室中央部外侧区域。其分支管腔细小且行程远，易形成血栓，引起该供血区脑梗死（图 2-17）。

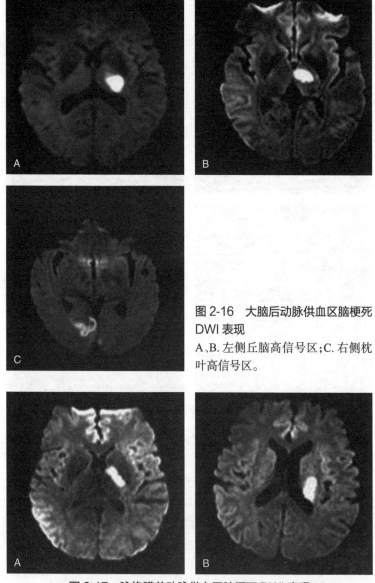

图 2-16 大脑后动脉供血区脑梗死 DWI 表现

A、B. 左侧丘脑高信号区；C. 右侧枕叶高信号区。

图 2-17 脉络膜前动脉供血区脑梗死 DWI 表现

A. 左侧内囊后肢高信号灶；B. 左侧侧脑室外侧区域高信号灶。

(5)基底动脉供血区的脑梗死：基底动脉除发出小脑前下动脉、小脑上动脉等大分支供应小脑外，还发出基底穿支动脉供应脑桥、中脑和延髓，这些小分支常呈矢状走行，不穿过中线，梗死灶内缘位于中线，双侧梗死较少发生，成为脑干梗死的一种特殊MR 征象——"脑干半切征"（图 2-18）。基底动脉末端闭塞时表现为丘脑、内囊后肢、中脑、脑桥、颞叶后部及枕叶多发脑梗死（图 2-19）。

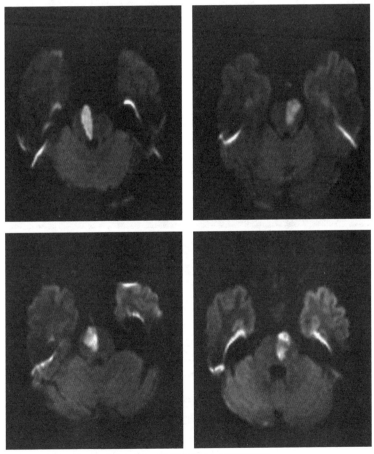

图 2-18 脑干梗死灶 DWI 表现

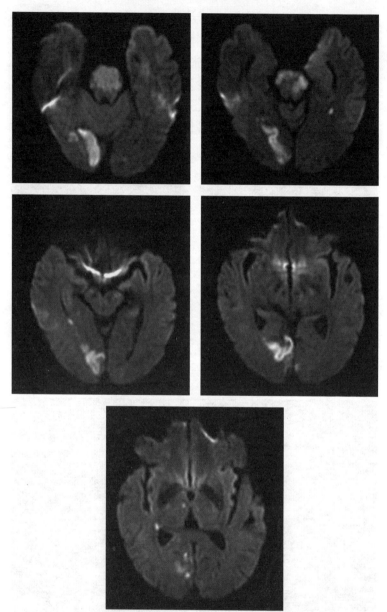

图 2-19 脑桥、中脑、右侧丘脑、颞叶后部及枕叶多发梗死灶 DWI 表现

(6)小脑后下动脉供血区的脑梗死:发自椎动脉,供血范围包括小脑后下面、小脑扁桃体、同侧小脑下蚓部和延髓外侧面。由于小脑后下动脉的蚓支也呈矢状走行,因此形成的梗死灶分布与脑干梗死类似,常不穿过中线(图 2-20)。

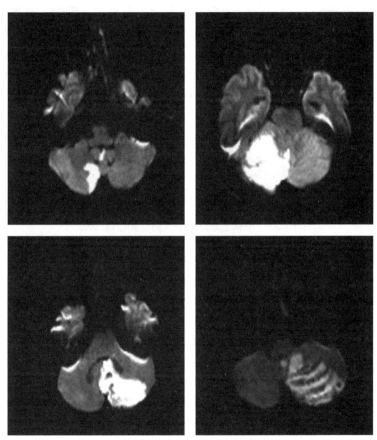

图 2-20　小脑后下动脉供血区脑梗死 DWI 表现

(7)小脑前下动脉供血区的脑梗死:小脑前下动脉的行程和供血范围不恒定,与小脑后下动脉具有一定程度的互补,单独发生该动脉供血区梗死较少见,梗死灶一般位于小脑岩骨面,多呈弯曲线条状。

(8) 小脑上动脉供血区的脑梗死：小脑上动脉起自基底动脉顶端，供血范围包括小脑上部和小脑幕表面，小脑深部白质和齿状核(图 2-21)。

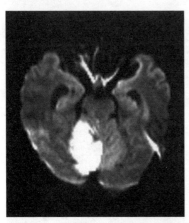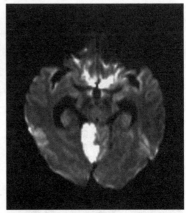

图 2-21 小脑上动脉供血区脑梗死 DWI 表现

2. 脑分水岭梗死 脑分水岭梗死是发生在相邻两条脑动脉供血区或大脑动脉深部和浅部穿支动脉之间边缘带的梗死，约占全部脑梗死的 10%。其中大脑前动脉和大脑中动脉的分水岭区被称为前分水岭；大脑中动脉深穿支和皮质支的分水岭区称为内分水岭；大脑中动脉和大脑后动脉的分水岭区称为后分水岭(图 2-22)。脑动脉硬化性狭窄或闭塞时，当出现体循环低血压则易导致分水岭区低灌注，引起脑分水岭梗死；各种原因导致的严重低血压及心排血量减少，使远端小动脉血流减少，均可引起脑分水岭梗死(图 2-23)。

3. 腔隙性脑梗死 腔隙性脑梗死是由于脑深部穿支动脉闭塞，引起的深部脑组织小梗死灶，病灶大小为 5~15mm。基底节、丘脑、内囊、脑干、小脑等均是腔隙性脑梗死的好发部位。CT 检查中腔隙性脑梗死灶表现为斑点、斑片状低密度灶，边界清楚，对于幕上>5mm 的病灶易于发现，但对于<5mm 或位于脑干

的病灶常难以检出(图 2-24)。MR 检查中腔隙性脑梗死灶表现为斑点、斑片状异常信号，T₁WI 低信号，T₂WI 高信号，T₂ FLAIR 序列高或低信号，比 CT 显示病灶敏感，尤其是脑干、小脑病灶(图 2-25)。

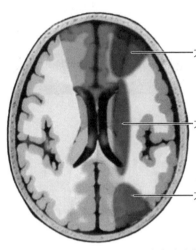

大脑前动脉和大脑中动脉的分水岭区
（前分水岭）

大脑中动脉深穿支和皮层支的分水岭区
（内分水岭）

大脑后动脉和大脑中动脉的分水岭区
（后分水岭）

图 2-22 脑内动脉供血区分水岭示意

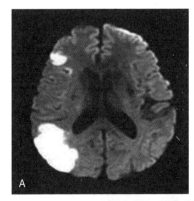
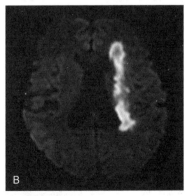

图 2-23 脑分水岭梗死 DWI 表现
A. 右侧前、后分水岭区片状高信号灶；
B. 左侧内分水岭区条带状高信号灶。

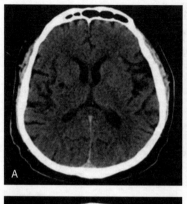
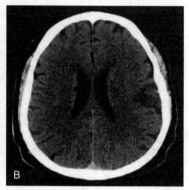

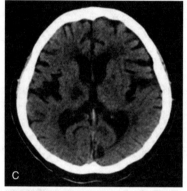

图 2-24 腔隙性脑梗死 CT 表现
A. 右侧基底节区斑点、斑片状低密度灶；B. 两侧侧脑室旁斑点、斑片状低密度灶；C. 右侧丘脑、左侧基底节斑片、斑点状低密度灶。

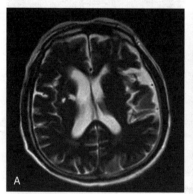
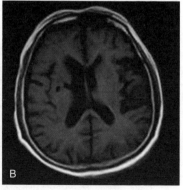

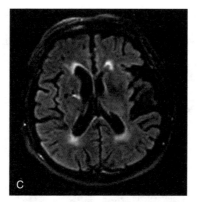

图 2-25 腔隙性脑梗死 MRI 表现

与图 2-24 为同一患者,右侧基底节区斑片状异常信号,T₁WI(A)中表现为低信号,T₂WI(B)中表现为高信号,T₂ FLAIR 序列(C)中表现为高信号和低信号。

腔隙性脑梗死需要与脑血管周围间隙相鉴别,脑血管周围间隙是指围绕脑穿通动脉和小动脉的周边间隙,又称菲 - 罗间隙(Virchow-Robin space,VRS)。脑血管周围间隙扩大除少数与病理状态有关外,大部分为脑老化的表现。常见于脑干、基底节区、半卵圆中心,呈圆形、线形,边界光滑锐利,与穿通动脉的走行一致,各序列上与脑脊液信号完全一致,无占位效应,周围脑组织密度或信号无异常,而腔隙性脑梗死慢性期在 T₂ FLAIR 序列在低信号周围常表现为环形高信号(图 2-26)。

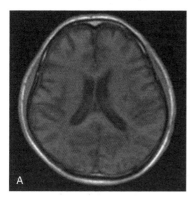

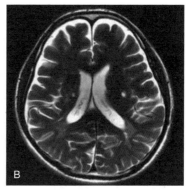

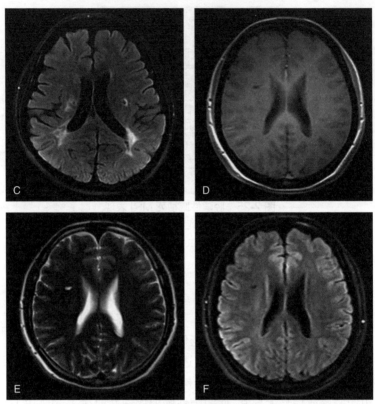

图 2-26 腔隙性脑梗死与脑血管周围间隙 MRI 表现区别
A~C. 腔隙性脑梗死,两侧侧脑室周围斑点状异常信号,T_1WI(A)为低信号,T_2WI(B)为高信号,T_2FLAIR 序列(C)为环形高信号;D~F. 脑血管周围间隙扩大,右侧侧脑室周围小斑片状异常信号,T_1WI(D)为低信号,T_2WI(E)为高信号,T_2FLAIR 序列(F)为低信号,与脑脊液信号一致。

　　另外需要跟腔隙性脑梗死鉴别的是脉络膜裂囊肿,是在胎儿发育时期沿脉络膜裂形成原始脉络膜丛时发生障碍而形成的神经上皮性囊肿,囊肿体积较小,位于脉络膜裂区,四叠体上丘层面。CT 及 MRI 中表现为脑脊液样密度或信号,边界清楚,周围无水肿,增强后无强化。形态、密度(信号)与脑血管周围间隙相似,但位于脉络膜裂区,体积较脑血管周围间隙大(图 2-27)。

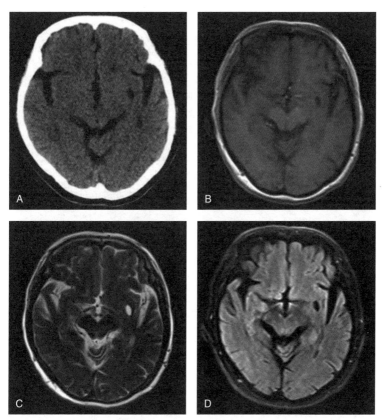

图 2-27 脉络膜裂囊肿 CT 和 MRI 表现

左侧脉络膜裂区椭圆形腔隙灶,CT(A)表现为脑脊液样低密度,T_1WI(B)、T_2WI(C)、T_2FLAIR 序列(D)表现均与脑脊液信号一致,边缘光滑锐利。

4. **栓塞性脑梗死** 栓塞性脑梗死是血栓或其他栓子阻塞脑动脉所致的脑梗死,其中栓子主要来源于心脏或动脉内的血栓,常见于风湿性心脏病、心房颤动、亚急性细菌性心内膜炎、心肌病、心脏术后及动脉系统栓子脱落、感染性栓子、手术或介入操作等。栓子如不清除,可反复发生栓塞性脑梗死,其中大部分为心源性栓塞,其影像学表现具有一定的特征性(表 2-2、图 2-28、图 2-29)。

表 2-2 栓塞性脑梗死影像学特征

空间分布	病变形态	出血性转化
①双侧、多发 ②前后循环同时受累,但仍以前循环为主 ③皮质-皮质下梗死发生率高	①梗死灶体积较大 ②责任血管正常或轻度狭窄,或者动脉主干闭塞而无有效侧支循环	①发生率高,与梗死面积大有关 ②出血量小

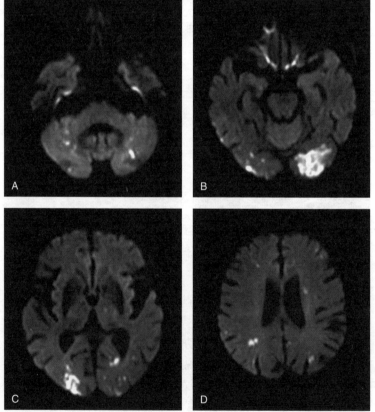

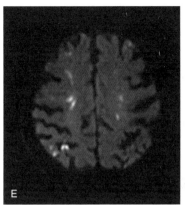

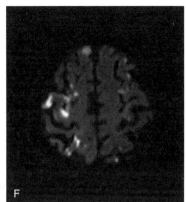

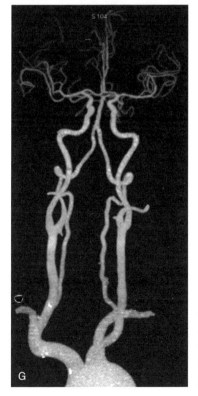

图 2-28　心源性脑梗死病例 1

患者男性,64 岁。既往有房颤病史 2
年。DWI(A~F)显示前后循环多发
斑点、斑片状高信号;头颈部 CTA
(G)未见明显异常。

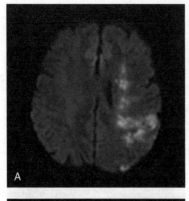
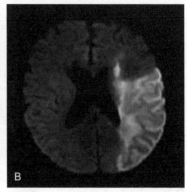
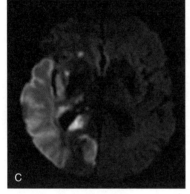

图 2-29 心源性脑梗死病例 2
A. DWI 显示左侧额顶叶斑片状高信号,累及皮质及皮质下;B. DWI 显示左侧额顶叶大面积高信号,同时累及皮质及皮质下;C. DWI 显示右侧颞叶、岛叶、枕叶、丘脑高信号,同时累及前后循环。

(二) 按发病原因分类

动脉性脑梗死的影像学表现如上所述。脑静脉血管疾病也是脑血管病的重要组成部分,脑静脉系统闭塞导致的静脉性脑梗死在发病机制、临床症状及影像学表现上均与动脉性脑梗死有所不同,将在后面章节中详细讲述。

(三) 按结果分类

按照不同分类标准进行分类的脑梗死类型并不是独立存在的,按照结果分出的脑梗死影像学表现如上所述。脑梗死后出血性转化作为脑梗死后的继发改变,是由于梗死后血液再灌注,发生的继发性出血,多出现于脑梗死后一至数周,治疗过程中出现症状加重或高颅压表现,常多见于栓塞性脑梗死和大面积脑梗死,心源性脑梗死和静脉性脑梗死后出血性转化发生率也较高。CT 表现为低密度梗死灶中出现散在或局限性高密度影(图 2-30)。MRI 表现为原有梗死灶内出现散在或局限性出血信号,信号特征与脑出血的时相有关,脑梗死患者行 MR 检查时多处于亚急性早期,梗死灶内出血表现为 T_1WI 高信号,T_2WI 低信号(图 2-31)。

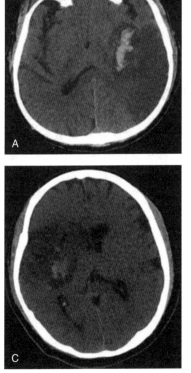

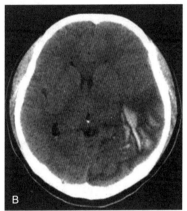

图 2-30　脑梗死后出血性转化 CT 表现

A. 左侧颞叶及岛叶低密度梗死灶内片状高密度影;B. 左侧颞叶低密度梗死灶内多发片状高密度影;C. 右侧基底节区低密度梗死灶内片状高密度影。

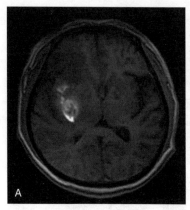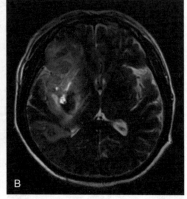

图 2-31 脑梗死后出血性转化(亚急性期)MRI 表现

MRI 上显示右侧额颞岛叶、右侧基底节区出血灶,T_1WI(A)显示为高信号,T_2WI(B)显示为低信号,信号强度不均匀。

第三节 急性缺血性脑卒中的影像学评估

急性缺血性脑卒中最有效的治疗就是早期恢复血流灌注,大量循证医学研究证实,静脉溶栓和血管内机械取栓是急性缺血性脑卒中早期恢复血流灌注较为安全有效的方式,但二者均有着固定的治疗时间窗,国内外指南推荐阿替普酶静脉溶栓的时间窗均为 4.5 小时,前循环大血管闭塞患者机械取栓治疗的时间窗为 6 小时。《2018 年美国急性缺血性脑卒中早期管理指南》(以下简称指南)中对时间窗内和时间窗外的急性缺血性脑卒中影像学检查做了详细推荐,其中与 2013 年发布的指南相比增加了 8 条新的推荐内容。但无论是对于在时间窗内,还是超时间窗或者不明时间窗的急性缺血性脑卒中患者,都应遵循时间是第一要素,所有评估都应在最短时间内完成,使其尽早接受安全有效的治疗。因此影像学检查方法的选择应遵循以下原则:检查设备可以立即投入使用;检查时间短;检查费用较低;患者耐受性好;图像质量较好;能够提供脑组织和脑血管的解剖学信息;能够提供脑血流动力学的功能信息。由于 CT 检查方便快捷,设备普及率高,MR 可以获得的绝大部分信息,CT 也可获得,指南也将 CT 平扫作为所有可疑急性脑卒中患者影像学检查的一级推荐,因此 CT 成为急性脑卒中影像学评估的首选检查方法。

一、急性缺血性脑卒中时间窗内的影像学评估

指南提出对于在时间窗内的急性缺血性脑卒中患者,不应因行多模式 CT 或 MRI,包括灌注成像等检查,而延误静脉溶栓治疗。但对于拟行血管内治疗的患者,应增加非侵入性血管检查(CTA 或 MRA),而非常规检查方法。急性缺血性脑卒中的病因多种多样,患者病理生理状态及个体差异较大,所以并非所有患者的治疗时间窗都相同。对急性脑卒中的影像学研究提示,有效治疗的时间窗在某些个体是可以延长的。在不延误静脉溶栓及血管内治疗的前提下,多种影像学模式有助于筛选更多可能从治疗中获益的患者,同时排除存在高度风险的患者群。

(一) CT 平扫

CT 平扫的作用在于快速排除脑出血、蛛网膜下腔出血及脑肿瘤等颅内占位病变,发现早期脑梗死征象,并了解脑梗死的部位、范围、颅内大动脉闭塞等,对治疗方案制订和预后评估提供重要信息。脑缺血引起一系列的细胞生化过程障碍,使细胞内水分增加而导致细胞毒性水肿,血 - 脑屏障的开放或破坏将发生蛋白质带着水分漏出血管外,细胞外水分增多,形成血管源性水肿。由于脑组织的 CT 值与组织含水量有关,含水量每增加 1%,CT 值降低 2.5HU,因此上述神经病生理改变发生几小时后即可以在 CT 平扫检查中通过组织密度的改变反映出来,溶栓和取栓治疗的发展使超急性期缺血性脑卒中的早期影像学征象越来越受到关注。CT 平扫能够提示早期缺血性脑卒中的征象包括:①大脑中动脉高密度征;②豆状核模糊征;③岛带征;④脑实质低密度征。

1. **大脑中动脉高密度征** 是大脑中动脉主干闭塞的影像学征象,高度提示动脉内血栓形成,症状出现后 90 分钟内即可出现。一般好发于大脑中动脉 M1、M2 段,表现为条形高密度影(CT 值 80HU 左右)(图 2-32)。指南中指出如果患者其他条件符合,大脑中动脉高密度征不应作为静脉溶栓的排除标准。但诊断大脑中动脉高密度征,需排除假阴性和假阳性。如果两侧 MCA 密度都增高或一侧稍高于另一侧,而临床上无脑卒中症状,则可能为脑动脉硬化,一般基底动脉密度也同时增高。此外当血细胞比容升高、糖尿病、高血压、脑萎缩时,动脉密度也可能增高,应注意两侧比较,并密切结合临床表现。

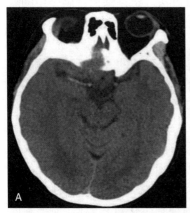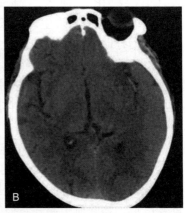

图 2-32 大脑中动脉高密度征
A. 右侧大脑中动脉 M1 段条形高密度影;
B. 左侧大脑中动脉 M2 段条形高密度影。

2. **豆状核模糊征** MCA 近端闭塞导致豆纹动脉供血区损伤,由于超急性期缺血脑组织含水量仅轻度增加,因此与健侧相比,病变区密度常只下降 6~10HU,但其出现的时间早于大脑半球脑实质密度降低的时间,表现为豆状核区密度轻度减低,边缘模糊(图 2-33)。

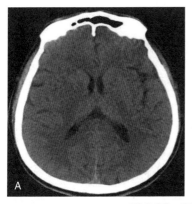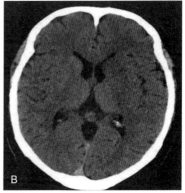

图2-33　豆状核模糊征

A.右侧豆状核密度轻度减低,边缘模糊;

B.左侧豆状核及尾状核头部密度轻度减低,边缘模糊。

3. 岛带征　表现为岛叶外侧缘灰白质消失,此区位于分水岭区,由大脑中动脉的岛段供应,缺乏 ACA、PCA 的侧支循环血供,对缺血最为敏感,是大脑中动脉分布区皮质梗死的特征性表现(图 2-34)。

4. 脑实质低密度征　脑实质密度降低表现为脑灰质密度轻度降低,在观察时要用较窄的窗宽及合适的窗位,双侧对比才能发现,当双侧相同部位 CT 值差值 1.8 HU 以上,在排除其他病变的基础上,结合临床表现,可诊断超急性期脑梗死(图 2-35)。超急性期脑实质密度明显减低提示不可逆脑损伤,预后不良。

为准确评价早期缺血性脑卒中征象,Barber 等发明了 Alberta 脑卒中项目早期 CT 评分(Alberta stroke program early CT score, ASPECTS),它是一种基于 CT 平扫的对急性缺血性脑卒中患者进行简单、可靠且系统化评价早期缺血性脑卒中征象的方法,有助于预测溶栓效果和远期预后。具体评分方法为在 CT 平扫图像上选取 MCA 供血区 2 个层面的 10 个区域:①基底节核团层面,分为皮质区 M1、M2、M3、岛叶;豆状核、尾状核和内囊后肢共 7 个区域;②核团上层面,包括皮质区 M4、M5 和 M6 共 3 个

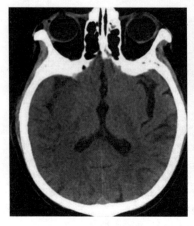 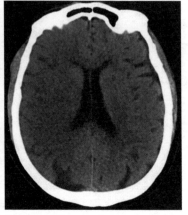

图 2-34　岛带征
右侧岛叶密度减低,灰白质界线消失。

图 2-35　脑实质低密度征
右侧大脑中动脉供血区脑实质密度轻度减低,灰白质界线消失,脑沟变浅。

区域。任何位于尾状核及其以下层面的缺血性改变均定义为核团层面,而在尾状核头部层面以上的缺血性改变则定义为核团上层面。每个区域权重相同,都为 1 分,共 10 分(图 2-36)。评分时从 10 分中减去存在早期缺血征象的区域数目。Barber 等认为,ASPECTS 为 10 分代表 MCA 供血区无缺血征象,患者发生血管闭塞的可能性较小,神经功能缺损很可能会自然恢复,没有必要进行溶栓治疗;ASPECTS 为 7~9 分的患者发生血管闭塞的可能性很大,溶栓后出血的风险较小,是溶栓治疗的最佳对象;ASPECTS<7 分时,由于缺血累及的范围较大,溶栓治疗导致颅内出血的可能性很大,不适合溶栓。0 分表示 MCA 供血区广泛缺血。也有学者提出,无论 ASPECTS ≥ 7 分还是<7 分,溶栓组预后都优于对照组;不过 ASPECTS 分数越低,溶栓治疗导致颅内出血的风险越大,但并不能仅依据 ASPECTS 来判断患者是否适合溶栓治疗。

　　为评估后循环的早期脑缺血改变,在 MCA 缺血 ASPECTS

评估的基础上,研究者们设计出针对后循环的 ASPECTS——后循环急性脑卒中预后早期 CT 评分(posterior circulation acute stroke prognosis early CT score,pc-ASPECTS)。pc-ASPECTS 将后循环也分为 10 分。左、右丘脑,小脑半球和大脑后动脉供血区中每一区域早期缺血改变分别减 1 分,中脑或桥脑任何区域的早期缺血改变减 2 分(图 2-37)。

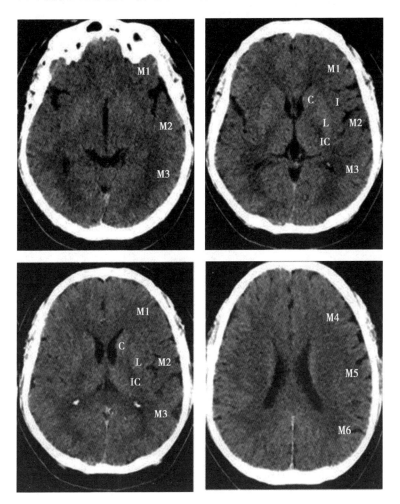

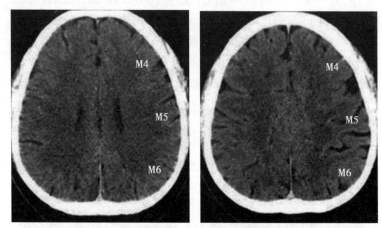

图2-36　基于CT平扫的MCA供血区ASPECTS层面和区域划分
C:尾状核头部;L:豆状核;IC:内囊后肢;M1~M6:皮质区。

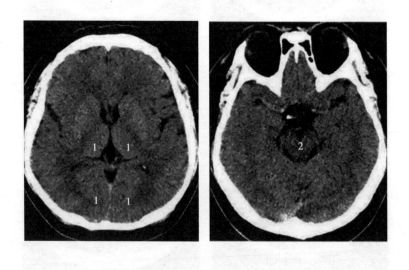

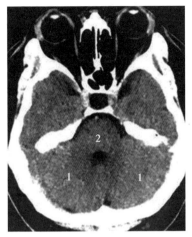

图2-37 基于CT平扫的后循环ASPECTS层面和区域划分
图中数字代表该区域如发生早期缺血所减分值。

基于CT平扫的ASPECTS的可靠性具有时间依赖性。由于CT平扫上超早期的缺血性改变程度较轻,导致阅片者ASPECTS一致性较低,因此建议使用较窄的窗宽及合适的窗位进行双侧对比观察。尽管最初的ASPECTS设计是用于CT平扫,但针对缺血早期CT平扫的ASPECTS可能低估缺血改变的真实范围,后来的研究证明CTA原始图像(CTA source image, CTA-SI)、灌注成像中的CBV、MRI中的DWI同样可以做ASPECTS,其对于早期脑缺血征象的敏感性比CT平扫更强,预测最终梗死灶体积及患者预后更准确。

(二) CTA/MRA检查

急性缺血性脑卒中的非侵入性血管检查,目的在于明确本次卒中事件的责任血管,除了快速明确血管闭塞位置外,头颈CTA检查还可以确定血管是否合并血管狭窄、钙化斑块,以及弓上血管的入路路径是否迂曲,从而为血管内治疗选择适合的材料和技术方案提供参考依据。TOF-MRA无创、简便且更为安全,避免了肾毒性对比剂和电离辐射,但是其缺点在于容易对血管狭窄程度过度评估,将次全闭塞诊断为完全闭塞。

最新的指南中推荐对符合血管内治疗标准的患者,如果怀疑患者为颅内大血管闭塞,应在初始影像学评估期间进行非侵入性血管检查,但如果有静脉溶栓治疗指征,不应延迟,而是在血管检查前即开始静脉阿替普酶治疗,对于在时间窗内的患者,不推荐行灌注检查。但是各卒中中心可根据具体情况,如因各种原因不能及时行介入治疗,或者患者病史复杂,介入治疗风险较大时,可酌情增加灌注检查,为制定后续治疗策略提供更全面的客观依据,增加治疗获益,降低出血风险。

在以时间为第一要素的急性缺血性脑卒中的评估过程中,CTA后处理不需做容积重建(volume rendering,VR)及曲面重建(curvered planar reformation,CPR),只需进行最大密度投影(maximum intensity projection,MIP)重建即可,其优点为图像处理速度快,对血管病变的显示人为因素影响最小(图 2-38)。

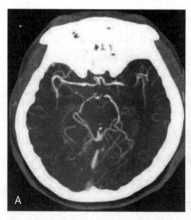
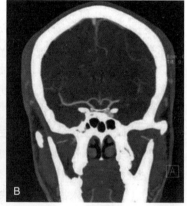

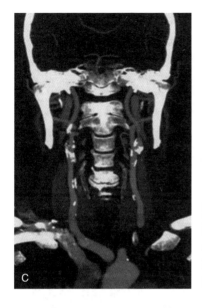

图 2-38 头颈 CT 血管造影最大密度投影重建影像

A. 头 CTA 水平面 MIP 重建影像；

B. 头 CTA 冠状面 MIP 重建影像；

C. 颈 CTA 冠状面 MIP 重建影像。

（三）MR 检查

尽管指南中不推荐对急性缺血性脑卒中患者常规行 MR 检查，但是鉴于 MRI 具有多参数、多平面成像的优势，且 DWI 在发生脑缺血后数分钟即可显示细胞毒性水肿导致的异常高信号，对于早期脑缺血具有极高的敏感度和特异度（图 2-39）；虽然 CT 被公认为是急性缺血性脑卒中的首选检查方法，但其对于后循环脑梗死的显示仍存在较大的局限性，对于高度可疑后循环缺血的患者，特别是对于延髓、桥脑小梗死灶的检测，MR 检查优势明显（图 2-40），因此基于 DWI 的 pc-ASPECTS 对于后循环脑梗死患者溶栓后的临床转归的预测更加准确。德国海德堡大学卒中中心、美国马里兰国家神经系统疾病与卒中研究院、美国洛杉矶加利福尼亚大学卒中中心及波士顿麻省总医院等多家国际卒中研究中心均制订了时间窗内的多模 MR 影像策略，作为脑卒中患者个体化溶栓治疗的筛选手段，对于根据临床特征不能明确或与卒中样发作（如癫痫发作或低血糖）无法鉴别的脑卒中,仅有轻微症状或在治疗时症状正在改善无法判断在治疗时是否有致残症状的灌注不足等情况,均会考虑将 MRI 用于检验临床筛选标准。因此,建议具备条件的卒中中心可以根据患者的实际情况,在不延误治疗的前提下酌情选择 MR 检查。

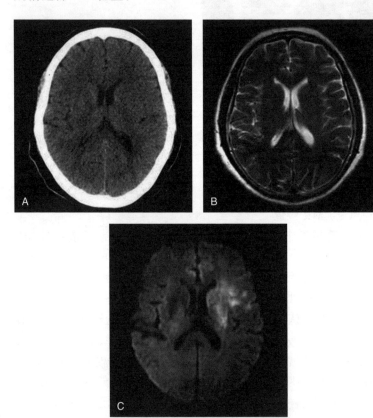

图 2-39　超急性期脑梗死患者 MRI 表现

患者女性,72 岁。失语,右侧肢体无力、右侧口角流涎 1 小时。A. CT 平扫未见早期脑缺血改变;B. T₂WI 未见异常信号;C. DWI 示左侧基底节及颞叶片状高信号。

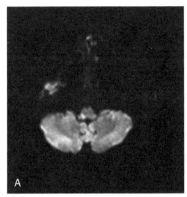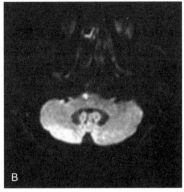

图 2-40 延髓、桥脑急性腔隙性脑梗死 DWI 表现

A. 延髓右侧背外侧急性腔隙性脑梗死；B. 桥脑腹内侧急性腔隙性脑梗死。

二、急性前循环大动脉闭塞性脑梗死组织窗的影像学评估

急性缺血性脑卒中再灌注治疗的目的是尽快使血流恢复，挽救缺血性半暗带，梗死核心灶则不能从再灌注中获益。缺血性半暗带的大小由缺血时间和梗死速度决定。传统的时间窗仅关注缺血时间，但忽视了梗死速度对缺血性半暗带的影响。梗死速度快的患者，在标准再灌注治疗时间窗内，患者大部分缺血性半暗带已经发生梗死，此时再灌注治疗已经没有可以挽救的缺血性半暗带，且较大的梗死核心灶增加了再灌注治疗后症状性脑出血、恶性脑水肿的发生风险。梗死速度慢的患者，在超过标准再灌注治疗时间窗后仍有大量缺血性半暗带的存在，此时再通治疗仍然能够使患者获益，但是如果仍按照传统时间窗的概念，该患者则不能接受再灌注治疗。因此，以单纯固定的时间窗来指导急性缺血性脑卒中的再灌注治疗有着很大的盲目性。固定刻板的时间窗使很多超时间窗患者不能接受再灌注治疗，而相当一部分在时间窗内的患者再灌注治疗后并不能达到预期的效果。

与固定时间窗不同,组织窗通过影像学结果和临床症状综合评价患者是否有足够的缺血性半暗带,绕开了评价梗死速度的困难,直接关注缺血时间和梗死速度造成的最终结果,对每个患者进行个体化的评估和诊治,考虑到了患者个体间的差异,也更加符合缺血性脑卒中后的病理生理演变过程。因此,从理论上讲,以组织窗来指导急性缺血性脑卒中的再灌注治疗可以提高治疗效果,降低治疗的不良反应。组织窗的评价是一种基于病理结构的评价,主要包括梗死核心灶和缺血性半暗带两方面,临床中难以直接进行评价。梗死核心灶的大小反映了患者进行再灌注治疗的风险,而缺血性半暗带的大小反映了患者的获益大小,梗死核心灶小且缺血性半暗带大的急性缺血性脑卒中患者进行再灌注治疗的出血风险更小而获益更多。目前组织窗影像学评估主要有 CT 模式和 MR 模式。

（一）CT 检查模式

1. **一站式 CT 检查方案** 一站式 CT 检查方案包括 CT 平扫、CTP、头颈 CTA,血管内治疗后建议常规进行双能 CT 扫描,鉴别对比剂外渗和出血(图 2-41)。CT 平扫可以识别早期脑缺血征象,并通过进行 ASPECTS 定量评价缺血程度,预测患者接受溶栓或取栓治疗的获益和风险;CTP 能够反映血流动力学状态,是以组织窗指导再灌注治疗的关键影像学技术;头颈 CTA 检查能够显示缺血事件的责任血管。由于 CTP 图像分辨率有限,显示的异常灌注区受血压、心排血量、侧支循环及血管痉挛等诸多因素影响,因此在急诊状态下进行组织窗评估时建议 CTP 和 CTA 同时评价。目前,CTP 可以在大多数卒中中心快速完成扫描及后处理,不会延误静脉溶栓或血管内治疗时间,且通过优化扫描参数及重建算法,一站式 CT 检查的辐射剂量仅为 3mSv,相当于一次胸部 CT 的辐射剂量。

关于 CTP 和 CTA 的扫描顺序,2016 年 *STROKE* 杂志上的专题述评推荐首先进行 CT 平扫,CTP 与 CTA 的顺序可以结合各自的具体情况进行安排,但是在急诊状态下进行再灌注评估时，"时间就是大脑"，必须争分夺秒，缩短检查时间，对于减少并发症、改善预后极其重要。先进行 CTA 扫描虽然可以很大程度地避免 CTP 对比剂残留所导致的 CTA 图像静脉显影，但是在 CTA 结束后必须延迟 3~5 分钟才可以进行 CTP 扫描，以保证 CTP 数据的可靠性，考虑到时间的重要性，且 CTA 上的少量静脉显影并不会影响责任动脉的判断，因此推荐扫描顺序为 CT 平扫—CTP—CTA。

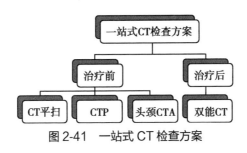

图 2-41 一站式 CT 检查方案

2. **缺血性半暗带评估** 目前对于梗死核心灶和缺血性半暗带的评估尚无统一标准，而且由于灌注参数绝对值因后处理软件和算法的不同存在较大差异，因此目前多采用主观评价梗死核心灶与异常灌注区之间的不匹配，以及计算缺血性半暗带与梗死核心灶体积的比值，进行再灌注治疗前的风险评估和临床预后的预测。

在 CT 模式中，CT 平扫上的缺血改变存在时间依赖性，且与阅片者的经验相关，对于没有经验的阅片者，用 CTP 图像诊断早期缺血的准确性是 CT 平扫的 4 倍以上。大量随访研究证实，CTP 中 CBV 参数图显示的低灌注区与最终梗死灶的体积较为一致，因此可以将 CBV 明显降低的区域视为梗死核心灶；CBV 正常或轻度降低，而 CBF 降低的区域视为缺血性半暗带，即 CBF/CBV 低灌注区不匹配；当 CBF 和 CBV 低灌注区匹配，则认为不存在缺血性半暗带（图 2-42）。CBF/CBV 不匹配适用于所有算法，消除了不同厂商间的系统差异，是目前急诊状态下快速评价缺血性半暗带最简单、实用的方法。但实际上 CBF/CBV 不匹配区域内也有一部分为"良性血流减少区",即使缺乏再灌注也不会发生梗死,但目前尚无更有效的方法能够区分良性血流减少区与缺血性半暗带,而且最终的临床预后与 CBV 上核心病灶的大小有很大关联。对于检查过程中躁动的患者,CTP 参数图将不准确。首都医科大学附属北京天坛医院高培毅教授建议用 CTP 动脉期与静脉期原始图像上异常密度区的不匹配来判断缺血性半暗带。有研究显示 CTA-SI 的低密度区可能提示 CBV 减低,与 DWI 上的高信号及最终梗死体积相关,但 CTA-SI 没有考虑时间与密度的关系,影响因素较多,显示缺血脑组织的范围具有不确定性,与最终梗死灶体积的一致性弱于 CBV。

　　不同患者血管基础病变、颅内侧支循环、脑组织血流储备及缺血耐受程度不同,很多时间窗外的患者仍有可能从再灌注治疗中获益,因此 2018 年指南中推荐对于超时间窗、拟行血管内治疗的患者,应行多模影像学检查。越来越多的临床实践证明,对于超时间窗或者不明时间窗的患者,经过临床观察和影像学检查的筛选,仍然能够从取栓治疗中获益,严格的筛选标准使时间窗对预后的影响减弱(图 2-43、图 2-44)。

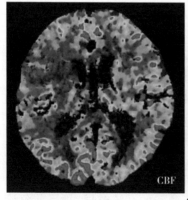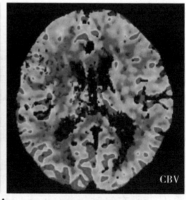

A

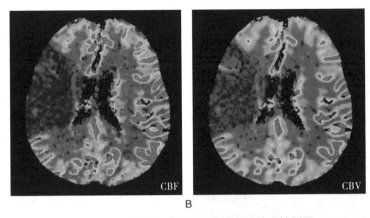

B

图 2-42　CTP 图像对于缺血性半暗带的定性判断

A. 右侧大脑中动脉供血区 CBF/CBV 低灌注区不匹配,存在缺血性半暗带;
B. 右侧大脑中动脉供血区 CBF/CBV 低灌注区匹配,不存在缺血性半暗带。

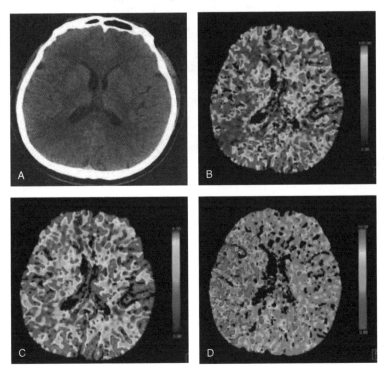

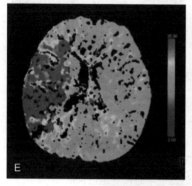
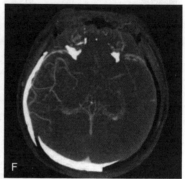

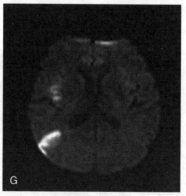

图 2-43 超时间窗脑梗死患者一站式 CT 检查

患者男性,61 岁。左侧肢体偏瘫 8 小时。A. 头 CT 平扫未见早期脑缺血改变;B. CBF 提示右侧大脑中动脉供血区存在低灌注区;C. CBV 提示右侧后分水岭区低灌注,范围明显小于 CBF 中的低灌注区,存在 CBF/CBV 不匹配;MTT(D)和 TTP(E)示右侧大脑中动脉供血区血流灌注延迟;F. CTA 的 MIP 图像示右侧大脑中动脉 M1 段闭塞,但脑内侧支血管比较丰富;G. 取栓术后 DWI 示右侧岛叶、右侧后分水岭区新发脑梗死,范围明显小于术前 CBF 显示的低灌注区。

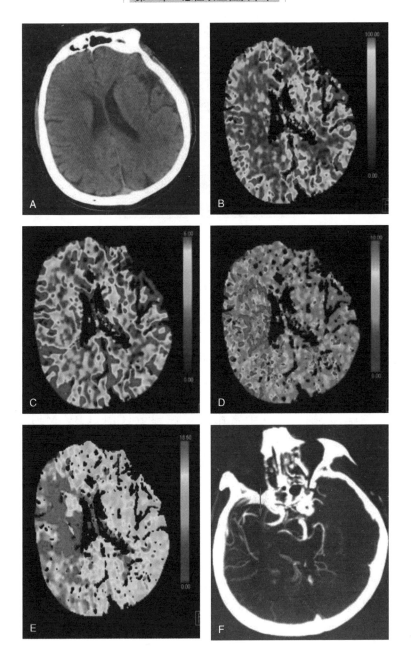

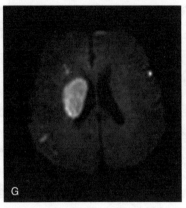

图 2-44 不明时间窗脑梗死患者一站式 CT 检查

患者男性,52 岁。醒后发现左侧肢体无力,未予重视,上班过程中左侧肢体无力加重伴言语不清(距最后正常时间 22 小时 50 分钟)。A. 头 CT 平扫未见早期脑缺血改变;B. CBF 提示右侧大脑中动脉供血区存在低灌注区;C. CBV 提示右侧放射冠区局灶性低灌注,范围明显小于 CBF 中的低灌注区,存在 CBF/CBV 低灌注区不匹配;MTT(D)和 TTP(E)示右侧大脑中动脉供血区血流灌注延迟;F. CTA 的 MIP 图像示右侧大脑中动脉 M1 段闭塞,但脑内侧支血管丰富;G. 取栓术后 DWI 示右侧放射冠、右侧顶叶皮质新发梗死灶,范围明显小于术前 CBF 显示的低灌注区。

T_{max} 是独立于 4 个常用的灌注参数(CBF、CBV、MTT、TTP)之外的时间参数,是指对比剂注射后在局部脑组织达到残留功能最大值的时间,对检测低灌注区和梗死核心灶更为敏感,且比较稳定,不易受其他因素影响,为量化灌注缺血区、实现影像学指导下脑卒中的精准治疗提供了强有力的证据。目前,很多灌注后处理软件都增加了 T_{max} 参数,已越来越多被应用于急性缺血性脑卒中组织窗的评估。由美国斯坦福大学卒中中心联合硅谷软件工程师共同开发的 RAPID 软件,是兼容 CT/MR 的自动图像后处理系统,能够在 CTP 完成后 5~7 分钟自动生成定量数据并传送至医院的图片存档与传输系统(picture archiving and communication system,PACS),准确计算梗死核心灶和缺血性半暗带体积,其较传统 CBF/CBV 不匹配判断模式的优势在于快速、全自动化、定量测量,弥补了主观判断的缺陷。在 CT 模式中,RAPID 软件将 $T_{max}>6s$ 作为缺血性半暗带的外界阈值,rCBF<30% 为梗死核心灶。多个血管内治疗试验研究证实,rCBF<30% 是最终梗死体积和患者预后的较强预测因素。EXTEND-IA、DAWN 和 DEFUSE-3 等著名的取栓临床试验都使用了 RAPID 软件严格筛选入组患者,使更多的脑卒中患者从取栓治疗中获益。其中,EXTEND-IA 试验在时间窗的基础上,采用多模 CT 进行组织窗评估,定量计算梗死核心灶和缺血性半暗带,将缺血性半暗带 / 梗死核心灶不匹配比值>1.2 或不匹配体积>10ml 及梗死核心灶体积<70ml 的患者纳入研究,显示机械取栓治疗组的患者 3 个月后良好预后的比例达到 71%。

(二) MR 检查模式

1. **一站式 MR 检查方案** 一站式 MR 检查方案包括 MR 平扫、PWI 或 ASL、MRA,也可根据实际情况选择增加 SWI 扫描 (图 2-45)。MR 平扫常规应包括 DWI,可以发现早期脑缺血征象,特别是在识别急性小梗死灶及后循环急性缺血灶方面明显优于 CT,在缺血性脑卒中超急性期,MRI 各序列敏感度由高到低的顺序为:DWI>T_2 FLAIR>T_2WI。T_1WI 出现病灶低信号的时间与 CT 平扫相近;PWI 或 ASL 能反映血流动力学状态,与 CTP 的作用类似,均通过对组织窗的评估指导再灌注治疗;MRA 能够显示缺血事件的责任血管;SWI 可以发现 CT 不能显示的微出血灶,但对于临床溶栓和抗栓治疗决策的指导意义尚不明确,指南中不推荐在静脉溶栓治疗前常规进行 SWI 扫描来排查微出血,SWI 能够显示责任血管供血区域内明显增多和扩张的小静脉,当责任动脉内有血栓形成时,表现为沿动脉走行的条形低信号影,病变动脉管径常较对侧正常动脉血管明显增粗。

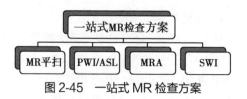

图 2-45　一站式 MR 检查方案

2. **缺血性半暗带评估**　MRI 由于具有多参数、多序列成像的特点,因此 MR 模式显示缺血性半暗带的方式有多种,但在急诊状态下进行再灌注治疗患者筛选时,时间仍然是第一要素,各种评估方法中能够高效准确完成评估的主要有 PWI/DWI 不匹配和 FLAIR/DWI 不匹配。

(1)PWI/DWI 模式:该评价方法与 CT 模式中的 CBF/CBV 类似,但是在梗死核心灶的确定中,与 CBV 上的低灌注区相比,DWI 上的高信号结合 ADC 低信号范围与最终梗死灶的一致性更高,因此在 MR 模式中使用 CBF/DWI 不匹配来评估缺血性半暗带(图 2-46)。但有证据表明,DWI 上小部分高信号区会恢复正常,属于真正意义上的半暗带,但是其与梗死核心灶的界线目

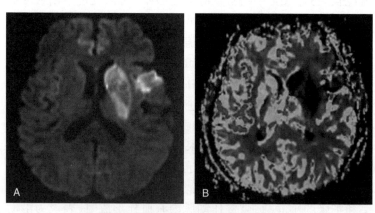

图 2-46　MR 模式中缺血性半暗带定性判断

A. DWI 示左侧基底节及颞叶高信号灶;B. PWI 的 CBF 示左侧大脑中动脉供血区低灌注,范围大于 DWI 显示的高信号范围,存在 CBF/DWI 不匹配,即缺血性半暗带。

前尚无法确定,而 CBF 上的低灌注区同样也包含了部分"良性血流减少区",MR 模式中显示的脑缺血范围实际上是由"梗死核心灶 + 弥散异常区 + 灌注异常区 + 良性血流减少区"组成的(图 2-47),而真正的缺血性半暗带应该为"CBF/DWI 不匹配区 – 良性血流减少区 + 可逆的弥散异常区",但是由于良性血流减少区和可逆的弥散异常区目前尚无法准确评估,因此急诊状态下仍以 CBF/DWI 不匹配作为最快速、简单的判断方法。

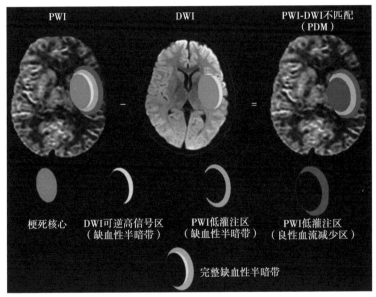

图 2-47 MR 模式中脑缺血范围组成

红色:DWI 中不可逆高信号区;黄色:DWI 中可逆高信号区;橙色:PWI 中低灌注区(缺血性半暗带);蓝色:PWI 中低灌注区(良性血流减少区)。

改良缺血性半暗带 = PWI/DWI 不匹配区 –PWI 上良性血流减少区(蓝色)+ DWI 可逆高信号区(黄色)。

(2)FLAIR 序列 /DWI 模式:FLAIR 序列 /DWI 模式是指 DWI 高信号,T_2 FLAIR 序列上相应区域信号改变不明显(图 2-48)。FLAIR 序列 /DWI 不匹配严格说来并不属于缺血性半暗带的评价方法,但目前许多研究利用 FLAIR 序列 /DWI 不匹配来预测脑卒中发病时间,指导醒后脑卒中和不明时间窗脑卒中患者进行溶栓治疗,研究结果发现醒后脑卒中和不明时间窗脑卒中患者与发病时间明确的缺血性脑卒中患者 2 小时内的 FLAIR 序列 /DWI 影像无显著差异。通过多模式 CT 和 MR 评价组织窗筛选出的醒后和不明时间窗脑卒中患者与发病时间在 4.5 小时内接受静脉溶栓治疗的患者相比,其临床转归和溶栓安全性均无显著差异。这两类脑卒中患者由于发病时间不明确,以往被排除在静脉溶栓和血管内治疗适应证外,作为不容忽视的脑卒中再灌注治疗的目标人群,相信通过影像学手段进行组织窗的有效评估,为其疗效和安全性提供充分的证据,会有越来越多的患者从中获益。

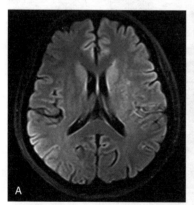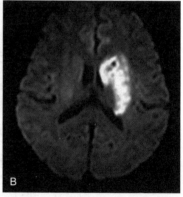

图 2-48 MR 模式显示的 FLAIR 序列 /DWI 信号改变不匹配病例
患者女性,45 岁。醒后发现右侧肢体无力 2 小时。A. T_2FLAIR 序列上未见异常信号灶;B. DWI 示左侧基底节区高信号。

时间窗与组织窗的概念是相对的,影像学评估缺血性半暗带并不是临床治疗决策的唯一标准,而是需要结合临床症状、CT 平扫的 ASPECT 评分、发病时间窗等多个因素综合评价。DAWN、DEFUSE 3 等著名取栓试验将时间窗延长至 6~24 小时的前提是其严格的入组标准。DAWN 研究采用"年龄＋临床症状（NIHSS 评分）＋多模式影像学评估梗死核心灶体积"共同限定入组人群，重要依据是临床症状与影像学检查的不匹配性，即患者存在严重的神经功能缺损，但影像学检查却提示较小的梗死核心灶及较大范围的可挽救脑组织。DEFUSE 3 研究将入选标准定为低灌注体积/梗死核心灶体积>1.8，且梗死核心灶体积≤70ml，是 DAWN 研究的扩展。这些多中心研究单位不仅具备先进齐全的影像学设备，还使用了全自动化、定量准确的图像后处理系统。我国很多医院并不具备多模式影像学评估的条件，只能结合临床症状、ASPECT 评分来直接评估，相信随着诊断技术的进步，使用组织窗指导临床治疗更有优势的证据会越来越多，将组织窗与时间窗结合起来或逐步用组织窗代替时间窗，正在进行越来越多的临床研究，最终会使更多的患者从再灌注治疗中获益。

三、急性缺血性脑卒中侧支循环的影像学评估

急性缺血性脑卒中的治疗核心在于挽救缺血性半暗带，颅内侧支循环的建立与缺血性半暗带关系密切，侧支循环的存在为缺血性半暗带提供血液供应，从而减缓其不可逆性损伤的进展速度。颅内侧支循环可分为 3 种形态、2 个级别，尽管颅内侧支循环的形态学研究已经十分完备，但其病理生理机制及其临床意义尚不明确。随着近年来缺血性脑卒中再灌注治疗临床试验的大规模开展，侧支循环在再灌注治疗反应性评价、预测梗死体积大小及患者预后方面具有重要价值。

（一）颅内侧支循环的解剖学特点及分级

颅内侧支循环按照解剖学可以分为三种形态。①颅内外大动脉吻合。颈外动脉在颈部发出多根分支血管，为颈内动脉系统提供丰富的侧支循环储备，这一过程在慢性颈内动脉狭窄或闭塞病例中尤为重要。颈内外动脉系统重要的侧支循环包括面动脉、上颌动脉及脑膜中动脉与眼动脉吻合、硬脑膜动脉、枕动

脉与颈内动脉颅内分支吻合。对于后循环而言,椎动脉与肌支动脉形成侧支吻合。此外脊髓前、后动脉还可与供应脑桥、延髓的颅内近端血管形成侧支吻合。②颅内大脑动脉环——前后循环沟通的中心环岛。大脑动脉环由两侧大脑前动脉起始段、两侧颈内动脉末端、两侧大脑后动脉借前、后交通动脉连通而成,为前、后循环及双侧大脑半球的血液分布提供解剖学基础。当一侧前循环大血管发生闭塞时,对侧颈内动脉及同侧大脑后动脉通过前、后交通动脉为患侧进行供血,以延缓脑组织发展为不可逆性损伤。颅内大脑动脉环的完整性决定了急性颅内大血管闭塞后血液再分流程度的好坏,但仅有 50% 的患者存在完整的大脑动脉环。常见的大脑动脉环变异按发生率排列为:前、后交通动脉发育不良或线样发育,血管重复畸形,单侧或双侧胚胎型后交通动脉。上述变异可以影响侧支循环的代偿能力。此外,大脑动脉环对于急性颈内动脉闭塞的代偿能力大于颅内动脉闭塞(如大脑中动脉 M1 段中远部闭塞)。③软脑膜吻合支的形成。颅内血管皮质分支可以在软脑膜上形成直径为 50~400μm 的丰富的小血管吻合网,软脑膜吻合支是颅内侧支循环形成的重要组成部分。血液按照血流动力学特点及组织代谢需求在上述网络中进行再分布。当一侧大脑中动脉闭塞时,大脑前动脉软脑膜吻合支通过逆向血流为 MCA 供血区前部、上部进行供血,大脑后动脉则为后部、下部进行供血。

还可以将上述 3 种形态的侧支循环进一步分成初级侧支循环及次级侧支循环两类。前者包括大脑动脉环,后者包括软脑膜吻合支与颈内外系统吻合支。

(二)颅内侧支循环的影像学评价手段及评分标准

急性颅内动脉闭塞后几个小时,脑组织便会由于缺血缺氧发生完全性不可逆性损伤及凋亡。然而由于侧支循环的存在,部分患者在数天内仍表现为不完全性脑损伤及梗死进展,提示侧支循环在延缓脑卒中自然病程中的重要价值。影像学检查在急性缺血性脑卒中患者责任血管及侧支循环的评价中具有重要价值,血管成像技术可以直接显示责任血管、初级及部分次级侧支循环。现有的影像学检查手段对于直接显示软脑膜侧支循环水平(50~400μm)的小血管尚存在难度,目前多采用颅内动脉闭塞远端逆向血流充盈度来间接反映软脑膜侧支循环情况。此外,还可以通过 CT 平扫的 ASPECT 评分、灌注成像的 T_{max} 及 CBV 变化,以及 PET 成像的脑血流储备进行侧支循环的间接评估。目前侧支循环的评估方法包括 DSA、CTA 及 MRI。CTA按照是否加入时间变量可以进一步分为单时相 CTA、多时相CTA 和动态 CTA。MRI 中 MRA 及 FALIR 成像可以实现血管的直接观察,ASL 技术通过采用不同 PLD 时间间接评估侧支循环。

1. **头颅 CTA 在侧支循环评价中的价值** CTA 是临床应用最广泛的无创评估侧支循环的技术。CTA 的原始图像或最大密度投影(maximum intensity projection,MIP)可以实现大脑动脉环、颈内外系统吻合及闭塞远端逆向血流填充的直接显示,原始图像脑实质密度减低可以帮助缺血性脑卒中超急性期梗死范围的判断。

(1)单时相 CTA 及侧支循环评分标准:单时相 CTA(single phase CTA,sCTA)即通过静脉注射对比剂于动脉达峰期进行螺旋采集及三维重建。CTA 对于颅内大血管形态及大脑动脉环完整性的评价效能与 DSA 相仿。软脑膜侧支循环的评价通过对比两侧软脑膜血管分布范围,常用的评分标准包括改良版Tan(modify Tan,m-Tan)评分、软脑膜侧支循环评分(regional leptomeningeal collateral score,r-LMC)、Miteff 评分(表 2-3)。m-Tan 法将软脑膜吻合支存在范围 ≥ 50% 大脑中动脉供血区定义为侧支良好,反之为不良(图 2-49);r-LMC 将大脑中动脉供血区进行分割,对 9 个区域分别进行侧支循环评价,总分 20 分;Miteff 评分通过观察侧裂及闭塞远端血管情况评价侧支循环。上述三种方法评价软脑膜侧支循环的效能接近,m-Tan 评分因简便、快捷而被广泛应用于临床研究中。

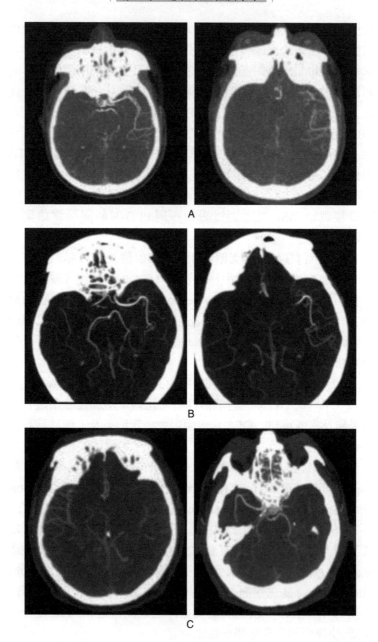

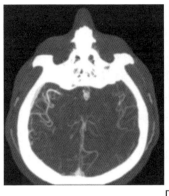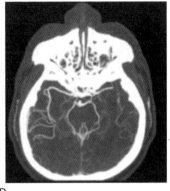

D

图 2-49 单时相 CTA m-Tan 评分

A. 右侧大脑中动脉 M1 段闭塞患者,未见软脑膜吻合支显示,m-Tan 评分为 0 分;B. 右侧大脑中动脉 M1 段闭塞患者,见少许软脑膜吻合支显示,分布范围<50% 大脑中动脉供血区,m-Tan 评分为 1 分;C. 左侧大脑中动脉 M1 段闭塞患者,可见 50% 大脑中动脉分布区软脑膜吻合支显示,m-Tan 评分为 2 分;D. 左侧大脑中动脉 M1 与 M2 交界处闭塞,可见 100% 大脑中动脉供血区软脑膜吻合支分布,m-Tan 评分为 3 分。

表 2-3 sCTA 软脑膜侧支循环评分标准

分级	m-Tan 评分	r-LMC* 评分	Miteff 评分
0	无血管形成	无血管形成	
1	软脑膜吻合支分布<50%MCA 供血区	少量软脑膜吻合支	仅皮质远端血管可见少量对比剂充填
2	软脑膜吻合支分布≥50%MCA 供血区	与对侧相当或更多的软脑膜吻合支	外侧裂血管可见对比剂充填
3	软脑膜吻合支分布全部 MCA 供血区		闭塞远端即可见对比填充剂

注:*r-LMC 评分将 MCA 供血区分为 9 个区域,分别为 M1~M6、外侧裂区、上矢状窦旁前动脉供血区、基底节,共计 16 分;外侧裂内软脑膜吻合支按照 0、2、4 分进行评价,总分 20 分。

（2）多时相 CTA 及侧支循环评分标准：多时相 CTA（multiphase CTA，mCTA）是在常规 CTA 的基础上通过一次对比剂注射结合 3 次或更多次螺旋扫描，实现动脉期、静脉早期、静脉晚期的多期相血管成像的新兴技术。常用扫描策略为动脉达峰期后 8s、16s 进行静脉早期及静脉晚期扫描。相比于常规 CTA，mCTA 的静脉期图像可以更为全面、真实地反映软脑膜吻合支的分布范围。常用的评分标准为 Albert 卒中分级 CT 评分 - 侧支循环部分（ASPECT 评分）将侧支循环分成 5 分（表 2-4）。

表 2-4　软脑膜侧支循环 ASPECT 评分标准

分值	评分标准
0	与对侧相比，闭塞血管供血区任何时期均未见血管显影
1	与对侧相比，闭塞血管供血区任一时期出现少量血管显影
2	与对侧相比，闭塞血管分布区血管显影延迟 2 个时期且分布范围明显小于对侧或血管显影延迟 1 个时期但存在部分区域无血管分布
3	与对侧相比，闭塞血管分布区血管显影延迟 2 个时期但分布范围与对侧相同或血管显影延迟 1 个时期但存在部分区域血管分布稀疏
4	与对侧相比，闭塞血管分布区血管显影较上一级别明显、范围更广，且存在 1 个时期的延迟
5	与对侧相比，闭塞血管供血区内存在正常或更多的血管显影，且显影时间无延迟

此外，通过 3 期数据的相互组合可以实现侧支血流动力学评价从而对预后进行预测，如通过对比Ⅱ期及Ⅲ期图像实现软脑膜吻合支衰减程度评价及侧支洗脱能力评价：Ⅱ期显影而Ⅲ期未显影为完全洗脱；Ⅱ期与Ⅲ期无差异为无洗脱；两者之间为部分洗脱，侧支循环洗脱能力及 T_{max} 与梗死体积相关。

(3)动态 CTA 及侧支循环评分标准:动态 CTA(dynamic CTA,dCTA)通过 CT 灌注动态扫描数据重建全脑血管,实现了血管成像与时间维度的结合,图像覆盖了从动脉流入到静脉流出的全过程,时间 MIP 图(time resolved MIP,tMIP)将各期相血流呈现在同一层面,从而避免了单时相 CTA 图像不能同时兼顾闭塞动脉和侧支动脉的问题。常用的评分标准包括:改良版 ASITN/SIR 或称作 Higashida 法及 Chistoforidis 法(表 2-5)。前者通过结合软脑膜吻合支分布范围及出现时期将侧支循环情况分为 0~4 级;后者则对闭塞远端逆向血流覆盖范围进行评价,将侧支循环情况分为 1~5 级。此外,动态 CTA 还可以对流动速度、方向进行评价。通过计算患侧大脑中动脉闭塞远端对比剂达峰时间与对侧的差值可以评价软脑膜吻合支流动速度,其结果与 DSA 所测得的血管流速相近。

表 2-5 dCTA 软脑膜侧支血管评分标准

分级	改良版 ASITN/SIR	Chistoforidis 法
0	任何时期未见血管显影或少量血管显影	
1	至静脉晚期部分软脑膜吻合支显影	闭塞远端对比剂填充(以 M1 闭塞为例,M1 远端显示)
2	静脉期前部分软脑膜吻合支显影	闭塞部位下一节段近段对比剂充填(M2 近段显示)
3	至静脉晚期全部软脑膜吻合支显影	闭塞部位下一节段远段对比剂充填(M2 远段显示)
4	静脉期前全部软脑膜吻合支显影	闭塞部位以远 2 个节段对比剂充填(M3 显示)
5		几乎没有对比剂充填

2. MR 在侧支循环评价中的价值 MR 技术因其对患者要求高、检查时间长，尚未在急性缺血性脑卒中评价中广泛开展。因此 MR 对侧支循环评价意义的挖掘不如 CTA 充分。早期研究对比了 CTA 与 MRA 在远段血管评价的效能，提示 MRA 对于远段小血管的显示能力不如 CTA。尽管如此，仍有一些研究通过不同的 MR 采集序列进行侧支循环评价。

(1)MRA 评价侧支循环：目前常用的 MRA 成像技术包括时间飞跃 MRA(time of flight MRA, TOF-MRA)及对比增强 MRA(contrast enhancement MRA, CE-MRA)。TOF-MRA 的理论基础是静止组织被快速重复的射频脉冲饱和后，当新鲜的血液流入该成像区域中则形成高信号，与 CE-MRA 相比，前者最主要的优点在于无需注射对比剂。但是当发生颅内血管闭塞时，慢血流将导致闭塞远端血流信号的完全缺失，从而为侧支循环评价带来难度。MRA 评价侧支循环的方法可分为主观观察及自动化分析。CE-MRA 通过观察闭塞远端血管显示情况对侧支循环进行评价，将远端无显示定义为 0 分，远端正常显示定义为 2 分，上述侧支循环评分结果与患者预后相关，但相关性不强；与主观评价相比，通过自动化分析闭塞远端血流信号强度的方法可以更为有效地反映患者的预后且不受检查技术的影响，对于 TOF-MRA 及 CE-MRA 均适用。

受到动态 CTA 的启发，近年来动态 MRA 也被用于侧支循环的评价。采集时间间隔的制订可以采用对比剂注射后连续快速多期扫描，还可采用心电门控、非增强技术[如平衡稳态自由进动(balanced steady state freeprecession, bSSFP)]。

(2)T_2 FLAIR 序列评价侧支循环：T_2 FLAIR 序列通过设置反转时间实现对水中质子信号的消除。T_2-FLAIR 序列由于去除了脑表面高信号的脑脊液，从而更清楚地显示脑实质，被广泛应用于脑部炎症、感染、肿瘤及缺血性疾病。约 10% 的急性缺血性脑卒中患者 T_2 FLAIR 序列脑表面出现高亮血管信号，这一现象被称为 FLAIR 血管高信号征(FLAIR vessel hyperintensity,

FVH)。上述高信号血管代表慢血流的形成(图2-50)。FVH与DSA的侧支循环评分具有很好的相关性。对FVH进行分布研究发现,FVH不仅见于梗死周围的皮质,还可以见于梗死远隔部位。FVH-ASPECT评分标准对M1~M6区域FVH分布情况进行评分,其评分结果与最终梗死体积、患者预后良好相关。但也有研究表明,FVH的出现与预后不良相关,因此运用FVH对侧支循环进行评价尚存在争议。

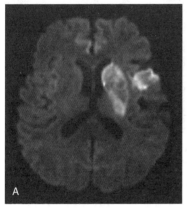
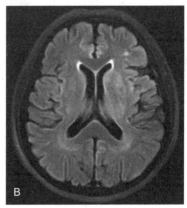

图2-50 急性期脑梗死FLAIR血管高信号征
A. DWI显示左侧颞叶及基底节区高信号灶;B. T$_2$FLAIR序列尚未显示梗死灶,左侧颞部脑表面见迂曲高信号血管。

(3)ASL评价侧支循环:ASL是一种无需注射对比剂,以被标记的血液作为内源性对比剂来评价脑灌注的成像技术,目前也被用于侧支循环的评价。ASL评价侧支循环的方法有两种,即动脉穿行伪影及区域ASL。动脉穿行伪影(arterial transit artifact,ATA)常见于侧支代偿血管或闭塞血管的近端。这些侧支循环或闭塞血管内血流速度较慢,从而产生高亮的ASL信号,临床上也被称为"血管内高信号",有些类似FLAIR血管高信号征,这一征象的出现提示侧支循环开放。区域ASL(territory ASL,t-ASL),也被称为血管选择性ASL,是通过对选定血管内血液进行标记的ASL

技术,可以观察近端大血管闭塞后侧支血管对闭塞血管供血区的代偿作用,现广泛应用于颈动脉狭窄及烟雾病患者侧支循环的判断(图 2-51)。

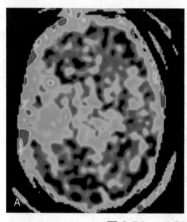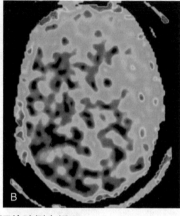

图 2-51 t-ASL 评价脑侧支循环

患者男性,64 岁。右侧颈内动脉重度狭窄。A. 选择性标记右侧颈内动脉,t-ASL 显示右侧额顶叶灌注缺损;B. 选择性标记左侧颈内动脉,t-ASL 显示左侧半球血流灌注正常,右侧额叶可见血流灌注,提示左侧颈内动脉向右侧额叶的代偿供血。

四、急性缺血性脑卒中再灌注的影像学评估

再灌注治疗通过恢复脑内缺血性半暗带组织的血流灌注,从而改善急性缺血性脑卒中患者的预后,其主要方式包括静脉注射 rt-PA 溶栓与血管内治疗。缺血缺氧发生后,受累组织内大量炎症因子和自由基累积,血管内再通治疗在恢复受累组织血流情况的同时也会带来炎症瀑布级联反应的风险,从而引起缺血再灌注损伤。此外,缺氧所带来的酸性物质堆积还将导致脑内微小血管网自动调节功能障碍。即便血管实现完全再通,但微循环障碍仍可以导致大范围灌注异常区的存在。因此再通并不完全代表再

灌注,再通治疗后脑血流动力学评价对于识别再灌注损伤高危群体十分重要。CT灌注、MR灌注及经颅多普勒超声为常用的脑血流动力学评价手段。再通治疗后的灌注改变十分复杂,受年龄、血压、血管再通程度、再通时间等多种因素影响。再通后低灌注将导致梗死体积的进展,而高灌注作为再通成功的标志同时也带来了更高的出血性转化风险。再通后及时的血流评价有助于早期预测并发症的发生并指导临床治疗。

(一) CTP

再灌注是指远端或毛细血管水平的血流动力学恢复,而再通则代表近端大血管及其分支动脉的管腔通畅。尽管两者息息相关且都可以用于判断术后mTICI得分,但两个概念在微血管水平及病理生理机制上仍存在差异。事实上,50%左右的完全血管再通患者仍存在预后不良。即便实现血管的完全再通,患者仍可以表现为异常灌注减低,上述情况可能与无复流现象的存在相关。这一现象已经在大脑中动脉闭塞动物模型的脑病理切片上得到很好的验证,无复流现象提示毛细血管水平的无效再灌注。由于无法对人脑毛细血管水平血流动力学状态进行监测,关于人体无复流现象的机制尚不清楚。

完全血管再通治疗后异常灌注范围缩小是良好预后的预测指标,CTP可以从血流速度、流量、时间多角度反映脑内血流动力学变化(图2-52)。通过对比溶栓患者术前与术后各种CT灌注参数的变化程度及预后情况,发现术前、术后 $T_{max}>6s$ 区域体积变化量可以很好地预测患者的预后,术后 $T_{max}>6s$ 区域体积较术前减少>60%与预后良好密切相关。与单独应用再通治疗前MTT预测预后相比,术后3天MTT异常区($rMTT>145\%$)较基线缩小程度可以更准确地预测患者的预后,术前、术后3天 $rMTT>145\%$ 的体积减小>75%与预后良好相关。

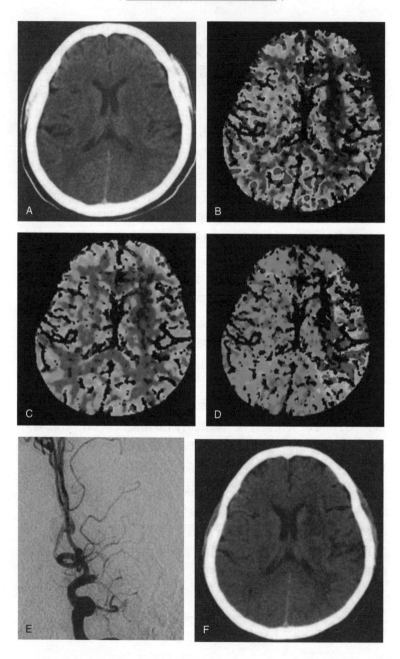

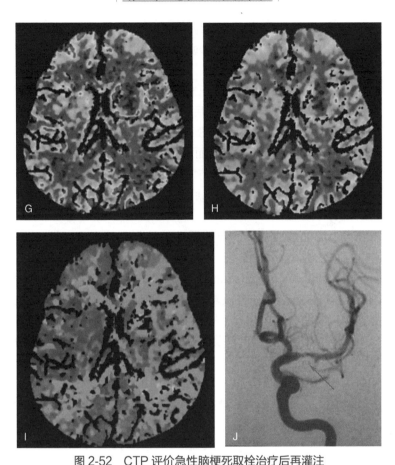

图 2-52 CTP 评价急性脑梗死取栓治疗后再灌注

患者女性,42 岁。右侧肢体无力 2 小时。A~E. 血管内治疗术前。A. CT 平扫显示左侧豆状核模糊征;CTP 显示左侧大脑中动脉供血区 CBF(B)、CBV(C)降低,TTP(D)延迟;E.DSA 显示左侧大脑中动脉 M1 段闭塞;F~J. 血管内治疗术后。F. CT 平扫显示左侧豆状核低密度灶;CTP 显示左侧大脑中动脉供血区 CBF(G)、CBV(H)异常灌注范围缩小,TTP(I)延迟程度减轻;J. DSA 显示左侧大脑中动脉血管再通。

近年来,随着技术和算法的发展,影像学检查手段可以无创地评估血 - 脑屏障通透性的改变。常用的技术手段及指标包括

CTP 的表面通透系数(permeability suface,PS)、DSC 核磁灌注成像技术。以 PS 为例,定义每分钟每 100g 脑组织中对比剂从脑血管渗透至组织间隙的毫升数为 PS。正常情况下,由于血 - 脑屏障的存在,小分子对比剂不会从毛细血管内扩散至脑组织细胞外间隙中,即 PS=0。当缺血事件发生后,炎症因子介导的血 - 脑屏障通透性改变将引起梗死部位的 PS 改变。毛细血管通透性越高,PS 越高。对接受再通治疗的患者而言,治疗后 24 小时血 - 脑屏障通透性较治疗前有所下降,且随访发现血 - 脑屏障通透性与血管再通程度及预后密切相关,提示术后血 - 脑屏障评价具有重要价值。

(二) MR 灌注

MR 灌注按照是否需要外源性对比剂可分为两大类,前者包括动态磁敏感增强灌注加权成像(dynamic susceptibility contrast perfusion weighted imaging,DSC-PWI),后者为动脉自旋标记(ASL)成像,上述方法均可以实现脑灌注情况的可视化观察。MR 灌注在缺血性脑卒中超急性期评估中的应用已经相对成熟,随着再灌注治疗的广泛开展,急性缺血性脑卒中再灌注治疗后 MR 灌注评价已成为当下研究的热点。

1. DSC-PWI　DSC-PWI 技术可以用于溶栓、取栓后再灌注评价,通过定义 TTP 较对侧延长 4s 以上为低灌注状态,对比治疗前后低灌注范围的变化,约 43% 的患者在静脉溶栓后低灌注范围较前缩小 80% 以上,与大血管闭塞患者相比,无血管闭塞患者更易实现溶栓后组织再灌注。DSC-PWI 可以动态反映血 - 脑屏障通透性的改变,从而预测患者的出血风险。静脉溶栓患者血 - 脑屏障通透性可以随时间发生变化,40% 的溶栓患者于治疗后 2 小时出现血 - 脑屏障通透性增高,24 小时后出现血 - 脑屏障通透性降低,这一现象称为"血 - 脑屏障通透性逆转",存在这一表现的患者血 - 脑屏障异常改变程度较轻、范围较广、患者预后较好;对于严重、局限性血 - 脑屏障损伤者,其出血风险明显增加。血 - 脑屏障的破坏与缺血后炎症反应的激活密切相关,动物实验证明缺血后炎症反应分为缺血发生后 24 小时和

3~7 天两个阶段。通过对比溶栓治疗后患者 24 小时及第 5 天血 - 脑屏障通透性改变,发现血 - 脑屏障损伤恢复程度与预后相关:第 5 天血 - 脑屏障损伤越轻,患者预后越好,证实血 - 脑屏障改变与炎症反应的一致性。

2. ASL ASL 可用于再灌注治疗后评价,其表现与血管再通情况相关。对于完全再通者,随访发现 ASL 表现为起病时低灌注区的完全缓解;对于部分再通者,随访发现 ASL 低灌注范围较前减少,可见随访 ASL 低灌注范围的消失或减少均与预后良好相关。

再通治疗后梗死灶还可以表现为高灌注改变。约 55.3% 的静脉溶栓患者术后 24 小时 ASL 存在高灌注改变,这一现象在接受血管内治疗的患者中发生比例约为 48%,高灌注与 NIHSS 评分改善和 90 天 mRS 良好相关。高灌注改变一方面代表血管被成功开通,另一方面大量炎症细胞经过再通的血管进入缺血区,带来严重的炎症反应与血 - 脑屏障通透性改变,从而增加出血性转化风险。急性前循环大血管闭塞患者接受再通治疗(溶栓或取栓)后 ASL 梗死灶内局限性高灌注(rCBF>150% 或 rCBF>170%~180%)与后期出血性转化密切相关,存在高灌注患者的出血风险是无高灌注者的 3 倍。此外,高灌注出现的时间对出血预测有着重要价值。早期高灌注改变(<12 小时)是缺血事件的保护因素,与溶栓治疗的有效及缺血性半暗带组织的挽救相关。然而,晚期高灌注改变(>12 小时)则与血 - 脑屏障的严重破坏相关,提示存在较高的出血性转化风险。因此,高灌注临床意义的判读需要结合时间因素综合考虑,晚期高灌注(>12 小时)提示临床需要注意血压干预和血 - 脑屏障稳定疗法,以此避免高级别出血性转化的发生。

再通治疗后低灌注与高灌注均可以改善患者预后,再灌注评分将 ASPECT 与低灌注状态、高灌注状态(低灌注状态定义为 rCBF<75%,高灌注状态定义为 rCBF>175%) 相结合,实现颅内异常灌注的半定量评价。与随访 DWI 高信号体积相比,再灌注评分可以更好地预测患者预后。

ASL 因其无需注射对比剂、短期内可重复检查而被用于在溶栓过程中连续监测脑内血流动力学的改变。静脉溶栓的同时进行多期 ASL 扫描,按照动脉穿行伪影(arterial transmit artifact,ATA)是否出现及消退可将颅内血流动力学改变分为 3 种形式,且不同形式的患者预后不同:ATA 先出现后消失者溶栓结束后即刻(60 分钟)实现血管再通与再灌注;ATA 出现且不消失者,表现为延迟(48~72 小时)再通与再灌注;对于未出现 ATA 者,72 小时随访仍表现为无再通与再灌注。

五、脑梗死后出血性转化的影像学评估

出血性转化(hemorrhagic transformation,HT)是指首次 CT 检查仅见梗死灶,而复查 CT 时梗死灶内出现新鲜出血,HT 是脑梗死急性期常见的并发症之一,既可以发生于再灌注治疗后,也可以是脑梗死的自然转归表现之一。HT 的发病机制主要有血管壁缺血性损伤所导致的血管通透性异常增高、闭塞血管再通导致缺血再灌注损伤、新建立的侧支循环血管壁发育不全等。HT 的发生会引起颅内压力增高,脑灌注压力降低,进而加重脑缺血,导致恶性循环,与脑卒中致死率升高及预后不良相关。HT 的发生率为 5%~30%。再灌注治疗虽然能够改善急性缺血性脑卒中患者的预后,但是也显著增加了 HT 的发生率,因此对于 HT 的分型、诊断及预测能够减少或避免对高危患者实施再灌注治疗,减少其发生率,改善急性脑梗死患者的预后。

(一)HT 分型

目前最常用的 HT 分型方法来自于欧洲协作性急性卒中研究(European cooperative acute stroke study,ECASS)和美国国立神经疾病与卒中研究所(national institute of neurological disease and stroke,NINDS),其根据 CT 表现将 HT 分为脑梗死后出血性转化(hemorrhagic infarction,HI)和实质性血肿(parenchymal hematoma,PH),HI 包括 HI-1 型(梗死灶边缘瘀点状出血)和 HI-2 型(梗死灶内融合的瘀点状出血)(图 2-53);PH 包括 PH-1 型(血肿体积不超过梗死灶体积的 30% 伴轻微占位效应)和 PH-2 型(血肿体积超

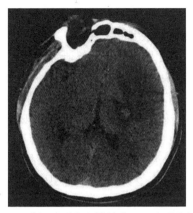

图2-53　脑梗死后出血性转化CT表现（病例1）
头CT示左侧额叶、岛叶及基底节区梗死灶内斑片
状出血灶，无占位效应。

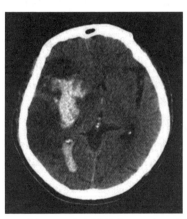

图2-54　脑梗死后出血性转化CT表现（病例2）
头CT示右侧额颞岛叶、基底节区大面积脑梗死
伴血肿，并进入脑室，占位效应明显。

过梗死灶体积的30%伴明显占位效应）（图2-54）。意大利多中心
急性卒中试验（multicentre acute stroke trial-italy，MASTI）将HT分
为4种亚型，分别为HI-1（在梗死部位出现单个或多个小的点状
或线状高密度灶）、HI-2（梗死部位出现的中等大小的同源性或异

源性高密度灶)、HI-3(占整个梗死灶的同源性高密度灶)和ICH
(同源性高密度灶范围超出梗死范围)。

由于对HT缺乏统一定义,各研究之间的评估比较困难。
2015年,*STROKE*杂志发表了《海德堡出血事件分类》以统一对
于出血事件的标准。该标准按解剖类型将HT分为了3级。1
级为梗死脑组织出血性转化,包括1a级即HI-1型(分散的小出
血点,无占位效应);1b级即HI-2型(出血点融合成斑片,无占位
效应);1c级即PH-1型(梗死组织内血肿体积<30%梗死灶体
积,占位效应不明显)。2级为梗死组织内或超出梗死范围的脑
出血,即PH-2型(血肿体积≥30%梗死灶体积并伴有明显占位
效应)。3级为梗死组织以外的脑出血,包括3a级即梗死远隔部
位血肿;3b级即脑室出血;3c级即蛛网膜下腔出血;3d级即硬膜
下出血。slCH被定义为影像学检查发现的新的脑出血,且与以
下任一情况相关:与神经功能恶化前即刻相比,NIHSS评分≥4
分;NIHSS某一项增加≥2分,新的出血产生新的神经症状;导
致需要进行气管插管、去骨瓣减压、脑室引流及其他重要的医疗
方法或手术治疗;缺乏其他能够解释神经功能恶化的原因。

(二)HT的影像学诊断

1. **HT的诊断** HT作为急性脑卒中治疗过程中需要考虑
的主要因素,其诊断及预测有重要的临床价值,影像学检查是主
要手段。HT的诊断比较容易,CT检查所见高密度区域是HT
常用的判断标准,并以其简便、快速的特点用于急性脑卒中患
者,但其敏感性、特异性仅为63.0%和57.7%。MRI多成像序列
较CT可更加敏感地显示各期出血及微小出血灶,在出血超急性
期T_1WI呈等信号,T_2WI呈高信号;在出血急性期T_1WI呈等信
号,T_2WI呈低信号(图2-55);在出血亚急性期T_1WI及T_2WI均
呈高信号,在出血慢性期T_1WI及T_2WI均呈低信号。SWI及
T_2^*梯度回波(T_2^*gradient recalled echo,T_2^*GRE)序列扫描对缺
血性脑卒中后HT的检出率明显高于CT扫描,对出血灶面积的
判断较CT扫描准确性更高。Amukotuwa等比较了DSC-PWI

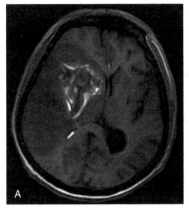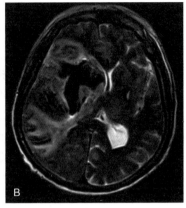

图 2-55 脑梗死后出血性转化 MRI 表现

脑梗死后第 3 天,头 MRI 示右侧大脑中动脉供血区大面积梗死灶内伴血肿信号,T_1WI(A)显示血肿内部为等和略低信号,边缘为高信号;T_2WI(B)显示为低信号,为急性期表现。

与 T_2*GRE 对 HT 诊断的效能,HT 均表现为显著低信号,两序列评价的一致性达到了 90%,提示对于急性脑卒中患者,DSC-PWI 可替代 T_2*GRE 以减少急性患者的扫描时间。

2. HT 的预测性诊断　多模态影像学检查包括 CT、常规 MRI 及一些 MRI 新技术均可用来对 HT 进行预测性诊断。以往对 HT 的预测主要采用 CT 检查,CT 平扫上溶栓前早期低密度征、大脑中动脉高密度征及占位效应均是 HT 发生的预测因子,但 CT 平扫预测的主要不足是成像参数少、对血-脑屏障破坏显示不敏感及不能显示已有的陈旧性小出血灶。多模式 CT 的应用提高了 CT 的预测价值,Lin 等应用多模式 CT 评价急性大脑中动脉供血区缺血性脑卒中患者发病 9 小时内的影像学资料预测 HT 的发生。结果显示,利用 CTA 原始图像显示梗死灶体积预测 HT 的发生率,其敏感性及特异性达到了 75.0%、85.5%。CTP 因其多参数的特点对 HT 预测有较好的结果,可提供更多的信息以筛选溶栓对象。多项研究均显示:HT 组渗透表面积乘积(permeability-surface area product,PS)和血-脑屏障通

透性参数 K^{trans} 均显著高于非 HT 组;CBV 和 CBF 显著低于非 HT 组,T_{max} 和 TTP 较非 HT 组延迟,上述参数总的敏感性及特异性分别达到了 84.0%、74.0%。

随着快速数据采集技术的进步和成像方法学的拓展,多模态 MRI 技术逐渐常规应用于早期准确地检测 HT,可以提供包括血-脑屏障改变、组织扩散系数、局部脑血流灌注、微小血肿、静脉异常等信息。研究表明,DWI 显示的病灶大小是预测溶栓后发生 sICH 的独立危险因素。Singer 等回顾性研究了 217 例再灌注治疗后的前循环脑卒中患者,并将 ASPECTS 评分应用于治疗前 DWI,结果提示 DWI-ASPECTS 评分与病灶体积一致性良好,DWI-ASPECTS 评分在 0~7 分的患者的 sICH 发生率显著高于评分为 8~10 分的患者;DWI-ASPECTS 评分在 0~5 分、6~7 分、8~10 分的患者发生 sICH 的危险性分别为 20.3%、10.0%、2.6%。"毛刷征"是指扩张的深部髓质静脉在脑梗死患者 SWI 最大密度投影或 T_2^*WI 上呈现出毛刷状结构,其与 HT 的发生具有独立相关性。急性脑卒中多模态 MRI 研究发现,ASL 显示低灌注状态结合 SWI 显示扩张的髓质静脉或皮质静脉预示 HT 的发生及预后不良。由于 T_2^*GRE 对顺磁性效应高度敏感,对陈旧性微出血产物含铁血黄素等显示为低信号,有研究表明,通过 T_2^*GRE 发现的陈旧性微出血灶也是 HT 发生的危险因素及预测因子。Hjort 等对 33 例接受 rt-PA 溶栓治疗的缺血性脑卒中患者溶栓前后增强 T_1WI 进行研究,结果显示溶栓后 2 小时脑梗死灶强化对于预测 HT 的特异性达到了 100%,提示脑梗死灶强化是 HT 发生的重要指征,这一表现可能可以用病理学上显示的血-脑屏障完整性被破坏、毛细血管内皮细胞通透性增高来解释。

(三)碘对比剂外渗与 HT 的鉴别诊断

近年来,随着血管内治疗器械及技术水平的发展,血管内治疗已经成为急性缺血性脑卒中的一种重要治疗手段,包括动脉溶栓、机械取栓、支架置入术等,显著提高了闭塞血管的再通率,然而血管内治疗主要的并发症是颅内出血,且出血性转化多发生在治疗后 36 小时内。由于血 - 脑屏障的破坏,血管通透性增加,又可以导致血管内治疗后碘对比剂外渗至脑组织间隙,因此患者在接受治疗后 CT 检查出现高密度灶的原因不仅包括 HT,还应考虑碘对比剂外渗,临床上需要与早期的出血性转化相鉴别,二者临床处理策略有明显差异,因此其鉴别诊断对患者后续治疗及预后判断有重要意义。

常规 CT 扫描通常难以准确区分碘对比剂外渗和 HT,以往明确诊断需要在 24~48 小时后复查头 CT,但会延误患者后续的抗凝或抗血小板药治疗,影响患者预后。双能量 CT(dual-energy CT,DE-CT)通过两套球管系统或高低压瞬切技术可提供两种能量的 X 线,利用碘对比剂在两种不同能量 X 线下衰减值的差异可获得碘分布图(iodine overlay map,IOM)和不含对比剂的去碘图像即虚拟平扫(virtual non-contrast,VNC)图像,从而能对 HT 与外渗的对比剂进行准确鉴别(图 2-56~ 图 2-58)。Gupta 等研究了 DE-CT(80kV/140kV)对 HT 与碘对比剂渗出的鉴别效能,判别 28 处高密度区的敏感性、特异性、准确度分别为 100%、91%、93%。同时有研究表明,DE-CT 显示碘对比剂残留提示了血 - 脑屏障的破坏,预示了 HT 发生的危险性较高。随着

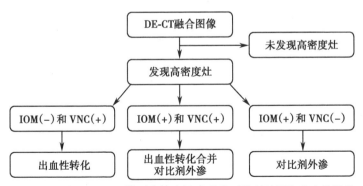

图 2-56 利用 DE-CT 鉴别血管内治疗后碘对比剂外渗和出血性转化

DE-CT: 双能量 CT;IOM: 碘分布图;VNC: 虚拟平扫;
+:高密度;-:未见高密度

DE-CT技术的发展,第三代DE-CT增大了能量差别,可提供更广泛的双能扫描模式(70kV/150kV、80kV/150kV、90kV/150kV和100kV/150kV),用最大150kV的管电压取代标准的140kV,有助于进一步改善双能量成像性能,进一步提高物质分辨能力。

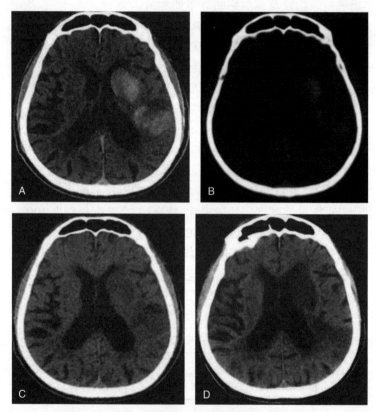

图2-57 血管内治疗后DE-CT提示碘对比剂外渗

A. DE-CT融合图像显示左侧侧脑室旁、左侧颞叶高密度影;B.碘分布图显示左侧侧脑室旁、左侧颞叶高亮影;C.虚拟平扫图像显示左侧侧脑室旁、左侧颞叶高密度影消失,提示其为渗出的碘对比剂,而非出血性转化灶;D. 3天后复查CT平扫显示左侧侧脑室旁、左侧颞叶低密度梗死灶。

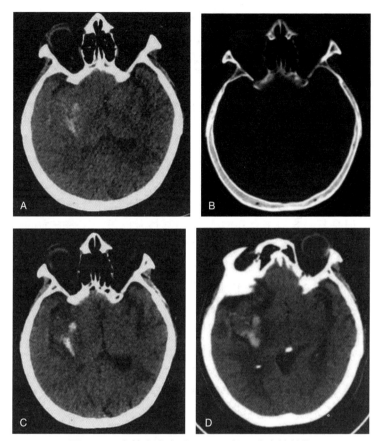

图 2-58　血管内治疗后 DE-CT 提示出血性转化

A. DE-CT 融合图像显示右侧基底节斑片状高密度影；B. 碘分布图显示右侧基底节未见高密度影；C. 虚拟平扫图像显示右侧基底节高密度影未见消失；D. 2 天后复查 CT 平扫显示右侧基底节高密度影仍然存在，为出血性转化。

第四节　缺血性半暗带影像学研究进展

急性缺血性脑卒中的病理生理机制是缺血发生后缺血性半暗带向梗死核心灶的动态演变过程，再灌注治疗是否有效的关键在于能否在缺血性半暗带演变为梗死核心灶前完成,因此快速精确评估缺血性半暗带是临床诊治的紧迫需求。影像学检查是目前显示缺血性半暗带最直观有效的方法。临床治疗前的影像学评估,能够将梗死核心灶和缺血性半暗带分离,并计算两者的体积和比例,从而利用组织窗筛选能够从再灌注治疗中获益的患者,并预估风险和预后。早期的缺血性半暗带是基于 PET 成像,但是其在急诊救治状态下可操作性不高,不能广泛普及。1995 年之后,CT/MR 成像的普及,对于缺血性半暗带的成像更多被"不匹配(mismatch)"来替代。不匹配是影像学定义,根据 CT/MR 成像方法,间接测定缺血性半暗带,选择合适的患者干预,但是其一直以来存在敏感性、特异性及阈值确定等方面的缺陷。随着影像学技术的快速发展和进步,对于缺血性半暗带评价的方法学研究也在不断成熟和完善,评估结果越来越接近真实的病理生理学状态。前面的章节已经详细介绍了目前被临床接受并广泛应用的缺血性半暗带评价方法,虽然多模态 CT 已成为大多数卒中中心评估缺血性脑卒中的首选影像学检查工具,但由于 MRI 具有多参数、多序列成像的优势,特别是越来越多 MR 新技术的发展和应用,对于缺血性半暗带的评价具有更重要的研究和临床价值。以下就国内外研究如何采用各种 MR 成像新序列鉴别缺血性半暗带和梗死核心灶予以简要综述。

1. **PWI/DWI 不匹配** 该评价方法使用 DSC-PWI 中的 CBF 低灌注区与 DWI 上的弥散异常区不匹配来评估缺血性半暗带,但由于 DWI 上小部分可逆的弥散异常区和 CBF 上的低灌注区中良性血流减少区目前尚无法准确评估,使这种方法的准确性受到质疑,但急诊状态下仍以 CBF/DWI 不匹配作为最快速、简单的判断方法。为了对 PWI/DWI 不匹配进行优化,多项国际知名的多中心血管内治疗临床试验采用了阈值法,最新的 DEFUSE 3 研究中采用 ADC $<6.00 \times 10^{-4} mm^2/s$ 作为梗死核心灶的阈值,$T_{max}>6$ 秒为缺血低灌注区域的阈值。Purushotha 等研究认为,ADC $\leq 6.20 \times 10^{-4} mm^2/s$ 是将 DWI 异常区域中真正的梗死核心灶分离出来的最佳阈值。Oppenhei 等则发现,缺血性半暗带和良性低灌注区对应的 ADC 值分别为$(7.82 \pm 0.82) \times 10^{-4} mm^2/s$ 和 $(8.23 \pm 0.41) \times 10^{-4} mm^2/s$。而 Røhl 等研究认为,rCBF<0.59 和 rMTT>1.63 可有效区分缺血性半暗带和良性低灌注区。但是目前准确区分缺血性半暗带和良性低灌注区的研究结果还有待进一步验证。

2. **质子磁共振波谱**(^{1}H-MRS) ^{1}H-MRS 能对特定原子核及其化合物的含量进行定量分析,以显示组织代谢和生化改变。目前临床测定的代谢产物包括氮 - 乙酰天门冬氨酸(NAA)、肌酸(Cr)、胆碱(Cho)、乳酸(Lac)等,其中 NAA 仅存在于神经元内,公认是神经元的标志物。急性缺血性脑卒中病灶内的 NAA 呈进行性下降甚至消失,NAA 下降越明显,其预后越差,而 Cho 和 Cr 的下降不如 NAA 显著。Lac 作为一种无氧酵解产物,正常脑组织中不能检出 Lac,Lac 浓度升高说明组织缺血缺氧导致正常有氧代谢障碍,脑缺血数分钟 ^{1}H-MRS 就可发现 Lac,此后 Lac 迅速增加,在超急性期即达到高峰,被认为是缺血性脑卒中早期阶段的敏感标志物。^{1}H-MRS 对区分脑梗死灶和缺血性半暗带有重要价值,急性缺血性脑卒中 Lac 出现的范围往往大于常规 MRI 所显示的梗死灶区域,因此当 MRI 正常,NAA 正常或轻度降低,但出现 Lac 峰时,提示这一区域为缺血性半暗带;也可利用 Lac/NAA 比值来判断梗死灶,>1.0 代表梗死灶,<1.0 为非梗死灶。但是否可通过 NAA 和 Lac 变化的程度区分梗死核心灶、缺血性半暗带和良性低灌注区仍需进一步探索与研究。

此外,由于质子共振频率与温度变化呈线性关系,且不随组织和环境的变化而改变,MR 温度成像可通过 ^{1}H-MRS 代谢物计算脑组织温度。脑组织温度(T)与 NAA 化学位移(CS_{NAA})之间的关系是:$T=37℃ +100(CS_{NAA}-2.035)$。Sun 等在猴大脑中动脉闭塞模型的研究中发现,缺血脑组织较基线温度平均升高 1.16℃,其中缺血性半暗带升高 1.72℃,梗死核心灶升高 1.08℃,而良性低灌注区仅升高 0.62℃。在灌注再通后,梗死核心灶温度先降低后升高,而缺血性半暗带和良性低灌注区温度呈单一缓慢下降。

3. **动脉自旋标记**(ASL) 与常规 PWI 相比,ASL 是一种不需要使用钆剂的脑灌注成像技术,可用于肾功能不良患者。但 ASL 仅能提供 CBF 单一参数,在急性期评估梗死核心灶的效果不如 DWI 和 CTP。Mirasol 等研究发现,在急性缺血性脑卒中的评估中,ASL 显示的 CBF 低灌注区与 PWI 和 CTP 显示的低灌注区有很好的一致性。定量研究发现,ASL-CBF <对侧 40%/DWI 的不匹配模型相当于 PWI 上 T_{max} > 6 秒 /DWI 的不匹配模型,具有良好的敏感性和特异性,但该阈值有待大样本研究证实。

4. **MR pH 加权成像**(pH-weighted imaging,pHWI) 磁共振 pHWI 技术可无创检测组织结构及代谢物,急性脑缺血的 DWI 弥散受限区域与严重酸中毒密切相关,在缺氧环境下细胞代谢紊乱,产生大量乳酸,这些过量乳酸进一步破坏体液的缓冲能力,从而降低组织原有 pH,因此脑缺血区细胞 pH 下降。Harston 等研究发现,梗死核心灶的细胞内酸中毒程度比缺血性半暗带明显严重,而良性低灌注区的酸性程度明显低于前两者。一些同类研究也有类似的发现,超急性期脑卒中患者的 pH 降低的区域总是大于或等于 DWI 异常区域,并且小于或等于 PWI 异常区域,即 DWI ≤ pHWI ≤ PWI,故认为 pH 降低而无 DWI 异常的部位对应缺血性半暗带,有灌注异常而 pH 正常的部位对应良性低灌注区。总之,pHWI 也为缺血性半暗带的划分提供了一种新的方法和思路,有助于区别脑组织缺血损伤的严重程度,可作为提供急性缺血性脑卒中的 MRI 生物标志物。但应用 pHWI 确定缺血性半暗带阈值的方法也同样需要临床研究的进一步证实。

5. **扩散张量成像**(diffusion tensor imaging,DTI) DTI 主要反映水分子弥散的各向异性特征,可用于追踪脑白质纤维的走行,评估组织结构完整性和连贯性。在超急性期和急性期,梗死核心区与边缘区的平均弥散系数(average diffusion coefficient,DC_{avg})、分数各向异性(fractional anisotropy,FA)等参数存在显著性差异,提示细胞结构的破坏程度(即缺血程度)明显不同,认为 DTI 显示病灶的边缘区存在半暗带。病程发展到亚急性早期及亚急性晚期,中心区与边缘区 DC_{avg} 和 FA 等值无明显差异,提示病灶边缘区缺血性损伤进一步加重,可能存在的缺血性半暗带组织已逐渐发展为与中心区一样不可逆的缺血坏死组织。因此,通过 DTI 也有助于确定缺血性半暗带及治疗时间窗。

6. 磁敏感加权成像(susceptibility weighted imaging,SWI) SWI 是利用不同物质之间磁敏感差异性和血氧水平依赖效应(blood oxygen level dependent effect,BOLDE)形成的影像。脑组织处于低灌注时,脱氧血红蛋白与氧合血红蛋白之间的比例变化会根据氧摄取率(oxygen extraction fraction,OEF)的变化而随之发生变化,组织 OEF 发生代偿性升高,血液中的去氧血红蛋白与氧和血红蛋白比例升高,组织间的磁敏感差异性增加,使很多正常情况下不易发现的微小血管得以显现。在 SWI 上表现为责任血管供血区域内出现明显增多和扩张的血管,而此时 DWI 上尚未出现弥散受限,即 SWI/DWI 不匹配,这种方法是根据低灌注区组织细胞氧代谢状态来评估缺血性半暗带。Lou 等将 SWI/DWI 不匹配定义为:SWI 上存在较高的不对称指数[asymmetry index(AI)≥1.75]而 DWI 显示相对较小的梗死体积(<5ml),其中 AI 为脑静脉体素在缺血和正常半球之间的比值,同时发现存在 SWI/DWI 的患者恢复再灌注的比例更高,预后更好。Wang 等通过对 47 例大脑中动脉急性闭塞患者进行回顾性分析发现,SWI 提供了与 PWI 相当的信息,可作为评估缺血性半暗带的可靠 MR 技术。SWI 表现为显著的皮质血管增多,可作为大动脉闭塞的独立预测因子。以外,SWI 对直接观察血管内血栓、明确责任动脉及检测出血性转化也有重要作用。

7. 扩散峰度成像(diffusion kurtosis imaging,DKI) 虽然传统 DWI 对于诊断急性期缺血性脑卒中较为敏感,但其采用的理论基础——高斯扩散模型,并不能准确定量生物体内复杂微环境下的扩散情况。DKI 是 DWI 的扩展延伸,使用高 b 值、多梯度方向的图像采集方法，以非高斯扩散模型模拟人脑内真实的水分子弥散情况，可较 DWI、DTI 更敏感、全面地显示脑组织细微结构，更敏感地反映缺血梗死灶水分子扩散受限的高度不均质性。DKI 可同时获得 DTI 的参量，如各向异性分数（fractional anisotropy，FA）和平均扩散率（mean diffusivity，MD）等，以及 DKI 的参量平均峰度（mean kurtosis，MK）、轴向峰度（axial kurtosis，AK）、径向峰度（radial kurtosis，RK）等。MK 主要反映组织整体扩散的不均匀性；AK 主要反映沿着长轴方向扩散的不均匀度；RK 反映垂直于长轴方向扩散的不均匀度。

近年来，DKI 已经初步应用于缺血性脑卒中患者，结果显示大部分急性期缺血性脑卒中患者 MK 病灶信号不均匀，且信号变化强度大于 MD，而 MD 病灶内信号均匀；且大部分 MK 显示的梗死灶范围小于 MD 显示的梗死灶范围，二者存在不匹配区。梗死灶在 MK 表现为信号不均匀可能是由于 DKI 能敏感地显示病灶内部缺血组织扩散受限程度的差异，从而提供更丰富的病灶细节。急性期 MD 与 MK 显示的梗死灶范围的不匹配可能是由于 DKI 能显示不可逆转的病理改变（如细胞结构崩裂及线粒体水肿），即梗死核心灶，而 MD/MK 的不匹配区可看作存在细胞毒性水肿的缺血性半暗带，具有再灌注挽回的可能。因此，MK 也成为急性缺血性脑卒中早期预测梗死核心灶敏感有效的影像学指标。

总之，MR 新技术的发展和应用对于超急性期缺血性脑卒中的脑病理生理学状态具有重要的研究价值，其评价缺血性半暗带及梗死核心灶的准确性仍需进一步通过大量临床研究证实和完善。

（卢洁　张苗　於帆　刘逸冰）

参 考 文 献

［1］JONES T H, MORAWETZ R B, CROWELL R M, et al. Thresholds of focal cerebral ischemia in awake monkeys [J]. J Neurosurg, 1981, 54 (6): 773-782.

［2］LIEBESKIND D S. Collaterals in acute stroke: beyond the clot [J].

Neuroimaging Clin N Am, 2005, 15 (3): 553-573.

［3］ ROCHA M, JOVIN T G. Fast versus slow progressors of infarct growth in large vessel occlusion stroke: clinical and research implications [J]. Stroke, 2017, 48 (9): 2621-2627.

［4］ MICHAEL A, MOSKOWITZ, ENG H LO, et al. The Science of Stroke: Mechanisms in Search of Treatments [J]. Neuron, 2010, 67 (2): 181-198.

［5］ CHOI H Y, LEE K M, KIM H G, et al. Role of Hyperintense Acute Reperfusion Marker for Classifying the Stroke Etiology [J]. Front Neurol, 2017, 29 (8): 630.

［6］ KIM H J, YUN S C, CHO K H, et al. Differential patterns of evolution in acute middle cerebral artery infarction with perfusion-diffusion mismatch: atherosclerotic vs. cardioembolic occlusion [J]. J Neurol Sci, 2008, 273 (1-2): 93-98.

［7］ JAUCH E C, SAVER J L, ADAMS H P J R, et al. Guidelines for the early management of patients with acute ischemic stroke: a guideline for healthcare professionals from the American Heart Association/American Stroke Association [J]. Stroke, 2013, 44 (3): 870-947.

［8］ POWERS W J, DERDEYN C P, BILLER J, et al. 2015 American Heart Association/American Stroke Association focused update of the 2013 guidelines for the early management of patients with acute ischemic stroke regarding endovascular treatment: a guideline for healthcare professionals from the American Heart Association/American Stroke Association [J]. Stroke, 2015, 46 (10): 3020-3035.

［9］ 中华医学会神经病学分会. 中国急性缺血性脑卒中早期血管内介入诊疗指南 [J]. 中华神经科杂志, 2015, 48 (5): 356-361.

［10］ BARBER P A, DEMCHUK A M, ZHANG J, et al. Validity and reliability of a quantitative computed tomography score in predicting outcome of hyperacute stroke before thrombolytic therapy. ASPECTS StudyGroup. Alberta Stroke Programme Early CT Score [J]. Lancet, 2000, 355 (9216): 1670-1674.

［11］ BARBER P A, DEMCHUK A M, HILL M D, et al. The probability of middle cerebral artery MRA flow signal abnormality with quantified CT ischaemic change: targets for future therapeutic studies. J Neurol

Neurosurg Psychiatry, 2004, 75 (10): 1426-1430.

[12] DZIALOWSKI I, HILL M D, COUTTS S B, et al. Extent of early ischemic changes on computed tomography (CT) before thrombolysis: prognostic value of the Alberta Stroke Program Early CT Score in ECASS Ⅱ. Stroke, 2006, 37 (4): 973-978.

[13] DEMCHUK A M, HILL M D, BARBER P A, et al. Importance of early ischemic computed tomography changes using ASPECTS in NINDS rt-PA Stroke Study [J]. Stroke, 2005, 36 (10): 2110-2115.

[14] LIN K, RAPALINO O, LEE B, et al. Correlation of volumetric mismatch and mismatch of Alberta Stroke Program Early CT Scores on CT perfusion maps [J]. Neuroradiology, 2009, 51 (1): 17-23.

[15] MENON B K, PUETZ V, KOCHAR P, et al. ASPECTS and other neuroimaging scores in the triage and prediction of outcome in acute stroke patients [J]. Neuroimaging Clin N Am, 2011, 21 (2): 407-423.

[16] KIMURA K, IGUCHI Y, SHIBAZAKI K, et al. Large ischemic lesions on diffusion-weighted imaging done before intravenous tissueplasminogen activator thrombolysis predicts a poor outcome in patients with acute stroke [J]. Stroke, 2008, 39 (8): 2388-2391.

[17] NEZU T, KOGA M, KIMURA K, et al. Pretreatment ASPECTS on DWI predicts 3-month outcome following rt-PA: SAMURAI rt-PA Registry [J]. Neurology, 2010, 75 (6): 555-561.

[18] TERASAWA Y, KIMURA K, IGUCHI Y, et al. Could clinical diffusionmismatch determined using DWI ASPECTS predict neurological improvement after thrombolysis before 3 h after acute stroke [J]. J Neurol Neurosurg Psychiatry, 2010, 81 (8): 864-868.

[19] PUETZ V, SYLAJA P N, COUTTS S B, et al. Extent of hypoattenuation on CT angiography source images predicts functional outcome in patients with basilar artery occlusion [J]. Stroke, 2008, 39 (9): 2485-2490.

[20] NAGEL S, HERWEH C, KÖHRMANN M, et al. MRI in patients with acute basilar artery occlusion—DWI lesion scoring is an independent predictor of outcome [J]. Int J Stroke, 2012, 7 (4): 282-288.

[21] KARAMESHEV A, ARNOLD M, SCHROTH G, et al. Diffusion—weighted MRI helps predict outcome in basilar artery occlusion patients

treated with intra-arterial thrombolysis [J]. Cerebrovasc Dis, 2011, 32 (4): 393-400.

[22] ROCHA M, JOVIN T G. Fast versus slow progressors of infarct growth in large vessel occlusion stroke: clinical and research implications [J]. Stroke, 2017, 48 (9): 2621-2627.

[23] 吴川杰, 马青峰, 陈健, 等. 用组织窗代替传统时间窗指导急性脑梗死的再灌注治疗 [J]. 中国卒中杂志, 2018, 13 (8): 847-852.

[24] HILL M D, GOYAL M, DEMCHUK A M, et al. Ischemic stroke tissue-window in the new era of endovascular treatment [J]. Stroke, 2015, 46 (8): 2332-2334.

[25] HEIT J J, WINTERMARK M. Perfusion Computed Tomography for the Evaluation of Acute Ischemic Stroke: Strengths and Pitfalls. Stroke. 2016, 47 (4): 1153-1158.

[26] STRAKA M, ALBERS G W, BAMMER R. Real-time diffusion-perfusion mismatch analysis in acute stroke [J]. J MagnReson Imaging, 2010, 32 (5): 1024-1037.

[27] MOKIN M, LEVY E I, SAVER J L, et al. Predictive value of RAPID assessed perfusion thresholds on final infarct volume in SWIFT PRIME (Solitaire With the Intention for Thrombectomy as Primary Endovascular Treatment)[J]. Stroke, 2017, 48 (4): 932-938.

[28] ALBERS G W, GOYAL M, JAHAN R, et al. Ischemic core and hypoperfusion volumes predict infarct size in SWIFT PRIME [J]. Ann Neurol, 2016, 79 (1): 76-89.

[29] CAMPBELL B C, MITCHELL P J, KLEINIG T J, et al. Endovascular therapy for ischemic stroke with perfusion-imaging selection [J]. N Engl J Med, 2015, 372 (11): 1009-1018.

[30] KIM B J, KIM H J, LEE D H, et al. Diffusion-weighted image and fluid-attenuated inversion recovery image mismatch: unclear-onset versus clear-onset stroke [J]. Stroke, 2014, 45 (2): 450-455.

[31] THOMALLA G, CHENG B, EBINGER M, et al. DWI-FLAIR mismatch for the identification of patients with acute ischaemic stroke within 4.5 h of symptom onset (PRE-FLAIR): a multicentre observational study [J]. Lancet Neurol, 2011, 10 (11): 978-986.

[32] EMERIAU S, SERRE I, TOUBAS O, et al. Can diffusion-weighted

imaging-fluid-attenuated inversion recovery mismatch (positive diffusion-weighted imaging/negative fluid-attenuated inversion recovery) at 3 Tesla identify patients with stroke at<4.5 hours？[J]. Stroke, 2013, 44 (6): 1647-1651.

[33] SUN T, XU Z, DIAO S S, et al. Safety and cost-effectiveness thrombolysis by diffusion-weighted imaging and fluid attenuated inversion recovery mismatch for wake-up stroke [J]. Clin Neurol Neurosurg, 2018, 170 (7): 47-52.

[34] MORELLI N, ROTA E, IMMOVILLI P, et al. Computed tomography perfusion-based thrombolysis in wake-up stroke [J]. Intern Emerg Med, 2015, 10 (8): 977-984.

[35] THOMALLA G, SIMONSEN C Z, BOUTITIE F, et al. MRI-Guided Thrombolysis for Stroke with Unknown Time of Onset [J]. N Engl J Med, 2018, 379 (7): 611-622.

[36] ALBERS G W, MARKS M P, KEMP S, et al. Thrombectomy for Stroke at 6 to 16 Hours with Selection by Perfusion Imaging [J]. N Engl J Med, 2018, 378 (8): 708-718.

[37] NOGUEIRA R G, JADHAV A P, HAUSSEN D C, et al. Thrombectomy 6 to 24 hours after stroke with a mismatch between deficit and infarct [J]. N Engl J Med, 2018, 378 (1): 11-21.

[38] SHUAIB A, BUTCHER K, MOHAMMAD A A, et al. Collateral blood vessels in acute ischaemic stroke: a potential therapeutic target [J]. Lancet Neurology, 2011, 10 (10): 909-921.

[39] PIEDADE G S, SCHIRMER C S, GOREN O, et al. Cerebral Collateral Circulation: A Review in the Context of Ischemic Stroke and Mechanical Thrombectomy [J]. World Neurosurgery, 2019, 122 (2): 33-42.

[40] ZHOU H, SUN J, JI X, et al. Correlation Between the Integrity of the Circle of Willis and the Severity of Initial Noncardiac Cerebral Infarction and Clinical Prognosis [J]. Medicine, 2016, 95 (10): 1-7.

[41] KNAUTH M, VON K R, JANSEN O, et al. Potential of CT angiography in acute ischemic stroke [J]. Ajnr Am J Neuroradiol, 1997, 18 (6): 1001-1010.

[42] TAN I Y L, DEMCHUK A M, HOPYAN J, et al. CT Angiography Clot Burden Score and Collateral Score: Correlation with Clinical and

Radiologic Outcomes in Acute Middle Cerebral Artery Infarct [J]. American Journal of Neuroradiology, 2009, 30 (3): 525-531.

[43] MENON B K, SMITH E E, MODI J, et al. Regional leptomeningeal score on CT angiography predicts clinical and imaging outcomes in patients with acute anterior circulation occlusions [J]. AJNR Am J Neuroradiol, 2011, 32 (9): 1640-1645.

[44] MITE F, LEVI C R, BATEMAN G A, et al. Independent predictive utility of computed tomography angiographic collateral status inacuteischaemic stroke [J]. Brain, 2009, 132 (8): 2231-2238.

[45] SEKER F, POTRECK A, MARKUS M, et al. Comparison of four different collateral scores in acute ischemic stroke by CT angiography [J]. Journal of Neurointerventional Surgery, 2015, 8 (11): 1116-1118.

[46] MENON B K, CHRISTOPHER D, QAZI E M, et al. Multiphase CT Angiography: A New Tool for the Imaging Triage of Patients with Acute Ischemic Stroke [J]. Radiology, 2015, 275 (2): 510-520.

[47] YEO L L, PALIWAL P, TEOH H L, et al. Assessment of intracranial collaterals on CT angiography in anterior circulation acute ischemic stroke [J]. Am J Neuroradiol, 2015, 36 (2): 289-294.

[48] CHRISTOPHER D, TRIVEDI A, PORDELI P, et al. Regional Comparison of Multiphase Computed Tomographic Angiography and Computed Tomographic Perfusion for Prediction of Tissue Fate in Ischemic Stroke [J]. Stroke, 2017, 48 (4): 939-945.

[49] HIGASHIDA R T, FURLAN A J, ROBERTS H, et al. Trial design and reporting standards for intra-arterial cerebral thrombolysis for acute ischemic [J]. Stroke, 2003, 34 (11): 109-137.

[50] CHRISTOFORIDIS G A, KARAKASIS C, MOHAMMAD Y, et al. Predictors of hemorrhage following intra-arterial thrombolysis for acute ischemic stroke: the role of pial collateral formation [J]. AJNR Am J Neuroradiol, 2009, 30 (1): 165-170.

[51] RAYMOND S B, SCHAEFER P W. Imaging brain collaterals: quantification, scoring, and potential significance [J]. Top MagnReson Imaging, 2017, 26 (2): 67-75.

[52] KINOSHITA T, OGAWA T, KADO H, et al. CT angiography in the

evaluation of intracranial occlusive disease with collateral circulation: comparison with MR angiography [J]. Clin Imaging, 2005, 29 (5): 303-306.

[53] YANG J J, HILL M D, MORRISH W F, et al. Comparison of pre-and postcontrast 3D time-of-flight MR angiography for the evaluation of distal intracranial branch occlusions in acute ischemic stroke [J]. AJNR Am J Neuroradiol, 2002, 23 (4): 557-567.

[54] ERNST M, FORKERT N D, BREHMER L, et al. Prediction of infarction and reperfusion in stroke by flow-and volume-weighted collateral signal in MR angiography [J]. AJNR Am J Neuroradiol, 2015, 36 (2): 275-282.

[55] HERNANDEZ P M, PUIG J, BLASCO G, et al. Dynamic magnetic resonance angiography provides collateral circulation and hemodynamic information in acute ischemic stroke [J]. Stroke, 2016, 47 (2): 531-534.

[56] KAMRAN S, BATES V, BAKSHI R, et al. Significance of hyperintense vessels on FLAIR MRI in acute stroke [J]. Neurology, 2000, 55 (9): 265-269.

[57] SANOSSIAN N, SAVER J L, ALGER J R, et al. Angiography reveals that fluidattenuated inversion recovery vascular hyperintensities are due to slow flow, not thrombus [J]. AJNR Am J Neuroradiol, 2009, 30 (3): 564-568.

[58] LIU D, SCALZO F, RAO N M, et al. Fluid-attenuated inversion recovery vascular hyperintensity topography, novel imaging marker for revascularization in middle cerebral artery occlusion [J]. Stroke, 2016, 47 (11): 2763-2769.

[59] CHALELA J A, ALSOP D C, GONZALEZ J B, et al. Magnetic resonance perfusion imaging in acute ischemic stroke using continuous arterial spin labeling [J]. Stroke, 2000, 31 (3): 680-687.

[60] HARTKAMP N S, PETERSEN E T, CHAPPELL M A, et al. Relationship between hemodynamic impairment and collateral blood flow in carotid artery disease [J]. Journal of Cerebral Blood Flow & Metabolism, 2017, 38 (11): 2021-2032.

[61] LIN L, CHENG X, BIVARD A, et al. Quantifying reperfusion of the ischemic region on whole-braincomputed tomography perfusion [J]. J Cereb Blood Flow Metab, 2017, 37 (6): 2125-2136.

[62] SOARES B P, TONG E, HOM J, et al. Reperfusion is a more accurate

predictor of follow-up infarct volume than recanalization: a proof of concept using CT in acute ischemic stroke patients [J]. Stroke, 2010, 41 (1): e34-e40.

[63] DANKBAAR J W, HORSCH A D, VAN DEN HOVEN A F, et al. Prediction of Clinical Outcome After Acute Ischemic Stroke: The Value of Repeated Noncontrast Computed Tomography, Computed Tomographic Angiography, and Computed Tomographic Perfusion [J]. Stroke, 2017, 48 (9): 2593-2596.

[64] LIU C, ZHANG S, YAN S Q, et al. Reperfusion facilitates reversible disruption of the human blood-brain barrier following acute ischemic stroke [J]. Eur Radiol, 2018, 28 (2): 642-649.

[65] MAJIDI S, SIMPKINS A N, LEIGH R, et al. The Efficacy of Ⅳ Tissue Plasminogen Activator for Restoring Cerebral Blood Flow in the Hours Immediately after Administration in Patients with Acute Stroke [J]. Journal of Neuroimaging, 2018, 29 (2): 206-210.

[66] SIMPKINS A N, DIAS C, LEIGH R, et al. National Institutes of HealthNatural History of Stroke Ⅰ. Identification of reversible disruptionof the human blood-brain barrier following acute ischemia [J]. Stroke, 2016, 47 (9): 2405-2408.

[67] NADAREISHVILI Z, SIMPKINS A N, HITOMI E, et al. Poststroke blood-brain barrier disruption and poor functional outcomein patients receiving thrombolytic therapy [J]. Cerebrovasc Dis, 2019, 47 (3): 135-142.

[68] YOO R E, YUN T J, YOO D H, et al. Monitoring cerebral blood flow change through use of arterial spin labelling in acute ischaemic stroke patients after intra-arterial thrombectomy [J]. European Radiology, 2018, 28 (8): 3276-3284.

[69] BIVARD A, STANWELL P, LEVI C, et al. Arterial spin labeling identifiestissue salvage and good clinical recovery after acute ischemic stroke [J]. J Neuroimaging, 2013, 23 (3): 391-396.

[70] SHIMONAGA K, MATSUSHIGE T, HOSOGAI M, et al. Hyperperfus-ion after Endovascular Reperfusion Therapy for Acute Ischemic Stroke [J]. Journal of Stroke and Cerebrovascular Diseases, 2019, 28 (5): 1212-1218.

[71] OKAZAKI S, YAMAGAMI H, YOSHIMOTO T, et al. Cerebral

hyperperfusion on arterial spin labeling MRI after reperfusion therapy is related to hemorrhagic transformation [J]. J Cereb Blood Flow Metab, 2017, 37 (9): 3087-3090.

[72] YU S, LIEBESKIND D S, DUA S, et al. Postischemichyperperfusion on arterial spin labeled perfusion MRI is linkedto hemorrhagic transformation in stroke [J]. J Cereb Blood Flow Metab, 2015, 35 (4): 630-637.

[73] YU S, MA S J, LIEBESKIND D S, et al. ASPECTS-basedreperfusion status on arterial spin labeling is associated with clinical outcomein acute ischemic stroke patients [J]. J Cereb Blood Flow Metab, 2018, 38 (3): 382-392.

[74] OKAZAKI S, GRIEBE M, GREGORI J, et al. Prediction of Early Reperfusion From Repeated Arterial Spin Labeling Perfusion Magnetic Resonance Imaging During Intravenous Thrombolysis [J]. Stroke, 2015, 47 (1): 247-250.

[75] PACIARONI M, AGNELLI G, COREA F, et al. Early hemorrhagic transformation of brain infarction: rate, predictive factors, and influence on clinical outcome: results of a prospective multicenter study [J]. Stroke, 2008, 39 (8): 2249-2256.

[76] FIORELLI M, BASTIANELLO S, VON KUMMER R, et al. Hemorrhagic transformation within 36 hours of a cerebral infarct: relationships with early clinical deterioration and 3-month outcome in the European Cooperative Acute Stroke Study I (ECASS I) cohort [J]. Stroke, 1999, 30 (11): 2280-2284.

[77] NATIONAL INSTITUTE OF NEUROLOGICAL DISORDERS AND STROKE RT-PA STROKE STUDY GROUP. Tissue plasminogen activator for acute ischemic stroke [J]. New Engl J Med. 1995, 333 (24): 1581-1587.

[78] WARDLAW J M, DORMAN P J, CANDELISE L, et al. The influence of baseline prognostic variables on outcome after thrombolysis. MAST-Italy Collaborative Group [J]. J Neurol, 1999, 246 (11): 1059-1062.

[79] KUMMER R V, BRODERICK J P, CAMPBELL B C V, et al. The Heidelberg Bleeding Classification Classification of bleeding events after ischemic stroke and reperfusion therapy [J]. Stroke, 2015, 46 (10): 2981-2986.

［80］MARIE-CÉCILE A, CÉCILE B G, ANDRÉ P, et al. Comparison of CT and three MR sequences for detecting and categorizing early (48 hours) hemorrhagic transformation in hyperacute ischemic stroke [J]. American Journal of Neuroradiology, 2004, 25 (6): 939-944.

［81］ZOU M, CHURILOV L, HE A, et al. Hyperdense middle cerebral artery sign is associated with increased risk of hemorrhagic transformation after intravenous thrombolysis for patients with acute ischaemic stroke [J]. Journal of Clinical Neuroscience, 2013, 20 (7): 984-987.

［82］TANNE D, KASNER S E, DEMCHUK A M, et al. Markers of increased risk of intracerebral hemorrhage after intravenous recombinant tissue plasminogen activator therapy for acute ischemic stroke in clinical practice: the Multicenter rt-PA Stroke Survey [J]. Circulation, 2002, 105 (14): 1679-1685.

［83］LIN K, ZINK W E, TSIOURIS A J, et al. Risk assessment of hemorrhagic transformation of acute middle cerebral artery stroke using multimodal CT [J]. Journal of Neuroimaging, 2012, 22 (2): 160-166.

［84］AVIV R I, D'ESTERRE C D, MURPHY B D, et al. Hemorrhagic transformation of ischemic stroke: prediction with CT perfusion [J]. Radiology, 2009, 250 (3): 867-877.

［85］YEN P, COBB A, SHANKAR J J. Does computed tomography permeability predict hemorrhagic transformation after ischemic stroke ? [J]. World Journal of Radiology, 2016, 8 (6): 594.

［86］HOM J J, DANKBAAR J W, SOARES B P, et al. Blood-brain barrier permeability assessed by perfusion CT predicts symptomatic hemorrhagic transformation and malignant edema in acute ischemic stroke.[J]. Ajnr American Journal of Neuroradiology, 2011, 32 (1): 41-48.

［87］KIM T, KOO J, KIM S H, et al. Blood-brain barrier permeability assessed by perfusion computed tomography predicts hemorrhagic transformation in acute reperfusion therapy [J]. Neurol Sci, 2018, 39 (9): 1579-1584.

［88］LI Y, XIA Y, CHEN H, et al. Focal low and global high permeability predict the possibility, risk, and location of hemorrhagic transformation following intra-arterial thrombolysis therapy in acute stroke [J]. AJNR Am J Neuroradiol, 2017, 38 (9): 1730-1736.

［89］YASSI N, PARSONS M W, CHRISTENSEN S, et al. Prediction of poststroke hemorrhagic transformation using computed tomography perfusion [J]. Stroke, 2013, 44 (11): 3039-3043.

[90] SOUZA L C, PAYABVASH S, WANG Y, et al. Admission CT perfusion is an independent predictor of hemorrhagic transformation in acute stroke with similar accuracy to DWI [J]. Cerebrovasc Dis, 2012, 33 (1): 8-15.

[91] SUH C H, JUNG S C, CHO S J, et al. Perfusion CT for prediction of hemorrhagic transformation in acute ischemic stroke: a systematic review and meta-analysis [J]. Eur Radiol, 2019, 29 (8): 4077-4087.

[92] SINGER O C, HUMPICH M C, FIEHLER J, et al. Risk for symptomatic intracerebral hemorrhage after thrombolysis assessed by diffusion-weighted magnetic resonance imaging [J]. Ann Neurol, 2008, 63 (1): 52-60.

[93] SINGER O C, KURRE W, HUMPICH M C, et al. Risk assessment of symptomatic intracerebral hemorrhage after thrombolysis using DWI-ASPECTS [J]. Stroke, 2009, 40 (8): 2743-2748.

[94] MORITA N, HARADA M, UNO M, et al. Ischemic findings of T2*-weighted 3-tesla MRI in acute stroke patients [J]. Cerebrovasc Dis, 2008, 26 (4): 367-375.

[95] TERASAWA Y, YAMAMOTO N, MORIGAKI R, et al. Brush sign on 3-T T_2*-weighted MRI as a potential predictor of hemorrhagic transformation after tissue plasminogen activator therapy [J]. Stroke, 2014, 45 (1): 274-276.

[96] THORNHILL R E, CHEN S, RAMMO W, et al. Contrast-enhanced MR imaging in acute ischemic stroke: T_2*measures of blood-brain barrier permeability and their relationship to T_1 estimates and hemorrhagic transformation [J]. AJNR Am J Neuroradiol, 2010, 31 (6): 1015-1022.

[97] HJORT N, WU O, ASHKANIAN M, et al. MRI detection of early blood-brain barrier disruption: parenchymal enhancement predicts focal hemorrhagic transformation after thrombolysis [J]. Stroke, 2008, 39 (3): 1025-1028.

[98] GUPTA R, PHAN C M, LEIDECKER C, et al. Evaluation of dual-energy CT for differentiating intracerebral hemorrhage from iodinated contrast material staining [J]. Radiology, 2010, 257 (1): 205-211.

[99] RENU A, AMARO S, LAREDO C, et al. Relevance of blood-brain

barrier disruption after endovascular treatment of ischemic stroke: dual-energy computed tomographic study [J]. Stroke, 2015, 46 (3): 673-679.

[100] BARON J C. Protecting the ischaemic penumbra as an adjunct to thrombectomy for acute stroke [J]. Nat Rev Neurol. 2018, 14 (6): 325-337.

[101] BARON J C, BOUSSER M G, REY A, et al. Reversal of focal "misery-perfusion syndrome" by extra-intracranial arterial bypass in hemodynamic cerebral ischemia. A case study with ^{15}O positron emission tomography [J]. Stroke, 1981, 12 (4): 454-459.

[102] STRAKA M, ALBERS G W, BAMMER R. Real-time diffusion-perfusion mismatch analysis in acute stroke [J]. J MagnReson Imaging. 2010, 32 (5): 1024-1037.

[103] VINNY P W, VISHNU V Y, SRIVASTAVA M V P. Thrombectomy for Stroke with Selection by Perfusion Imaging. N [J]. Engl. J. Med, 2018, 378 (19): 1849-1850.

[104] WOUTERS A, CHRISTENSEN S, STRAKA M, et al. A Comparison of Relative Time to Peak and Tmax for Mismatch-Based Patient Selection [J]. Front Neurol, 2017, 8 (10): 539.

[105] PURUSHOTHAM A, CAMPBELL B C, STRAKA M, et al. Apparent diffusion coefficient threshold for delineation of ischemic core [J]. Int J Stroke, 2015, 10 (3): 348-353.

[106] OPPENHEIM C, GRANDIN C, SAMSON Y, et al. Is there an apparent diffusion coefficient threshold in predicting tissue viability in hyperacute stroke ? [J]. Stroke, 2001, 32 (11): 2486-2491.

[107] RØHL L, OSTERGAARD L, SIMONSEN C Z, et al. Viability thresholds of ischemic penumbra of hyperacute stroke defined by perfusionweighted MRI and apparent diffusion coefficient [J]. Stroke, 2001, 32 (5): 1140-1146.

[108] SINGHAL A B, RATAI E, BENNER T, et al. Magnetic resonance spectroscopy study of oxygen therapy in ischemic stroke [J]. Stroke, 2007, 38 (10): 2851-2854.

[109] RAE C. RE: magnetic resonance spectroscopy of the brain: reviewof metabolites and clinical applications [J]. Clin Radiol, 2009, 64 (10): 1042-1043.

[110] ABE O, AOKI S, SHIROUZU I, et al. MR imaging of ischemic

penumbra [J]. European Journal of Radiology, 2003, 46 (1): 67-68.

［111］ CVORO V, MARSHALL I, ARMITAGE P A, et al. MR diffusion and perfusionparameters: relationship to metabolites in acute ischaemic stroke [J]. J Neurol Neurosurg Psychiatry, 2010, 81 (2): 185-191.

［112］ 申云霞, 娄明武, 王秀荣, 等. 缺血性脑卒中脑温度的磁共振波谱研究 [J]. 北华大学学报 (自然), 2016, 17 (1): 85-88.

［113］ SUN Z, ZHANG J, CHEN Y, et al. Differential temporal evolution patterns in brain temperature in different ischemic tissues in a monkeymodel of middle cerebral artery occlusion [J]. J Biomed Biotechnol, 2012, 2012: 980961.

［114］ MIRASOL R V, BOKKERS R P, HERNANDEZ D A, et al. Assessing reperfusion with whole-brain arterial spin labeling: a noninvasive alternative to gadolinium [J]. Stroke, 2014, 45 (2): 456-461.

［115］ BIVARD A, KRISHNAMURTHY V, STANWELL P, et al. Arterial spin labeling versus bolus-tracking perfusion in hyperacute stroke [J]. Stroke, 2014, 45 (1): 127-133.

［116］ HARSTON G W, TEE Y K, BLOCKLEY N, et al. Identifying the ischaemicpenumbra using pH-weighted magnetic resonance imaging [J]. Brain, 2015, 138 (Pt 1): 36-42.

［117］ SUN P Z, BENNER T, COPEN W A, et al. Early experience of translatingpH-weighted MRI to image human subjects at 3 Tesla [J]. Stroke, 2010, 41 (10 Suppl): S147-S151.

［118］ HEO H Y, ZHANG Y, BURTON T M, et al. Improving the detection sensitivity of pH-weighted amide proton transfer MRI in acute stroke patients using extrapolated semisolid magnetization transfer referencesignals [J]. MagnReson Med, 2017, 78 (3): 871-880.

［119］ KIDWELL C S. MRI biomarkers in acute ischemic stroke: a conceptualframework and historical analysis [J]. Stroke, 2013, 44 (2): 570-578.

［120］ WINTERMARK M, ALBERS G W, BRODERICK J P, et al. Acute stroke imaging research roadmap II [J]. Stroke, 2013, 44 (9): 2628-2639.

［121］ YOSHITAKA M, SHIGEKI A, OSAMU A, et al. MR diffusion tensor imaging: recent advance and new techniques for diffusion tensor visualization [J]. Eur J Radiol, 2003, 46 (1): 53-56.

[122] FUJIOKA M, OKUCHI K, IWAMURA A, et al. A mismatch between the abnormalities in diffusion-and susceptibility-weighted magnetic resonance imaging may represent an acute ischemic penumbra with misery perfusion [J]. J Stroke Cerebrovasc Dis, 2013, 22 (8): 1428-1431.

[123] LOU M, CHEN Z, WAN J, et al. Susceptibility-diffusion mismatch predicts thrombolytic outcomes: a retrospective cohort study [J]. AJNR, 2014, 35 (11): 2061-2067.

[124] WANG T, ZHU L, HU C, et al. The diagnostic value of susceptibilityweighted imaging for ischemic penumbra in patients with acute ischemic stroke [J]. Technol Health Care, 2017, 25 (S 1): 449-457.

[125] PAYABVASH S, BENSON J C, TALEB S, et al. Prominent cortical andmedullary veins on susceptibility-weighted images of acute ischaemic stroke [J]. Br J Radiol, 2016, 89 (1068): 20160714.

[126] JENSEN J H, HELPERN J A. MRI quantification of non-Gaussian water diffusion by kurtosis analysis [J]. NMR Biomed, 2010, 23 (7): 698-710.

[127] 单艺, 卢洁, 李坤成. 扩散峰度成像在缺血性脑卒中的研究进展 [J]. 中国医学影像技术, 2013, 29 (12): 2046-2048.

[128] 单艺, 李承旭, 钱天翼, 等. 磁共振快速扩散峰度成像在脑梗死临床应用的初步研究 [J]. 中华老年心脑血管病杂志, 2017, 19 (12): 1279-1282.

[129] 张顺, 姚义好, 张水霞, 等. 脑梗死不同时期的 MR 扩散峰度成像表现 [J]. 中华放射学杂志, 2014, 48 (6): 443-447.

[130] HUI E S, FIEREMANS E, JENSEN J H, et al. Stroke assessment with diffusional kurtosis imaging [J]. Stroke, 2012, 43 (11): 2968-2973.

第三章

头颈部大动脉粥样硬化

第一节　大动脉粥样硬化的定义、发病率及危险因素

　　动脉粥样硬化(atherosclerosis)可以累及全身的血管,是外周血管病、冠心病、缺血性脑卒中最主要的危险因素。中国国家卒中登记(Chinese National Stroke Registration,CNSR)数据显示,大动脉粥样硬化性脑卒中约占所有缺血性脑卒中的 45%。发生于主动脉弓、颈动脉和颅内动脉的粥样硬化病变均可导致缺血性脑卒中的发生。在亚洲国家,颅内动脉粥样硬化的发生率高于颈动脉,是缺血性脑卒中的常见病因。大动脉粥样硬化引起脑卒中的机制主要是由于局部形成粥样斑块。一方面,斑块引起的管腔狭窄或闭塞,可引起下游脑组织的缺血甚至梗死;另一方面,斑块不稳定,破裂或表面血栓脱落形成的栓子栓塞了远端血管造成相应供血区的缺血性脑卒中。两种机制的协同作用使缺血性脑卒中的危险性大幅增加。因此,在脑血管病的诊治中,对大动脉粥样硬化的评估是非常重要的一项内容。

　　头颈部大动脉主要包括颈总动脉、颈外动脉、颈内动脉、椎动脉、大脑中动脉、大脑前动脉、大脑后动脉和基底动脉。动脉粥样硬化是由于各种原因导致的动脉血管壁增厚并失去弹性,进而管腔缩小的血管性病变,是动脉疾病最常见的一种类型,其病理特征为大中型动脉内膜和中膜内层出现由脂质沉积、坏死

而形成的粥样物,伴有平滑肌细胞和纤维组织增生。随着动脉粥样斑块形成及进展,会引起动脉狭窄和闭塞,进一步引起脑卒中。伴有头颈部动脉狭窄的脑卒中是导致严重残疾与死亡的主要类型。2014 年,我国一项纳入 2 864 例发病在 7 天内的急性缺血性脑卒中患者的前瞻性多中心研究显示,颅内动脉狭窄发生率为 46.6%,其中 9.11% 合并颈动脉及椎动脉颅外段狭窄。该研究还提示,伴有头颈部动脉狭窄或闭塞的脑卒中患者入院时症状、体征更严重,住院时间更长,复发性脑卒中比例更高。所以,头颈部动脉粥样硬化狭窄应作为脑卒中发生前一级预防的重要干预目标。

缺血性脑卒中的发病率、致残率和死亡率高,给社会和家庭带来了沉重的经济负担,成为影响中老年人健康的主要原因。2013 年,一项覆盖我国 31 个省(自治区、直辖市),包括城市和农村地区 48 万余名 20 岁以上成年人的随机抽样调查结果显示:脑卒中发病率为 345.1/10 万,脑卒中死亡率为 159.2/10 万。迄今为止已发现的与动脉粥样硬化有关的危险因素达到 200 个以上,主要有以下三类:①可控制危险因素,包括脂类代谢异常(高 LDL、低 HDL),高血压,吸烟,糖尿病,缺乏运动和肥胖等;②不可控制危险因素,如年龄、性别、家族史、遗传因素等;③新型危险因素,如高同型半胱氨酸血症、脂蛋白 Lp(a)、C 反应蛋白和其他炎症标志物等。大规模流行病学研究发现,动脉粥样硬化的发生很少取决于单一危险因素,而是多个因素协同作用的结果。在缺血性脑卒中的防治中,不仅要重视高血压、糖尿病、血脂异常、肥胖、吸烟等危险因素,还应重视头颈部动脉粥样硬化的血管评估与治疗。

各种影像学检查方法对头颈部大动脉粥样硬化的评估都具有重要意义,但各有优、缺点,主要的检查方法有数字化减影血管造影(digital subtraction angiography,DSA)、经颅多普勒超声、CT 血管成像(CT angiography,CTA)、磁共振血管成像(magnetic resonance angiography,MRA),以及最近发展的 CT 灌注成像、MR 灌注成像、颅内及颈部 MR 血管壁成像等。下面各章节将对上述各种影像学检查方法的临床意义及优缺点等逐一展开论述。

第二节 头颈部大血管狭窄的评估

一、头颈部动脉粥样硬化血管评估常用影像技术

(一) CT 血管造影

CTA 是基于多排 CT 硬件发展而来的快速成像技术。基本原理是经静脉注入对比剂,待受检者的靶血管内对比剂充盈达到高峰期,进行连续原始数据的容积采集,然后运用计算机重组功能,形成靶血管的数字化立体影像。CTA 是一种简便、实用、微创的检查方法,可以同时显示血管腔内、外和血管壁病变,准确评价血管的狭窄程度。

1. **头颈部 CTA 的适应证和禁忌证**

(1)适应证:包括动脉粥样硬化、血管狭窄、血管痉挛及其他阻塞性疾病;真/假动脉瘤及夹层动脉瘤;血管畸形、血管瘘及血管变异;肌纤维发育不良、血管炎及胶原血管病;创伤性血管损伤;血管介入手术的评估及随访;外科手术前的血管情况评估,特别是头颈部肿瘤血供来源的判断。

(2)绝对禁忌证:包括碘对比剂过敏史;过敏体质,特别是对海产品或奶制品过敏;哮喘;严重肾功能不全;严重心血管疾病,包括症状性心绞痛、充血性心力衰竭、严重肺动脉高压及心肌病;恶病质患者。

(3)相对禁忌证:包括高蛋白血症、多发骨髓瘤,可能会加剧肾功能不全;新生儿血容量低、渗透性高,容易导致不良心脏事件;长期使用 β 肾上腺素受体阻滞剂的患者,对比剂不良反应的发生率及严重程度都会增加,并且可以降低肾上腺素在治疗不良反应中的作用;镰状细胞贫血者,易导致病情加重;嗜铬细胞瘤患者可能会出现一过性儿茶酚胺释放、血压升高,甚至高血压危象;甲状腺功能亢进或其他甲状腺疾病患者,使用碘对比剂

4~6 周后会出现或加重甲状腺功能亢进;正在进行 ^{131}I 治疗的患者,碘摄取率会下降,影响治疗效果,但几周之内可恢复;重症肌无力患者,临床症状可能会加重。

2. CTA 规范化扫描方案

(1)扫描前准备:严格掌握适应证与禁忌证,详细询问受检者病史(特别是过敏史);签署对比剂知情同意书;去除扫描区域表面所有金属物与饰物;嘱受检者扫描时保持体位不动,不配合的患者可适当给予镇静处理;认真向受检者解释检查事宜,告知扫描所需时间,消除受检者紧张心理,以提高图像质量。

(2)头部 CTA 扫描方案:患者采用仰卧位,头先进;用压束带固定好头部和下颌,保持头颈部静止不动及平静呼吸,避免吞咽及眨眼动作。扫描范围从颅顶至下颌水平,以 C_3~C_4 为基准线。先行正位定位像,而后根据定位像确定扫描范围执行 CT 平扫。平扫的目的是观察脑实质病变、脑出血、血管钙化等。探测器宽度 ≥8cm 的 CT 设备,采用轴面扫描模式;宽度 <8cm 的 CT 设备,采用螺旋扫描模式。

【推荐扫描参数】管电压 120kVp,管电流 60mA 左右,扫描层厚以一个探测器单元宽度为宜。重建算法以设备说明书推荐为准。平扫重建层厚 ≤5mm。增强图像重建层厚采用 CT 设备 1 个或 2 个探测器厚度,以利于 CTA 图像重组。

关于对比剂增强方案,推荐使用碘浓度为 320~400mg/ml 的对比剂,成人注射流率不低于 3ml/s,婴幼儿不低于 2ml/s;总剂量按含碘量 150~300mg/kg,采用高压注射器经右上肢静脉注入。对比剂使用应注意:①建议采用 22G 留置针在检查前穿刺静脉血管并固定好针头位置;②连接管与注射针连接时应排除管路中的气体,并试注入 15ml 生理盐水确保管道通畅;③碘对比剂注射后,随即以相同流率注射生理盐水 30~40ml。对比剂的使用建议参考《碘对比剂使用指南(第 2 版)》。不同类型的 CT 设备扫描速度不同,对比剂注射方案略有差异,以清晰显示动脉血管及其分支而又没有静脉污染为目标。对比剂注射时间,在 40 层以下的螺旋 CT 为 12s;64 层螺旋 CT 为 10s 左右;128 层及以上的螺旋 CT 为 8s;其余注射参数与 64 层 CT 相同。

CTA 扫描触发时间的选择可采用以下方法:①小剂量团注测试技术。选取与实际 CTA 扫描层面一致的层面作为测试点,用小剂量对比剂预注射(注射 10~15ml 后以相同流率追加生理盐水 20ml),测试颈内动脉时间密度曲线,峰值点为 CTA 容积扫描启动时间。②对比剂团注追踪技术。选取颈动脉(CTA 最低层面以下)为监测点,阈值为 100~120HU,达到阈值后触发扫描。对比剂团注追踪技术不需要额外的对比剂用量,推荐作为常规方法。如果预估患者颈动脉狭窄严重或者钙化明显,导致颈动脉显示不清,推荐采用小剂量团注测试技术。建议将扫描后薄层图像传输至医学图像存档与传输系统(picture archiving and communications system, PACS)保留。如果需要打印重组后图像,推荐每张胶片不宜超过 24 幅图像。

(3)颈部 CTA 扫描方案:体位与头部 CTA 相仿,受检者采取仰卧位、头先进,头置于托架内、下颌上抬,头尽量后仰,两肩尽量下垂、双上肢置于体部两侧,头颈部正中矢状面与纵向激光定位线重合,眉间线与横向定位线平行。扫描范围自胸骨角水平至外耳道平面。定位像扫描与头部 CTA 不同,一般采用侧位定位像,必要时可扫描正、侧位定位像。扫描参数:管电压 100~120kVp,管电流 100~350mA,由头向足侧扫描,扫描长度 400mm。

【推荐扫描参数】常规采用螺旋扫描,管电压采用 100~120kVp,管电流 200~300mA,X 线管旋转时间 0.27~0.50s/ 周,螺距 1.0~1.5,FOV 为(200.00~250.00)mm ×(200.00~250.00)mm,窗宽 600HU、窗 位 300HU,采 集 层 厚 0.50~1.00mm,重建间隔 0.45~0.75mm,重建矩阵 512×512,准直器宽度建议选择最宽。采用对比剂自动跟踪触发扫描技术,监测层面为主动脉弓,触发阈值为 80~120HU,标准重建算法 Standard/B30。不同探测器的 CT 扫描速度不同,探测器 ≤40 排、64 排、>64 排的速度分别为 ≥40、≥60、≥100mm/s。

对比剂的使用建议参考《碘对比剂使用指南(第2版)》,推荐使用碘浓度为320~400mg/ml的对比剂。建议使用高压注射器,将50~100ml的对比剂和30~70ml的生理盐水分别装入高压注射器中,连接延长管,排气完毕后连接留置针等待注射。注射部位选择右手臂(优于左手臂),有利于避免左头臂静脉未稀释的对比剂造成伪影。使用20G或22G的静脉套管(留置)针穿刺手臂上粗大的静脉(桡静脉或肘静脉),必要时穿刺股静脉。连接高压注射器后,将患者的手臂置于身体两侧,保持伸直、放松。

推荐使用个性化注射方案:体重达到50kg的患者行颈部CTA检查时,碘对比剂的注射流率应达到4~5ml/s;体重超过50kg者,注射流率可适当增加,但不建议超过6ml/s。对比剂用量为60~100ml,或根据体重测算(1~2ml/kg体重)。64层以上的螺旋CT对比剂用量可减少到50~60ml,注射碘对比剂后应团注20~40ml生理盐水。儿童使用对比剂,剂量应根据体重测算,注射流率也应根据体重调整;小儿和婴幼儿应选用24G或22G的套管针静脉注射,注射流率为2~3ml/s较合适。

(二) MR血管造影

无论在缺血性脑卒中还是出血性脑卒中的诊断和治疗过程中,血管成像都具有重要的临床意义。MRA技术可以分为非对比剂增强血管成像和对比剂增强血管成像两大类,这二者从成像的方法看区别在于是否使用外源性对比剂,而从成像的效果看,区别在于前者反映的更多的是血流信息,而后者则能更真实地反映血管的解剖信息。不同的成像原理决定了不同的临床意义。MRA可供选择的方法较多且相对无创,因此在临床实际工作中具有广泛的应用价值。此处重点讨论MRA几种常用的成像技术,旨在帮助大家在脑卒中诊治过程中能够灵活选用适宜的MRA技术。

1. 非对比剂增强磁共振血管成像技术 血管内血液的流动现象在磁共振成像过程中既可能是伪影的来源(即我们所说的血管搏动伪影),也可能作为一种对比来进行血管成像。在磁共振成像过程中,我们可以直接把血液流动作为一种对比来进行相应的血管成像,比较常用的有:基于时间飞跃法的 TOF-MRA（time of flight MRA）、基于血液流动所导致的相位差的相位对比法 MRA（phase contrast MRA）,以及近年来推出的基于动脉自旋标记的 ASL MRA（arterial spin labeling MRA）等。在非对比剂磁共振血管成像技术中,根据血管腔内血液信号的不同又可以分为亮血成像技术和黑血成像技术。在这里强调一下,我们所说的亮血和黑血成像指的是成像过程中血液所呈现的实际信号强度,不是人为将显示窗翻转的效果。黑血成像技术最重要的临床应用就是进行管壁成像和斑块评估（见下一节斑块评估）,本小节仅介绍常用的亮血成像技术。

（1）TOF-MRA 成像:也称为时间飞跃法磁共振血管成像。这是最早也是最广泛被应用的非对比剂增强磁共振血管成像技术。在磁共振成像过程中如果对某一区域进行快速重复的射频激励,相应区域静止组织将发生饱和现象,而相应区域血管内的血流则是从成像区域外流入成像区域内的未被激励过的新鲜血液。磁共振成像过程中所能采集到的信号强度取决于射频激发组织的瞬间纵向磁化强度,静止组织因为饱和几乎不产生信号,而流入的新鲜血液被激发表现为高亮信号,这就是 TOF-MRA 成像的基本原理。TOF-MRA 的血流对比正是利用了流动的血液和静止组织在射频激励之间的时间差来显示血流信息的。尽管通常把 TOF-MRA 称为时间飞跃法磁共振血管成像,但必须强调的是,在 TOF-MRA 所显示的并不是血管的解剖路径,而是在活体状态下的血流信息,所以 TOF-MRA 本质上是磁共振血流成像。深入了解这一本质对于我们理解和解读 TOF-MRA 的价值和限制具有重要的实际意义。

TOF-MRA 成像的特点:TOF-MRA 本质上是血流成像,所显示的效果显然取决于血流状态。慢血流、湍流、涡流等血流状态会导致 TOF-MRA 上相应血流信号的丢失。这些信号的丢失通常被解读为 TOF-MRA 容易夸大血管狭窄程度及动脉瘤的漏检原因,也被视为其一个重要缺陷。但 TOF-MRA 成像对于慢血流、湍流、涡流(血管弯曲、狭窄、膨大部位)等血流状态的高度敏感性,应该被视为该技术的一个特点。从临床症状的解释而言,TOF-MRA 也许有一定的特殊意义(例如在动脉粥样硬化发生的早期,血管腔的狭窄可能并不明显,但由于血管壁内膜粗糙并打破了正常的血流状态,这种异常血流表明了供血受到一定程度的影响,TOF-MRA 这一成像特点也许能更早地提示供血异常)。然而,TOF-MRA 这些成像特点也对成像带来了一些挑战,如何能最大程度地避免扫描参数原因所导致的图像质量下降甚至误解读,是值得我们引起重视的。

TOF-MRA 成像注意事项:因为 TOF-MRA 对血流速度、血流状态具有高度依赖性,所以在扫描过程中我们需要合理选择成像方式和扫描参数。

1)3D-TOF-MRA 对比 2D-TOF-MRA:头颈部 TOF-MRA 成像通常采用 3D-TOF-MRA,这是因为 3D-TOF-MRA 相对信噪比更高,但是在静脉系统成像即 MRV 成像时,则推荐采用 2D TOF-MRA,其原因是静脉血流速度过慢,如果采用 3D-TOF-MRA 时会存在明显的饱和效应。2D-TOF-MRA 层厚更薄,因而可以获得更明显的流入增强效应。当静脉走行方向与扫描层面相平行并重叠时,会有饱和效应的存在,因此在冠状面 2D-TOF-MRA 对于某侧横窦显示不清并非一定存在静脉窦血栓,应该加扫与该静脉窦走行方向相垂直的 2D-TOF-MRA。

2)3D-TOF-MRA 单块对比多薄块重叠扫描:3D-TOF-MRA 成像必须考虑扫描范围,如果为单块扫描且范围较大,势必存在下一次射频激发有部分血流无法流出成像区域,导致明显的饱和效应,很多血管分支无法显示。采用多薄块重叠扫描的方式可以解决饱和效应,但需要注意两个问题:①每个单块的采集范围不宜过大;②块与块之间需要有足够的重叠,尽量保持在每块厚度的 1/4 以上,以便能减少百叶窗伪影。

3)3D-TOF-MRA 成像特殊参数的选择:为提高 3D-TOF-

MRA对小血管的显示,有两个重要的成像参数需要了解:斜坡脉冲和磁化传递。前者是通过改变从流入端到流出端射频脉冲的翻转角,尽可能减少射频激励所导致的血流饱和效应;而后者是通过磁化传递进一步加强背景抑制,从而增加血流与背景组织之间的对比,这两个参数对于改善图像质量十分重要(图3-1)。

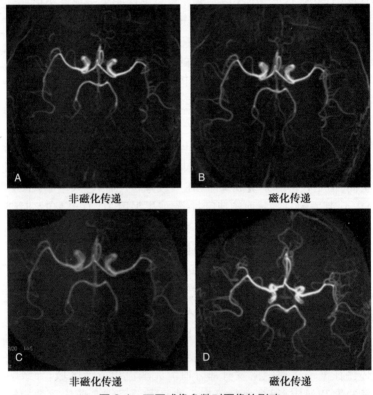

图 3-1　不同成像参数对图像的影响

不加磁化传递(A、C)和加磁化传递(B、D)所采集的 TOF-MRA 图像对比可见施加磁化传递后小血管显示明显增多。

(2)相位对比血管成像(phase contrast MRA,PC MRA):是另

一种亮血成像非对比剂增强磁共振血管成像技术。与 TOF-MRA 一样,PC MRA 也依赖于血液流动对比,但与前者不同的是,PC MRA 每次成像需采集两组图像(施加流速编码梯度及不施加流速编码梯度),通过两组图像减影实现背景抑制。该成像方法能直接进行冠状面或矢状面成像,相对于 TOF-MRA,PC MRA 能在一定程度上克服 TOF-MRA 易受湍流、涡流影响而导致信号丢失的不足,在显示颈动脉分叉部具有一定优势。但 PC MRA 成像有一个技术难点或不足,即有关流速编码(velocity encoding,VENC)的选择,VENC 越大,小血管或慢血流血管的显示就越差;而 VENC 选择越小,则会导致明显的静脉污染(图 3-2)。此外,PC MRA 相对扫描时间更长,这些问题在一定程度上限制了临床上的广泛应用。

1)PC MRA 成像中的 2D 采集对比 3D 采集:在 PC MRA 成像中 2D PC MRA 更多地用于流速分析,而 3D PC MRA 则用于血管成像。

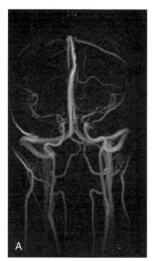 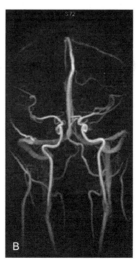

较低流速编码 较高流速编码

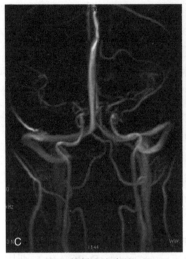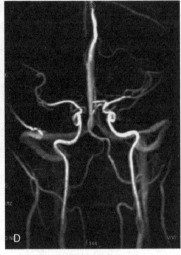

　　较低流速编码　　　　　　　　　较高流速编码

图 3-2　不同流速编码对血管显示效果的影响

通过对比发现,较低流速编码(A、C)静脉污染更明显,当采用较高流速编码时(B、D),动脉显示更清晰、静脉污染相对减少。临床的困难是很难找到一个合适的流速编码能恰好把动脉和静脉完全分离。

　　2)PC MRA 成像中重建方式的相位差对比复合差:使用 PC MRA 成像需要了解这二者的区别,相位差(phase difference,PD)重建时可以反映血流的方向和速度,因此在各种 PC 法电影成像或 PC 法流速分析时需要选择相位差重建。而复合差(complex difference)就是计算幅值强度,不反映方向信息,复合差主要用于 PC MRA 血管成像目的。

　　(3)基于 ASL 的血管成像:其技术的核心是采用动脉血中水分子作为内源性示踪剂、零回波时间信号采集及通过减影实现背景抑制。该技术能更真实地显示血管狭窄的程度和畸形血管团的大小范围等,在脑卒中诊断和防治中具有很重要的价值。感兴趣的读者可以查阅相关资料深入了解。

2. **对比剂增强磁共振血管成像**(contrast enhanced MRA, CE-MRA) 与上述非对比剂增强磁共振血管成像技术相比,对比剂增强磁共振血管成像采用外源性示踪剂进行血管成像。在动脉血中团注对比剂达到峰值浓度时,明显缩短血液的 T_1 值,从而实现血管成像的目的。与 DSA 或 CTA 相类似,CE-MRA 能更真实地显示血管解剖形态,这对于明确血管腔是否存在狭窄,以及狭窄或扩张程度的判断更加精确。

(1)透视触发 CE-MRA:为了达到团注效果,需要采用高压注射器进行对比剂高压注射,注射流速 2.5~3.0ml/s,依据患者血管状态适当调整。对比剂用量推荐 0.2mmol/kg。由于头颈部动静脉循环时间窗相对较短(通常为 6 秒左右),这给头颈部 CE-MRA 成像带来一定困难。准确而又及时地启动扫描是 CE-MRA 成功的关键。通常会采用某种捕捉对比剂到达的监视技术来确定启动扫描时间,如透视触发 CE-MRA 等,需要有较好的操作熟练度。

(2)对比剂动力学时间分辨(time resolved imaging of contrast kinetics,TRICKS)成像:与采用透视触发的 CE-MRA 相比,TRICKS 血管成像可以理解为四维对比剂增强血管成像技术,它采用 K 空间节段共享来提高时间分辨率,确保每期之间的时间窗更短。TRICKS 是一种快速多期相的动态增强扫描技术,无须对比剂跟踪,操作起来相对简单。在不同区域使用 TRICKS 血管成像需要根据具体需求采用不同的扫描策略。头颈部血管成像所存在的主要矛盾是动静脉时间窗短、容易产生静脉污染,所以参数设定过程中需要密切注意时间分辨率,应尽量控制在 4 秒以下,因此难以实现高空间分辨率扫描。而在下肢血管成像时所要解决的主要矛盾是双下肢血管的延迟充盈和不对称充盈,所以在下肢血管成像时通常会把总的扫描时间调至更长,如 3 分钟左右。

近年来,随着 CT 硬件技术的发展,CTA 成像技术成熟,且具有更高的空间分辨率,头颈部 CTA 的应用逐渐广泛,而 CE-MRA 的应用相对减少,但对于碘剂过敏患者、动脉瘤栓塞后复查、虹吸部血管(骨骼伪影干扰)显示、正常人群体检等,CE-

MRA 仍具有相当的优势。因此,在综合考虑设备水平、技术水准、疾病状态、评估目标等诸多因素后,需要恰当选择不同的头颈部血管成像方法。

二、头颈部动脉粥样硬化性狭窄的影像学诊断及评估

颅内大动脉和颈动脉粥样硬化性狭窄或闭塞,是我国缺血性脑血管病的主要危险因素。临床上一直将颅内大动脉、颈动脉血管腔的狭窄程度作为评判粥样硬化缺血性脑血管病严重性的一项指标。对于无症状性颈动脉狭窄患者,狭窄率<75% 时,脑卒中年发生风险率<1%;狭窄率 ≥ 75% 时,脑卒中年发生风险率增加到 2%~5%;对于症状性重度颈动脉狭窄患者,缺血性脑卒中后 1年、5 年内复发风险率分别为 10%、30%~35%。颅内动脉狭窄率为 50%~69% 的脑卒中年发生风险率为 6%,狭窄率为 70%~99%的脑卒中年发生风险率高达 19%。华法林 - 阿司匹林治疗症状性颅内动脉狭窄(Warfarin-Aspirin symptomatic intracranial disease,WASID)研究认为,狭窄率为 70%~99% 患者的脑卒中复发风险高于狭窄率为 50%~69% 的患者(95% 可信区间为 2.03,P=0.003)。由此可见,缺血性脑卒中的发生风险确实与动脉粥样硬化的狭窄程度密切相关。同时,对症状性动脉狭窄患者进行积极的干预(如血管内介入、血管内膜剥脱术)有望改善患者预后,但需考量动脉的狭窄程度,因此准确评估头颈部动脉粥样硬化性血管狭窄的程度极其重要。虽然数字化减影血管造影(digital subtraction angiography,DSA)一直是动脉狭窄诊断的"金标准",但 DSA 具有有创性、需要住院,且费用昂贵,会有一定的并发症(如穿刺部位血肿、血管痉挛、血栓或栓塞形成、假性动脉瘤等)发生率,使其普及受限。无创性 MRA、CTA 检查已逐渐成为动脉狭窄的首选评估方法。

(一)颅内大动脉血管狭窄的 CTA 评估与诊断

1. CTA 后处理技术　多层螺旋 CT 采集容积数据后,可自动将其传输到 CT 设备自带的后处理工作站。通过后处理便可实现

任意角度和方位观察大动脉及其病变。后处理技术分为二维重组和三维重组,是显示大动脉血管形态及病变的关键环节。二维重组包括多平面重组(multi-planar reformation,MPR)及曲面重组(curved planar reformation,CPR),其中 CPR 是 MPR 技术的延伸;三维重组方法常用的有表面遮蔽显示法(surface shaded display,SSD)、最大密度投影法(maximum intensity projection,MIP)、容积再现(volume rendering,VR)及仿真内镜法(virtual endoscopy,VE)。评估动脉粥样硬化性狭窄时,以 MIP、VR、MPR 技术联用为佳。

(1)MIP:MIP 是将每条射线上所遇到的最大密度像素进行重组而成,可将不在一个平面上的立体结构显示在同一个二维平面上,并且隐去密度低的组织结构。MIP 包括整体 MIP 与薄层 MIP(层厚可选择)两种方式:整体 MIP 显示扫描范围内所有较高密度的血管,但同时会显示相应范围内密度很高的骨骼、钙化及增强后的软组织结构;薄层 MIP 可选择性显示其中部分。整体 MIP 消除骨骼、钙化等重叠的高密度方法有两种。①播种法。将高于血管密度阈值的结构播种剔除,但阈值选择要精准,否则可能会将骨骼与血管一起剔除,此方法可重复使用,直至将重叠的高密度影完全消除。②手工薄片清除法。将靶血管区域划分为若干薄片,逐个画感兴趣区以剔除不需要的组织,此法工作量稍大,但效果好。MIP 两种方法同时使用后可以清晰显示血管的解剖结构、位置、形态信息,可以多平面、不同重建厚度、自由角度观察病灶。MIP 保持血管显示的连续性,清晰显示血管的形态、走向、分布和血管腔内密度,能够区分血管管腔内的对比剂及血管管壁钙化,能够比较精确地显示血管的中重度狭窄和闭塞(图 3-3)。MIP 图像突出血管影像,在显示血管钙化及狭窄程度方面比较可靠,是显示血管病变的最佳方法,但 MIP 仅利用了 10% 的容积数据,是叠加的投影,空间立体感较差,不能反映结构的纵深关系,有时无法区分重叠的骨骼、钙化和已充盈对比剂的动脉与静脉,特别是颈内动脉海绵窦段与颅骨紧贴、密度接近,编辑过程中受个人技术影响,可能将细微病变错误剔除或人为因素造成伪影。当靶血管受其他血管或骨骼重叠时,会降低 MIP 诊断的准确性和可靠性。血管狭窄合并致密钙化斑块时,运用 MIP 测量狭窄程度容易受到影响。

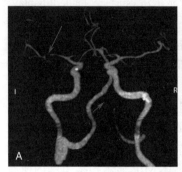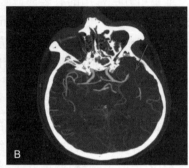

图 3-3　一例颅内动脉重度狭窄患者的 CTA-MIP 影像

A. 整体 MIP;B. 薄层 MIP。精确显示左侧大脑中动脉 M1 段远端重度狭窄(长箭),M2 段及其远端分支减少、细小;右侧椎动脉较对侧细小为发育变异(短箭)。

(2)VR:VR 根据容积数据内像素的 CT 值差异,从观察者的方向对所有像素进行投影并以不同灰阶的形式显示。通过对不同结构进行色彩编码并使用不同的透明度,可同时显示表浅和深在的立体结构影像,如果调整 CT 阈值并结合多角度的旋转,使 VR 图像具有空间层次的立体感,解剖关系明确(图 3-4)。VR 是 100% 利用容积数据,随着软件技术的更新,目前已不需要对原始图像进行人工编辑,只要调整 CT 阈值即可显示出所要观察的结构,能清楚显示血管与毗邻结构的三维关系。在不同方位剪切颅骨,可充分暴露血管解剖细节:剪切颅顶部骨骼,水平面可观察颅内血管全貌、大脑动脉环及分支;剪切颅面及后面颅骨,冠状面正面可观察双侧大脑中动脉,冠状面后面可观察大脑后动脉及椎基底动脉;剪切左、右两侧颅骨,矢状面可观察大脑前动脉及颈内动脉虹吸段。颅骨结构透明化使其作为背景结构,可以加深神经介入医师对病变部位的空间定位感(图 3-5)。在 CTA 显像时，VR 可以显示血管腔内结构及周围结构关系，具有解剖标志明确、图像层次清晰、边缘光滑锐利等优势，类似于 DSA 的显影效果。在动脉管壁存在致密钙化时，可以利用透明技术显示动脉管腔(图 3-6)。

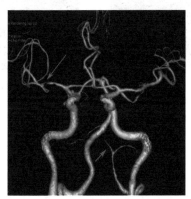

图 3-4 图 3-3 所示患者的 CTA-VR 影像
清晰显示血管解剖关系，立体感强。显示左侧大脑中动脉
M1 段远段重度狭窄(长箭)，M2 段及其远端分支减少且细
小；可见右侧椎动脉较对侧细小，为发育变异(短箭)。

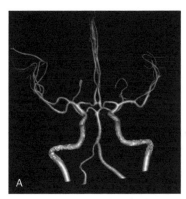
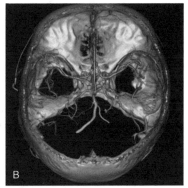

图 3-5 CTA-VR 影像显示空间关系
A. CTA-VR 图像立体感强，解剖层次明确；B. 以颅骨结构作为背景，加深
神经介入医师对病变部位的空间立体感。

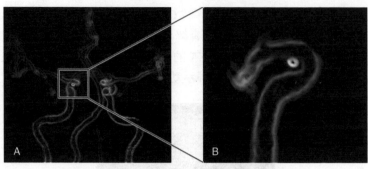

图 3-6 CTA-VR 透明技术

A. 利用 CTA-VR 的透明技术,清晰显示管腔内结构及管壁的钙化;B. 局部放大图像清晰显示右侧颈内动脉虹吸曲管壁钙化灶。

(3)MPR:MPR 是一种以原始容积数据为基础,重建出矢状面、冠状面和任意角度斜面二维图像的后处理方式,能消除所选平面以外的像素重叠,并显示包含在重建平面内的所有像素。MPR 重建图像保留了与原始图像相同的密度值和对比度,对细微结构的显示可靠,能从不同角度、不同厚度显示病灶与周围组织的解剖关系,对病灶的定位、病灶范围和空间关系的判断有重要意义(图 3-7),能真实反映靶血管钙化斑块垂直断面及管腔狭窄的程度,适于观察动脉管腔狭窄伴钙化的斑块。但 MPR 是一种二维重建技术,不能显示颅内动脉复杂的空间结构,靶血管走向迂曲时难以反映靶血管全貌及其与周围结构的关系,靶血管严重狭窄时,会过度评价血管狭窄程度。

2. **颅内大动脉狭窄测量方法** 常用的颅内大动脉狭窄测量方法有北美症状性颈动脉内膜剥脱术试验(North American symptomatic carotid endarterectomy trial,NASCET)法和 WASID 法。NASCET 法颅内大动脉狭窄程度的计算公式为:狭窄率(%)=(1−Ds/De)×100%,其中,Ds 为病变最狭窄处的动脉管径,De 为估算的原始血管管径。

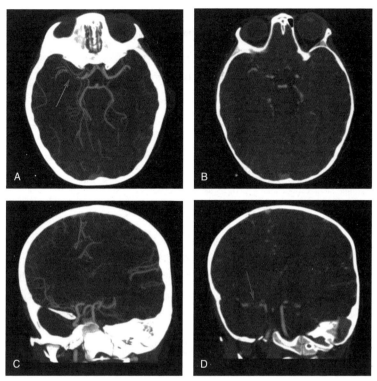

图 3-7 一例颅内动脉狭窄 MPR 显示的价值

A、C. 显示右侧大脑中动脉水平段重度狭窄（长箭）；B、D. MPR 对病灶的定位、病灶范围和空间关系的判断有重要意义（长箭）。

WASID 法的动脉狭窄程度计算公式为（图 3-8）：狭窄率（%）= $(1-D_S/D_N) \times 100\%$。其中，D_N 为正常血管管径，取血管狭窄处近心端正常动脉的直径；D_S 为病变最狭窄处的动脉管径，分别有以下几种情况。

（1）对于大脑中动脉、椎动脉颅内段及基底动脉，D_N 被定义为狭窄近端最宽的、无弯曲的正常动脉血管的直径。①如果颅内动脉近心端血管有病变（如大脑中动脉起始段狭窄），D_N 被定义为狭窄远端最宽的、无弯曲的正常动脉血管的直径。②如果整段颅内动脉都有病变，就选择其主要供血动脉最远端的、无弯曲的正常动脉直径。举例说明：整个基底动脉病变，D_N 被定义为其优势侧椎动脉最远端的无弯曲正常动脉直径；整个大脑中动脉病变，D_N 被定义为颈内动脉床突上段最远端的、无弯曲的正常动脉直径；整个椎动脉颅内段病变，D_N 被定义为颅外椎动脉最远端的、无弯曲的正常动脉直径。

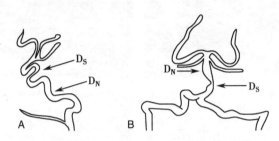

图 3-8　WASID 法计算颅内大动脉狭窄程度

D_S：病变最狭窄处的动脉管径；D_N：为正常血管管径。A. 血管狭窄处近心端动脉正常时，取近心端动脉直径；B. 近心端动脉存在病变时，取狭窄远端最宽的无弯曲的正常动脉直径。

（2）对于海绵窦前段、海绵窦段及海绵窦后段的颈动脉狭窄，如果岩骨段没有病变，D_N 被定义为颈动脉岩骨段最宽的、无弯曲正常动脉直径；如果整个岩骨段都有病变，D_N 被定义为颅外颈内动脉最远端的正常动脉直径。

（3）如果狭窄程度接近闭塞，无法看到狭窄处管径，就定义为狭窄率为 99%。依据动脉管腔狭窄率将血管分为正常组（0%）、轻度狭窄组（≤50%）、中度狭窄组（50%~70%）和重度狭窄组（71%~99%）、闭塞（100%）。有研究针对这两种试验测量的狭窄率进行了比较，发现 CTA 运用两种测量方法所得的颅内大动脉狭窄率并无明显差异，但国际上大宗病例研究多采用 WASID 法评估颅内大动脉狭窄。

3. 颅内大动脉狭窄程度的 CTA 评估　CTA 对颅内动脉粥样硬化的评价主要是针对狭窄程度进行评估。以 DSA 诊断结果为参考标准，对于颅内大动脉狭窄，CTA 与 DSA 诊断结果具有很好的一致性,对颅内大动脉狭窄/闭塞的诊断敏感度和特异度可以分别达到97.1%和99.5%。Duffis等回顾性分析627段颅内动脉的CTA及DSA图像,发现血管狭窄程度≥50%时,CTA诊断的敏感度、特异度、阴性预测值分别为96.6%、99.4%、99.6%。他们同时分析了CTA和DSA两种检查方法对于临床决策的影响,结果表明DSA检查结果并没有增加或改变临床治疗决策。这就意味着,CTA对颅内动脉狭窄的诊断完全可以满足临床诊断的需求。还有研究表明,在血流速度缓慢的情况下,多层螺旋CT血管造影在评价后循环动脉狭窄或闭塞性病变方面要优于DSA。近期,双源CTA及能谱CTA的应用,使CTA在动脉狭窄评估中的应用更为广泛,不但可以将心脏、颈部和颅内血管同时进行评估,还可以对斑块成分进行分析。

4. **颅内大动脉粥样硬化的CTA诊断**　动脉粥样硬化时,CTA能清晰显示狭窄、中断或闭塞的颅内大动脉,相应血管表现为局部变细、显影淡薄,甚至不连续,远端分支稀疏或明显变细(图3-9)。CTA重建图像时,多采用上下方向和左右方向360°旋转观察病变血管,重建间隔角度多为5°。其中,上下方向旋转

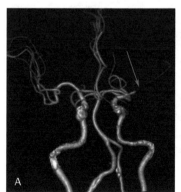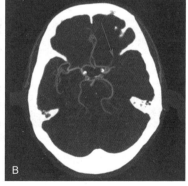

图3-9　一例颅内动脉重度狭窄患者的CTA影像

A. CTA-VR所见;B. CTA-MIP所见。CTA图像能清晰显示左侧大脑中
动脉近端重度狭窄,其远端分支明显变细、减少(箭头)。

所建图像适合观察大脑中动脉、大脑后动脉；左右方向旋转所建图像适合观察颈内动脉、椎基底动脉；大脑前动脉走行迂曲，需要多角度观察才能全部清晰地显示。在颅内动脉狭窄或闭塞时，常常引起受累血管供血区域的梗死。因此，在 CT 平扫图像上如果发现低密度病变，需仔细观察供血动脉；反之，如果 CTA 发现血管狭窄，特别是急诊患者，需使用调窗技术仔细观察 CT 平扫图像，以便及时发现等密度梗死灶（图 3-10）。

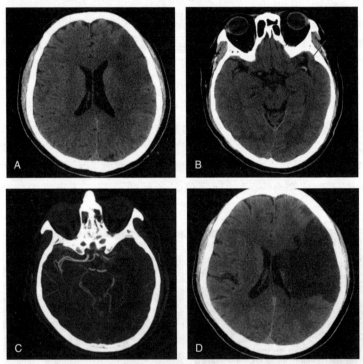

图 3-10　一例急性缺血性脑卒中患者的 CT 表现

A. CT 平扫于左侧额颞叶隐见片状等 / 稍低密度影，提示急性期缺血性脑卒中；B. 提示大脑中动脉高密度征（箭头）；C. 左侧大脑中动脉闭塞远端及其分支在 MIP 图像中未见显影；D. 3 天后复查 CT 见左侧额颞叶片状低密度灶明显且扩大；合理使用 CT 调窗技术仔细观察平扫图像，能及时发现等或略低密度梗死灶。

大脑动脉环(Willis 环)个体差异明显,约 50% 存在各种类型的变异,在 CTA 影像上常显示不完整。在观察和诊断 CTA 图像时,应熟知颈内动脉、大脑前动脉、大脑后动脉及椎动脉发育不全或不发育,双侧大脑前动脉共干等血管变异(图 3-11)。颅内动脉粥样硬化可以累及单支或多支血管,当粥样硬化斑块累及单支血管多节段或引起单支血管某一节段重度狭窄时,受累血管可呈串珠样改变(图 3-12)。由于 CTA 不受局部血流动

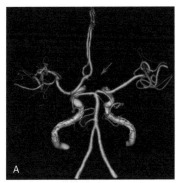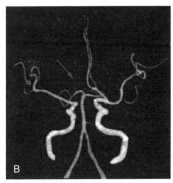

图 3-11 一例脑血管发育变异 CTA 影像

CTA-VR(A)和 CTA-MIP(B)清晰地显示了左侧大脑前动脉 A1 段细小,双侧大脑前动脉 A2 段共干,为发育变异。

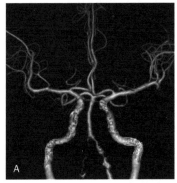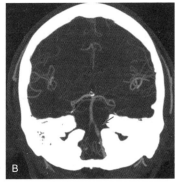

图 3-12 一例脑血管重度狭窄 CTA 影像

CTA-VR(A)和 CTA-MIP(B)显示左侧椎动脉节段性重度狭窄呈串珠样改变(箭头)。

力学状态的影响,能很好地显示颅内大动脉狭窄,但 CTA 后处理过程可能影响重建图像的质量。颈动脉岩骨段和海绵窦段与骨质结构关系密切,在后处理时容易因操作不当而造成局部血管的假性狭窄。另外,在局部血管特别纤细时,容易因后处理操作失误而在重建图像上显示为局部血管缺如或血管闭塞。因此,分析 CTA 图像时,需要结合原始图像和后处理图像,综合分析能增加诊断的准确性和可靠性。

(二)颅内大动脉血管狭窄的 MRA 评估与诊断

1. 3D-TOF-MRA 在颅内大动脉血管狭窄中的运用　脑动脉粥样硬化性狭窄是缺血性脑卒中的主要危险因素,其狭窄程度和范围可引起不同类型的脑梗死,临床上常用 3D-TOF-MRA 和 CE-MRA 来评估颅内动脉狭窄。3D-TOF-MRA 可以显示大脑动脉环的全貌及脑动脉三级以上的血管分支。3D-TOF-MRA 利用的是血液的流入增强效应,即在血液规则流动的前提下,在一定范围内,血液的信号随着流速的增加而增加。但是,当血液流动不规则时会造成信号的减弱或丢失,或出现伪影;当血管与扫描层面平行或夹角较小时容易导致血液流入饱和,从而导致血管显影欠佳;多个扫描层块采集时,会导致暗带伪影的出现。颅内动脉血管走行迂曲,由于 3D-TOF-MRA 的这些成像原理和特点,当狭窄程度较高时,3D-TOF-MRA 会因狭窄处信号丢失而高估血管的狭窄程度,也意味着 3D-TOF-MRA 不能区分接近闭塞的重度狭窄和完全闭塞;当血管狭窄程度较低时,又会低估狭窄程度。研究表明,与 DSA 相比,3D-TOF-MRA 的阳性预测值较低(59%)、阴性预测值较高(91%),因此常作为一种筛查手段。

2. CE-MRA 在颅内大动脉血管狭窄中的运用　CE-MRA 需要使用钆对比剂以缩短血液的 T_1 弛豫时间,从而在血管内和周围组织间产生对比显像。与 3D-TOF-MRA 不同,CE-MRA 相对独立于流动的血液,分辨力显著提高,因此显示的血管管腔形态更可靠,不易出现血管狭窄的假象,即使存在重度血管狭窄或复杂形态的溃疡斑块,仍能够比较真实地反映狭窄程度,可提高重度动脉狭窄的诊断敏感性和特异性。采用头颈联合线圈,CE-MRA 能在 1 分钟内显示主动脉弓上包括大脑动脉环在内的血管图像,但其对颅内血管的诊断敏感性低于颅外血管。一项包括了 2 541 例患者的 Meta 分析显示,CE-MRA 诊断症状性重度颈动脉狭窄(70%~99%)的敏感性(94%)显著优于 TOF-MRA(88%)和 CTA(76%),特异性(93%)优于 TOF-MRA(84%)、与CTA(94%)相似;对于中度狭窄(50%~69%)的诊断敏感性和特异性也优于其他非侵入性检查技术。CE-MRA 的诊断准确性与DSA 相似,但同样会受到血管正性重构效应的影响而低估颅内动脉硬化斑块的发生率。此外,CE-MRA 需要血管强化达到峰值时采集填充 K 空间,但颈动脉 - 静脉时间窗太短,颈动脉显影6~9s 后静脉即可显影,目前的采集技术尚不能完全剔除静脉污染。

3. **颅内大动脉重构效应评估**　在活体组织中,血管会对不同的生理和病理状况做出扩张和收缩反应,这种血管大小和结构的代偿性改变被称为血管重构。动脉粥样硬化时,血管重构是机体对血管狭窄的一种代偿方式,最早发现于狭窄的冠状动脉,包括正性重构和负性重构。正性重构表现为病变处管壁向管腔外膨胀生长的趋势,而不引起管腔向心性狭窄(图 3-13);负性重构表现为病灶处管壁向腔内增厚,加重管腔的狭窄程度,两者均可促进脑卒中的发生。一般认为,病变处血管腔直径与相邻正常血管腔直径的比值>1.05,为正性重构;比值<0.95 则为负性重构;介于 0.95~1.05 之间的为无重构。正性重构可避免管腔狭窄,对血流影响较小,从某种程度上说是有利的,但它会使血管更加脆弱。与此相反,负性重构会使管腔横截面积缩小,引起动脉狭窄,但同时会使动脉壁更加稳定。由于血管正性重构的影响,即斑块占血管的横截面积<40% 时斑块处动脉会出现代偿性扩张,部分患者的颅内动脉虽然已有粥样斑块,但是 MRA 可以表现为无狭窄或轻度狭窄。同时,血

管重构还与斑块的稳定性、患者的临床症状相关。与负性重构斑块相比，正性重构斑块具有更大的管壁面积、斑块面积、斑块内脂质核坏死体积，正性重构是造成斑块不稳定的因素，正性重构患者存在更多的微栓子信号，更易脱落引发栓塞。在血管狭窄率相似的情况下，症状性患者的动脉管壁截面积大，以正性重构为主；而非症状性患者动脉管壁截面积较小，以负性重构为主。随着高分辨率血管壁成像（high-resolution vessel wall imaging，HRVWI）的推广运用，不仅可以评估血管狭窄程度，还可以评估斑块性质（详见第三章第三节头颈动脉粥样硬化斑块的评估）。

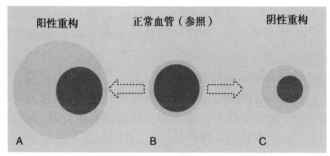

图 3-13 动脉重构效应示意

A. 病灶向管腔外膨胀生长，不引起管腔向心性狭窄；B. 正常血管腔；
C. 病灶处管壁向腔内增厚，加重管腔的狭窄程度。

4. 颅内大动脉粥样硬化的 MRA 诊断 MRA 后处理重建方法、狭窄程度测量方法与 CTA 相似，后处理时以 MIP 法最常用。图像重建时，多采用上下方向和左右方向 360° 旋转观察病变血管，重建间隔角度多为 5°。其中，上下方向旋转所建图像适合观察大脑中动脉、大脑后动脉；左右方向旋转所建图像适合观察颈内动脉，椎基底动脉；大脑前动脉走行迂曲，需要多角度观察才能全部清晰显示。正常情况下，颅内大动脉走行自然、管壁光滑、双侧基本对称；动脉粥样硬化时，颅内大动脉管壁欠光滑,可见锯齿状、小齿状改变,动脉管腔偏心性狭窄,病变远端分支血管不同程度地减少、变细,多节段病变时可表现为串珠状狭窄(图 3-14)。在狭窄程度 < 50% 时,由于动脉重构效应,3D-TOF-MRA 会低估狭窄程度,甚至无阳性发现,如患者有缺血性脑卒中症状或 DWI 上有高信号,则需通过 CE-MRA 影像仔细观察。

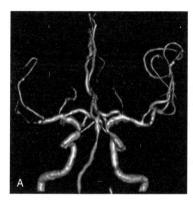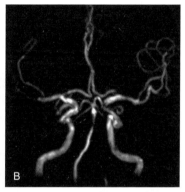

图 3-14　一例脑动脉粥样硬化患者的 MRA 影像

MRA-VR(A)和 MRA-MIP(B)显示,双侧大脑中动脉、基底动脉、颈内动脉海绵窦段多处管腔粗细欠均、局部重度狭窄,颅内动脉呈串珠样改变。

(三)颈动脉狭窄的 CTA 评估

1. **颈动脉狭窄率的测量方法**　临床上常用斑块最狭窄部位的动脉直径与正常血管直径来计算血管狭窄率,主要方法有以下三种(图 3-15)。

(1)NASCET 法:选用颈动脉斑块所在管腔最狭窄处直径(A)与远端正常管腔内径(B)相比,此正常管腔在动脉分叉以远且管壁平行于狭窄部位,狭窄率 = (1–A/B) × 100%。

(2)欧洲颈血管外科试验(European carotid surgery trial,ECST)法:测量颈动脉斑块所在管腔最狭窄处直径(A)与主观估算的正常管腔内径(C)相比,狭窄率 = (1–A/C) × 100%。

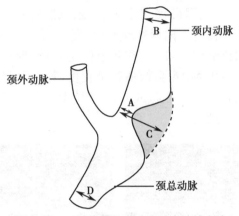

图 3-15 三种常用的颈动脉狭窄计算方法
A- 颈动脉斑块所在管腔最狭窄处;B- 正常远侧管腔直径;
C- 主观估算的正常管腔;D- 动脉斑块近侧正常管腔直径。

(3) 颈总动脉(common carotid,CC)法 采用颈动脉斑块所在管腔最狭窄处直径(A)与动脉斑块近端正常管腔内径(D)相比,狭窄率 $=(1–A/D) \times 100\%$。

NASCET 法和 ECST 法采用相同的狭窄分级方法,依据血管造影颈动脉内径缩小程度将颈内动脉的狭窄程度分为 4 级:轻度狭窄,<30%;中度狭窄,30%~69%;重度狭窄,70%~99%;完全闭塞,闭塞前状态测量狭窄度 >99%。从上述计算公式可知,三种方法均以颈动脉斑块所在管腔最狭窄处直径(A)为测量基准,不同的是 NASCET 法以远端正常管腔内径为基础内径,CC 法以近端正常管腔内径为基础内径,ECST 法以颈动脉膨大处模拟内径为基础内径。选用不同测量方法来计算狭窄程度时,可能会出现临床上治疗决策的重要差异,ECST 法测得的 80%~99% 的狭窄和 NASCET 法测得的 70%~99% 的狭窄大致能够相对应。NASCET 法存在难以确定的合适的颈内动脉正常远端管腔内径(图 3-15 中 B 值),而且颈内动脉球部膨大,直径比颈内动脉远端大,在轻度狭窄(<50%)时,有可能计

算出阴性结果。ECST 法难以确定颈动脉球部血管外壁位置，解剖变异或血管的不规则斑块狭窄会加大该方法的测量难度。国际上已报道的大型研究多采用 NASCET 法测量血管狭窄率，中华医学会外科学分会血管外科学组发布的《颈动脉狭窄诊治指南（2017 年）》亦推荐采用 NASCET 法来测量颈动脉血管狭窄率。

2. 颈动脉狭窄程度的 CTA 评估　颈动脉 CTA 后处理方法与颅内动脉的一样。有研究运用 MPR 观察颈动脉分叉处的狭窄程度，准确性为 96.7%。CTA-VR 可以提供高质量的三维影像，通过不同方向 360° 旋转，在不同角度观察血管的解剖结构，也可通过改变阈值显示管腔的轮廓（图 3-16）。VR 算法能区分管壁的钙化，对发现颈动脉斑块内溃疡有一定的帮助，但对轻微钙化或非钙化斑块的敏感性较低。其原因是轻微钙化或非钙化斑块与血管壁具有相似的 X 线衰减值，容易造成漏诊。

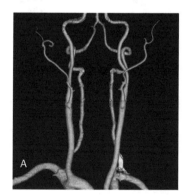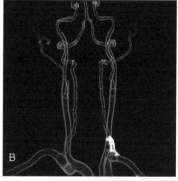

图 3-16　颈部 CTA-VR 及透明技术

A. 通过 CTA-VR 影像可以清晰观察血管的解剖结构；B. 通过改变阈值（透明技术）可以显示管腔的轮廓及管壁的钙化。左锁骨下动脉上方致密影为静脉内对比剂的伪影。

联合运用多种后处理技术能够提高 CTA 评判狭窄程度的准

确性。近年来大量文献研究认为,CTA 评价颈动脉狭窄的准确性很高,可以媲美 DSA,对于颈动脉狭窄的诊断灵敏度和特异性均可以达到 95%~99%(图 3-17~ 图 3-19)。虽然 DSA 检查仍然是血管狭窄评价的"金标准",但已不再是评价颈血管狭窄的首选检查方法。

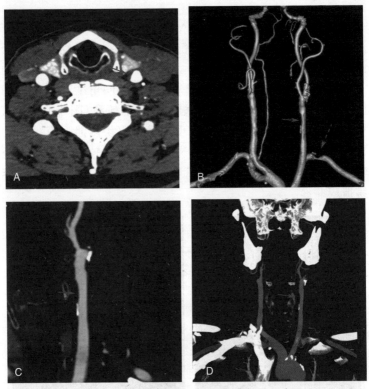

图 3-17 左颈总动脉轻度狭窄病例 CTA 表现

A. 动脉期横断面图像显示左侧颈总动脉管腔内少许低密度斑块影,管腔轻度狭窄(箭头),右侧颈总动脉充盈良好;B. CTA-VR 显示左侧颈总动脉上段管壁欠光整(箭头),同时显示左锁骨下动脉起始段重度狭窄(虚箭头);C. CTA-MPR 重建图像清晰地显示出管腔内低密度斑块影及管壁钙化影(箭头);D. CTA-MIP 图像显示管腔轻度狭窄(箭头)。

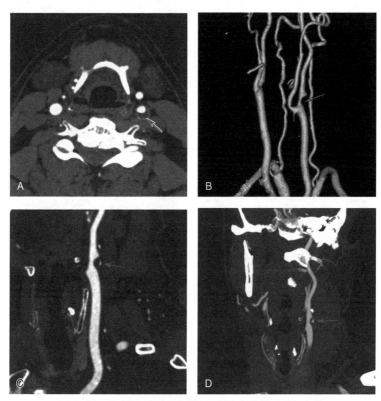

图 3-18　左颈内动脉起始段中度狭窄病例 CTA 表现

A. 动脉期横断面图像显示左侧颈内动脉起始段管腔内偏心性环状低密度斑块影及管壁少许钙化影(箭头),管腔中度狭窄,右侧血管充盈良好;

B. CTA-VR 图像显示管腔内充盈缺损改变(箭头),管腔中度狭窄;

C. CTA-MPR 重建图像清晰地显示出管腔内低密度斑块及管壁钙化影(箭头),管腔中度狭窄;D. CTA-MIP 图像显示管腔内充盈缺损(箭头)、管腔中度狭窄。

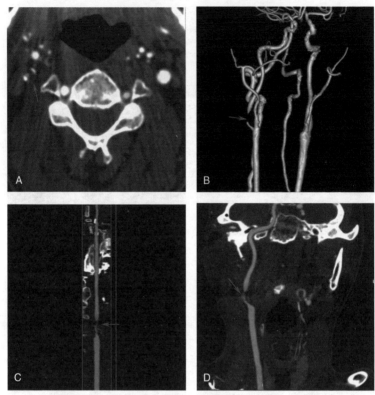

图 3-19 右颈内动脉起始段重度狭窄病例 CTA 表现

A. 动脉期横断面图像显示右侧颈内动脉起始段管腔内偏心性环状低密度斑块影及管壁少许钙化影(箭头),管腔重度狭窄,对侧血管充盈良好;B. CTA-VR 图像显示管腔内充盈缺损改变(箭头)、管壁毛糙,管腔重度狭窄;C. CTA-CPR 重建图像清晰地显示出管腔内低密度斑块及管壁钙化影(箭头),管腔重度狭窄;D. CTA-MIP 图像显示管腔内充盈缺损(箭头)、管腔重度狭窄。

　　颈动脉窦是颈动脉粥样硬化斑块最好发的部位,而颈动脉狭窄程度是评价颈动脉粥样硬化斑块严重性的主要指标。颈内动脉管腔狭窄(<50%)的症状性脑血管病患者中,超过 20% 的动脉血管存在易损斑块(斑块内出血和 / 或纤维帽破裂)。在颈动脉管

腔无明确狭窄的症状性脑血管病患者中,仍有 6%~8% 的患者发生颈动脉粥样硬化性易损斑块,其原因为动脉粥样硬化性血管存在正性重构效应,表现为向管腔外膨胀生长的趋势,而不引起管腔向心性狭窄。CTA 除了能评估颈动脉狭窄程度之外,还能清晰显示粥样硬化斑块的表面形态(如光滑、不规则和溃疡形成),区分斑块类型及斑块内组织成分(详见第三章第三节头颈动脉粥样硬化斑块的评估)。

(四)颈动脉血管狭窄的 MRA 评估

1. 3D-TOF-MRA 在颈动脉血管狭窄中的运用 临床上也常用 3D-TOF-MRA、CE-MRA 评估颈动脉狭窄。3D-TOF-MRA 无须使用对比剂、费用低、安全快速,能真实显示生理状态下的血流信息,诊断颈动脉窦狭窄的敏感性和特异性分别为 80%~90% 和 85%~93%。颈动脉窦是颈动脉粥样硬化斑块最好发的部位,颈动脉窦起源于颈总动脉,走行方向与颈总动脉存在一定夹角,且局部膨大。血流在颈总动脉属单向层流,而在其分叉后,中心部分血流方向发生改变并在颈内动脉窦内形成涡流。血流动力学改变导致 3D-TOF-MRA 信号改变并产生涡流伪影,影响动脉狭窄诊断的可靠性。在梯度磁场中,血液的流动可造成血流质子的相位移动,虽然可以通过流动补偿使其相位重聚,但这种补偿是有限制的,只有匀速或匀加速运动的血流的相位移动可得到补偿而获得相位重聚产生高信号,但复杂血流如涡流、湍流则不能得到有效补偿,导致这些血流信号减弱或丧失,从而造成 3D-TOF-MRA 对于颈动脉窦狭窄的假阳性诊断或夸大其狭窄程度。研究结果显示,颈动脉窦涡流伪影在 3D-TOF-MRA 检查中常常表现为颈动脉窦后壁轮廓存在、充盈缺损后缘边界模糊、充盈缺损信号强度介于正常颈总动脉与周围背景之间、充盈缺损很少累及颈总动脉(图 3-20)。在 3D-TOF-MRA 检查中正确认识颈动脉窦涡流伪影有助于提高诊断的特异性。

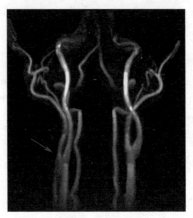

图 3-20 涡流伪影
颈部 3D-TOF-MRA 检查示右侧颈动脉窦、颈内动脉海绵窦段出现信号丢失,导致血管狭窄、充盈缺损等假象,左侧颈动脉窦显示尚可。

其他部位动脉血管在急转弯处或血管狭窄处,因血流类型发生改变,也可发生类似表现。选择适当的 TOF-MRA 成像参数可最大限度克服血流动力学改变引起的 MR 信号减弱或丧失。主要方法有:①缩短 TE 时间,可减少质子群流动去相位及由此而造成的血流信号丢失,目前 3D-TOF-MRA 成像中 TE 可短至 4ms 甚至更短;②减小层厚,提高空间分辨力,通过缩小体素来减少体素内质子群流动失相位,提高复杂血流的信号强度。当 3D-TOF-MRA 体素变小时,空间分辨力提高,受涡流的影响减小。③ CE-MRA 可以提高复杂血流的 MR 信号和缩小血流夸大效应,已成为目前颈部 MRA 成像的优选方法。

2. **CE-MRA 在颈动脉血管狭窄中的运用** CE-MRA 是利用对比剂缩短血液 T_1 值从而使血管显影,具有图像信号强、背景抑制效果好、扫描范围大、扫描时间短的特点。对颈动脉管腔狭窄的计算和评价标准与 CTA 相似。CE-MRA 只取决于血液的 T_1,而不受血流的影响,因此对颈动脉狭窄的评价要优于

TOF-MRA(图 3-21)。在评估颈动脉管腔狭窄程度方面优于超声,与 CTA 相似。对重度狭窄(狭窄率 ≥ 70%)的敏感性和特异性分别为 86%~94%、83%~100%。尽管 CE-MRA 在评价动脉狭窄方面具备这些优势,但存在对比剂的颅内沉积、会引起肾源性系统纤维化等不良反应等,应避免反复检查,并注意患者的肾功能。此外,由于斑块处管腔正性重构,残余管腔可以与正常管腔无差异,有研究发现颈总动脉正性重构、颈内动脉负性重构,颈总动脉内形成 3~4mm 的斑块时管腔仍可无明显狭窄。

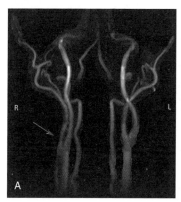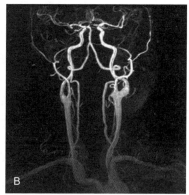

图 3-21　TOF-MRA 和 CE-MRA 比较

A. TOF-MRA,受血液流动伪影及磁化伪影的影响,容易高估右侧颈动脉窦、颈内动脉海绵窦段等处管腔的狭窄程度;B. CE-MRA,不受血流的影响,对颈动脉窦及颈内动脉海绵窦段均能清晰显示,对颈动脉狭窄程度的评价明显优于 TOF-MRA。

(五) 头颈部一站式 CTA、MRA 扫描的必要性

大量研究表明,我国动脉粥样硬化性缺血性脑血管病患者动脉狭窄的好发部位依次为颅内动脉、颅内动脉合并颅外动脉、颅外动脉。人群中,50%~60% 的动脉粥样硬化性缺血性脑血管病变单纯累及颅内动脉,但颅内动脉合并颅外动脉病变、单纯颅外动脉病变的发病率随着年龄的增长而增加。我国已步入老龄化社会,颅

外动脉狭窄的发生率也将不断增加。在 60 岁以上的脑卒中患者中,颈动脉粥样硬化的发病率可高达 70%。需要重视对缺血性脑血管病患者颅内外动脉狭窄分布的影响,有利于及早发现无症状颈动脉病灶,尽早采取干预措施(颈动脉支架置入术或内膜剥脱术),从而减少继发性脑血管病的发生率。合并颅内、外动脉狭窄的患者,很难判断脑卒中是因颈动脉狭窄还是因颅内动脉狭窄所致。部分研究认为,串联颅内动脉和颅外动脉狭窄的患者,即使通过积极的干预手术(颈动脉内膜剥脱术或支架置入术)解决了颈动脉狭窄,但脑卒中的发生风险仍然未能降低。因此,对于老年患者,头颈部联合 CTA、MRA 检查很有必要,可以全面评估颅内外血管的情况,降低颈动脉狭窄干预术后脑卒中的发生率。

(六) 头颈部 CTA、MRA 优缺点分析

1. **CTA 特征** CTA 具有检查方便快捷、价格低廉、图像清晰、分辨率高、解剖关系明确、器官的运动伪影较小的特点,已成为动脉粥样硬化性狭窄常用的无创性诊断方式。随着计算机技术的发展和后处理软件的更新,CTA 在一定程度上可以替代 DSA 的诊断价值。多层螺旋 CT 能够实现头颈部联合扫描,一站式解决颈动脉及颅内大血管成像,还能显示脑实质病变。其主要缺点为:①成像的准确性与仪器的硬件、软件及操作者等因素密切相关,颅底骨质与血管密度重叠会导致病变被遮盖,患者配合不好会导致去骨效果差;②动脉管壁钙化较重时,会影响动脉的有效显影及对于动脉狭窄程度的判定;③ CTA 需要注射含碘对比剂,碘过敏者禁用,肾功能不全者检查也会受到一定限制;放射辐射危害也不容忽视。对钙化的显示优于 MRI。

2. **MRA 特征** MRA 可以多方位、多序列成像,较准确地判断血管狭窄程度,同时不受血管周围组织结构的干扰,也不像 CT 具有辐射及射线硬化等伪影。其主要缺点为:①部分疾病的病因单凭 MRI 仍难以确诊,不像内镜可同时获得影像和病理两方面的诊断;②检查费用昂贵,而且噪声明显,对患者依从性要求高;③检查时间比较长,通常在 30 分钟以上。虽然 HRVWI T_1WI、

T_2WI、FLAIR-T_2WI、DWI、SWI、3D-TOF-MRA、CE-MRA、PWI 及增强 HRVWI T_1WI 序列可以为动脉粥样硬化斑块提供多谱特征，但是 MRI 总扫描时间长，部分患者身体不耐受而不能完成检查或移动导致图像质量差。为了节省时间、提高扫描成功率，加上 T_1WI、T_2WI 及 PWI 对粥样硬化性脑卒中患者的诊断价值有限，可以优先扫描 3D-TOF-MRA、DWI、SWI、HRVWI T_1WI、CE-MRA 及增强 HRVWI T_1WI 序列；④体内留有心脏起搏器等金属置入物的患者不能做 MR，危重患者及妊娠 3 个月之内者不建议做 MRI。

综上所述，MRA 是基于血液流入增强效应原理对血管进行成像，无须注射对比剂即可较清晰地显示头颈部动脉粥样硬化性血管狭窄，缺点在于血管迂曲处会产生部分血流信号缺失，从而影响对于局部病变的准确评估。CTA 主要用于对管腔狭窄程度进行判断，局限性在于血管壁严重钙化时会影响其对于狭窄程度判断的准确性，而且存在电离辐射。CTA、MRA 只局限于对血管管腔通畅程度的显示，对血管壁成分特征信息的评估存在很大局限性。磁共振血管壁成像可以全面评价血管管壁，帮助鉴别管腔狭窄的原因（见第三章第三节斑块评估）。

（黄钟情 万志方 孟志华）

参 考 文 献

［1］中华医学会神经病学分会，中华医学会神经病学分会脑血管病学组 . 中国头颈部动脉粥样硬化诊治共识 [J]. 中华神经科杂志，2017, 50 (08): 572-578.

［2］中华医学会放射学分会，中华医学会放射学分会神经学组 . 头颈部 CT 血管成像扫描方案与注射方案专家共识 [J]. 中华放射学杂志，2019, 53 (2): 81-87.

［3］赵鑫，夏章勇，王晓婷，等 . 高分辨率磁共振评价颅内动脉粥样硬化性疾病的研究进展 [J]. 中华老年心脑血管病杂志，2017 (11): 106-109.

［4］王普清，王安平，曹志华，等 . 64 层 CT 对缺血性脑血管病患者脑动脉狭窄分布特征的研究 [J]. 中华老年心脑血管病杂志，2011, 13 (11):

1004-1007.

［5］WARDLAW J M, CHAPPELL F M, BEST J, et al. Non-invasive imaging compared with intra-arterial angiography in the diagnosis of symptomatic carotid stenosis: a meta-analysis [J]. Lancet (North American Edition), 2006, 367 (9521): 0-1512.

［6］KASNER, S E. Predictors of Ischemic Stroke in the Territory of a Symptomatic Intracranial Arterial Stenosis [J]. Circulation, 2006, 113 (4): 555-563.

［7］CHOI C G, LEE D H, LEE J H, et al. Detection of Intracranial Atherosclerotic Steno-Occlusive Disease with 3D Time-of-Flight Magnetic Resonance Angiography with Sensitivity Encoding at 3T [J]. Ajnr Am J Neuroradiol, 2007, 28 (3): 439-446.

［8］SAARI T, HEIKKI T. RÄSÄNEN, MANNINEN H I, et al. Mild Carotid Artery Atherosclerosis Assessment by 3-Dimensional Time-of-Flight Magnetic Resonance [J]. Stroke, 1999, 30 (4): 827.

第三节　头颈动脉粥样硬化斑块的评估

一、动脉粥样硬化斑块评估的意义、内容及影像学技术

长期以来,动脉的狭窄程度一直是评估疾病严重程度及脑卒中风险的关键指标。颈动脉内膜剥脱术及血管内支架植入术的选择标准也主要基于血管的狭窄程度。但临床实践及近年来的研究表明,相同程度的狭窄,其斑块性质可能存在很大的差异。有的斑块是缓慢形成的,性质稳定、不易破裂和形成血栓,导致的血管狭窄由于进展缓慢,使人体有足够的时间能够形成侧支循环代偿,所以临床上经常遇见无症状的重度颈动脉/颅内动脉狭窄,甚至闭塞。而不稳定的斑块导致的血管狭窄可能并不严重,但患者却出现与之相关的脑卒中。越来越多的证据表明,导致缺血性脑卒中的关键因素很可能是斑块性质,而不是狭窄程度。2003 年,美国卒中协会提出了"易损斑块"的概念,之后对于斑块的研究日益深入,新的评估技术不断

出现,对动脉粥样硬化的评估重点也从狭窄程度转向斑块性质,这种认知观念的转变(paradigm shift),也引导着临床治疗决策的相应改变。目前,美国、欧洲及我国的多项脑血管病相关防治指南均将斑块性质的评估列为必需项目。

(一)易损斑块的概念和病理诊断标准

易损斑块是指易于破裂或有破裂倾向、易于形成血栓、短期内进展快速会导致血管狭窄程度加重的斑块。病理学诊断易损斑块的主要标准和次要标准如下。

1. 主要标准

(1)斑块内活动性炎症:斑块内炎症细胞浸润,特别是巨噬细胞浸润是斑块具有破裂倾向的主要特征。斑块内大量巨噬细胞聚集是炎症活跃的主要标志。

(2)大的脂质核心和薄的纤维帽:一般认为脂质坏死核心占斑块体积的 40% 以上,纤维帽厚度<100μm 时,斑块易于破裂。

(3)内皮剥脱合并表面血小板聚集:斑块内皮脱落表层糜烂,伴有血小板聚集及纤维蛋白沉积是形成血栓的基础。

(4)斑块裂隙:提示斑块纤维帽不完整。

(5)管腔狭窄程度>90%。

2. 次要标准

(1)斑块内表面有钙化结节:浅表钙化结节可穿透纤维帽导致斑块破裂。

(2)黄色斑块:表明所含脂质丰富,纤维帽较薄,质地粗糙、松脆易于破裂。

(3)斑块内出血:是导致斑块快速进展的主要因素之一。与斑块的稳定性密切相关。

(4)内皮功能异常,启动了斑块的炎症反应。

(5)正性重构(扩张性重构):斑块生长过程中,以管腔向外扩张为主,表现为血管外径增大,为机体的代偿机制。虽然管腔狭窄程度不重,但斑块有破裂的危险。正性重构是易损斑块的潜在预测指标。

(二) 用于斑块评估的影像学技术

用于斑块评估的影像学技术主要有超声、CT、MRI、PET 及分子影像。

1. **超声** 超声主要用于颈动脉斑块的评估。因简便、快捷、费用低而成为一线检查技术。超声在显示斑块、评价易损性斑块方面有其独到之处,特别是应用微泡造影可以显示易损斑块的一些特征,比如新生血管、纤维帽形态(裂隙、溃疡)等。一些新的技术如血管内超声具有更高的分辨率,能显示斑块更多的细节。但是超声也有明显的局限性,比如,依赖操作者的经验,结果的可重复性差;斑块的纤维帽、脂质核心和出血均表现为低回声,超声难以区分;钙化的声影可能会掩盖斑块其他成分的显示;对部分颈项部较短的患者定位颈动脉分叉部困难;血管内超声虽能显示斑块更多的细节,但属于有创性检查。因此,超声作为一线技术,主要用于筛查,一旦发现较大的斑块,或可疑的易损性斑块,需要进行高分辨率的 MR 检查进行进一步的评价。

2. **CT** 头颈部 CTA 具有分辨率高、覆盖范围大的优点,可以非常准确地评估主动脉弓、椎动脉及颈动脉全程及颅内动脉的狭窄程度、管腔是否规则;能准确测量颈动脉斑块的负荷(厚度或体积);显示斑块的形态(规则与否、是否有溃疡、扩张或缩窄性重构),对斑块稳定性的分析具有非常重要的参考意义。CT 还可以显示斑块的组织成分,特别是钙化成分。根据密度值的变化,CT 上将斑块分为钙化斑块(>130HU)、软斑块(<60HU)和混合斑块(60~130HU)。钙化斑块比较稳定,而软斑块和混合斑块则倾向于不稳定。由于纤维帽、脂质核心及斑块内出血的 CT 值有很大的重叠,CTA 图像难以区分和定量这些不同的组织成分,对斑块性质的评价还存在较大的局限性。双能 CT 分析斑块的钙化成分明显优于常规 CT,但能否区分斑块的其他组织成分,尚需进一步的研究证实。CTA 技术还具有以下几点局限性:①具有电离辐射,需要碘对比剂。不适合用于斑块转归的随访

(需反复多次复查)。②钙化多的斑块有可能会导致高估血管的狭窄程度。③ CT 的软组织分辨率低,显示细小动脉的斑块不理想,如颅内动脉斑块。

3. MRI　MRI 具有良好的软组织分辨率,并可多序列多对比成像,因此在斑块显示、组织成分分析方面均明显优于 CT 和超声。特别是对颅内动脉的粥样硬化斑块,MRI 是目前唯一可活体评价的无创技术(血管内超声虽然可以入颅,但因其有创而不适合作为常规检查)。良好显示斑块需要特殊技术,包括黑血技术、脂肪抑制技术等,再加上高分辨率成像(高空间分辨率 + 高信噪比)。对颈动脉斑块,还需用贴近颈部的表面线圈(提高信噪比,减少局部磁场不均匀)。具体技术详见本节第二、三部分。磁共振的局限性主要是检查时间长,需要患者较好配合,不适合躁动不安、有幽闭恐惧症的患者。此外,磁共振的 Gd 对比剂会在体内蓄积,尽管长期生物学效应尚不明确,但反复多次的增强检查,有一定的潜在损害。

4. PET 和分子影像学　有研究表明,PET 能显示斑块的炎症并定量,但是,使用 ^{18}F-FDG 的吸收来显示并定量斑块的炎症在方法学上尚存在争议。分子影像学技术可以利用高特异性分子探针实现斑块关键成分的成像,如巨噬细胞成像、金属蛋白酶成像、血管细胞黏附因子和整合素成像等,从而能够活体观察斑块的病生理过程,实现早期诊断和转归评估,可能是未来的研究方向。所用显像技术既可以是 PET,也可以是 MRI、CT,主要取决于分子探针与何种显像剂结合。目前分子影像学仍处于研究阶段,距离临床应用还较远。

(三) 斑块评估的内容

斑块评估主要是从形态、组织成分、炎性及新生血管等几个方面进行,目前影像学技术能够评估的内容主要有以下几个方面。

1. 斑块大小及表面形态　斑块的形成起始于内膜功能的异常及其继发的炎症反应,造成脂质在局部沉积并最终形成斑块。这个过程非常缓慢,机体在此过程中会启动一系列复杂的修复机制(防御本身有时也会造成损害),当修复大于损害时,斑块可能不会形成或保持稳定甚至形成后又变小；当损害超过修复时，斑块就会逐渐长大，趋向不稳定并造成严重后果。斑块越大，稳定性可能越差，快速增大的斑块是易损性斑块的一个特征。斑块的最大厚度是一个衡量指标，但体积才能更好地反映其大小，部分斑块可能不厚但很长。因此影像学检查最好采用 3D 技术（CTA 技术，3D MRI），可以观察/测量斑块整体。斑块的表面形态可光滑、不规则和形成溃疡（出现深达 1mm 以上的裂隙）。溃疡是不稳定斑块的一个重要特征，提示脑卒中风险非常大，但也可能因斑块以前发生过破裂所致，所以其对于预测脑卒中风险的价值需要综合考虑。

2. **斑块内出血** 颈动脉斑块内出血比较常见，是易损斑块的一个关键特征，和脑卒中发生相关性强。MRI 是显示斑块内出血最好的技术，由于在斑块内出血的亚急性期（recent hematoma）含有正铁血红蛋白，具有非常短的 T_1 值，在自旋回波或梯度回波的 T_1WI 检查，斑块内出血表现为非常高（亮）的信号，容易识别。有一些特殊的 MRI 序列，如同步非对比剂血管成像和斑块内出血成像（simultaneous noncontrast angiography and intraplaque hemorrhage，SNAP），磁化准备快速梯度回波序列（magnetization prepared rapid acquisition gradient echo sequences，MPRAGE），能更敏感地检测出斑块内出血，有研究表明，即使不使用专用的表面线圈，在较低的分辨率成像时，也可以检出斑块内出血。

3. **脂质核心和纤维帽** 斑块内的脂质核心（lipid-rich necrotic core，LRNC）由胆固醇结晶、凋亡细胞碎屑及部分钙质组成。纤维帽是层状纤维结缔组织（主要成分是细胞外基质，包括胶原纤维和弹性蛋白），位于斑块表面，将 LRNC 与管腔分隔。易损性斑块以大的 LRNC 和薄纤维帽为特征［LRNC 的大小在 MR 检查中多以面积比表示，表示为 %LRNC=（LRNC 面积/管壁面积），大的 LRNC（>40%）相对于小的 LRNC（<40%）更容易发生纤维帽的破裂］。薄纤维帽具有斑块破裂的风险，斑块破裂容易发生于斑块的边缘和肩部，可能与这些部位纤维帽较薄、较多炎症细胞浸润及血流动力学相关。

4. **炎症和新生血管** 炎症贯穿了斑块的形成、发展到并发症出现的整个过程。大量炎症细胞的浸润是易损/不稳定斑块的重要病理学特征，其中巨噬细胞是斑块炎症的关键。巨噬细胞通过清道夫受体吞噬氧化低密度脂蛋白（low density lipoprotein，LDL），变成泡沫细胞，促进斑块的扩大。斑块内一部分巨噬细胞通过细胞胀亡（oncosis）或凋亡（apoptosis）机制发生坏死，导致斑块内脂质核心发展。巨噬细胞还分泌一些酶，如组织蛋白酶（cathepsins）、基质金属蛋白酶（matrix metalloproteinase，MMP）降解组成纤维帽的细胞外基质成分。尸检研究发现，破裂的斑块内有大量巨噬细胞浸润，证实巨噬细胞在斑块并发症中的关键作用。目前，临床上缺少很好的斑块炎症检测技术，分子影像学显示出一定潜力，目前仅限于科学研究。

斑块形成过程中的局部组织炎症和缺氧，激发机体的修复机制，生理性的新生血管可避免组织的进一步坏死并可促进炎症的吸收，然后随着斑块炎症的吸收而消退。但当刺激持续存在时，大量病理性的新生血管形成，因其血管内皮细胞脆弱所以特别容易出血，并导致斑块内胆固醇沉积和斑块增大，所以斑块内新生血管增多是活动性斑块（易损斑块）的一个病理学标志。测量斑块新生血管的影像学技术主要有超声造影和磁共振增强技术。磁共振上斑块组织的强化程度与新生血管的数量具有一定的相关性，利用动态增强技术测量斑块强化组织的时间-信号强度变化可以定量评估斑块的新生血管数量。

5. **狭窄程度和重构模式** 当斑块发生时会造成管腔的狭窄，机体通过管腔重构（或称为重塑）机制对抗管腔狭窄的形成。大体病理表现为斑块向腔外突出，虽然斑块较大，但管腔狭窄程度相对较轻甚至无明显狭窄，而血管外径膨凸，这种现象称为血管的正性重构（或扩张性重构）（positive remodeling）。当斑块纤维成分较多，也可以发生负性重构（或称为缩窄性重构）（negative remodeling），表现为血管外径的缩窄。重构现象首先发现于冠状动脉，但随着研究的进展，在颈动脉及颅内动脉也发现血管的重构现象。大量研究表明,正性重构的斑块多为易损性斑块,斑块内有较多炎症细胞,产生的金属蛋白酶等不断修正斑块的形态,维持管腔的通畅,从而形成管壁向外膨突的正性重构。有一项针对大脑中动脉斑块的高分辨率 MRI 研究,包括症状性狭窄和无症状性狭窄两组患者,狭窄程度差异无统计学意义,但管壁的重构模式存在显著差异,正性重构在症状组明显多于无症状组,表明斑块部位管壁的重构模式与脑卒中的发生存在密切的关系(图 3-22)。

正性重构:a > b　RR=a/b >1.05

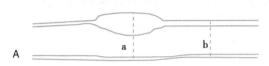

负性重构:a < b　RR=a/b < 0.95

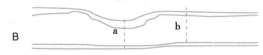

图 3-22　血管重构模式示意

A. 正性重构。斑块部位血管外径膨凸,此处血管外径 a 相对于正常部位管径 b 增宽。重构比值(remodeling ratio,RR)>1.05。B. 负性重构。斑块部位血管外径内收,此处血管外径 a 相对于正常部位管径 b 变窄,RR<0.95。

二、颈动脉斑块的评估

(一)磁共振斑块成像技术要点

动脉粥样硬化好发于管腔低剪切力的部位,因此绝大部分的斑块见于颈动脉分叉部,特别是后外侧壁,主要是针对这个部位进行评估。技术要点如下。

1. **高分辨率**　由于颈动脉斑块体积不大,必须使用高分辨率成像才能很好地显示斑块。层面空间分辨率至少要达到0.5mm才能显示斑块的不同组织成分。可以采用小FOV(12~14cm)、大矩阵(采集矩阵大于或等于256×256,采用内插技术使显示分辨率大于或等于512×512)来实现。2D成像的层厚小于3mm。随空间分辨率的增加,信噪比会急剧下降,为保证足够的信噪比,需要使用颈动脉表面线圈,并增加采集次数。推荐使用高场MR(1.5T以上)进行颈动脉斑块成像,其信噪比更高,图像质量更好。

2. **黑血技术和脂肪抑制技术**　为突出斑块显示,须使管腔、管壁及其周围结构之间产生明显的对比差别。必须使用的技术包括脂肪抑制技术和黑血技术。

脂肪抑制技术主要用于抑制成像范围内脂肪产生的高信号,特别是血管周围脂肪组织信号对管壁显示的影响。该技术在绝大多数磁共振设备上是常规选项,非常容易实现。

黑血技术有多种实现方法。比较常用的技术是双反转技术(double inverse recovery,DIR),该技术通过两次饱和血液信号,抑制管腔内血液的信号,图像上管腔内是黑色的(无信号)结构,故称之为黑血技术。其他黑血技术还有很多,比如四反转(quadruple inverse recovery,QIR)技术、变延迟进动定制激发(delay alternating with nutation for tailored excitation,DANTE)技术、运动敏感驱动预脉冲(motion-sensitized driven equilibrium,MSDE)技术等。部分特殊序列本身就有抑制血液信号的特点,比如可变角度快速自旋回波序列(GE设备称之为CUBE、西门子称之为SPACE、飞利浦称之为VISTA),可以直接应用于颈动脉的管壁成像。

3. **多对比成像**　为了识别和定量斑块不同的组织成分,需要使用多对比成像。比较成熟的多对比成像方案包括以下序列:T_1WI、PDWI、T_2WI、增强T_1WI以及3D-TOF。前几个序列一般采用黑血技术,管腔内无信号。3D-TOF序列管腔内血液高信号,故又称之为亮血技术,该技术能较好地区分管腔和斑块的内壁,特别有利于对纤维帽的评价。斑块的不同组织成分在不同序列上具有不同的信号强度,通过这些序列的信号变化的组合可以达到识别斑块不同组织成分的目的(图 3-23)。增强 T_1WI 在颈动脉斑块的检查中非常重要,可以更加准确地显示纤维帽(强化)和脂质核心(不强化)。斑块的强化程度也可在一定程度上反映新生血管。

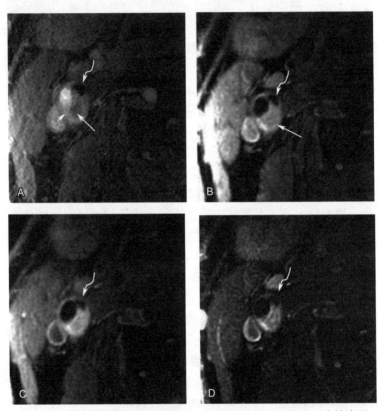

图 3-23 右侧颈内动脉起始部斑块不同组织成分在不同序列中的表现
管腔在 TOF(A)呈高信号,在黑血序列 T_1WI(B)、PDWI(C)、T_2WI(D)呈低信号。斑块内可见钙化,在所有序列上均为低信号(弯箭头)。斑块内脂质核心在 TOF 上呈低信号,T_1WI 上表现为等信号(长箭头)。纤维帽较薄,显示不清。斑块边缘可见一出血灶,在 T_1WI、TOF 上均呈高信号(短箭头),接近管腔,提示纤维帽破裂。

4. **2D采集和3D采集**　2D成像方式支持更高的分辨率，也是比较成熟的技术，其层面间分辨率可以做到0.2~0.3mm。层厚一般2mm左右。其缺点是成像范围有限，不支持大范围的成像（成像时间特别长）。为了准确定位颈动脉分叉部，需要一个快速序列定位，临床上常用2D-TOF序列先做大范围的成像，显示颈动脉的大致影像，然后再定位到颈动脉分叉部进行2D的多对比成像，大部分患者颈动脉分叉部位于相似的层面。少部分患者的动脉分叉部上下变异较大，需要根据2D-TOF上颈动脉狭窄进行定位。

近年来3D采集的斑块成像技术发展较快，如3D-CUBE\SAPCE\VISTA技术，可以实现大范围成像，冠状面或矢状面扫描甚至可以实现颅内动脉和颅外颈动脉分叉部的一次成像。其缺点是分辨率相对低于2D采集。比较理想的方案是3D采集和2D采集联合使用。

5. **斑块成像新技术**

（1）斑块出血成像技术：斑块内出血（特别是正铁血红蛋白成分）具有非常短的T_1值。采用基于梯度回波的快速3D重T_1WI序列，能敏感检测斑块内出血。目前已经有多种检测斑块内出血的专用序列，如MPRAGE、SNAP、层块选择相位敏感反转恢复序列（slabselective phase sensitive inversion recovery，SPI）、3D反转恢复准备的快速扰相梯度回波序列（3D inversion recovery prepared fast spoiled gradient recalled sequence，3D-IRFSPGR）和用反转恢复和多重回波评价出血的3D扰相梯度召回回波脉冲序列（3D spoiled gradient recalled pulse sequence for hemorrhage assessment using inversion recovery and multiple echoes，3D-SHINE）等。

（2）单次扫描多组织对比成像（multi-contrast atherosclerosis characterization，MATCH）：一次成像提供重T_1对比、T_2对比和血管对比相（血液为灰信号）。总体成像时间短，图像配准好，具有较好的临床实用前景。

（3）DCE-MRI：采用T_1WI动态增强序列，定量斑块内新生血管数量,但技术及计算模型尚需要进一步优化。

(二)磁共振评估斑块的方法及研究进展

大量研究证实,MRI识别斑块特征具有非常重要的临床意义。一项基于高分辨率MRI(high resolution MRI,HR MRI)的大样本研究显示,154例无症状的颈动脉中重度狭窄患者,随访中出现12例脑血管事件,统计学分析表明危险性与大的斑块、薄或破裂的纤维帽及斑块内出血相关。还有研究表明,如果斑块内无出血,即使重度狭窄其临床过程也趋于良好。利用HR MRI评价降脂疗效的研究也显示,斑块的体积可有明显缩小,或向更稳定的钙化斑块转化。

1. **斑块的组织成分**　在不同的加权序列中斑块不同成分呈现出不同的信号特征(图3-24)。根据这些信号特征可以较为准确地识别不同的组织成分(表3-1)

Gd剂增强扫描(T_1WI)是斑块成像的一个重要内容。增强后,易损斑块的纤维帽强化,而脂核不强化,二者形成良好对比,勾勒出脂核的边界,从而更准确地定量评价斑块。

表3-1　MR不同加权序列斑块成分的信号特征

	TOF	T_1WI	PDW	T_2WI
大的脂质坏死核心伴有新鲜出血	高	高/等	等/低	低/等
大的脂质坏死核心伴有近期出血	高	高	高	高
大的脂质坏死核心伴有没有或仅少量出血	等	高/等	等/高	低/等
钙化	低	低	低	低
疏松基质纤维帽	低	等/低	高	高
致密纤维帽	低	等	等	等

注:信号的强度与胸锁乳突肌对比。

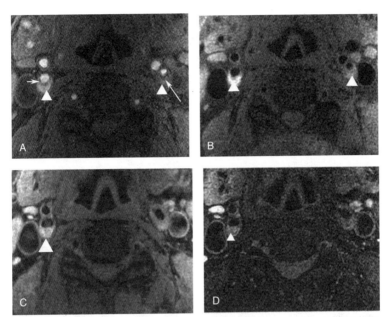

图 3-24　双侧颈内动脉起始部斑块不同成分在不同序列中的不同信号特征
管腔在 TOF(A)呈高信号,在黑血序列 T_1WI(B)、PDWI(C)、T_2WI(D)呈低信号。右侧斑块内有较大脂质核心伴出血,在 T_1WI、TOF 均呈高信号(短箭头),左侧颈内动脉斑块脂质核心(不伴出血)在 T_1WI 呈稍高信号,TOF呈等信号。双侧斑块均可见较厚纤维帽(长箭头)。

　　大量研究证实了磁共振显示斑块成分的准确性,以组织病理为标准,在体 MRI 显示斑块内出血的敏感性为 77%~100%,特异性为 74%~100%。显示脂核的敏感性为 82%~100%,特异性为 65%~100%。

　　定量评估斑块的不同组织成分可以采用人工勾画方法,也可以采用软件来实现。在软件上通过设定不同的信号强度阈值,自动或半自动(人工修正)实现不同组织成分的定量评估(面积、体积、占比),目前已经有一些第三方的软件可以实现。

　　2. 纤维帽状态

　　(1)厚纤维帽:TOF 所示白色管腔和灰色斑块之间存在黑色

低信号带(图 3-24A)。当纤维帽主要由疏松基质成分组成时,在 T₂WI/PDWI 表现为高信号(图 3-25);由致密纤维组成的纤维帽,在各序列上均表现为低信号,在黑血技术的图像中与管腔不能区别。纤维帽的强化多见于易损斑块,稳定的斑块纤维帽可能不强化或仅轻度强化,因此增强 T₁WI 对于显示纤维帽非常重要,表现为斑块近管腔的明显强化带。厚的纤维帽大多形态规则,管腔侧表面光滑。

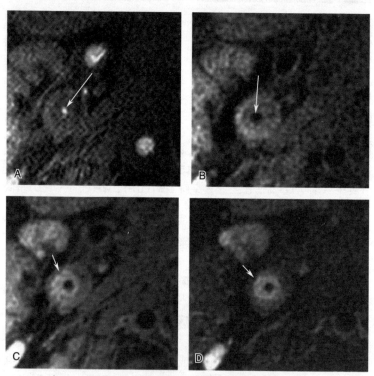

图 3-25 疏松基质成分组成的纤维帽

管腔(长箭头)在 TOF(A)呈高信号,在黑血序列 T₁WI(B)、PDWI(C)、T₂WI(D)呈低信号。斑块纤维帽主要由富含基质成分的疏松结缔组织组成(短箭头),在 T₂WI 和 PDWI 均呈高信号,在 T₁WI 和 TOF 呈低信号。

(2)薄纤维帽:TOF 图像中白色管腔和灰色斑块之间无黑色

低信号带,或增强 T_1WI 上斑块管腔侧增强的带状结构不可见或不完整。

(3)纤维帽破裂:在 TOF 图像中,白色管腔和灰色斑块之间无黑色低信号带,斑块内亮/灰色区域(出血/脂质核心)接近管腔(图 3-23A)。纤维帽破裂形成溃疡则表现为局部凹陷。

纤维帽的薄厚是相对的,尽管病理上认为<100μm 为薄的纤维帽,但影像学上很难达到如此高的分辨率。MRI 识别厚的纤维帽较为容易,识别薄的纤维帽则非常困难,对于纤维帽的裂隙也难以识别。但当纤维帽破裂形成较大溃疡时,无论是 MRI 还是 CTA 都可以较为敏感地识别。特别是 CTA 具有更高的空间分辨率,可以敏感地发现管腔内表面的不规则。3D-MRI 技术也可较好地显示斑块内表面的形态,如果显示斑块内成分与管腔相通,则更容易判断斑块破裂或有溃疡形成。

3. **斑块的强化** 易损斑块可以有明显的强化(增强 T_1 加权,Gd 对比剂,注射后 5 分钟扫描)。一项病理 - 影像学的对照研究显示,强化的部位可见于斑块的肩部、中心和纤维帽,肩部和中心的强化与炎症细胞浸润(主要是巨噬细胞)及新生血管数量密切相关,提示斑块的病理性新生血管形成及炎症细胞的浸润,而新生血管与炎症浸润是易损斑块的关键特征。纤维帽的强化主要是疏松基质成分组成的纤维帽,可能来源于细胞外基质的退化,也提示斑块的不稳定和容易破裂,但在这个研究中也发现,有约 11% 的病理学稳定性斑块有强化,提示斑块的强化可能还存在其他的机制。

(三) CTA 评估斑块的方法及研究进展

尽管 CT 评估斑块组织成分不如 MR 高分辨率成像准确,但由于头颈部 CTA 技术普及率更高,利用 CTA 技术评估颈动脉斑块仍具有重要的临床意义。

1. **斑块表面形态** CTA 对斑块表面形态有很好的显示(图 3-26),与斑块术后的病理学有很高的一致性。一般将斑块表面形态分为光滑、不规则和溃疡形成三大类。光滑指的是斑块表面形态规则。不规则指的是斑块表面不平,起伏在 0.3~0.9mm。溃疡指的是斑块表面深达 1mm 以上的孔洞／裂隙。CTA 研究显示,55%~62% 的斑块表面光滑,15%~22% 的斑块表面不规则,16%~44% 斑块有溃疡,溃疡多见于症状性(TIA 或脑卒中)颈动脉斑块。但在不同的研究中,溃疡发生率差别很大,一项研究显示症状性狭窄斑块溃疡的发生率为 36%,无症状性狭窄斑块溃疡的发生率为 14%。而另一项研究则显示前者的溃疡发生率为 48%,后者的溃疡发生率为 31%。研究还提示,斑块表面不规则也是脑卒中风险增高的独立危险因素。

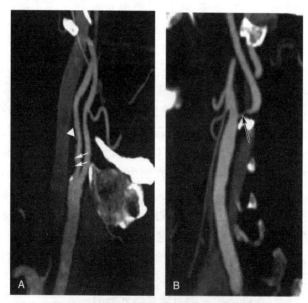

图 3-26　颈内动脉 CTA 最大密度投影像
A. 不规则斑块(长箭头),局部溃疡形成(短箭头);B. 钙化斑块,表面光滑(箭头)。

2. **斑块大小**　CTA 空间分辨率高,可以多角度多方位重建,非常适合斑块负荷的定量评估。测量指标主要有斑块最大径、最大面积及斑块体积。最大径的测量在 MPR 重建图像上最准确。面积的测量也需要重建斑块的最大截面,因斑块成分和正常管壁结构较难区分,一般采用血管总面积(含管壁)和管腔面积的差值来代表斑块的面积。手工勾画斑块的体积非常耗时,临床上并不实用,一些专门开发的软件可实现体积的自动或半自动定量测量。

3. **斑块的组织成分**　CT 根据密度值的变化,将斑块分为钙化斑块(>130HU)、软斑块(<60HU)和混合斑块(60~130HU)(图 3-27)。CT 对斑块的钙化非常敏感,能非常清楚地显示钙化分布,还可以实现斑块的钙化积分。在冠状动脉的研究中,钙化积分是常用参数,与动脉粥样硬化的负荷呈正相关。冠状动脉钙化积分的测量方法同样可以用于颈动脉。关于颈动脉钙化的临床意义尚有一定的争议,有观点认为钙化提示斑块趋于稳定,也有观点认为钙化代表斑块易损。目前较为中性的观点认为,斑块初期的钙化特别是内膜的钙化可导致斑块的不稳定,而后期广泛的钙化则代表斑块已经发展到稳定阶段。值得注意是,广泛的或较大的钙化,在 CT 上可能导致 X 线束硬化伪影,从而影响对于狭窄的准确测量。

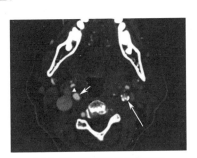

图 3-27　双侧颈动脉斑块

CTA 横断面图像显示左侧颈动脉起始部钙化斑块(箭头),右侧颈动脉起始部软斑块(长箭头)。右侧颈外动脉可见软斑块(短箭头)。

斑块的脂质核心和出血是明确的易损特征。CT 影像中斑块的脂质核心和出血均表现为较低的密度,二者不易区分。但也有病理 - 影像学对照研究发现出血部位的密度非常低,而脂质核心密度相对较高,二者有较大的差别。在该项研究中,当密度值(增强后图像)<25HU 时,预测斑块内出血的敏感性为 93.22%,特异性为 92.73%。脂质核心的平均密度值平扫为 39.476HU,增强后为 48.048HU。而斑块的纤维帽密度相对较高,CT 值一般在90HU 左右。但目前多数观点认为利用 CTA 识别钙化比较容易,但区分斑块的其他组织成分十分困难,这些组织成分之间的密度值存在较大的重叠,故对斑块成分的鉴定效果不如 MRI。

4. 能谱 CT 研究 双能 CT 可以有效去除金属伪影,提供组织间更好的对比,对于血管狭窄程度的测量更准确。不同的组织成分具有不同的能谱曲线,有可能提供斑块组织成分更多的信息。有研究显示,利用能谱曲线可以更好地区分脂质斑块和钙化斑块,这方面的研究还需要进一步的病理 - 影像学印证。

5. 自动分析技术及人工智能 利用软件或人工智能实现斑块的自动或半自动定量分析可以提高效率,减少人为差错,可能是未来的发展方向,有关这方面的研究尚少,有研究显示利用软件辅助的斑块特征分析结果和病理结果有很高的一致性和较低偏倚(bias),评价者间差异(reader variability)更低。

三、颅内动脉斑块的评价

颅内动脉粥样硬化在亚洲人中发生率远高于单纯的颈动脉粥样硬化发生率。中国缺血性脑卒中和 / 或短暂性脑缺血发作,颅内动脉粥样硬化的发生率约为 46.6%。由颅内动脉粥样硬化导致的脑卒中在亚洲人群缺血性脑卒中中的占比为 30%~50%,远高于白人(8%~10%)。而且伴有颅内动脉粥样硬化的患者症状更严重,住院时间更长,脑卒中复发率更高,且复发率随狭窄程度的增加而升高,因此在中国,对于颅内动脉粥样硬化的评价尤为重要。

（一）颅内动脉管壁成像的技术要点

对于颅内动脉的狭窄,无创性的 3D-TOF-MRA 是较为理想的方法,成为替代 DSA 的首选检查方式。与 TOF-MRA 相比,CTA 和增强 MRA(CE-MRA)可以更大范围成像,同时显示头颈部大血管。但无论是 MRA、CTA 还是 DSA,都只能显示管腔形态,不能直接显示导致管腔改变的管壁病变。近年来,高分辨率的 MRI 技术成功地显示了颅内动脉管壁结构,成为评估、研究颅内动脉粥样硬化的主要工具。同颈动脉斑块成像技术一样,颅内动脉管壁成像技术也强调高分辨率、高对比度、多对比成像。由于颅内动脉管径更细,管壁更薄(如大脑中动脉的管壁厚度仅 0.2~0.4mm,是管腔的 1/10),因此成像技术要求做到:尽可能高的分辨率,足够的信噪比,管壁与周围结构有显著的信号差别。

1. **设备要求**　建议在 3.0T 及以上场强设备上完成。接收线圈可以使用标准的头线圈。更多通道的线圈(如 32 通道)可以获得更高的信噪比,推荐使用。

2. **成像序列**　与颈动脉的斑块成像相似,为突出管壁结构,要抑制管腔内血液信号。目前常用的黑血技术序列多是基于自旋回波技术的序列,管腔内流动的血液呈"流空信号",颅内动脉多为层流,基本不产生湍流,所以自旋回波序列足以很好地抑制血液信号。常用的序列有 2D FSE——T_2WI、T_1WI、PDWI(临床常用基础序列,修改参数即可以实现高分辨率),3D 序列有 CUBE、VISTA、SPACE 等(均为基于可变角度的快速自旋回波序列),上述 3D 序列多采用 T_1 对比或 PD 对比。

3. **检查方案**　检查方案中应包括 3D-TOF-MRA,能提供颅内动脉管腔的信息,也是 2D 管壁成像准确定位的依据。虽然 3D 管壁成像可以不依赖于 MRA 的定位,但 MRA 显示颅内血管的整体状况要优于高分辨率的黑血技术。

建议将 3D 高分辨率 T_1WI 列为必做序列,其理由是颅内血管走行迂曲,采用各向同性的 3D 序列,可实现多方位的重建,更准确地显示迂曲部位的管壁结构。如果需要做管壁增强,T_1WI

也能提供最好的对比。

　　相对 3D 序列, 2D 序列支持更高的分辨率。如果 3D 序列发现异常,建议行更高分辨率的 2D-T_2WI 加以对比。3D-T_1WI 和 2D-T_2WI 形成多对比成像,有助于对斑块成分的评价。

　　推荐以下成像方案(表 3-2)。

表 3-2　颅内动脉 MR 管壁成像方案

序号	序列	成像时间	备注
1	定位像	10~20 秒	
2	3D-TOF-MRA	3~5 分钟	
3	DWI	1 分钟	DWI 可以评价检查是否有新发脑卒中
4	3D-HR-T_1WI	5~7 分钟	建议冠状面或矢状面扫描,扫描范围应包括全部的颅内血管,至少包括大脑动脉环
5	2D-HR-T_2WI	2~3 分钟	可根据 MRA 选择定位,做靶血管(病变侧或最狭窄部位)的长轴垂直像
6	增强 3D-HR-T_1WI	5~7 分钟	非必选项,根据临床需要选择

　　4. 成像关键参数　具体参数要根据具体机型调整,以最佳显示管壁结构为目的,在保证足够分辨率的同时还需要足够的信噪比。目前 2D 的成像层面内分辨率可以达到 0.1~0.2mm, 3D 成像的分辨率可以达到 0.3~0.4mm。为保证足够信噪比, 2D 成像需要增加采集次数,通过多次信号平均增加信噪比。3D 成像可以通过增加采集次数,也可以通过增大成像容积来提高信号比。

　　以下关键参数供参考:

　　(1)3D-T_1WI:TR 500~900 毫秒,TE 8~22 毫秒,FOV16~20cm,矩阵>256×256(建议使用内插技术重建提高显示分辨率),层厚0.5~0.8mm。

　　(2)2D-T_2WI:TR 2 000~4 000 毫秒,TE 50~80 毫秒,FOV 12~

13cm,抗卷褶技术,矩阵>256×256(建议使用内插技术重建提高显示分辨率),层厚 1~2mm,层数 8~12 层。

5. 脂肪抑制　颅内动脉管壁成像是否必须使用脂肪抑制尚有争议,推荐使用脂肪抑制技术。

(二)颅内动脉管壁成像技术的临床应用

正常颅内动脉管壁菲薄,呈细线状或不显示,管壁异常则表现为管壁局限或弥漫性增厚(图 3-28)。

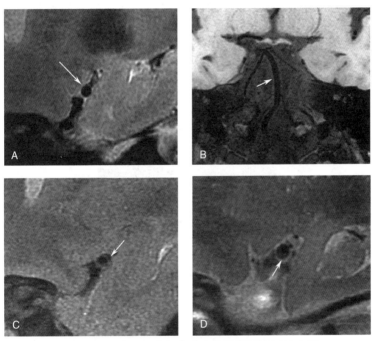

图 3-28　正常和异常颅内动脉管壁(箭头)MRI 表现
A. 正常大脑中动脉管壁(T₂WI);B. 正常基底动脉管壁(T₁WI);C. 管壁环形
增厚(T₂WI);D. 管壁偏心增厚(T₂WI)。

1. 颅内动脉狭窄的病因鉴别　颅内动脉狭窄的病因主要有动脉粥样硬化、血管炎、动脉夹层、可逆性脑血管收缩综合征、烟雾病、其他(如放疗后血管狭窄、纤维肌发育不良等,但很罕见)。管腔成像技术(MRA、CTA、DSA)能够评估血管狭窄的部位和程度,但难以鉴别其基础病因。近年的研究表明,管壁成像技术能够直接显示管壁结构,对病因的诊断和鉴别诊断有非常大的帮助。

(1)动脉粥样硬化:动脉粥样硬化的典型表现是偏心性管壁增厚(代表斑块形成)。斑块可有一定的长度,但通常是局限性的(图 3-29)。在椎基底动脉、大脑中动脉的 M2 段及更远端分支,斑块可能表现为环形管壁增厚(垂直于血管长轴相上测量,病变>3/4 圈,最厚部位/最薄部位<2)。增强扫描,部分斑块显示强化,多位于内层(纤维帽)和外层,中间脂质核心不强化。因分辨率有限,MR 图像上多表现为整个斑块的强化。

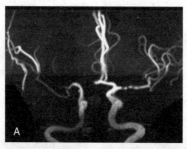

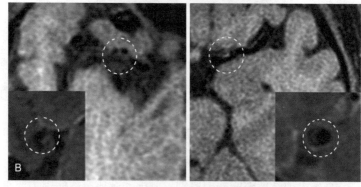

图 3-29　双侧大脑中动脉粥样硬化斑块

A. MRA 显示双侧大脑中动脉狭窄;B. 管壁成像显示双侧大脑中动脉斑块,表现为管壁偏心增厚。大图为 T_1WI 图像,小图为 T_2WI 图像。

(2)血管炎:原发性或系统性血管炎只要累及颅内大血管均可导致血管狭窄。血管炎的病理学表现为全层管壁增厚,并伴有大量炎症细胞浸润。典型表现是环形管壁增厚,明显强化(图3-30)。与动脉粥样硬化相比,血管炎的累及范围多呈弥漫性表现,一般无偏心性管壁增厚,一般无正性重构。血管炎的管壁强化可持续较长的时间,有研究发现强化程度与疾病活动期有关,但也有研究发现疾病稳定期仍可见管壁强化,提示可能为无临床症状的亚活动期病变。

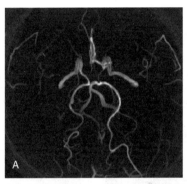

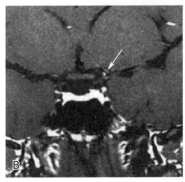
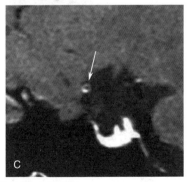

图3-30 血管炎典型病例

患者女性,30岁,系统性红斑狼疮患者。A. MRA显示双侧颈内动脉末端重度狭窄,双侧大脑中动脉闭塞;B.增强T_1WI显示左侧颈内动脉末端分叉部管壁强化;C.大脑前动脉起始部断面像显示管壁环形增厚,明显强化。

（3）动脉夹层：颅内动脉夹层多见于椎基底动脉和颈内动脉，多为颅外动脉夹层的延续。但是孤立的颅内动脉夹层也不少见。典型的表现是管壁偏心性的 T_1 高信号，代表夹层的壁间血肿（亚急性期）。与斑块内出血（T_1 高信号）的鉴别诊断要点如下。①壁间血肿范围较广泛，斑块内出血多局限；②壁间血肿演变快，多在 2~4 周吸收消失（图 3-31），斑块内出血演变慢，持续时间长；③壁间血肿周围未受累血管管壁结构多正常，斑块出血多伴有粥样硬化改变，可见周围或其他血管内斑块；④颅内动脉夹层多见于年轻人，多数有相关病史，缺少脑血管病高危因

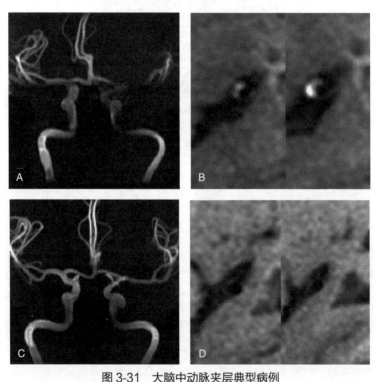

图 3-31　大脑中动脉夹层典型病例

A. MRA 显示左侧大脑中动脉狭窄；B. T_1WI 管壁成像显示夹层假腔内血肿（高信号）；C、D. 1 个月后复查，血肿完全吸收。

素。壁间血肿的信号演变类似脑血肿,早期信号可不典型,如果同时合并有管腔完全闭塞,与血栓形成鉴别比较困难,详细的病史及短期随访有助于鉴别诊断。

(4)可逆性脑血管收缩综合征(reversible cerebral vasocon-striction svndrome,RCVS):RCVS 为颅内动脉一过性收缩。病理上表现为局部血管的管壁弥漫性增厚,没有炎症细胞的浸润。影像学检查可见管壁环形增厚,管腔狭窄,但增强后管壁无强化或仅有轻度强化,这和血管炎的明显强化不同。临床上多为急性起病,首发症状为剧烈头痛(雷击样头痛),常规影像学检查可见蛛网膜下腔出血及水肿,有时可伴发可逆性后部脑病综合征(posterior reversible encephalopathy syndrome,PRES)。对症治疗后,动脉狭窄多在 2~3 个月后恢复正常。

(5)烟雾病:烟雾病是病因不明的颈内动脉末端分叉部进行性狭窄,继发周围新生侧支血管形成,在 DSA 造影中显示为新生的侧支血管呈烟雾状显影,故称烟雾病。病理表现为颈动脉末端分叉部的血管内膜增厚,伴整个血管明显缩窄。影像学表现为血管外径的明显收缩,管腔狭窄或闭塞,在脑基底部见到大量侧支血管。由于分辨率不够高,有时管壁结构不能显示,仅见绳索样的血管结构(图 3-32)。烟雾病的病变血管没有炎症细胞浸润,所以一般增强扫描无强化,但有研究发现烟雾病病变血管管壁增强并不少见,其机制尚不清楚。烟雾病需要与烟雾综合征相鉴别。烟雾综合征是指有明确基础疾病的继发性烟雾病样血管改变,基础疾病包括动脉粥样硬化、系统性血管炎、神经纤维瘤病、珠蛋白生成障碍性贫血、甲状腺功能亢进等。特别是由血管炎或动脉粥样硬化导致的烟雾综合征与烟雾病的临床处理原则不同,需要鉴别。高质量的管壁成像对鉴别诊断非常有帮助。动脉粥样硬化可见斑块,血管炎可见多发的管壁强化,结合管外径的缩窄程度及临床、实验室检查,鉴别起来不难。但有时动脉粥样硬化可以和烟雾病共存,此时诊断需要谨慎,要密切结合临床。

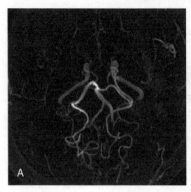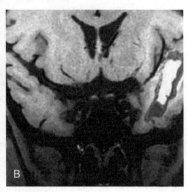

图 3-32　烟雾病典型病例

患者女性,45 岁。A. MRA 表现符合烟雾病表现;B. 管壁成像显示双侧颈内动脉末段狭窄 / 闭塞,管腔塌陷,管壁增厚 / 显示不清,周围多发侧支血管。

(6)血栓:血栓造成血管闭塞,管壁成像表现为管腔内的异常信号,T_1WI 早期可以呈低信号或等信号,亚急性期呈高信号(图 3-33),高信号可持续相当长的时间,甚至长达数年。T_2WI 上有时可看到血栓周围的管壁(图 3-34)。仔细观察血栓部位或周围是否有斑块存在,有利于鉴别原位血栓形成和心源性或颈动脉斑块脱落血栓。血栓远侧管腔流空信号的存在提示侧支循环开放良好,患者多有良好的预后。与斑块内出血的鉴别有时比较困难,如果高信号位于斑块内可明确为斑块出血,而且出血多局限。

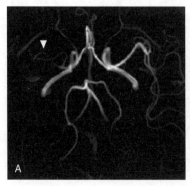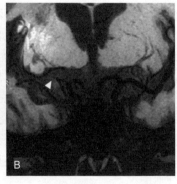

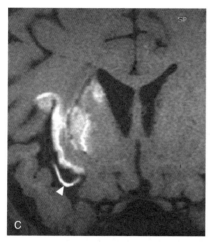
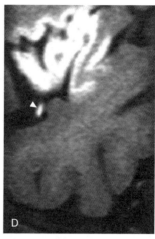

图 3-33　右侧大脑中动脉血栓典型病例

A. MRA 显示右侧大脑中动脉狭窄,管腔内血栓在 MRA 图像中表现为高信号,可被误读为正常动脉(箭头);B. T₁WI 管壁最小密度投影像显示右侧大脑中动脉闭塞(箭头);C. 最大密度投影像显示血栓呈高信号(箭头);D. 连续的多平面重组图像显示右侧大脑中动脉管腔内高信号(箭头)。

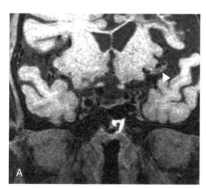
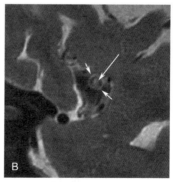

图 3-34　左侧大脑中动脉血栓典型病例

A. T₁WI 管壁成像显示左侧大脑中动脉血栓(箭头),呈等信号;B. T₂WI 管壁成像上可见管壁(短箭头)和管腔内血栓(长箭头)。

2. 无明显血管狭窄的脑卒中 在排除心源性、颅外血管狭窄等原因后,对于无明显颅内动脉狭窄的腔隙性缺血性脑卒中常将其归类为小血管性病变。近年来管壁成像技术的发展,发现了很多无明显管腔狭窄的斑块(图 3-35),也对既往的缺血性脑卒中亚型的分类提出了挑战。研究发现,很多腔隙性脑梗死实际上是因大动脉粥样硬化所致,斑块位于穿支动脉开口处而引起阻塞。在常规管腔成像中,因投影角度可能会漏诊轻度狭窄,也有部分原因是斑块早期存在正性重构,导致管腔成像技术不能发现病变。

因此,对于临床原因不明、无明显颅内血管狭窄的脑卒中患者,管壁成像技术有助于脑卒中病因的正确分类。

3. 颅内动脉斑块的评估和研究 颅内动脉迂曲、管腔细、管壁薄,部分区域管壁紧贴脑组织,斑块体积较小,诸多因素导致颅内斑块的显示远不如颈内动脉斑块。评估的主要内容如下。

(1)组织成分(图 3-36)

1)斑块内出血:斑块内的 T_1WI 高信号通常代表斑块内出血。高信号的定义为信号强度与同层面颅底肌肉组织或同层面脑组织的信号强度比值大于 150%。研究显示,颅内动脉粥样硬化斑块的出血发生率较低,为 20%~30%,主要见于症状性狭窄患者,提示斑块内出血是易损斑块的主要特征。

2)纤维帽:近管腔的 T_2WI 高信号带。

3)脂质核心:纤维帽下的 T_2WI 低信号。

由于颅内动脉斑块较小,而目前设备分辨率仍不够高,所以只有较大斑块才能显示其内部成分,小斑块常表现为均匀的信号。

(2)斑块分布:按斑块在管壁的位置,大脑中动脉的斑块分布可分为前壁、后壁、上壁和下壁。椎基底动脉斑块分布可分为前壁、后壁及侧壁(图 3-37)。大脑中动脉的穿支动脉开口多位于后壁和上壁,基底动脉穿支动脉的开口多位于后壁和侧壁,

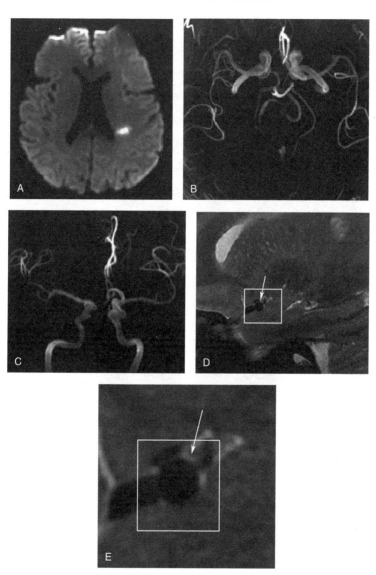

图 3-35　无明显管腔狭窄斑块

A. DWI 显示左侧脑室旁新发小梗死灶；B、C. MRA 上未见明显狭窄。
D、E. T₂WI 管壁成像显示左侧大脑中动脉上壁小斑块（白箭）。

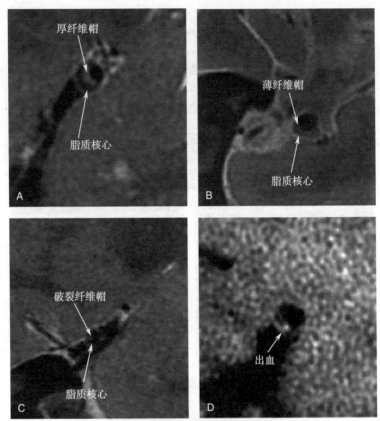

图 3-36　颅内动脉斑块组织成分 MRI 表现

A~C. T_2WI 图像显示纤维帽和脂质核心；

D. T_1WI 图像显示斑块内出血

发生这些部位的斑块容易导致穿支动脉口的堵塞,导致梗死的风险更大。评估斑块的分布还可指导颅内动脉支架的植入,当斑块位于穿支开口附近时,释放支架可能会推挤斑块堵塞穿支动脉,加重缺血症状。

（3）斑块的强化：研究发现,导致缺血性脑卒中的"责任斑块"（culprit plaque）可见显著强化,非责任斑块一般不强化或仅轻度强化,提示斑块显著强化可作为易损斑块的关键的影像学

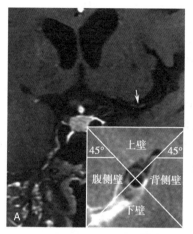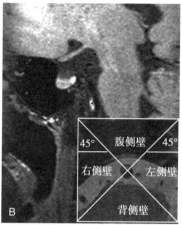

图 3-37 斑块分布

A. 大脑中动脉 M1 段的横断面,以管腔中心为中心点,将管壁平均分为 4 个象限,分别为上壁、下壁、腹侧壁及背侧壁;B. 基底动脉的横断面,管壁分为 4 个象限,分别为腹侧壁、背侧壁、右侧壁及左侧壁。

指标。强化程度分级:以垂体柄的强化为对照,强化程度强于/等于垂体柄为显著强化,弱于垂体柄为轻度强化。因颅内斑块多较小,目前的分辨率很难区分纤维帽强化和外膜强化,多数表现为整个斑块的强化。

(4)斑块的大小:由于斑块越大越不稳定,因此测量斑块大小具有实际意义。目前测量斑块的大小多是在血管横断面测量管腔面积和血管外径面积,二者相减代表此层面斑块的面积,多个斑块层面的面积相加即为斑块的体积。此方法忽略了管壁内相对正常的组织成分,高估了斑块的面积/体积。3D 等体素成像可重建斑块的长度,有可能使测量更精准。另外 3D 成像还能够显示整个大脑动脉环,发现颅内动脉多发斑块。对每一个斑块测量其体积,计算总的斑块体积可准确反映疾病的负荷。但人工勾画存在很大困难,工作量巨大,未来的人工智能技术有望使斑块测量变得容易。

(5) 重构模式和管腔狭窄程度：管壁成像使测量管壁的重构成为可能。重构比（remodeling ratio，RR）为最大病变部位外管径面积除以相对正常部位外管径面积。RR>1.05 为正性重构，RR<1.05 为负性重构。研究表明，症状性狭窄多为正性重构，而无症状狭窄多为负性重构。

通过管壁成像测量管腔的狭窄程度，其准确性也优于MRA。狭窄程度的测量可以采用管腔的直径，也可以采用管腔的面积。利用面积计算的狭窄程度是利用直径计算的狭窄程度的乘方。计算方式多采用 WASID 法（见本章第二节"头颈部大血管狭窄的评估"）。

4. 动脉瘤的评估 很多研究显示，可以利用管壁成像技术评估动脉瘤的瘤壁。有破裂风险的动脉瘤瘤壁变薄且不规则，但目前很难直接测量动脉瘤的瘤壁厚度。评估瘤壁破裂风险的方法是增强扫描，有破裂风险的瘤壁可见显著的强化。病理对照研究显示强化的瘤壁有明显的巨噬细胞浸润和新生血管形成。一项纵向研究显示，无瘤壁强化的动脉瘤短期内不可能增大或破裂。

5. 其他 有文献报道，放疗可导致动脉的局限狭窄，其影像学表现类似血管炎，表现为管壁环形增厚和强化，明确的放疗史是诊断的依据。急性缺血性脑卒中动脉取栓后也可导致内膜的损伤，增强扫描可见管壁的强化。高分辨率的管壁成像还可用于颞动脉炎的诊断，表现为颞动脉管壁多发节段性、环形管壁增厚和明显的强化。有研究认为，如果出现典型的影像学表现，可以不用通过病理活组织检查即可确诊。

（三）图像解读需要注意的问题

1. 良好的图像是进行正确解读的关键 高分辨率的成像对运动伪影尤为敏感，轻微的运动即可造成管壁的模糊，有可能造成管壁增厚的假象。对于质量不能满足要求的图像，建议重做。

2. 血管长轴断面图像的解读要结合 MRA 进行 由于颅内

血管迂曲,2D采集图像又有一定的厚度,当不能完全垂直血管长轴时,可产生容积效应。不要将容积效应误读为斑块。

3. **避免把静脉误判为动脉** 大脑中动脉周围可见静脉影,特别是在增强图像中,静脉常表现为明显的强化,容易误读为动脉病变。要进行连续性的观察,追踪管腔的走行是否和近端动脉相连续。利用3D重建功能,多角度的重建有助于避免将静脉误判为动脉(图3-38)。

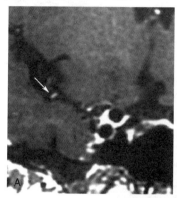
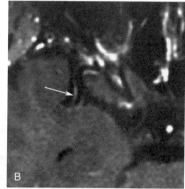
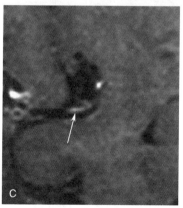

图3-38 静脉壁强化

A.增强冠状面管壁成像显示右侧大脑中动脉偏心强化(白箭);B.横断面重建像显示此强化影(白箭)实际上为前后方向走行的静脉;C.矢状面重建像进一步确认此强化影(白箭)为静脉,位于大脑中动脉的下方。

4. **增强图像的解读要结合平扫进行**　避免把高信号的血栓误读为强化（图 3-39）。

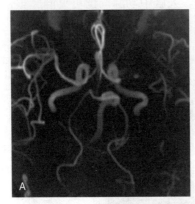
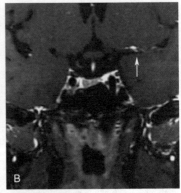
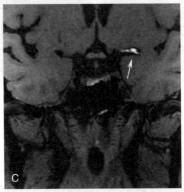

图 3-39　左侧大脑中动脉血栓

A. MRA 显示左侧大脑中动脉闭塞；B. 增强管壁成像显示闭塞处病变呈高信号；C. 对照平扫管壁图像证实此处高信号为血栓，而不是强化。

5. **要注意识别血流伪影**　当管腔内血流信号抑制不佳时，可产生伪影。要多对比序列、多方位成像综合判断。

6. **避免将血管外膜的强化判读为血管炎**　在椎动脉颅内段和颈内动脉颅内段的近心端，经常见到管壁的强化，这些强化与颅外段管壁的强化相延续，为血管外膜的强化（图 3-40）。

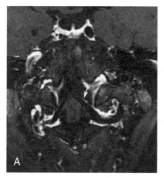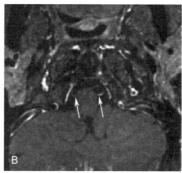

图 3-40 正常血管外膜强化
A. 椎动脉斜冠状面重建像,显示管壁强化(箭头);B 横断面重建
图像显示双侧椎动脉管壁轻度强化(箭头)。

7. **密切结合临床** 管壁的环形强化主要见于非动脉粥样硬化性病变,但并非完全不见于动脉粥样硬化,特别是当环形强化病变发生于青年人时,仅根据图像无法鉴别血管炎和动脉粥样硬化,需要密切结合临床和实验室检查。同样,偏心性病变也可见于血管炎。另外,炎症也是动脉粥样硬化的一个高危因素,血管炎和动脉粥样硬化很可能并存,不结合临床和实验室检查非常容易误判。

(李明利)

参 考 文 献

[1] 中国卒中学会科学声明专家组 . 症状性颅内外动脉粥样硬化性大动脉狭窄管理规范——中国卒中学会科学声明 [J]. 中国卒中杂志 , 2017, 27 (1): 64-71.

[2] 中国卒中学会 , 中国卒中学会神经介入分会 , 中华预防医学会卒中预防与控制专业委员会介入学组 . 症状性颅内动脉粥样硬化性狭窄血管内治疗中国专家共识 2018 [J]. 中国卒中杂志 , 2018, 13 (6): 592-602.

[3] NAGHAVI M, LIBBY P, FALK E, et al. From vulnerable plaque to vulnerable patient: a call for new definitions and risk assessment

strategies: Part Ⅰ [J]. Circulation, 2003, 108 (14): 1664-1672.

［4］ NAGHAVI M, LIBBY P, FALK E, et al. From vulnerable plaque to vulnerable patient: a call for newdefinitions and risk assessment strategies: Part Ⅱ [J]. Circulation, 2003, 108 (15): 1772-1778.

［5］ TAKAYA N, YUAN C, CHU B, et al. Association between carotid plaque characteristics and subsequent ischemic cerebrovascular events: a prospective assessment with MRI-initial results [J]. Stroke, 2006, 37 (3): 818-823.

［6］ KLEIN I F, LAVALLÉE P C, SCHOUMAN-CLAEYS E, et al. High-resolution MRI identifies basilar artery plaques in paramedian pontine infarct [J]. Neurology, 2005, 64 (3): 551-552.

［7］ LI M L, XU W H, SONG L, et al. Therosclerosis of middle cerebral artery: evaluation with high-resolution MR imaging at 3T [J]. Atherosclerosis, 2009, 204 (2): 447-452.

［8］ XU W H, LI M L, GAO S, et al. In vivo high-resolution MR imaging of symptomatic and asymptomatic middle cerebral artery atherosclerotic stenosis [J]. Atherosclerosis, 2010, 212 (2): 507-511.

［9］ XU W H, LI M L, GAO S, et al. Plaque distribution of stenotic middle cerebral artery and its clinical relevance [J]. Stroke, 2011, 42 (10): 2957-2959.

［10］ JIANG W J, YU W, MA N, et al. High resolution MRI guided endovascular intervention of basilar artery disease [J]. J Neurointerv Surg, 2011, 3 (4): 375-378.

［11］ XU W H, LI M L, GAO S, et al. Middle cerebral artery intraplaque hemorrhage: prevalence and clinical relevance [J]. Ann Neurol, 2012, 71 (2): 195-198.

［12］ MILLON A, BOUSSEL L, BREVET M, et al. Clinical and histological significance of gadolinium enhancement in carotid atherosclerotic plaque [J]. Stroke, 2012, 43 (11): 3023-3028.

［13］ HOSSEINI A A, KANDIYIL N, MACSWEENEY S T, et al. Carotid plaque hemorrhage on magnetic resonance imaging strongly predicts recurrent ischemia and stroke [J]. Ann Neurol, 2013, 73 (6): 774-784.

［14］ LOU X, MA N, MA L, et al. Contrast-enhanced 3T high-resolution MR imaging in symptomatic atherosclerotic basilar artery stenosis [J]. AJNR

Am J Neuroradiol, 2013, 34 (3): 513-517.

[15] ZHU X J, DU B, LOU X, et al. Morphologic characteristics of atherosclerotic middle cerebral arteries on 3T high-resolution MRI [J]. AJNR Am J Neuroradiol, 2013, 34 (9): 1717-1722.

[16] QIAO Y, ZEILER S R, MIRBAGHERI S, et al. Intracranial plaque enhancement in patients with cerebrovascular events on high-spatial-resolution MR images. Radiology, 2014, 271 (2): 534-542.

[17] KIM S M, RYU C W, JAHNG G H, et al. Two different morphologies of chronic unilateral middle cerebral artery occlusion: evaluation using high-resolution MRI [J]. J Neuroimaging, 2014, 24 (5): 460-466.

[18] ZHANG L, ZHANG N, WU J, ZHANG L, et al. High resolution three dimensional intracranial arterial wall imaging at 3 T using T1 weighted SPACE [J]. MagnReson Imaging, 2015, 33 (9): 1026-1034.

[19] LI M L, XU Y Y, HOU B, et al. High-resolution intracranial vessel wall imaging using 3D CUBE T1 weighted sequence [J]. Eur J Radiol, 2016, 85 (4): 803-807.

[20] YANG W J, WONG K S, CHEN X Y. Intracranial Atherosclerosis: From Microscopy to High-Resolution Magnetic Resonance Imaging [J]. J Stroke, 2017, 19 (3): 249-260.

[21] MANDELL D M, MOSSA-BASHA M, QIAO Y, et al. Vessel Wall Imaging Study Group of the American Society of Neuroradiology. Intracranial Vessel Wall MRI: Principles and Expert Consensus Recommendations of the American Society of Neuroradiology [J]. AJNR Am J Neuroradiol, 2017, 38 (2): 218-229.

[22] SABA L, YUAN C, HATSUKAMI T S, et al. Vessel Wall Imaging Study Group of the American Society of Neuroradiology. Carotid Artery Wall Imaging: Perspective and Guidelines from the ASNR Vessel Wall Imaging Study Group and Expert Consensus Recommendations of the American Society of Neuroradiology [J]. AJNR Am J Neuroradiol, 2018, 39 (2): E9-E31.

[23] SHEAHAN M, MA X, PAIK D, et al. Atherosclerotic Plaque Tissue: Noninvasive Quantitative Assessment of Characteristics with Software-aided Measurements from Conventional CT Angiography [J]. Radiology, 2018, 286 (2): 622-631.

［24］SABA L, FRANCONE M, BASSAREO PP, et al. CT Attenuation Analysis of Carotid Intraplaque Hemorrhage [J]. AJNR Am J Neuroradiol, 2018, 39 (1): 131-137.

［25］MUJAJ B, BOS D, SELWANESS M, et al. Statin use is associated with carotid plaque composition: The Rotterdam Study [J]. Int J Cardiol, 2018, 260: 213-218.

［26］SHIMONAGA K, MATSUSHIGE T, ISHII D, et al. Clinicopathological Insights From Vessel Wall Imaging of Unruptured Intracranial Aneurysms [J]. Stroke, 2018, 49 (10): 2516-2519.

［27］SABA L, SAAM T, JÄGER H R, et al. Imaging biomarkers of vulnerable carotid plaques for stroke risk prediction and their potential clinical implications [J]. Lancet Neurol, 2019, 18 (6): 559-572.

［28］VERGOUWEN M D I, BACKES D, VAN DER SCHAAF I C, et al. Gadolinium Enhancement of the Aneurysm Wall in Unruptured Intracranial Aneurysms Is Associated with an Increased Risk of Aneurysm Instability: A Follow-Up Study [J]. AJNR Am J Neuroradiol, 2019, 40 (7): 1112-1116.

第四节　头颈部大动脉粥样硬化颅脑灌注的评估

一、脑灌注的概念、评估指标及临床意义

(一) 脑灌注及脑灌注成像

灌注是指血液通过毛细血管网时将携带的能量和营养物质输送给组织细胞利用的过程。脑细胞代谢活跃,但脑组织几乎无能量储备,其能量主要来源于葡萄糖的有氧代谢,因此,脑组织对缺血缺氧非常敏感,若血流停止 10~30 秒,神经细胞即可受损伤,停流 30 分钟,脑组织即可发生广泛性破坏且不可逆。

脑组织缺血、缺氧的病理生理过程可分为两个时相。第一时相为突触传递衰竭,即电衰竭,脑血流阈值为 (18 ± 2) ml/

(100g·min),脑自发电活动和诱发电位消失,脑血氧供应水平较低,脑损害为可逆性。第二时相为膜泵衰竭,脑血流阈值为(10 ± 2)ml/(100g·min),脑细胞水肿、坏死,脑损害不可逆。当脑组织发生缺血、缺氧时,首先出现脑电功能障碍,即电衰竭,随后进一步出现代谢变化甚至细胞膜结构改变,即膜衰竭,此时在分子水平出现时间依赖性缺血瀑布效应,从而发生神经元死亡,即缺血性脑卒中。

大脑的正常生理及各种病理活动与脑血流动力学变化密切相关,而灌注成像技术可以在活体状态快速评价组织内微血管分布及微血流灌注情况,通过对病变区或全脑行灌注成像扫描,并经过数据处理得到灌注曲线,利用不同的数学模型计算出脑血流量(cerebral blood flow,CBF)、脑容量(cerebral blood volume,CBV)、达峰时间(time to peak,TTP)及平均通过时间(mean transit time,MTT)等脑血流动力学参数,可以了解局部脑组织血流动力学的变化。

目前,临床常用的评估脑组织血流灌注的影像学成像技术主要有 DSA、SPECT 或 PET、CT 灌注成像及 MRI 灌注成像等。CT 及 MRI 灌注成像因其无创性、操作简便、可重复性高、结果准确、价格相对低廉等优点,在临床应用中越来越广泛。近几年,磁共振灌注成像新技术 - 动脉自旋标记(arterial spin labeling,ASL)成像技术因不需要外源性对比剂而在临床中得到了较为广泛的应用。

(二)脑灌注成像的评估指标及临床意义

在脑缺血性病变中,脑灌注血流动力学参数的改变往往先于常规 CT 及 MRI 的异常。灌注成像通过分析 CBF、CBV、MTT 及 TTP 等相关灌注参数,了解病变区血流量或血容量的变化,尽早区分低灌注区、缺血性半暗带区及梗死核心灶,由此获得较完备的早期脑卒中的诊断信息,对于脑缺血的诊断及治疗均有重要意义。

CBF 指的是在单位时间内流经一定量脑组织血管结构的血

流量,即每分钟每 100 克脑组织的血流量,以 ml/(100g·min) 表示。CBF 的变化对发现脑组织缺血有较高的敏感性,且可以区分梗死核心灶和缺血性半暗带。有文献报道,当 CBF 下降至正常脑组织的 30% 以下时,是准确判断梗死核心灶的阈值。

CBV 指的是存在于一定量组织血管结构内的血容量(ml/g)。CBV 对脑缺血敏感性不高,但对梗死核心灶的判断具有较高的特异性,是判断梗死核心灶的可靠标志。CBV 包含了通过侧支血管的血流,并提供了脑血管储备的信息。CBF 及 CBV 是灌注成像中非常重要的两个参数,两者的关系反映了脑缺血的程度及脑循环的代偿能力。CBV 值的升高提示脑循环的代偿能力良好,而 CBV 值降低越明显,反映脑循环的代偿能力越差,发生缺血性脑卒中的危险性越高。一些研究表明,CBV 与最终脑梗死体积的相关性最好。当 CBF 及 CBV 均明显降低时,提示脑局部微血管管腔闭塞程度明显、微循环障碍,脑组织发生梗死。

MTT 指的是对比剂团注后从动脉端流入静脉末端的耗时。因血液流经血管结构包括动脉、毛细血管、静脉、静脉窦,所经过的路径不同,通过的时间也就不同,因此用平均通过时间表示。主要反映的是对比剂通过毛细血管的时间,即 MTT=CBV/CBF。MTT 对组织的低灌注非常敏感,对区分正常脑组织和缺血脑组织也极其敏感,但对缺血损害程度、发生梗死的危险性评价不如 CBF 和 CBV。MTT 延迟,提示脑灌注压降低和灌注储备受损。

TTP 指的是对比剂在感兴趣区内从开始出现至达到峰值的时间。文献报道,TTP 是显示脑灌注损伤最敏感的指标,往往能在 CBF、CBV 和 MTT 改变之前更早地显示脑缺血性病变,它显示异常灌注区的范围最广泛,包括梗死核心灶、真正缺血区和良性缺血区。

T_{max} 是残余函数(residue function)达最大峰值的时间,表示团注的对比剂在动脉输入函数和组织之间的延迟,它可以更好地估算对比剂从输入动脉到成像体素的延迟。T_{max} 为 0,反映了组织供血没有延迟;相反,$T_{max}>0$,通常与动脉血流延迟引起的急性缺血性损伤有关。目前,有许多研究正是通过 T_{max} 值来界定梗死核心灶和良性水肿之间的缺血性半暗带或错配区的范围。研究表明,T_{max} 为 4~6 秒对于缺血性半暗带的估计可能更贴近实际。在最新的 DEFUSE 3 研究中,也是根据 $T_{max}>6$ 秒区域的缩小比例来定义治疗后再灌注的。TTP 和 T_{max} 都代表血流达峰时间,两者的区别在于 TTP 的延长多数被认为是侧支循环或慢血流的结果,而 T_{max} 则是检测低灌注和梗死核心灶的一项敏感指标。

在脑缺血性病变灌注成像参数的评估中,一般认为:CBV 正常或轻度降低,CBF 降低,MTT、TTP 延长提示脑缺血性改变(图 3-41);CBV、CBF 显著降低,MTT、TTP 延长提示无血流灌注,为脑梗死灶(图 3-42);而 CBV 正常或轻度增加,CBF 正常,MTT、TTP 不同程度的延长提示侧支循环的建立(图 3-43);CBV、CBF 显著升高,MTT、TTP 缩短、正常或不同程度延长提示为过度灌注(图 3-44)。目前认为,在急性缺血性脑卒中患者中,缺血性半暗带区域的 CBF 降低,MTT 延长,CBV 则因个人脑血管自我调节功能不同表现为正常或升高。

二、脑灌注成像评估技术

(一) CT 灌注成像

CT 灌注成像(computed tomography perfusion,CTP)作为主要功能成像的一种,可相对快速、准确地定量反映局部组织血流灌注量的改变,进而评估器官、组织的血流灌注状态,对于脑缺血性疾病的诊断具有较高的价值。

1. **CTP 成像原理及技术进展** 1980 年 Axel 等对 CT 测量脑血流的基本原理进行了阐述并应用于观察局灶性脑缺血,1997 年 Miles 等结合快速 CT 扫描及计算机图像处理系统,获得评价脑血流灌注情况的彩色图像,首先提出了 CT 灌注成像的概念。

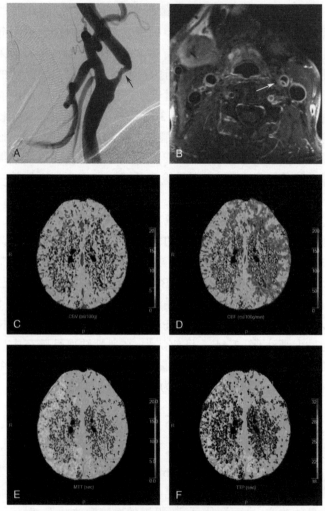

图 3-41　颈动脉狭窄性脑缺血

A. DSA 显示左侧颈内动脉起始部重度狭窄(黑箭),狭窄率>85%;
B. 颈动脉管壁水平面增强 T₁WI 显示:左侧颈内动脉起始部偏心性斑块伴大的脂质核心(白箭);CT 灌注成像参数 CBV(C)、CBF(D)、MTT(E)、TTP(F),依次显示:左侧大脑中动脉供血区与健侧(右侧)相比,CBV正常,CBF 降低,MTT、TTP 延长,提示左侧大脑半球缺血状态。

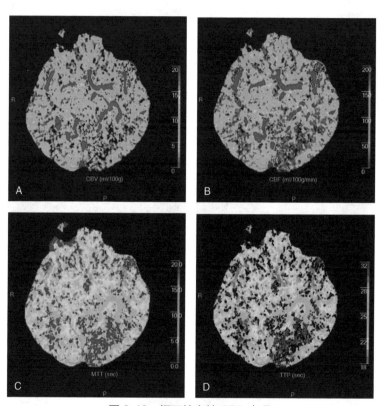

图 3-42 梗死核心灶 CTP 表现

CT 灌注成像参数 CBV（A）、CBF（B）、MTT（C）、TTP（D）依次显示：左侧枕叶局部 CBV、CBF 明显减低，MTT、TTP 延长，说明左侧枕叶局部无血流灌注，提示为梗死核心灶。

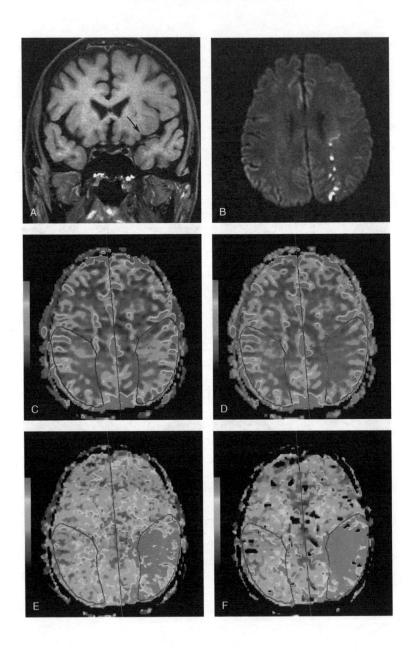

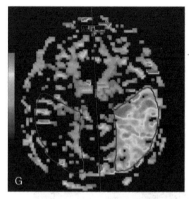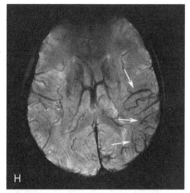

图 3-43 左侧 MCA 急性闭塞侧支循环建立

A. MRI CUBE T_1+FS 序列显示左侧 MCA 内条状高信号,提示 M1 段远端血栓形成(黑箭);B. DWI 序列显示左侧顶叶皮质下散在点片状高信号梗死灶;DSC-MRI 灌注成像参数图 CBV(C)、CBF(D)、MTT(E)、TTP(F)、T_{max}(G)依次显示:左侧顶叶 CBF 略有减低,CBV 增高,MTT、TTP、T_{max} 明显延长,说明脑循环储备(CCR)发挥作用,脑血管扩张,慢血流的侧支血供建立。H. SWAN 图像显示左侧颞顶叶多发扩张增粗的慢血流血管(白箭),也提示侧支血管建立,与 PWI 各参数表现相吻合。

CTP 的理论基础来源于核医学的放射性示踪剂稀释原理和中心容积理论。示踪剂稀释方法要求取样期间示踪剂始终保持在血管内(血管外丢失必须被校正),完全与血液混合,并随血流分布,示踪剂不影响观察过程中机体的生理过程,静脉内注射含碘对比剂能满足以上要求。中心容积法假设对比剂和血液的血流动力学性质相同,而且动脉内或脑组织内对比剂浓度和 CT 增强值的变化呈线性关系。基于对比剂具有放射性同位素的弥散特点,通过从肘静脉团注碘对比剂,经一定的延迟时间后,在同一 ROI 行重复快速 CT 扫描,通过测量示踪剂的密度变化,得到该层面每一像素的时间 - 密度曲线(time-density curve,TDC),利用不同的数学模型计算出各灌注参数,包括 CBF、CBV、TTP 及 MTT 等,再经软件处理即可得到上述参数的伪彩图像。

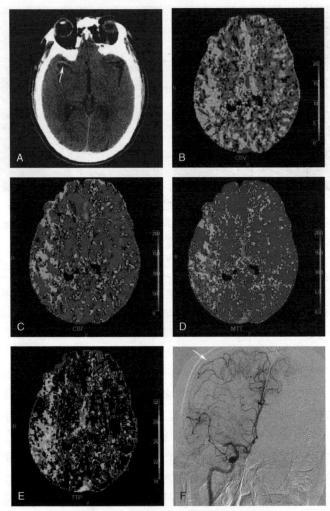

图 3-44 右侧 MCA 急性闭塞后高灌注

A. CT 水平面平扫图像显示右侧 MCA 高密度征（白箭），提示急性闭塞；CTP 参数图 CBV（B）、CBF（C）、MTT（D）、TTP（E）显示右侧颞叶 CBV、CBF 明显增高，MTT、TTP 明显缩短，提示为高灌注状态，说明局部侧支循环建立。F. DSA 显示右侧 MCA 闭塞，右侧大脑前动脉及软脑膜动脉侧支循环建立并逆流至右侧大脑中动脉供血区（白箭），与 CTP 显示为高灌注相一致。

CTP 采用的数学模型有非去卷积和去卷积两种。非去卷积数学模型主要根据 Fick 原理,假设组织器官中的对比剂蓄积的速度等于动脉流入速度减去静脉流出速度,在某一时间段内组织器官中对比剂的含量等于在该段时间内动脉流入量减去静脉流出量。非去卷积数学模型相对简单,缺点是要求对比剂注射速率大(一般为 10ml/s),增加了操作难度和危险性;容易造成对比剂外漏;没有考虑到静脉流出,易低估血流量。去卷积数学模型主要反映注射对比剂后组织器官中存留的对比剂随时间的变化量,并不用对组织器官的血流动力学状况预先做人为假设,而是根据实际情况综合考虑了动脉流入量和静脉流出量进行数学计算处理,因此理论上更能反映组织器官的内部血流情况。去卷积数学模型计算偏差小,注射速率要求不高(一般 4~5ml/s),容易被推广使用,这种计算方法适用于血-脑屏障完整的脑组织。然而,多数组织的毛细血管具有一定的通透性,对比剂在流经组织时必然有一部分会渗入血管外间隙,因此单纯的去卷积模型有其不足之处。1998 年,Lawrence 等在去卷积模型中引入分布参数模型概念,提出一种改良的去卷积模型,其优点在于一次 CT 检查可同时确定多个灌注参数值,能比较全面地反映组织的灌注状况,从而大大拓展了 CTP 成像的应用范围。

早期 CTP 受限于探测器宽度,检查范围有限,且大多采用的是电影连续曝光扫描,辐射剂量高。后来有学者经过改良,采用间隔轴扫模式,通过电影组和轴扫组进行比较,发现使用间隔 2s 的轴扫模式扫描,在降低辐射剂量的同时并不影响灌注参数的准确性和可重复性。

随着探测器宽度的提高(8cm、16cm),全脑灌注的概念被提出,8cm 探测器可以采用“摇篮床”扫描方式完成全脑灌注扫描,16cm 探测器则可以实现非移床全脑容积扫描。由于 CTP 图像的密度分辨率及空间分辨率较低,如果想要观察动脉狭窄或闭塞情况必须加扫颅脑 CTA,即通过肘静脉两次注射碘对比剂先后完成 CTP、CTA 检查,中间间隔大约 10 分钟。这种方式不仅增加了对比剂用量和辐射剂量,而且会延长检查时间。自迭代重建技术重新应用于 CT 检查后,图像噪声及辐射剂量大大减低,而且可以通过一次 CTP 扫描同时获取 CT 平扫、CTA、CTP 及 CTV 图像。但这种技术的扫描范围仅局限于头颅,若需进一步显示颈部血管,则只能再次注射对比剂后行颈部 CTA 扫描。最新文献报道,利用扫描模式快速切换原理,通过检查床快速移动,在全脑灌注采集峰值间期加入宽体螺旋头颈 CTA 扫描,从而可在低辐射剂量条件下通过一次注药"一站式"采集头颈部 CTA 和颅脑 CTP 数据,使得头颈部 CTA 联合全脑 CTP 一站式扫描成为一种新型检查方法而被广泛应用于临床。对于缺血性脑卒中患者,头颈部 CTA 联合全脑 CTP 可同时获得颅脑平扫、头颈部 CTA 及全脑灌注图像,既能评估脑组织的血流信息,又可明确头颈部血管狭窄的部位和程度,以指导临床治疗。

2. CTP 扫描技术及图像处理 患者取仰卧位,双手置于身体两侧,采用头部绷带固定,于右侧肘静脉留置 18G 留置针,采用双筒高压注射器,注入非离子型碘对比剂 50ml,再跟注 40ml 生理盐水,注射流率为 4.5~6.0ml/s,注射对比剂 5~7s 后开始进行 CTP 采集,采用间隔扫描,共采集 19 期。

将数据导入颅脑灌注软件进行分析,输入动脉 ROI 一般设置在健侧大脑前动脉 A1 段或大脑中动脉 M1 段;输出静脉 ROI 设置在颅顶上矢状窦内,分别得到时间 - 密度曲线,计算动脉和静脉的峰值时间。在基底节层面旋转对称轴,使其置于中心位置并将颅脑分为对称的左右两份,选择感兴趣区层面勾画 ROI,并计算灌注参数——CBV、CBF、TTP、MTT。

3. CTP 的临床应用价值 CT 灌注成像具有经济实用、检查快速无创、时间和空间分辨率高、属于定量研究等优点,目前已被广泛应用于临床。通过 CTP 与头颈 CTA 联合检查,可以准确地发现异常灌注区。通过对相关灌注参数的分析,识别梗死核心灶、缺血性半暗带和周围良性水肿区及其体积大小,明确血管狭窄的部位、程度及其病因,能够快速、便捷地为临床提供全面的影像学信息。

另外,在慢性脑缺血性(chronic cerebral ischemia,CCI)病变中,尤其是大脑中动脉(MCA)和颈内动脉(ICA)的慢性狭窄或闭塞,头颈部 CTA 联合颅脑 CTP 检查可准确显示头颈部血管解剖、侧支循环建立情况和血流动力学改变。

(二)MRI 灌注成像

MRI 灌注成像(perfusion-weighted imaging,PWI)是功能成像的一种,能够反映组织微观血流动力学信息。根据其原理可以分为采用外源性对比剂和内源性对比剂两大类。使用外源性对比剂的技术包括动态磁敏感对比灌注成像(dynamic susceptibility contrast-perfusion weighted imaging,DSC-PWI) 和动态对比增强成像(dynamic contrast enhanced-magnetic resonance imaging,DCE-MRI)。DCE-MRI 是一种动态 T_1WI 成像技术,依赖于顺磁性对比剂的注射,在对比剂注射前、注射中和注射后获取动态 T_1WI。由于 T_1WI 信噪比较低,且用于估计血容量和血管通透性的动力学建模算法较为复杂,因此一般不用于脑内灌注成像,然而 DCE-MRI 仍然是渗透性 MRI 的首选方法,并已取代 DSC-PWI 作为脑外灌注 MRI 的标准方法。目前,脑内常用的灌注方法主要为使用外源性对比剂的 DSC-PWI 和不使用外源性对比剂的 ASL 灌注成像,下面我们将分别介绍。

1. **DSC-PWI 成像原理** 静脉快速注射顺磁性对比剂后,血管内对比剂与周围组织产生磁敏感梯度,引起局部 T_1、T_2 弛豫缩短,由于对比剂浓度很高,横向弛豫效应占主要地位,因此这种变化主要表现为 T_2WI 信号降低。在一定范围内,组织对比剂浓度同 T_2 或 T_2^* 弛豫率的改变大致是呈线性关系,DSC-PWI 通过获得信号随时间变化曲线,再将其转换为组织对比剂浓度 - 时间曲线,从而计算出 rCBF、rCBV、MTT 和 TTP 等参数。另外,为了避免受对比剂注射速度、剂量等的影响,DSC 基于动脉输入函数(artery input function,AIF)模型还得到另一灌注时间参数,即剩余函数达峰时间(T_{max})。该灌注成像方法仅用于颅脑,对脑缺血和脑肿瘤的灌注情况进行临床评估。经静脉团注外源性对比剂的 MRI 灌注成像技术提供了良好的灵敏度和更高的空间分辨率,因此在临床应用中得到了更广泛的应用。但因其对比剂的浓度与时间变化不成线性关系,所以不能像 CT 灌注成像时一样测量具体的数值。

2. DSC-PWI 成像技术要求及图像后处理　检查前签署使用钆对比剂知情同意书,并按照产品说明书确定使用范围及用量。对于急性肾功能不全或终末期肾功能不全且未进行规律透析的患者禁用钆对比剂。一般根据体重,按照 0.20ml/kg 的用量注入钆对比剂,注射速率设置为 3~5ml/s,以达到团注效果,注射总时间为 5~6 秒。在启动高压注射器注入对比剂的同时,进行脑部 MRI 灌注扫描;注射完毕后,配合等量的生理盐水以相同的流率进行冲刷。

根据所使用的 MRI 成像设备的实际情况进行全脑覆盖灌注扫描。通常采集 40 个期相,单个期相的扫描时间控制在 2s 左右。图像经工作站后处理软件处理,通常采用动脉输入函数或 Gamma 拟合方法计算得到灌注参数:rCBV、rCBF、MTT、TTP 的伪彩图,其中通过动脉输入函数去卷积算法可以得到定量参数 T_{max} 图。然后,在后处理图像中勾画感兴趣区测量相应参数值:选择不同目标层面,测量额叶、颞顶叶、枕叶灌注参数,额叶代表大脑前动脉(anterior cerebral artery,ACA)供血区;颞顶叶代表大脑中动脉(middle cerebral artery,MCA)供血区;枕叶代表大脑后动脉(posterior cerebral artery,PCA)供血区。测量感兴趣区(region of interest,ROI)时尽量避开腔隙性脑梗死灶、侧脑室及颅骨。先对患侧进行测量,再测量对侧镜像区域,特别是需要注意两侧对比观察。在急性脑卒中患者中,需要重点关注梗死灶及其周围缺血区的灌注参数改变。

3. DSC-PWI 脑灌注评估的临床意义　在脑缺血性病变中,DSC-PWI 灌注成像主要用以评估梗死核心灶、缺血性半暗带及侧支循环的情况。对于梗死核心灶和缺血性半暗带的评估已在前面章节中进行了阐述(图 3-45、图 3-46)。在此仅介绍 DSC-PWI 灌注成像对于脑侧支循环的评估意义。

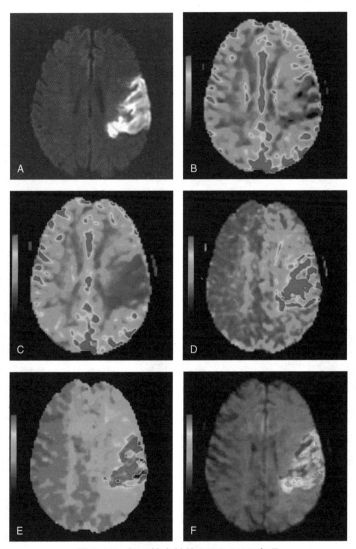

图 3-45　梗死核心灶的 DSC-PWI 表现

A. DWI 示左侧顶叶急性梗死;B~E. 分别为 DSC-PWI 参数 CBV、CBF、MTT 和 TTP:左侧顶叶梗死核心灶的 CBV、CBF 明显降低,CBF 较对侧降低 75%,MTT、TTP 明显延长;F. DWI 与 T_{max} 融合图像可见 DWI 高信号区 T_{max}=10.5 秒,提示为梗死核心灶。

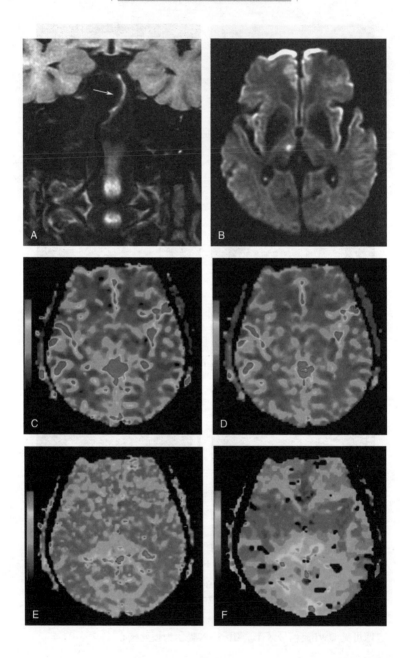

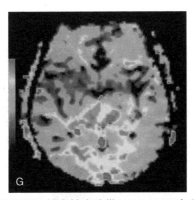

图3-46 缺血性半暗带DSC-PWI表现

A. 3D-CUBE T_1WI 显示基底动脉闭塞,管腔内条状高信号血栓(白箭);B. DWI 显示右侧丘脑内侧急性梗死;C~G. 分别为 DSC-PWI 参数 CBV、CBF、MTT、TTP、T_{max}: 双侧颞叶、枕叶大脑后动脉供血区存在大片状 MTT、TTP 及 T_{max} 延长区,T_{max}=6.8s,CBV、CBF 基本维持正常,提示缺血性半暗带存在。

　　脑侧支循环是指当大脑的供血动脉严重狭窄或闭塞时,血流通过其他血管(侧支或新形成的血管吻合)到达缺血区,从而使缺血组织得到不同程度的灌注代偿。脑侧支循环的存在是为了保护大脑免受缺血损害并维持缺血性半暗带的存活状态。缺血性半暗带的相对大小由侧支循环的代偿能力决定。随着时间的推移,缺血性半暗带逐渐缩小,梗死核心灶逐渐增大。如侧支循环良好,缺血性半暗带的缩小和梗死核心灶的增大是非常缓慢的;当侧支循环不良时,梗死核心灶的增大和缺血性半暗带的缩小会很明显。因此缺血性半暗带的大小可以反映侧支循环情况。而在急、慢性脑缺血性病变中,侧支循环的有效性可能会有不同,灌注成像可以反映侧支循环的功能状态。侧支循环建立良好表现为 MTT 及 TTP 延长、CBV 增加、CBF 维持稳定(图3-47)。对于评估侧支循环的分级量表,目前尚无统一的评估体系,各种评估量表的预测价值、信度和效度仍需进一步验证。

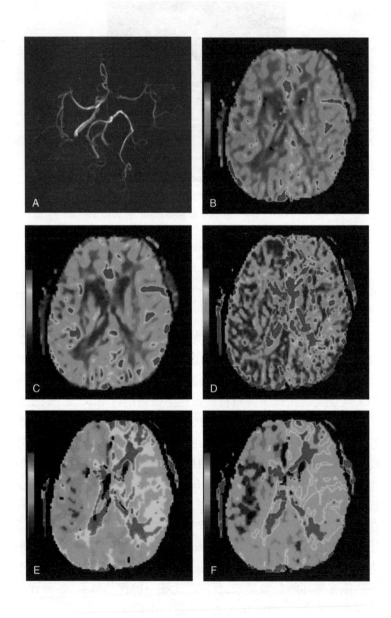

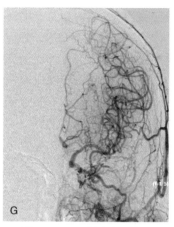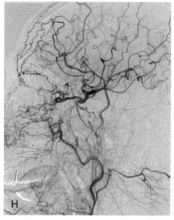

图 3-47　颈内动脉慢性闭塞侧支循环形成的 DSC-PWI 表现

A. TOF-MRA 显示左侧颈内动脉闭塞,远端大脑中动脉血流信号降低;B~F. 分别为 DSC-PWI 参数 CBV、CBF、MTT、TTP、T_{max}:左侧大脑中动脉供血区 CBV 轻度增加,CBF 维持稳定,MTT、TTP 及 T_{max} 延长,提示侧支循环存在;G、H. DSA 显示左侧颈内动脉闭塞,颈外动脉分支血管及软脑膜支、前颅底支血管均已开放。

（三）其他

目前评价颅脑血流灌注的影像技术除了常用的 CT 及 MR 灌注成像之外,还包括数字减影血管造影(digital subtraction angiography,DSA)、经颅多普勒超声(transcrinial Doppler,TCD)、单光子发射计算机断层成像(single photon emission computed tomography,SPECT)、正电子发射断层成像(positron emission tomography,PET)及氙 CT 等。DSA 和 TCD 侧重于解剖影像,而 PET、SPECT 及氙 CT 则更侧重于功能影像。

1. DSA　DSA 能综合显示患者的血管狭窄、斑块、闭塞与畸形的部位和程度,能够动态、全面、客观反映各动脉血管血流速度的变化、侧支循环的代偿情况,以及静脉的回流情况,是评估血管病变及侧支循环的金标准。但 DSA 为有创性检查,费用高,不良反应较多,不能作为颈动脉狭窄的常规筛查手段。

目前普遍采用的侧支循环分级来自基于 DSA 的美国介入和治疗神经放射学学会 / 介入放射学学会（ASITN/SIR）分级量表，分为 0~4 级：0 级，没有侧支循环进入缺血区域；1 级，侧支循环的血流缓慢进入缺血区域的外周；2 级，侧支循环的血流快速进入缺血区域的外周；3 级，侧支循环的血流缓慢进入整个缺血区域；4 级，侧支循环的血流快速充盈整个缺血区域。

2. TCD TCD 是一种利用超声多普勒效应检测颅内主要动脉血流动力学及血流生理参数的一项无创性检查方法，它通过不同的声窗（即超声束易于穿透的部位），包括颞窗、眼窗、枕骨大孔窗等，检测大脑中动脉、大脑前动脉、大脑后动脉、眼动脉、颈内动脉虹吸部、滑车上动脉、椎动脉及基底动脉等，测量收缩期峰值速度（peak systolic flow velocity，SV）、舒张期血流速度（diastolic velocity，DV）、平均血流速度（mean velocity，MV）、搏动指数（pulsatile index，PI）及阻力指数（resistance index，RI）等，并可根据上述各值分析各交通支及侧支循环的开放情况。现已研究证明，TCD 检测结果与金标准 DSA 的结果有着很高的一致性。

TCD 技术具有无创、廉价、操作简便、重复性好、可以对患者进行连续长期动态观察等优点，已经在临床工作上得到了广泛性的应用。但也存在一定的局限性，其测量结果的准确性与操作者的手法及技术熟练程度密切相关，这要求医技人员不断提高诊疗水平。

3. SPECT SPECT 灌注成像是一种较为准确地评估脑血流动力学的技术，但是其在临床上应用较少，主要用于研究领域。^{99m}TC-ECD 和 ^{99m}Tc-HMPAO 是目前 SPECT 最常用的脑血流灌注显像剂。SPECT 灌注成像的主要优点是可以提供多个脑组织切面的清晰图像，可用来确定脑组织的缺血范围、部位及空间分布等情况，还可以了解相关神经元的存活情况。但其空间分辨率较低，不能提供解剖学上的数据，对获得的血流动力学参数只能进行定性或半定量分析，与 PET 相比，获得的信息量较低,容易受到核素衰减的影响,对脑组织深部的缺血状态评估灵敏度差。

4. PET　PET 是一种分子成像方法,可以进行脑血流灌注显像及脑代谢显像。^{15}O-H$_2$O 和 ^{13}N-Ammonia 是常用的脑血流灌注显像剂,而 ^{18}F-FDG、C^{15}O$_2$ 及 ^{15}O$_2$ 是常用的脑代谢显像剂。^{15}O-H$_2$O 半衰期仅有 122s,需要回旋加速器在线生产,可在短期内对同一患者进行反复检查,其脑组织摄取量与局部血流量呈线性关系,是目前公认的测定 rCBF 的“金标准”。^{13}N-Ammonia 半衰期为 9.97 分钟,静脉注入后血浆清除率快,人脑对显像剂摄取迅速,且在脑内滞留时间较长,被用作脑血流灌注显像剂,可以为临床广泛应用。^{18}F-FDG 是 PET 脑代谢显像最常用的显像剂,作为葡萄糖的类似物,与葡萄糖竞争细胞膜上的葡萄糖转运蛋白进入细胞内,在已糖激酶作用下生成 6-磷酸-^{18}F-FDG 潴留于细胞内。因此 ^{18}F-FDG 可反映组织摄取葡萄糖的能力及对葡萄糖的代谢活性,此外组织对 ^{18}F-FDG 的摄取不仅与细胞对葡萄糖的需求有关,也与组织血供密切相关。PET 可以通过计算脑皮质的标准摄取值(standard uptake value,SUV)、左/右两侧计数比值、大脑各叶与小脑计数比值等方法进行半定量分析。

PET 灌注成像具有成像清晰、分辨率高、定量分析较精确的优点,被认为是目前最理想的定量代谢评估技术工具。与 CT 成像技术结合,可以获得 rCBF、rCBV 等血流动力学参数。但是由于机器设备价格昂贵,检测花费高,患者一般难以承受,此外,还由于需要进行核素标记,具有放射性,检测时间长等原因,限制了其在临床上的推广应用。

5. 氙 CT　氙 CT 脑血流灌注成像是应用可吸收 χ 线的惰性气体 Xe 作为弥散示踪剂测量定量检测局部脑血流量的一种技术。氙气具有很好的脂溶性,吸入人体后能够很快在血液内达到饱和并通过血-脑屏障弥散至脑组织,然后再从脑组织中迅速反弥散回血液中并被血液带走。氙气的这种弥散能力只取决于脑的血容量和氙气在脑组织不同部位之间的溶解度。这个摄取和清除的过程可被 CT 检测出来,表现为 CT 值的改变,吸入氙气后可测量各部位的时间 - 密度曲线即 Xe 摄取和清除曲线,根据曲线的摄取或者清除速率,依据一定的生理数学模型可以计算出各部位的 CBF。

氙 CT 具有硬件及软件成像设备相对便宜、检查费用低、无创、精确、可作定量研究的优点,但每次检查只能提供 4 个层面的图像且只能获得一个灌注参数,而且易受颅骨伪影的干扰,后循环灌注图像质量欠佳。此外,氙气有潜在的麻醉作用(虽然在 33% 的浓度以下时非常轻微、短暂)及引起轻度的欣快感等不良反应,目前已经较少应用。

三、动脉自旋标记灌注成像及其临床应用和优势

(一)动脉自旋标记灌注成像原理及相关技术

1. **成像原理**　动脉自旋标记(arterial spin labeling,ASL)是利用血液中的水分子作为内源性、可自由扩散示踪剂进行颅脑灌注成像的 MRI 技术。ASL 的基本成像原理是采集两次数据,生成一对标记像和对照像。标记像与对照像中的静态组织信号无差别,差别在于流入的血流有无被反转。所谓标记过程,是将反转脉冲施加于颈部将流入动脉血中的水分子反转 180°,经过一定时间,血液流入目标层面,由于被标记(反转)的血液与未被标记的血液信号之间存在差别,将标记像与对照像进行减影,静态组织信号被减除后,仅显示标记血流信号和未被标记血流信号的差异。如此多次采集并进行平均,便得到了脑血流图像,它反映了某一时刻灌流入脑组织的血流量及分布情况。

2. **技术分类及解析**　ASL 根据不同的标记方法分为三种基本类型:连续式 ASL(continuous ASL,CASL)、脉冲式 ASL(pulsed ASL,PASL)和基于流速 ASL(velocity-selected ASL,VASL)。目前 VASL 尚不成熟,临床应用受限,而前两者已广泛应用于临床,基于前两者及其衍生出的准连续式 ASL(pseudo-continuous ASL,pCASL)是目前推荐的标记方法。CASL 使用

的是较长的连续射频脉冲,结合层面选择梯度场来标记血液中的水分子,脉冲施加于成像层面下方较窄平面。由于其使用了连续的脉冲,导致射频能量大,磁化传递效应明显。为了消除磁化传递效应,采用了诸多手段。CASL 的不足:该技术需要额外的硬件设备发射连续式射频脉冲,限制了它在常规机器上的使用;该技术容易导致能量聚集,使得比吸收率(specific absorption ratio,SAR)的值较高。PASL 使用 2~20ms 的短射频脉冲,对颈部 10~15cm 的范围进行容积标记,经过一定的延迟时间,对到达成像区域的标记血流进行采集。PASL 标记效能较高,可超过95%。但是,应用该技术时需注意下列问题:首先,标记容积不能过厚,否则采集对照像时远心端施加的脉冲位置将可能位于脑外,但也不能太薄,否则采集对照像时可能激励到静脉血液,导致定量错误。其次,由于位于标记容积边缘的血中水分子并未被完全反转,因此血液中存在反转与未反转两种成分,且两者的比例与标记的厚度有关。理论上,标记厚度越大,被反转的比例越大,但血液到达成像区域需流经的空间距离也增加,导致通过延迟时间延长。pCASL 综合了 CASL 高信噪比及 PASL 高标记效能的优点,该技术使用的是一连串不连续的小的射频脉冲,并在射频发射间期施加梯度脉冲来模拟 CASL 的连续脉冲方法进行标记。pCASL 与 CASL、PASL 相比较,磁化传递效应轻,标记效率高,图像信噪比高,射频能量沉积少,无需额外的硬件设备;此外,pCASL 序列还具有良好的可重复性,这些优势使 pCASL 成为目前备受推崇的扫描序列。目前,国际医学磁共振协会(International Society for Magnetic Resonance in Medicine,ISMRM)、欧洲 ASL 和痴呆研究小组发布共识指南,建议实施背景抑制 3D-pCASL 技术,该技术使用快速自旋回波采集有效克服 EPI 序列带来的磁敏感伪影,节段式三维螺旋 K 空间填充方式实现高效采集并有效克服运动伪影,利用射频脉冲选择性地实现背景抑制以有效提高图像信噪比。

3. 标记后延迟时间或翻转时间 被标记之后的血液经一段

时间后到达毛细血管,此时即可进行图像采集,从标记到采集的时间间隔即为标记后延迟时间(post-labeling delay,PLD)或翻转时间(inversion time,TI)。PLD的选择对ASL的灌注结果有很重要的影响,因此扫描中PLD时间的修改是非常有意义的。而且根据扫描对象的不同要进行相应的调整,如儿童血流速度快导致PLD时间短,老年人需要延长PLD时间,健康成人与患者PLD时间的选择也有差别。多个PLD的使用常见于脑血管病患者,由于血流动力学的改变,导致单个PLD无法准确评估CBF,但多个PLD会明显延长扫描时长。使用多个PLD可计算动脉通过时间(arterial transit time,ATT),并以此得到最佳延迟标记参数。在慢性动脉粥样硬化脑血管病变时,建议采用两个不同的PLD,短PLD(如1.5s)更容易发现大血管狭窄所导致的灌注行为异常,长PLD(如2.5s)则能更准确地评价实际灌注水平的改变,而且通过对比两个不同PLD的ASL灌注CBF图也能更好地反映灌注代偿或血流储备水平,这对于判断预后和预防脑卒中有重要的临床意义。

4. **背景抑制技术** 每秒钟标记的血流量仅占脑部血流的1%左右,且存在标记血液自身的衰减,使ASL信号仅占脑组织信号的极少部分,再加上减影过程中由于运动伪影导致的误差,ASL信号进一步减低。如果能有效抑制背景信号,同时最大限度地保留自旋标记信号,可提高ASL信号及信噪比。使用并行采集技术能够缩短采集时间;使用双极"损毁"梯度能够移除血管内流动的自旋标记信号,以防止在定量测量中高估CBF值(但这种技术可能会使慢血流信号丢失,较少使用);提高静磁场强度也可以提高ASL图像信噪比。

(二)ASL图像处理与判读

将ASL原始图像导入相应的后处理软件可以获得用于定量的CBF伪彩图,勾画感兴趣区测量相应参数值,需要特别注意进行两侧的对比观察及不同PLD时间CBF的对比观察。研究证实,短PLD时间对于早期脑缺血慢血流产生的低灌注有放大效应,这虽然有利于提高缺血区的检出率,但是有可能过度估计缺血面积。

动脉穿行伪影(arterial transit artifact,ATA)即血管内高信号征,是指被标记血液残留在血管内所导致的蔓状匍匐的条状高信号,可对称或不对称,通常是由于血管内血流速度减缓或者血流到达延迟所致。这种动脉穿行伪影往往发生在脑梗死病变区缺血后代偿产生的侧支循环血管内,或者在闭塞责任血管的近端。在这些侧支循环或闭塞责任血管的血管内因为血流速度相对较慢,所以当我们进行 ASL 灌注成像时,这些相对缓慢的血流仍然停留在血管内。ATA 的出现与 PLD 时间的选择相关,延长 PLD 时间可减少 ATA。由于这种"伪影"蕴含着重要的临床信息,因此目前更倾向于将通常所说的动脉穿行伪影称为血管内高信号征(图 3-48)。

目前,临床上的 ASL 对 ATA 有两种不同的处理方案:一种方案是施加血流毁损梯度把这些停留在大血管内的信号消除,而另一种方案是保留这些信号。笔者认为第二种方案更合理,因为实际上这些停留在大血管内的血流信号恰恰是代表侧支循环的存在或显示责任血管闭塞的部位,而对于脑梗死而言,评价是否存在侧支循环或明确闭塞部位都具有非常重要的临床意义。

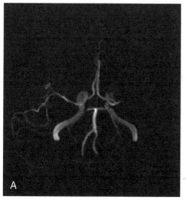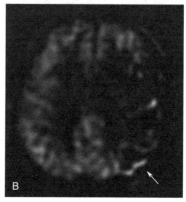

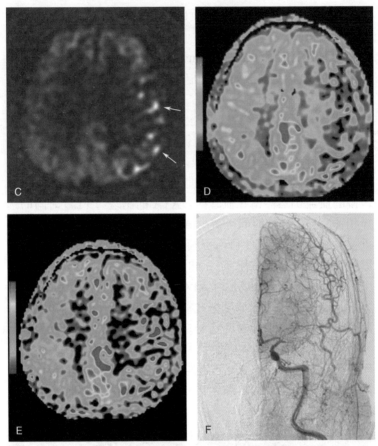

图 3-48 3D-pCASL 动脉穿行"伪影"表现

A. TOF-MRA 显示左侧大脑中动脉闭塞;B、C. 分别为 PLD=1 525 毫秒及
2 525 毫秒,ASL 标记像提示左侧额叶、顶叶脑表面蔓状匍匐的条状高信
号(白箭),即 ATA,提示侧支循环存在;D、E. 分别为 PLD=1 525 毫秒及
2 525 毫秒的 CBF 图像:左侧大脑中动脉供血区 PLD=1 525 毫秒,CBF
减低,PLD=2 525 毫秒,相应区域呈等/稍高灌注,提示侧支循环存在;
F. DSA 显示左侧大脑中动脉闭塞,大脑前动脉远端逆向血流代偿大脑
中动脉供血。

(三) ASL 图像伪影识别

ASL 作为一种无需钆对比剂、可重复的、完全无创的 MR 灌注方法,越来越多地被纳入常规临床诊断中,与所有 MR 序列一样,ASL 容易产生一些可能影响诊断准确性的伪影。因此,能够准确识别这些伪影,对提高诊断的准确性非常有意义。3D-pCASL 作为推荐序列,其伪影通常出现在脉冲标记、信号传输及信号读取三个阶段。

1. **脉冲标记阶段** 目标动脉相对于标记平面的倾斜及标记平面中或其附近出现影响磁场不均匀的因素均可降低标记效率。下述两种情况均可表现为该侧颈内动脉分布区脑实质出现明显低灌注伪影:①显著弯曲的动脉多次穿过标记平面,可导致腔内血液经历多次倒置,从而降低标记效率;②义齿及金属支架等因素使血液中质子失相位而导致无效标记。尽管颈动脉颅外段弯曲及标记平面附近出现金属伪影的情况比较常见,但由于这种情况导致标记失败的情况相对较少(<0.2%)。如果遇到颈内动脉标记段极度弯曲或周围金属伪影干扰而出现解释不了的明显低灌注,应考虑到上述伪影的可能(图 3-49)。上述伪影均可以通过调整扫描野放置的位置及范围来尝试纠正。

2. **信号传输阶段** ASL 信号从标记平面到成像层面的过程中,标记信号随血液 T_1 值衰减,血液的 T_1 值一般为 1~2s。钆对比剂能够显著降低血液 T_1 值,注射对比剂后血液的 T_1 值约为 100ms。因此,标记信号在到达成像层面之前迅速衰减回其平衡状态,得到的 CBF 图像完全没有信号,因此,必须在对比剂使用之前进行 ASL 图像采集(图 3-50)。如已行顺磁性对比剂增强扫描,若需 ASL 检查,则建议在注射对比剂后间隔 24 小时以上进行。动脉穿行伪影也是信号传输阶段出现的"伪影",已在上述图像判读部分进行阐述。

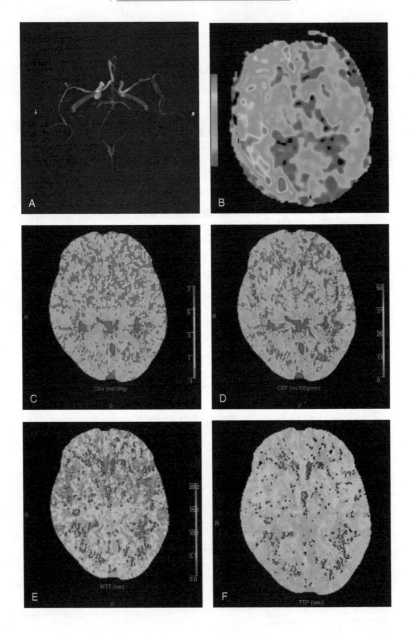

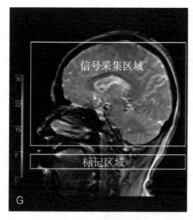

图 3-49 金属性义齿所致 3D-pCASL 标记伪影

A. TOF-MRA 示左侧颅内动脉未见狭窄;B. ASL 示左侧大脑半球大片低信号区;C~F. 分别为 CTP 参数 CBV、CBF、MTT、TTP: 双侧大脑半球脑灌注基本对称,未见明显异常灌注;G. ASL 定位像标记脉冲与义齿位于同一层面,提示 ASL 左侧大脑半球低灌注为义齿导致的标记效率降低所致。

3. 信号读取阶段 常规使用 pCASL 的 3D 分段螺旋 FSE 读出技术比以往的 EPI 读出技术更不易产生运动伪影。尽管如此,严重的患者运动可能导致读出时信号的配准错误,在 CBF 图上显示为螺旋状的高信号伪影,这种运动所致的螺旋状高信号影与 k 空间螺旋填充轨迹有关(图 3-51)。

(四)动脉自旋标记灌注成像的临床应用及其优势

ASL 虽然只能提供 CBF 参数,但 CBF 是反映脑血流动力学是否稳定的重要参数,在脑血管病中的应用优势突出。值得注意的是,ASL 的关键参数——PLD 时间的选择会影响脑血流量的判断及灌注评估。在进行单 PLD 时间 ASL 采集时,PLD 时间常选择 2 025ms,根据研究目的,可进行适当调整或者直接选择采用多个 PLD 时间采集来动态观察脑血流量变化。

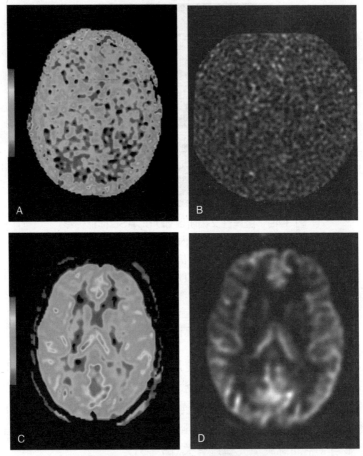

图 3-50 3D-pCASL 对比剂效应伪影

A、B. 分别为对比剂强化后的 ASL CBF 图像及原始标记图像,图像均
显示无信号,提示对比剂缩短血液 T_1 值,导致信号明显衰减。C、D. 分
别为强化 24 小时后重新扫描的 ASL CBF 图像及原始标记图像,对比
剂效应消失。

多项研究表明,多个 PLD 时间的 ASL 不仅能够定量 CBF,
而且可以通过后处理得到动脉通过时间图,这两个参数能够很
好地反映脑血流动力学的状态。有作者对急性大脑中动脉

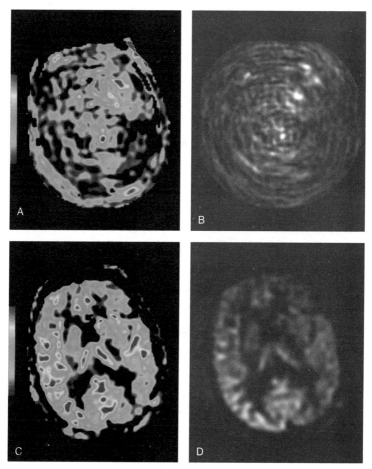

图 3-51　3D-pCASL 运动伪影

A、B. 分别为 ASL CBF 图像及原始标记图像，CBF 图像显示无效信号，原始标记图像提示螺旋样运动伪影；C、D. 患者制动后重新扫描，CBF 图像及原始标记图像信号正常。

（MCA）卒中患者使用多个 PLD 时间的 pCASL 与 DSC-PWI 进行对比研究显示，二者 CBF 测量值之间存在高度相关性，ASL-ATT 与 DSC-T_{max} 和 MTT 也具有良好的相关性，表明使用 ASL 进行急性脑卒中无创多参数灌注成像是可行的。

ASL 能够检测到 TIA 患者灌注异常,而且比常规 DSC-PWI 更加敏感,在 DSC-PWI 阳性的患者中,ASL 几乎全部能发现异常,而对于部分 DSC-PWI 阴性的患者,ASL 也可以发现异常(图 3-52)。因此,推荐在 TIA 患者中使用 ASL 技术来提高阳性发现。

急性脑卒中患者的影像学检查需要快速高效,ASL 可以在较短的时间内提供重要的血流动力学信息。ASL 结合 DWI 可以探测到缺血性半暗带的存在。研究表明,以 $20ml/(100g \cdot min)$ 为阈值进行缺血性半暗带评估,ASL 可以得到和 DSC-PWI 灌注中 $T_{max} > 6$ 秒或 $MTT > 10$ 秒较为一致的结果(图 3-53)。但需要注意,由于 PLD 时间的影响,在以对比剂团注法 DSC-PWI 作为标准的情况下,ASL 会有高估低灌注容积的现象,导致对于缺血性半暗带的过度评价;其次,脑白质脑血流量低,因此,ASL 上脑白质信噪比低,容易导致 ASL 对深部脑白质的缺血性病变检出困难。

ASL 对 ATA 的高度敏感性可以用来评估侧支循环建立的情况。当缓慢血流流过成像平面时,在 ASL 上会出现 ATA,结合 ATA 及 ASL 灌注情况,可以预测是否存在侧支循环及侧支循环建立的程度(图 3-54)。

ASL 可应用于脑血管病治疗后再灌注的评估,包括溶栓治疗、血管内取栓、颈动脉内膜剥脱术及支架植入术,可及时发现高灌注,预防高灌注损伤(图 3-55)。然而也有报道指出缺血性脑卒中发生 24 小时后 ASL 出现的高灌注与良好的预后相关,也与出血性转化密切相关。在大动脉闭塞所致的急性脑卒中患者中,ASL 还有助于识别栓塞位置。在慢性脑血管病及脑血管病高危人群的一级预防及二级预防中,维持脑血流动力学的稳定至关重要,临床上往往根据 CT 或 MRI 的灌注成像来进行评价,以指导预防或选择治疗策略。当 ASL 应用于此类患者的血流动力学评估时,需要注意 PLD 时间的选择,尤其在伴有颅内大动脉狭窄或闭塞的患者中,由于血流通过病变血管流速减慢,要进行适当延长,也可以使用多个 PLD 时间采集(图 3-55)。

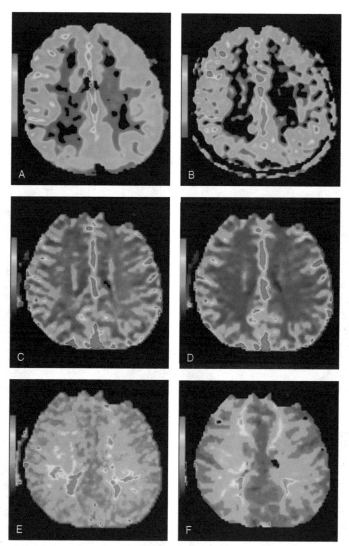

图 3-52 TIA 发作患者 ASL 与 DSC-PWI 灌注图像比较

患者 TIA 发作,颅脑 MR 平扫及 DWI 未见异常。A、B. 分别为 ASL PLD=1 525 毫秒及 2 525 毫秒的 CBF 图像,均显示左侧额顶叶脑灌注轻度降低;C~F. 分别为 DSC-PWI 参数 CBV、CBF、MTT、TTP 图像,双侧大脑半球灌注基本一致,提示 ASL 在 TIA 患者脑灌注敏感性较 DSC 高。

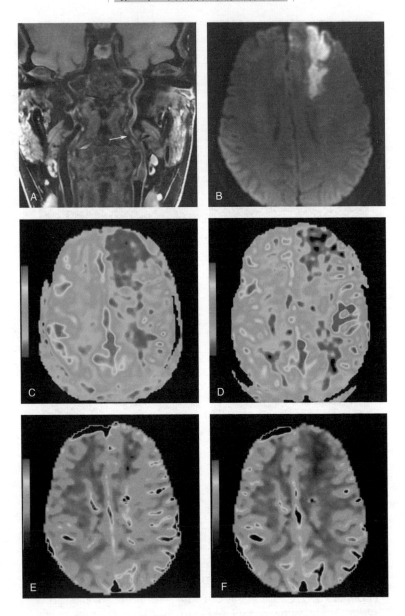

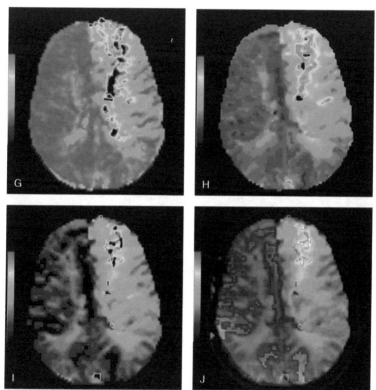

图 3-53 急性缺血性脑卒中 ASL 与 DSC-PWI 灌注图像比较

A. 3D-CUBE T_1WI 示左侧颈内动脉闭塞(白箭);B. DWI 示左侧额叶楔形急性梗死;C、D. ASL PLD=1 525 毫秒及 2 525 毫秒 CBF 图像。PLD=1 525 毫秒 CBF 图像可见左侧额叶 DWI 高信号区呈明显低灌注,周围脑组织见较低灌注区,PLD=2 525 毫秒 DWI 高信号区仍为低灌注,周围脑组织呈略高灌注,提示 DWI 高信号对应持续低灌注区为梗死核心灶,周围脑组织存在缺血性半暗带;E~I. 分别为 DSC-PWI 参数 CBV、CBF、MTT、TTP、T_{max}:左侧额叶 DWI 高信号区 CBV、CBF 均减低,MTT、TTP 及 T_{max} 明显延长,提示梗死核心灶;周围脑组织 CBV、CBF 基本维持稳定,MTT、TTP 及 T_{max} 延长,提示存在缺血性半暗带;J. DWI 与 T_{max} 融合图像,直观显示梗死核心灶及缺血性半暗带。

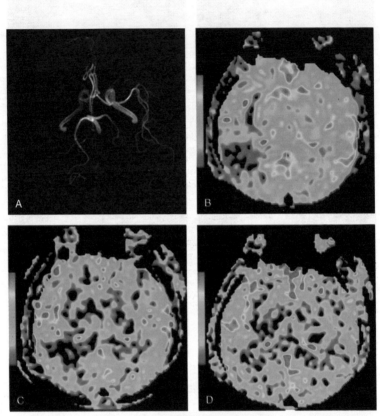

图 3-54 ASL 对大脑中动脉闭塞后侧支循环建立的评估

A. TOF-MRA 显示右侧大脑中动脉闭塞,同侧大脑后动脉、大脑前动脉远端分支代偿血管增多;B~D. 分别为 ASL PLD=1 525 毫秒、2 525 毫秒及 3 025 毫秒的 CBF 图像;PLD=1 525 毫秒时,右侧后分水岭区低灌注;PLD= 2 525 毫秒时,右侧后分水岭区灌注较 PLD=1 525 毫秒时的 CBF 增加,但仍为略低灌注;PLD=3 025 毫秒时右侧后分水岭区与对侧基本呈等高 / 略高灌注,多 PLD 标记成像提示右侧后分水岭区慢血流侧支循环存在。

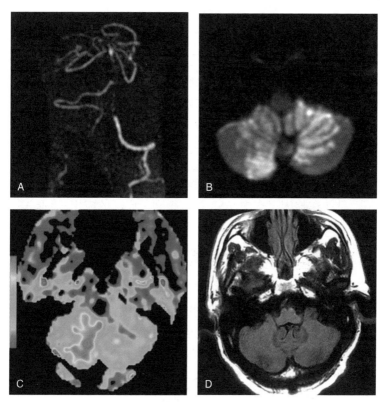

图 3-55 ASL 对脑血管病治疗后再灌注的评估

A. SilentZ MRA 显示椎 - 基底动脉闭塞；B. DWI 图像显示双侧小脑半球高信号；C. 患者急诊血管内取栓及支架术后 ASL CBF 图像显示右侧小脑半球明显高灌注，提示再灌注存在；D. T_2 FLAIR 患者治疗后 3 个月复查图像，双侧小脑半球未见梗死灶、软化灶，提示预后良好。

近年来，国内外磁共振科研工作者在临床和科研中展示了一些新的 ASL 灌注成像技术，如区域性 ASL（territorial arterial spin labeling，TASL）技术、多参数增强型 pCASL（enhanced pseudo-continuous arterial spin labeling，e-pCASL）技术、多期相 ASL（multi inversion time ASL，mTI-ASL）技术等。TASL 技术可以进行供血区域成像，为颅内大动脉供血区域的研究提供了新的方法。

e-pCASL 技术及 mTI-ASL 技术的共同特征是采用多个 PLD/TI 时间,能够获得反映脑血流量的 CBF 图像及反映灌注时间特征的 ATT/BAT 参数图像。目前,上述新技术主要应用于科研层面,希望通过不断的技术完善能够早日在临床工作中得到普及。

总之,作为一种无创的、可方便提供脑组织血流的 MRI 成像方法,ASL 可用于脑缺血疾病灌注情况的评估。与其他灌注成像方法比较,具有完全无创性、可重复性高、组织对比度较好及无电离辐射等多项优点,能够适用于肾衰竭等对比剂禁忌患者及儿童患者,而且检查程序及图像后处理简单,可以量化 CBF 绝对值。目前在临床工作中,ASL 技术得到了广泛的应用,随着 ASL 新技术的不断出现和上市,其应用前景必将更加广泛和深入。

四、头颈部大动脉粥样硬化颅脑灌注成像解读

动脉粥样硬化是脑血管疾病的主要病理基础,是一种慢性炎症过程,是血管壁对各种因素引起内膜损伤的异常反应。动脉粥样硬化性狭窄是老年人发生慢性脑循环缺血的主要病因,尤其是颅内动脉狭窄,其发病率远远高于颅外。据统计,中国人群 33%~50% 的脑卒中和 50% 以上的 TIA 是由颅内动脉粥样硬化引起的。在预测脑卒中风险方面,有研究显示脑血管储备可能比动脉狭窄的预测程度更准确。

(一)颈部大动脉粥样硬化脑灌注成像

颈动脉粥样硬化是引起脑卒中的主要原因之一,占 20%~30%。颈部大动脉慢性狭窄、闭塞的临床症状严重程度各异,通常血管狭窄到一定程度后,通过病变区域的血流量减少,脑灌注压下降引起脑组织血流动力学发生改变,当脑组织自身无法代偿时,则出现脑梗死。但是仅凭动脉狭窄程度并不能完全预测远端血流动力学状况。综合考虑脑灌注情况及临床表现对临床治疗计划的制订至关重要。

文献报道,颈动脉粥样硬化狭窄程度 <70% 时,脑组织血流量基本不受影响;狭窄程度 ≥70% 时,大脑中动脉供血区 MTT、

TTP 延长,CBV、CBF 轻度升高、轻度降低或基本正常。MTT、TTP 延长与血管狭窄程度呈正相关,血管狭窄程度与 CBV 的升高存在一定的正相关性,与 CBF 没有明确的相关性。以往的研究也证实,虽然颈部大动脉闭塞和小部分动脉狭窄的患者脑灌注显示异常,但大部分颈部大动脉严重狭窄患者(56.7%)的灌注正常。这说明狭窄程度并不是影响灌注情况的唯一因素。然而,Kluytmans 和 Bozzao 等研究脑血流动力学与侧支循环关系时发现侧支循环通路对脑灌注损伤程度有明显影响。

对于轻、中度狭窄患者,尽管狭窄区血流量减少,但通过流速的增加,可以补偿供血区域脑血流量,导致患健侧灌注基本相仿;对于重度狭窄、闭塞的患者,狭窄区血流虽加速,但已不足以弥补脑血流量,此时多数患者脑组织自身小血管扩张及收缩,旁路侧支循环形成,代偿机制建立,脑灌注压在一定范围保持相对稳定、平衡,神经元的功能处于正常代谢状态,表现为 MTT、TTP 延长,反映脑灌注的早期改变。当灌注压进一步下降,脑血管的一、二、三级侧支循环逐渐形成,致使 CBV 增加,以保证 CBF 的稳定,表现为 MTT、TTP 延长,CBV 升高,CBF 可表现为轻度升高或降低,神经元功能基本不发生改变,说明脑组织仍然能够代偿(图 3-47)。若侧支循环建立不健全或闭塞长期存在,现有代偿机制不足以维持脑灌注压时,脑血流量 CBF 减少,出现缺血性脑卒中前期的失代偿期,脑细胞代谢供氧量降低、葡萄糖摄取不足,细胞水 - 钠潴留、肿胀,神经元发生不可逆的崩解、坏死,导致缺血性脑卒中的发生。

近年来,具有多个 PLD 的 3D-pCASL 也被用于评估颈动脉狭窄患者的脑灌注改变。颈动脉狭窄后,短 PLD(如 1 525 毫秒)的 CBF 伪彩图像显示狭窄或闭塞侧对应大脑半球区出现明显低灌注,反映狭窄或闭塞导致的顺行血流延迟到达,早期脑血流量减低。而长 PLD(2 525 毫秒或 3 025 毫秒)的 CBF 伪彩图像显示狭窄或闭塞侧对应大脑半球区的灌注通常会出现两种不同的结果:一是上述区域仍然表现为持续的低灌注,提示该区域血流到达不足,侧支循环建立不良;二是上述区域与对侧正常脑组织灌注基本一致,提示该区域有延迟血流到达,反映存在侧支血流(图 3-56)。

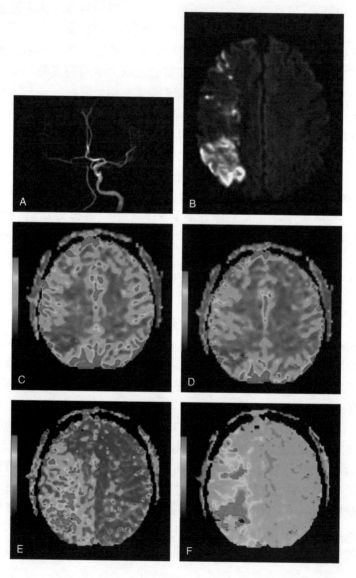

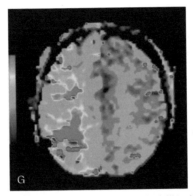

图 3-56 急性脑梗死缺血性半暗带评估

A. TOF-MRA 提示右侧颈内动脉闭塞,远端大脑中动脉血流信号降低;B. DWI 示右侧额叶、顶叶急性梗死;C~G. 分别为 DSC-PWI 参数 CBV、CBF、MTT、TTP 及 T_{max}:右侧顶叶梗死核心灶 CBV、CBF 降低,MTT、TTP 及 T_{max} 明显延长;周围脑实质 CBV、CBF 升高,MTT、TTP 及 T_{max} 延长,提示存在缺血性半暗带。

因此,对于颈动脉粥样硬化患者,若狭窄程度<70%时,可提示临床此时颅内发生低灌注脑卒中的可能性较小,避免采用血管支架植入术进行血管重构,以免在进行支架植入术时发生斑块脱落,小栓子形成,造成动脉性脑卒中。这类患者应该更注重粥样硬化斑块的内部成分,采用他汀类药物或抗血小板及内膜剥脱等治疗方式。当狭窄程度 ≥ 70% 时,提示临床此类患者易发生大面积的低灌注性脑卒中,应尽早选择血管重构的方式改善颅内供血情况(图 3-57)。

(二)颅内动脉粥样硬化性狭窄脑灌注成像

颅内动脉粥样硬化性狭窄是我国缺血性脑卒中发生、复发、致残和致死的主要元凶。我国颅内动脉狭窄发生率在 51% 以上,颅内、外动脉狭窄患病比率约为 1.4∶1,而欧美仅为 9%。继发于颅内动脉粥样硬化性狭窄的缺血性脑卒中占全部脑卒中的 60%。在他汀类药物治疗的系列研究中,狭窄程度<75% 的无症

状性颈动脉狭窄,脑卒中年发病率为 1.3%;狭窄程度超过 75%
的患者的脑卒中年发病率为 2.0%~2.5%。另外,狭窄程度超过
70% 的症状性颈动脉狭窄,脑卒中年发病率为 10%~15%。狭窄
程度在 50%~99% 的症状性颅内动脉粥样硬化患者尽管口服抗
血小板药或抗凝血药,随访 2 年的复发率依然为 12%~14%。在
高风险组,年复发率甚至超过 20%。然而,有相似动脉狭窄程度
的患者预后不一定相同,这取决于狭窄动脉下游的灌注状态。
无论是急性还是慢性动脉狭窄闭塞,其侧支循环均会提供额外
的血流供应,维持脑灌注,稳定脑血流量。

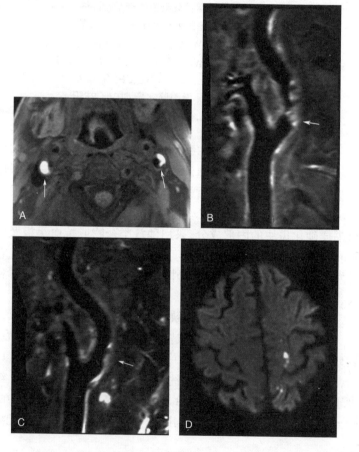

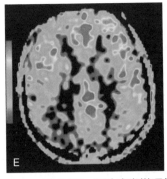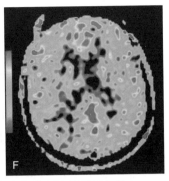

图 3-57　颈动脉粥样硬化狭窄后 ASL 脑灌注评估

A~C. 分别为 3D-CUBE T$_1$WI 水平面及右侧颈内动脉、左侧颈内动脉曲面重建图像：双侧颈内动脉起始段出血性斑块，右侧管腔狭窄程度约为 95%，左侧管腔狭窄程度<50%；D. DWI 示左侧半卵圆中心急性皮质下型脑分水岭梗死；E、F. 分别为 ASL PLD=1 525 毫秒及 2 525 毫秒的 CBF 图像，双侧顶叶 PLD=1 525 毫秒的 CBF 图像均可见低灌注区，以右侧较著；PLD=2 525 毫秒的 CBF 均较短 PLD 的增高，提示侧支循环存在。

　　DSC-PWI 多参数成像能够反映颅内动脉狭窄后脑灌注的改变。对于轻、中度狭窄患者，由于代偿机制的存在，患健侧灌注基本相仿；对于重度狭窄、闭塞患者，依赖于代偿机制建立的状态，脑灌注表现不同。早期脑灌注压在一定范围保持相对稳定、平衡，神经元的功能处于正常代谢状态，表现为 MTT、TTP 延长，CBV、CBF 基本保持正常；当灌注压进一步下降，脑血管的侧支循环逐渐形成，表现为 MTT、TTP 延长，CBV 升高，CBF 可表现为轻度升高或降低，说明脑组织仍然能够代偿；若侧支循环建立不健全或梗阻长期存在，现有代偿机制不足以维持脑灌注压时，表现为 MTT、TTP 明显延长，CBV、CBF 降低，出现缺血性脑卒中前期的失代偿期，神经元发生不可逆的崩解、坏死，导致缺血性脑卒中发生。

　　具有多个 PLD 的 3D-pCASL 已被用于评估单侧大脑中动脉狭窄患者的顺行和侧支血流。LV 等应用 2 个 PLD（PLD=1.5 秒和 2.5 秒）的 pCASL 与传统 DSA 进行对比研究显示，ASL 早期到达的顺行血流和延迟的逆行血流与 DSA 显示的顺行血流和侧支血流有较好的相关性,当 PLD=1.5 秒的 CBF 伪彩图像显示 MCA 闭塞侧呈明显低灌注,而 PLD=2.5 秒的 CBF 伪彩图像显示闭塞侧血流灌注明显恢复,与对侧正常脑组织灌注基本一致时,提示有侧支循环血流存在。结合 ASL 的成像原理分析其原因可能是 MCA 闭塞后,血液到达病变血管供血区流速明显减慢,ATT 延长,1.5 秒的 PLD<ATT,ASL 没有采集到闭塞侧被标记的动脉血质子,故表现为低灌注;当 PLD 调整为 2.5 秒后,PLD 接近于 ATT,ASL 采集到延迟到达的闭塞侧支血管的逆行血流,表现为两侧脑组织灌注基本一致。以往有研究显示,DSC-PWI 闭塞侧脑组织 CBV 正常或增加、CBF 基本正常、MTT 及 TTP 明显延长,认为侧支血流参与了闭塞侧脑组织供血,但血液经侧支循环比正常的动脉直接供血时间延长。

另外,Chen 等基于 DCE 渗透性灌注证实 Ktrans 图与 DSA 的侧支循环评分一致性好,能够定量反映颅内远端侧支循环状态,尤其是对于那些有多发大动脉狭窄导致侧支循环较复杂的患者一致性更好。颅内动脉闭塞后,液体衰减反转恢复序列(fluid attenuated inversion recovery,FLAIR)可见脑沟中的血管高信号,为软脑膜侧支循环开放后的逆向血流,临床上称为"常青藤"征,是远端侧支血流的间接征象(图 3-58)。

(三)缺血性脑卒中前期脑灌注成像

脑灌注成像主要是通过脑血流动力学参数变化的不一致来间接地反映脑循环储备能力(cerebral circulation reserve,CCR)。CBV 和 CBF 的不同变化趋势反映了缺血后脑组织的自身调节功能和侧支循环代偿,即脑储备能力的存在及其对机体的保护作用。有研究表明,脑血管储备可能比 ICA 或 MCA 狭窄的程度更能准确地预测脑卒中的发生。脑血管代偿良好者虽存在供血动脉狭窄,但供应区 CBF 和 CBV 的变化并不明显,主要表现为 TTP 延迟。TTP 反映局部脑组织峰值强化时间,能更早地显示脑缺血性病变。当缺血发生时可仅有 TTP 延迟,而没有

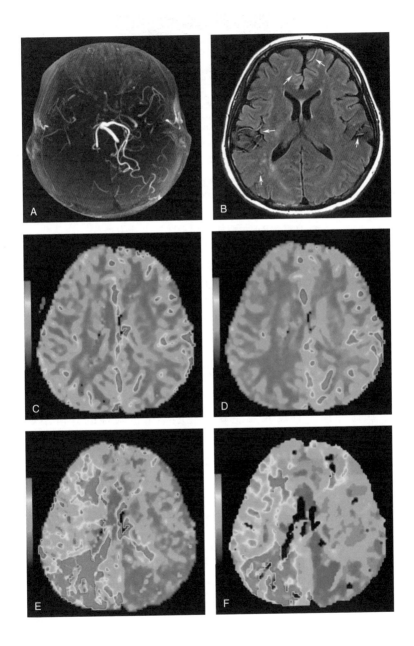

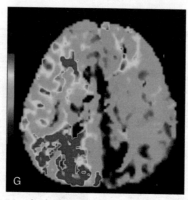

图 3-58　颅内动脉闭塞后 T$_2$FLAIR 高信号征

A. TOF-MRA 示双侧颈内动脉及大脑中动脉闭塞；B. T$_2$FLAIR 示双侧额顶颞叶脑沟内迂曲条状高信号（箭头），即"常青藤"征；C~G. 为 DSC-PWI 参数 CBV、CBF、MTT、TTP 及 T$_{max}$ 参数，CBV、CBF 基本维持稳定，MTT、TTP 及 T$_{max}$ 不同程度延长，提示侧支循环存在。

MTT、CBF 和 CBV 的改变。MTT 延迟提示脑灌注压降低和灌注储备受损，在 CBV 处于正常值上限时就会发生变化，MTT 对区分正常脑组织和缺血脑组织也是早期和敏感的指标，但其对于缺血性损害程度及发生缺血性脑卒中危险性的评价不如 CBF。

从 CBF 变化过程看，脑血流量的下降到急性缺血性脑卒中的发生经历了的三个变化阶段：首先是脑灌注压下降引起的脑局部血流动力学异常改变；其次是脑局部 CCR 失代偿性低灌注所造成的神经元功能改变；最后，由于 CBF 下降超过脑代谢储备力才发生不可逆转的神经元形态学改变，即缺血性脑卒中。高培毅将前两个时期称为缺血性脑卒中前期。并根据脑局部微循环的变化程度及 CTP 表现，将缺血性脑卒中前期分为 2 期 4 个亚型，即缺血性脑卒中前期Ⅰ1 期、Ⅰ2 期和Ⅱ1 期、Ⅱ2 期。

在缺血性脑卒中前期的 Ⅰ 1 期,CT 灌注成像见 TTP 延长,MTT、CBF 和 CBV 正常。TTP 的延长是侧支循环或慢血流的结果,此时,脑局部微血管尚无代偿性扩张,说明发病在 TIA 缓解期或脑缺血的最早期。TTP 值的升高程度与缺血性脑卒中前期的分期有一定的关系。在 Ⅰ 2 期,由于机体的 CCR 发挥作用,致使 CBV 增加从而维持了 CBF 的稳定。脑灌注成像除了 TTP 延长以外,也出现了 MTT 延长(图 3-59、图 3-60)。当脑灌注压进一步下降造成 CCR 失代偿时则进入缺血性脑卒中前期的 Ⅱ 期。在 Ⅱ 1 期,CBF 中等程度下降,CBV 基本正常或轻度下降(图 3-61)。随着缺血的加重造成脑局部微血管受压变窄或闭塞,形成局部微循环障碍,脑梗死前期进入 Ⅱ 2 期(图 3-62)。灌注成像见 TTP、MTT 延长,CBF 和 CBV 下降。根据 CBF 和 CBV 的关系可判断出脑组织局部低灌注所引起微循环障碍的程度,即 CBF 下降伴 CBV 正常或轻度下降表明缺血区微血管管腔受压变形、闭塞的程度较轻;当 CBF 比值进一步下降,同时伴有 CBV 比值中度下降时,常常提示微血管管腔闭塞程度更为明显及微循环障碍的加重。如果 CBF 和 CBV 明显下降时,则提示进入了缺血性脑卒中阶段。总之,在缺血性脑卒中前期的 Ⅰ 期,由于 CCR 发挥作用,患者几乎没有明显的临床症状。在 Ⅱ 期,血管扩张已达到极限,CCR 失代偿,CBF 达电衰竭阈值以下,神经元的功能出现异常,机体通过脑代谢储备力的作用来维持神经元代谢稳定。

五、脑血流储备及影像评估

(一)脑血流储备概念

脑血流储备(cerebrovascular reserve,CVR)是脑组织发生缺血、缺氧时的一种代偿机制。当脑血流灌注压在一定范围内波动时,机体可以通过小动脉和毛细血管平滑肌的代偿扩张或收缩来维持脑血流相对动态稳定,这被称为 Bayliss 效应。脑血管通过 Bayliss 效应来维持脑血流正常稳定的能力即为 CVR。当各种原因导致 CBF 下降到一定程度而自身调节功能尚能代偿时,组织内 PaO$_2$ 下降,CO$_2$、乳酸、H$^+$ 等代谢产物在局部聚集,从而导致小动脉和毛细血管平滑肌发生扩张,进而造成了缺血组织的高灌注状态,此时,CBV 保持正常甚至轻度升高的状态,这一变化就是 CVR 的代偿机制。当脑血管发生病变时(如动脉粥样硬化等),脑的这种自动调节功能就会降低,严重者甚至丧失。

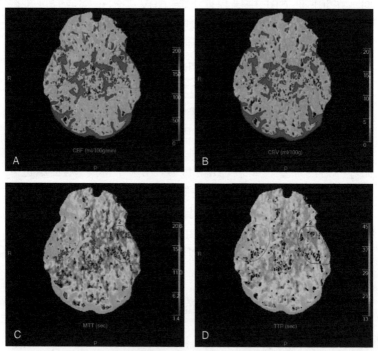

图 3-59　缺血性脑卒中前期 I 2 期 CTP 参数
CT 灌注成像参数 CBF(A)、CBV(B)、MTT(C) 和 TTP(D),各参数图像提示右侧颞叶局部 CBF 下降,CBV 略有升高,MTT 和 TTP 参数图像可见时间明显延长。

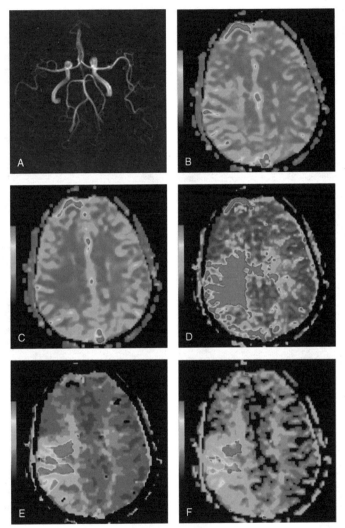

图 3-60　缺血性脑卒中前期 I 2 期

A. 显示右侧大脑中动脉 M2 段远端局部重度狭窄,分支减少;B~F. 分别为 MR 灌注成像 CBV、CBF、MTT 和 TTP、T_{max} 参数图像。各参数图像可见右侧顶叶局部 CBF 下降,CBV 升高,MTT、TTP 和 T_{max} 参数图像可见时间明显延长,提示脑循环储备发挥作用,增加侧支血管供血,脑灌注压降低,脑血流减慢。

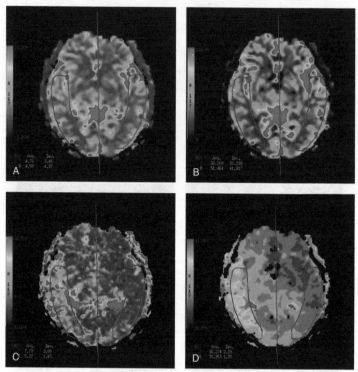

图 3-61　缺血性脑卒中前期Ⅱ1期

MR 灌注 CBV（A）、CBF（B）、MTT（C）和 TTP（D）参数图像，各参数
图像可见右侧颞叶局部 CBF 减低，CBV 正常，MTT 和 TTP 延长。

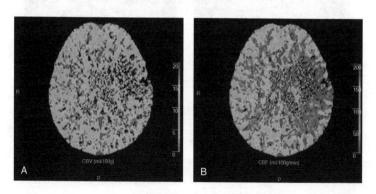

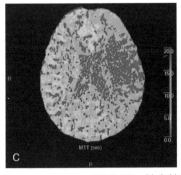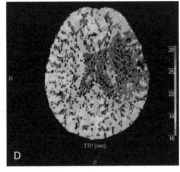

图 3-62　缺血性脑卒中前期Ⅱ2期

CBF（A）、CBV（B）、MTT（C）和 TTP（D）参数图像，各 CTP 参数图像
可见左侧颞叶局部 CBF、CBV 均有下降，MTT 和 TTP 明显延长。

（二）脑血流储备评估激发试验

CVR 反映了脑血管的舒张能力，是评价脑血管病的一项重要参数。CVR 的测量依赖于血管扩张剂的激发试验，运用颅脑灌注成像技术（如 CTP、PWI、PET 或 SPECT、TCD、氙 CT 等）通过比较激发试验前后灌注参数的变化来检测 CVR。其计算公式如下：

CVR =（激发后的 CBF – 激发前的 CBF）/ 激发前的 CBF ×100%。

正常情况下，激发试验后 CBF 明显升高，如果 CBF 反应减弱或消失，则提示脑血管储备功能受损。CO_2 吸入试验、屏气试验及乙酰唑胺试验是目前临床常用的几种激发试验。

1. CO_2 **吸入试验**　CO_2 吸入试验通常采用 CO_2 麻醉气囊吸入 5% CO_2 和 95% O_2 混合气体。吸入的 CO_2 在脑脊液和血浆之间自由弥散，与水结合形成碳酸之后电离为 H^+ 和 HCO_3^-，H^+ 可以刺激脑血管扩张，进而增加 CBF。正常情况下，吸入 5%~10% 浓度的 CO_2 2~3 分钟，可以使 CBF 增加 2%~11%，而 CVR 受损患者静息时脑血管已经扩张，吸入 CO_2 后 CBF 仅能轻度增加。CO_2 吸入试验具有操作简单、价格便宜、安全等优势,可靠性已得到证实。部分患者可能出现如头晕、气短和疲劳等不适感,甚至出现心血管系统的不良反应。

2. **屏气试验** 与 CO_2 吸入试验原理相似,屏气后动脉血 $PaCO_2$ 增高刺激血管扩张从而增加 CBF。屏气试验一般采用正常吸气后屏气的方法。据报道,屏气试验获得的功能信息与 CO_2 吸入试验和乙酰唑胺试验有良好的一致性。屏气试验的优点是简单、无须用药、快速、无创而且受试者能耐受,缺点是需受试者配合、不能用于呼吸功能不全的病例。屏气试验与受试者的配合度密切相关,且受屏气时间和间歇等因素的影响,可重复性低。

3. **乙酰唑胺试验** 乙酰唑胺是一种碳酸酐酶抑制剂,可引起高碳酸血症而使血管扩张。国外习惯采用较大的剂量,一般用 1.0g(14.3mg/kg,1.0g/70kg),其 CVR 为 30%~75%。Gambhir 等应用 PET 比较吸入 CO_2 和静脉注射乙酰唑胺扩张的血管效果发现,乙酰唑胺的作用更强,因此更适合检测那些 CVR 已衰竭的患者。乙酰唑胺激发试验的优点是操作简单,无须受试者额外的配合,在临床得到广泛应用。但乙酰唑胺有一定不良反应,如过敏、肾损伤、肝损伤等。

(三) CVR 影像评估及临床应用

CT 及磁共振等无创性脑灌注成像技术可快速、准确地诊断脑缺血性疾病和梗死,通过乙酰唑胺刺激试验或二氧化碳吸入试验等,对颈动脉狭窄或闭塞患者的 CVR 功能进行测定和评估。Schreiber 等采用 DSC-PWI 技术在颈内动脉重度狭窄或闭塞患者中对乙酰唑胺反应进行了评价,结果表明梗死周边区域的 CVR 下降。Bokkers 等用 ASL 结合乙酰唑胺试验检测颈动脉狭窄患者和健康志愿者的脑灌注情况,所有受试者注射乙酰唑胺后脑血流灌注明显增加,但颈动脉狭窄患者的增加幅度明显低于健康志愿者。Bisdas 等通过研究发现 CTP 量化 CVR 并提供特定的相关信息等同于 PET 或 SPECT。CTP 所计算得到的脑灰、白质的灌注值与 PET 基本符合,诊断急性脑缺血的敏感

性 ≥ 90%、特异性 100%。

目前 CVR 已经广泛应用于各种神经系统疾病及相关疾病的临床当中,主要体现在以下几个方面。

1. **缺血性脑卒中的风险评估** 研究表明,CVR 是预测缺血性脑卒中发生的一项独立危险因素,测量患者血管对高碳酸血症或乙酰唑胺的反应可用于评估脑卒中风险。Liu 等进行的一项前瞻性研究证实,CVR 预测颈动脉狭窄患者缺血性脑卒中的发生率较狭窄程度更准确。Gupta 等从循证医学角度证实,颈动脉狭窄患者的 CVR 降低与缺血性脑卒中的发生率相关,CVR 可能是有价值的脑卒中风险分层依据。研究发现,颈动脉狭窄或闭塞患者只要 CVR 功能减低,发生脑卒中的可能性将增加 4~5 倍。

2. **指导颈内动脉系统狭窄患者的治疗** 从病理生理学角度评估颈动脉内膜剥脱术及脑动脉支架植入术手术适应证,而不再单纯依赖于血管狭窄率,这样更符合临床实际。CVR 在外科手术中有重要的意义,作为术前评估指标,可有效预警术后缺血性脑卒中,而术后 CVR 的检测与患者的预后相关,手术前后的 CVR 对比可用于评价患者的手术获益情况。Koyanagi 等对颈动脉支架置入术后新发缺血病灶与 CVR 的关系进行了回顾性分析,结果显示,术前大脑中动脉区较低的 CVR(<11%)是新发同侧缺血性病变的一项独立危险因素。CVR 受损严重的患者大多存在双侧大脑半球的病理改变,这些患者围手术期脑卒中发生风险很高。研究证实,颅内外动脉旁路移植手术后,CVR 明显增加的患者其术后受益更明显,提示 CVR 能有效评估患者手术的预后情况。同样,CVR 还可以预测颈动脉内膜剥脱术及脑动脉支架植入术术后高灌注综合征的发生。

3. **评价烟雾病、阿尔茨海默病、糖尿病等患者的脑血管功能及脑血管病药物的疗效** 与正常人相比,烟雾病患者的 CVR 明显下降。Cho 等对烟雾病患者行血运重建术后进行随访,结果显示,大脑中动脉旁路移植术后 CBF 明显升高,脑出血和脑梗死风险明显降低。由于慢性缺血也是阿尔茨海默病的发病机制之一,所以可以观察患者 CVR 功能受损情况。评价糖尿病患者的脑血管功能,由于高血糖主要损害微小动脉,所以糖尿病患者可以出现 CVR 功能受损。评价脑血管病药物的疗效,有报道他汀类药物和尤瑞克林可以提高患者的 CVR。

总之,CVR 的评估对神经系统疾病,特别是脑血管疾病的诊断、治疗及预后有着重要意义,但其敏感性和有效性仍需要更多大样本的临床研究加以证实。

(牛庆亮　郑召龙　李明志　杜汉旺)

参 考 文 献

［1］MAYER T E, HAMANN G F, BARANCZYK J, et al. Dynamic CT perfusion imaging of acute stroke [J]. AJNR Am J Neuroradiol, 2000, 21 (8): 1441-1449.

［2］HUANG Y C, LIU H L, LEE J D, et al. Comparison of Arterial Spin Labeling and dynamic susceptibility contrast perfusion MRI in patients with acute stroke [J]. PLoS ONE, 2013, 8 (7): e69085.

［3］ALBERS G W, LANSBERG M G, KEMP S, et al. Multicenter randomized controlled trial of endovascular therapy following imaging evaluation for ischemic stroke (DEFUSE 3)[J]. Int J Stroke, 2017, 12 (8): 896-905.

［4］ØSTERGAARD L. Principles of cerebral perfusion imaging by bolus tracking [J]. J Magn Reson Imaging, 2005, 22 (6): 710-717.

［5］JAHNG G H, LI K L, OSTERGAARD L, et al. Perfusion magnetic resonance imaging: a comprehensive update on principles and techniques [J]. Korean J Radiol, 2014, 15: 554-577.

［6］LIN M P, LIEBESKIND D S. Imaging of ischemic stroke [J]. Continuum (Minneap Minn), 2016, 22 (5, Neuroimaging): 1399-1423.

［7］高培毅. 脑卒中影像学评估 [M]. 北京:人民卫生出版社, 2016.

［8］ZHOU D, MENG R, LI S J, et al. Advances in chronic cerebral circulation insufficiency [J]. CNS Neurosci Ther, 2018, 24 (1): 5-17.

［9］AXEL L. Cerebral blood flow determination by rapid-sequence computed tomography: theoretical analysis [J]. Radiology, 1980, 137 (3): 679-686.

［10］ MILES K A. Brain perfusion: computed tomography applications [J]. Neuroradiology, 2004, 46: S194-S200.

［11］ WANG D J, ALGER J R, QIAO J X, et al. Multi-delay multi-parametric arterial spin-labeled perfusion MRI in acute ischemic stroke-Comparison with dynamic susceptibility contrast enhanced perfusion imaging [J]. Neuroimage Clin, 2013, 6 (3): 1-7.

［12］ LYU J, MA N, LIEBESKIND D S, et al. Arterial Spin Labeling Magnetic Resonance Imaging Estimation of Antegrade and Collateral Flow in Unilateral Middle Cerebral Artery Stenosis [J]. Stroke, 2016, 47 (2): 428-433.

［13］ 倪建明, 姚振伟, 沈天真. 氙气 CT 灌注用于脑血流及其储备功能的初步评价 [J]. 中国医学计算机成像杂志, 2005, 11 (2): 75-79.

［14］ 中华医学会放射学分会质量管理与安全管理学组, 中华医学会放射学分会磁共振学组. 动脉自旋标记脑灌注 MRI 技术规范化应用专家共识 [J]. 中华放射学杂志, 2016, 50 (11): 817-824.

［15］ 中国卒中学会, 中国卒中学会神经介入分会. 2018 症状性动脉粥样硬化性非急性颅内大动脉闭塞血管内治疗中国专家共识 [J]. 中国卒中杂志, 2018, 13 (11): 1166-1181.

［16］ 娄昕, 蔡幼铨, 马林, 等. 动脉自旋标记法磁共振成像在颈动脉狭窄性脑缺血疾病中的初步应用 [J]. 中国医学影像学杂志, 2007, 15 (2): 88-91.

［17］ CHEN H, WU B, ZHU G, et al. Permeability Imaging as a Biomarker of Leptomeningeal Collateral Flow in Patients with Intracranial Arterial Stenosis [J]. Cell Biochem Biophys, 2015, 71 (3): 1273-1279.

［18］ LIU M, ZHOU L. Cerebrovascular reserve may be a more accurate predictor of stroke than degree of ICA or MCA stenosis [J]. Med Sci Monit, 2014, 20: 2082-2087.

［19］ GUPTA A, CHAZEN J L, HARTMAN M, et al. Cerebrovascular reserve and stroke risk in patients with carotid stenosis or occlusion: a systematic review and meta-analysis [J]. Stroke, 2012, 43 (11): 2884-2891.

［20］ CHEN A, SHYR M H, CHEN T Y, et al. Dynamic CT Perfusion Imaging with Acetazolamide Challenge for Evaluation of Patients with Unilateral Cerebrovascular Steno-Occlusive Disease [J]. AJNR,

2006, 27 (9): 1876-1881.

［21］ SCHREIBER W G, GUCKEL F, STRITZKE P, et al. Cerebral blood flow and cerebrovascular reserve capacity: estimation by dynamic magnetic resonance imaging [J]. J Cereb Blood Flow Metab, 1998, 18 (10): 1143-1156.

［22］ BOKKERS R P H, VAN OSCH M J P, VANDER WORP H B, et al. Symptomatic carotid artery stenosis: impairment of cerebral autoregulation measured at the brain tissue level with arterial spin-labeling MR Imaging [J]. Radiology, 2010, 256 (1): 201-208.

第四章

脑小血管病

第一节　脑小血管病的定义、发病率及发病机制

一、定义

脑小血管病(cerebral small vessel disease,cSVD)是指脑的小穿支动脉和小动脉(直径 40~200μm)、毛细血管及小静脉的各种病变所导致的一系列临床、认知、影像学及病理表现的综合征。cSVD 的病理改变主要包括小动脉硬化、脂质透明样变性、纤维素样坏死、淀粉样变性、血管周围间隙扩大、微小动脉瘤、血脑屏障破坏、血管炎等。根据 2013 年国际血管改变神经影像学标准报告小组的标准,其主要影像学特征包括近期皮质下小梗死(recent small subcortical infarct,RSSI)、血管源性的腔隙、血管源性的脑白质高信号(white matter hyperintensity,WMH)、血管周围间隙(perivascular space,PVS)、脑微出血(cerebral microbleed,CMB)和脑萎缩。

二、发病率

在我国,随着医疗水平和人们生活质量的不断提高,我国人均寿命不断延长,但随之而来的是人口老龄化问题逐年加剧,导

致与年龄相关的疾病如脑小血管病的发生率逐年增加。目前有关 cSVD 的流行病学数据,主要来自队列研究和社区人群调查。有研究表明我国腔隙性脑梗死患者占缺血性脑卒中的 42.3%,国际研究报道的患病率为 25%~30%。腔隙性脑梗死在 cSVD 非常常见,其老年人群的罹患率为 8%~28%,发生率为 2%~3%。研究表明,在 60~70 岁的人群中,有 87% 存在皮质下 WMH,68% 存在脑室周围 WMH;而在 80~90 岁的人群中,100% 存在皮质下 WMH,95% 存在脑室周围 WMH。脑微出血患病率为 24%,并随年龄增长逐渐增加,60~69 岁人群为 17.8%,年龄 ≥ 80 岁可达 38.8%,是导致老年人认知能力下降和功能丧失的主要原因。我国流行病学资料显示,PVS 的发病率高达 79.9%,基底节区 PVS 的发病率略高于白质区。

三、发病机制

脑白质高信号的原因为高血压导致的小动脉硬化和迂曲,或随年龄增长造成小血管流量减少,造成缺氧,或小血管持续压力升高,以及血管重塑造成,多发生在脑室周围区域。而且由于高血压出现的脑血管病变也可以导致血 - 脑屏障破坏,脑小动脉硬化和痉挛造成毛细血管通透性增加从而导致脑水肿。与认知衰老有关的阿尔茨海默病也可能导致脑灌注不足从而出现脑白质高信号。流行病学证据表明,ApoE4 等位基因载体和低血清淀粉样蛋白水平与更大的脑白质高信号相关。腔隙性脑梗死与脑白质高信号有相似的病因,包括高血压、糖尿病和年龄。血 - 脑屏障的破坏与多种中枢神经系统疾病有关,多出现在有脑白质高信号的患者中,并且会加剧脑白质高信号的发生。脑出血多是由于高血压造成的,特别是脑深部的微出血,另一个主要的原因是脑淀粉样血管病,尤其是脑微出血灶出现在脑皮质时。有报道称 ApoE4 等位基因是与脑淀粉样血管病密切相关的一个等位基因,与微出血发生有关。扩张的脑血管周围间隙被认为是由于血管通透性增加,造成液体渗出量增加,进而阻塞淋巴引流系统所导致的。有报道称其与老年痴呆发生有关,但很少有基于人群的流行病学队列研究去探讨扩大的脑血管周围间隙与脑小血管病的发病率的关系。有研究表明,扩大的血管周围空间与年龄增长显著相关,但对于扩张的脑血管周围间隙出现的原因还不清楚。

第二节　脑小血管病的病因学分类及诊断标准

一、病因学分类

1. **小动脉硬化性脑小血管病**　小动脉硬化性脑小血管病是由于动脉粥样硬化导致的脑小血管病变,一方面将使脑血管舒缩调节的功能丧失,导致脑部缺血缺氧,另一方面是血浆及细胞成分的渗出,血 - 脑屏障破坏,导致微出血及脑血管周围间隙扩大;脑小血管病中血管的主要病理学改变为小动脉硬化,包括微粥样硬化斑、脂质玻璃样变性、纤维素样坏死及微动脉瘤。

2. **脑淀粉样血管病**(cerebral amyloid angiopathy,CAA)　以淀粉样蛋白在脑皮质及软脑膜小血管进行性沉积为病理特征的脑小血管病变,包括散发或遗传脑淀粉样小血管病,由 β 淀粉样蛋白沉积或阿尔茨海默病引起。

3. **其他遗传性脑小血管病**　典型的遗传性脑小血管病比如伴有皮质下梗死和白质脑病的常染色体显性遗传性脑动脉病(cerebral autosomal dominant arteriopathy with subcortical infarcts and leukoencephalopathy,CADASIL)是由位于 19P13.12 的 *NOTCH3* 基因突变引起的一种遗传性脑小动脉病。伴有皮质下梗死和白质脑病的常染色体隐性遗传性脑动脉病(cerebral autosomal recessive arteriopathy with subcortical infarcts and leukoencephalopathy,CARASIL)是一种罕见的常染色体隐性遗

传性疾病，以位于 10 号染色体 (10q25.3-q23.2) 的 *HTRA1* 基因突变为特征。

4. 其他包括炎症或免疫介导的小血管病　如韦格纳肉芽肿病、中枢神经系统原发性血管炎、变应性肉芽肿血管炎、过敏性紫癜、系统性红斑狼疮、类风湿性血管炎、干燥综合征。

5. 静脉胶原增生　静脉胶原增生包括脑桥常染色体显性微血管病和白质脑病（COL4A1 和 COL4A2）。

6. 其他小血管病　如阿尔茨海默病中的放射后血管病和非淀粉样微血管变性。其中高血压相关的小血管疾病和脑淀粉样血管病是最常见的形式。

二、诊断标准

cSVD 的临床诊断目前尚无统一标准，诊断脑小血管病需结合临床表现、神经影像学检查和实验室检查等。对于 cSVD 所致的缺血性或出血性脑卒中，一般遵循缺血性或出血性脑卒中指南标准。对于 cSVD 所致的认知功能下降，需遵循血管性认知损害诊断标准，并排除其他病因导致的认知功能障碍。其中，影像学表现是主要的依据。而影像学表现主要包括近期皮质下小梗死、假定血管源性腔隙灶、脑白质高信号、脑微出血、扩大的脑血管周围间隙、脑萎缩等。

小动脉硬化性脑小血管病是经病理学和神经影像证实，且无明显临床症状的一组疾病。病理表现为脑小动脉硬化导致的纤维玻璃样物质沉积，内膜中层平滑肌细胞丢失，血管壁厚度增加，管腔狭窄和微动脉瘤形成，磁共振的影像学表现为腔隙性脑梗死、脑白质高信号、脑血管周围间隙扩张、脑微出血等。

穿支动脉闭塞性脑梗死的诊断主要来源于病理组织学研究，是一种病理诊断标准，包括穿支动脉起始部的粥样硬化和远端的脂质玻璃样变或纤维素样坏死，也可以是穿支动脉起源的载体动脉病变导致其开口部狭窄或闭塞。穿支动脉是从载体大动脉,如大脑中动脉、大脑前动脉、颈内动脉、前交通动脉、大脑后动脉、基底动脉、椎动脉等发出后随即穿行进入脑实质内的小动脉,动脉管径在 1mm 以下。由于临床上很难获取该类患者的病理组织学标本,因此目前诊断多为临床诊断。PAD 诊断标准:①穿支动脉供血区的急性孤立性梗死灶,不论病灶大小;②主干动脉在高分辨 MRI 中未见粥样硬化斑块或在 TCD、MRA、CTA、DSA 中未见狭窄;③同侧颅内/外大动脉近端存在易损斑块或狭窄程度 ≥50% 的孤立性穿支动脉梗死归类于病因不明;④存在潜在心源性梗死者归类于病因不明;⑤除外其他可能的病因。

由直径在 50~200μm 的脑小动脉发生动脉粥样硬化改变时会导致脑白质损伤和腔隙状态,病理上表现为血管壁增厚和坏死、微动脉粥样硬化、动脉延长迂曲,称为小动脉硬化性脑梗死脑小血管病。因脑小动脉硬化性狭窄易阻塞血管通道,损伤血管内皮细胞,导致血液流变学改变,造成局部脑组织供血不足,进而诱发脑梗死等缺血性脑血管疾病,诊断主要依据病理及影像学表现。小动脉硬化性脑梗死的诊断依据为:头颅 CT 或 MRI 证实责任病灶分布在脑干、深部灰质或内囊等穿支动脉供血区,病灶最大直径 ≤2cm,责任穿支动脉的载体动脉无局灶动脉粥样硬化表现,近端动脉无溃疡性斑块。

脑淀粉样病变确诊需病理发现淀粉样物质沉积于脑血管。随着神经影像学的发展,通过检测局限皮质的脑微出血(CMB)、脑凸表面铁沉积和匹兹堡复合物 B(PiB)正电子发射断层显像标记脑血管内 β 淀粉样蛋白沉积对 CAA 提供早期诊断。

目前,国内 CADASIL 的诊断标准主要包括:①起病晚,中年起病,且无其他的心脑血管危险因素,常染色体显性遗传病;②有小缺血性脑卒中发作、认知、情感障碍等临床表现;③磁共振检查发现脑白质对称性长 T_2WI 信号影,多发性腔隙性脑梗死,颅内多发点状出血灶等;④血管平滑肌细胞周边可检出嗜锇颗粒 GOM 沉积或 NOTCH 3 蛋白免疫组化染色呈阳性；⑤ NOTCH 3 基因突变。符合前 3 项和第 4 项或前三项和第 5 项即可确诊。

CARASIL 是深部小穿支动脉粥样硬化,但没有粒状嗜锇性物质或淀粉样蛋白沉积。其诊断依据为：①发病年龄在 40 岁以下,临床以进行性(有时可短期停止)智能减退,伴有锥体外系症状、锥体束征,并逐渐构成假性延髓麻痹。MR 检查以弥漫性皮质下的白质病变为主体；②头发脱落；③急性、反复性腰痛或有变形性脊椎病 / 腰椎间盘突出；④无高血压病史,通常不超过 140/90mmHg；⑤排除如肾上腺白质营养不良等侵犯脑白质的其他疾病；对于有家族史的患者,或临床表现及影像学表现疑似的患者,应行 HTRA1 基因突变检测以早期确诊。

第三节 脑小血管病的主要临床表现

脑小血管病是目前脑卒中的主要原因,占所有脑卒中的 20%~50%,包括缺血性和出血性脑卒中,发生纯运动性偏瘫、纯感觉障碍等。脑小血管病也是血管性认知障碍和痴呆的主要原因。患者出现认知功能障碍、情感功能障碍、步态障碍、生活自理能力下降、抑郁、痴呆、癫痫发作等。因患者起病隐匿、进展缓慢、部分可急性发作容易造成诊断和治疗上的混乱,增加社会的负担。

一、小动脉硬化性脑小血管病的临床表现

小动脉硬化性脑小血管病主要以脑卒中(深部小梗死、脑出血)、认知和情感障碍及总体功能下降为突出的临床表现。小动脉硬化性脑梗死的临床症状和体征符合常见腔隙综合征,患者可无明显症状或症状较轻,大部分患者无病灶性神经损害症状,或仅有轻微注意力不集中,记忆力下降,轻度头痛、头晕,

眩晕,反应迟钝等症状。较为常见的临床症状有纯运动性轻偏瘫、纯感觉性脑卒中、构音障碍-手笨拙综合征、共济失调性轻偏瘫。纯运动性轻偏瘫患者病灶多位于基底节-内囊区和脑桥;纯感觉性脑卒中患者病灶多位于一侧丘脑、脑桥;构音障碍-手笨拙综合征者病灶多位于基底节和脑桥;构音障碍、饮水呛咳患者病灶多位于脑干;假性球麻痹患者病灶多位于双侧基底节区和脑干;头晕、眩晕者病灶多位于小脑;精神症状患者病灶多位于额叶、颞叶;认知功能下降患者病灶多位于双侧基底节区、海马、侧脑室旁;无症状及体征者的病灶多位于半卵圆中心。

二、穿支动脉闭塞性脑梗死的临床表现

穿支动脉闭塞性脑梗死比小动脉硬化性脑梗死的患者脑梗死的体积更大,其所导致的缺血性脑卒中在临床表现上与小血管病所导致的经典腔隙综合征相似,临床表现为运动障碍、痴呆,且与死亡密切相关,并且可增加脑卒中和短暂性脑缺血发作的风险。穿支动脉闭塞性脑梗死是除大动脉闭塞性病变和小血管病变外大脑半球和脑干梗死的主要类型之一。缺血性脑卒中患者中约 1/3 患者为穿支动脉闭塞性脑梗死,且与进展性运动障碍关系密切。穿支动脉闭塞性脑梗死常累及终末动脉,斑块较稳定,无栓塞脱落,病情不易反复。虽然梗死灶直径较小,但该型梗死常导致严重的运动神经功能缺损,并具有早期神经功能恶化的临床特点。PAD 根据病情的演变,多表现为进展性的机体肌肉减退,病情逐渐进展为意识模糊和失语,甚至进展为完全性瘫痪,急性期穿支动脉闭塞性脑梗死患者的进展性运动障碍(progressive motor deficits,PMD)发病率最高,可导致患者的肌力衰退甚至瘫痪,影响语言中枢,急性期 PAD 型脑梗死无法阻止 PMD 的发生,但神经功能预后比较好,一般不影响生命。

三、脑淀粉样血管病的临床表现

CAA 可以分为散发型和遗传型两种形式。散发型 CAA 主要见于血压正常的老年人，在 70 至 90 岁，发病率稳步上升。遗传型 CAA 是一种罕见的常染色体显性遗传疾病，发病年龄早于散发型 CAA，通常为 30~70 岁，其中报道最多的是遗传性脑出血伴淀粉样变性荷兰型，在中年发病，以痴呆、复发性脑叶出血和白质脑病为特征。脑淀粉样血管病是老年人脑叶出血最常见的原因，也是老年人认知功能下降的重要原因之一，其临床特点主要表现为反复发生的多发性脑叶出血、进行性认知功能下降、脑淀粉样发作或脑梗死，临床表现为进行性记忆障碍，遗忘性失语和步态障碍。CAA 相关性脑出血的特征表现为皮质及皮质下分布，多在深部白质、颞顶枕叶，其中脑叶不仅是最常受累的部位，而且病变最严重。基底节区及脑干、小脑很少受累。此外，CAA 可表现为痴呆、认知和神经功能减退、暂时性局灶性神经症状发作等，CAA 常见于阿尔茨海默病（alzheimer，AD）患者，近 80% 的 AD 伴有 CAA，但也常见于那些神经功能正常的老年患者中。

四、伴皮质下梗死和白质脑病的常染色体显性遗传性脑动脉病的临床表现

伴皮质下梗死和白质脑病的常染色体显性遗传性脑动脉病（cerebral autosomal dominant arteriopathy with subcortical infarcts and leukoencephalopathy，CADASIL）的临床特点主要包括缺血性脑卒中发作、假性球麻痹、记忆力下降、情感障碍、情绪改变、认知障碍、伴有先兆的偏头痛、精神障碍、精神异常、精神狂躁、痴呆及癫痫，头晕也是该类患者的常见症状，可能与中枢前庭功能损害有关。CARASIL 是一种罕见的遗传性脑小血管病，在青年期发病，主要临床表现为复发性缺血

性脑卒中和脑功能异常,包括:认知功能逐步退化、进行性痴呆、早发性脱发等,中枢神经系统症状大多以突然步行障碍、一侧下肢无力、持续进展的运动障碍、缓慢进行性记忆障碍或人格改变为首发症状。主要临床特征为反复发作的脑卒中、白质脑病,并伴有脱发和腰痛等特征性症状,且缺乏血管病危险因素。

第四节 脑小血管病的影像学诊断

由于 CT 检查对于脑小血管病变引起的脑实质病变的诊断敏感性和特异性均低,故不推荐作为首选。脑小血管病首选 MR 检查,基本检查序列包括 T_1WI、T_2WI、液体衰减反转恢复序列($T_2 FLAIR$)、扩散加权序列(DWI)和磁敏感加权序列(SWI)。

一、小动脉硬化性脑小血管病影像学诊断

影像学检查难以直接显示脑小血管本身的病变,继发性的脑实质病变在 MRI 上可以明确显示,主要包括腔隙性脑梗死(lacunar infarction,LI)、脑白质高信号(white matter hyperintensity,WMH)、脑血管周围间隙扩大及脑微出血等。

(一)腔隙性脑梗死

1. **部位** 多位于皮质-皮质下、基底核区、丘脑、脑干和小脑。有症状的腔隙性脑梗死的病因主要是高血压病,病灶多发生于豆纹动脉支配的基底节区。

2. **MRI 特征** 病灶直径一般小于 15mm,MRI 表现为 T_1WI 低信号影,T_2WI 和 $T_2 FLAIR$ 高信号影。需要和脑白质高信号相鉴别,急性期腔隙性脑梗死灶 DWI 表现为高信号影(图 4-1),脑白质病变 DWI 呈等信号影。

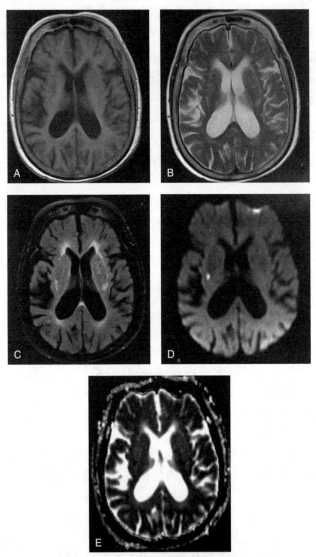

图 4-1 急性腔隙性脑梗死灶 MRI 表现

水平面 $T_1WI(A)$ 示右侧基底节区斑点状低信号影,病灶在 $T_2WI(B)$ 中部分呈稍高信号,在 $T_2 FLAIR(C)$ 图像中呈高信号,在 DWI(D) 中呈高信号,在 ADC(E) 图像中示低信号。

3. **腔隙性脑梗死病灶的 MRI 鉴别诊断**　Poirier Ⅰ型腔隙：继发于陈旧的腔隙性脑梗死,有时在病灶边缘 T_1WI 和 T_2 FLAIR 可见稍高信号影(图 4-2);Poirier Ⅱ型腔隙:继发于陈旧的出血病灶,病灶边缘可见见到含铁血黄素沉积所致的 T_2WI 低信号影;Poirier Ⅲ型腔隙:扩张的脑血管周围间隙,病灶边缘 T_2 FLAIR 未见高信号影。三者均和脑脊液信号一致,即在 T_1WI 呈低信号影,T_2WI 呈高信号影,T_2 FLAIR 呈低信号影。

(二) 可能为血管起源的脑白质高信号(white matter hyperintensity,WMH)

1. **部位**　侧脑室旁、深部白质,或皮质下白质内。

2. **影像学特点**　MRI 表现为 T_1WI 等信号或偏低信号、T_2WI 和 T_2 FLAIR 呈高信号的病灶(图 4-3)。由于 MRI 的普及,临床常用“脑白质高信号”(white matter hyperintensity,WMH)描述。脑白质高信号程度分级(Fazekas 分级):脑白质高信号—Fazekas 0 级:无病灶;脑白质高信号—Fazekas 1 级:斑点样;脑白质高信号—Fazekas 2 级:斑块样;脑白质高信号—Fazekas 3 级:斑片样(图 4-4)。

3. **脑白质高信号的鉴别诊断**

(1)髓鞘形成的延迟区域　双侧三角区旁白质(联合束)、三角区背侧及体后部背侧异常信号,多见于 20~30 岁以前,又称为终带。双侧额角旁(疏松的髓磷脂):双侧额角前外侧三角形“帽状”异常信号影。

(2)双侧内囊后肢(皮质脊髓束)　双侧对称性点状异常信号,3~4mm 大小,多见于 10 岁以上。

(3)脑血管周围间隙　多见于前、后联合及半卵圆中心层面,边界清楚,圆形或椭圆形长 T_1、T_2 信号影,T_2 FLAIR 呈低信号,边缘锐利。

(4)脑室旁白质软化　脑室旁长 T_1、T_2 信号影,边界清楚,侧脑室边缘不规则,常伴胼胝体后部变薄。

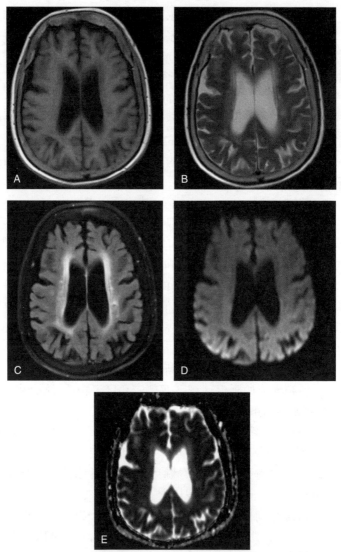

图 4-2 腔隙性脑梗死病灶（Poirier Ⅰ型腔隙）MRI 表现

水平面 T_1WI（A）示左侧脑室旁可见点状低信号影，病灶在 T_2WI（B）中部分呈高信号，T_2 FLAIR（C）中呈低信号，病灶边缘 T_2 FLAIR 高信号环，在 DWI（D）中呈稍低信号，在 ADC（E）图像中示高信号。

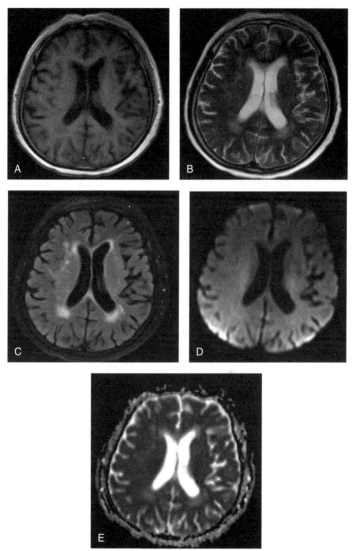

图 4-3 脑白质高信号 MRI 表现

水平面 T_1WI（A）示双侧脑室旁深部脑白质内可见斑片状低信号影，病灶在 T_2WI（B）中部分呈高信号，在 T_2FLAIR（C）中呈高信号，在 DWI（D）中呈等信号，在 ADC（E）图像中呈稍高信号。

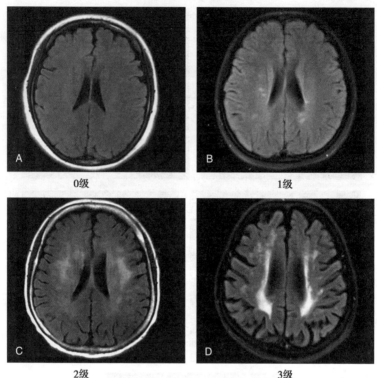

0级　　　　　　　1级

2级　　　　　　　3级

图4-4　水平面 T₂ FLAIR 图像所示 Fazekas 分级

A. Fazekas 0 级,无病变;B. Fazekas 1 级,点状病变;C. Fazekas
2 级,病变融合成块;D. Fazekas 3 级,病变大面积融合。

(5)多发性硬化　多发双侧、不对称线状 / 卵圆形异常信号影,垂直侧脑室走行;需结合病史和年龄。

(6)肌萎缩侧索硬化　沿皮质脊髓束走行(放射冠至脑干)双侧对称异常信号影。

(三)脑微出血(cerebral micro bleeds,CMB)

1. 部位　皮质及皮质下、基底核及丘脑、脑干、小脑。

2. 影像学特点　表现为 MRI 的 T₂*GRE 或 SWI 低信号病灶,圆形或卵圆形,2~5mm 大小,病灶周围无水肿(图 4-5),应除

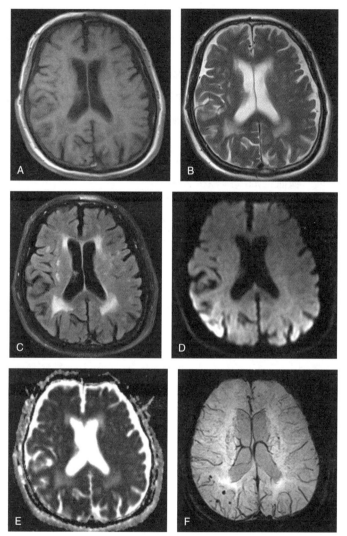

图 4-5　脑微出血病灶 MRI 表现

水平面 T_1WI（A）示双侧脑室旁深部脑白质内可见斑片状低信号影；病灶在 T_2WI（B）中呈高信号，在 T_2 FLAIR（C）中呈高信号，在 DWI（D）中呈等信号，在 ADC（E）图像中呈稍高信号，在 SWI（F）图像中呈右侧顶叶及左侧脑室旁可见多发点状异常低信号影。

外软脑膜血管、铁或钙沉积、外伤性弥散轴索损伤或其他类似信号结构。MRA 的原始图像和 T_2WI 也可以显示出微出血灶,但敏感性远远低于 SWI。

3. **鉴别诊断** 高血压和淀粉样脑血管病所致微出血部位不同,高血压相关者主要累及深部白质和基底核团的穿支动脉,微出血主要发生于基底节区、丘脑、脑干和小脑,而淀粉样血管病主要累及小~中等大小的皮质软脑膜、皮质和灰白质交界处的小动脉、微动脉和毛细血管,微出血多呈脑叶分布。

(四)脑血管周围间隙扩大

1. **部位** 多位于穿支动脉供血区,且常与之伴行。最常见的好发部位是基底核下 1/3、前联合周围;其他常见部位包括:中脑(黑质周围)、深部白质、岛叶皮质下、最外囊;次常见部位:丘脑、齿状核、胼胝体、扣带回。一般皮质不显示。

2. **影像学特点** 在 MRI 图像中表现为边界清晰、圆形、卵圆形或线状的结构,与穿通动脉的行径相一致,与走行方向和切面轴向有关。最大径一般<3mm。T_1WI 呈低信号、T_2WI 呈高信号、T_2 FLAIR 呈低信号,与脑脊液信号类似(图 4-6)。散发性脑小血管病相关的脑血管周围间隙扩大,临床多关注基底核上 2/3 区域和半卵圆中心区。

3. **特殊类型脑血管周围间隙扩大** 包括肿瘤样脑血管周围间隙扩大和弥散性脑血管周围间隙扩大两种。肿瘤样脑血管周围间隙扩大多位于中脑,典型表现为大小不同的脑脊液样信号的囊肿成束状聚集在一起,T_2 FLAIR 表现为低信号、增强扫描不强化,可具有占位效应,引起梗阻性脑积水。弥散性脑血管周围间隙扩大多位于白质,患者多无临床症状,随诊数年病灶大小无变化。

(五)鉴别诊断

脑血管周围间隙扩大需与继发于陈旧的腔隙性脑梗死相鉴别,两者均可表现为 T_1WI 低信号、T_2WI 高信号、T_2 FLAIR 低信号影,而后者病灶边缘 T_1WI 和 T_2 FLAIR 往往可见稍高信号影,此为胶质细胞增生所致,可据此鉴别。发生于脉络膜裂周围的脑血管周围间隙扩大,需与脉络膜裂囊肿相鉴别,脉络膜裂囊肿为先天发育所致,病灶呈小圆形或梭形,囊肿可沿脉络膜裂由后上至前下斜行。脑血管周围间隙扩大有时难以与陈旧的腔隙性脑梗死及脉络膜裂小囊肿相鉴别,需结合临床,必要时可行增强扫描。

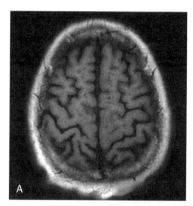
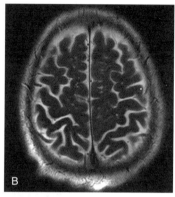
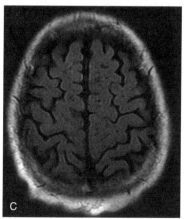

图4-6 脑血管周围间隙扩大 MRI 表现

水平面 T_1WI(A)示双侧半卵圆中心多发类圆形低信号影;病灶在 T_2WI(B)中呈高信号影;在 T_2FLAIR(C)图像中呈低信号影。

二、脑淀粉样血管病影像学诊断

脑淀粉样血管病（cerebral amyloid angiopathy，CAA）基本的征象为脑微出血（CMB）、脑白质高信号（WMH）、脑凸面蛛网膜下腔出血（cSAH）与皮质表面含铁血黄素沉积（cSS）、腔隙性脑梗死、脑血管周围间隙（PVS）增宽、脑萎缩。

（一）CT 表现

脑淀粉样血管病（CAA）以脑出血为主要表现时，头颅 CT 是首选检查方法，可以直接显示脑出血部位、出血量和并发脑水肿、脑疝等情况，如出血灶边缘不整，可向皮质延伸，血肿周围的低密度区较宽。CT 平扫表现为脑皮质及皮质下斑片状高密度，可有融合，边缘不规则，伴周围水肿，出血量较大时血肿可破入蛛网膜下腔或脑室内；脑萎缩现象常见，脑回样钙化少见。

（二）MRI 表现

CAA 各个脑叶弥漫受累，以颞顶枕叶最为广泛和严重，常发生于脑皮质和皮质下白质，易反复出血。大脑半球的深部结构如基底节、丘脑、脑干及脊髓、小脑等部位很少受累。在 T_1WI 中，急性期血肿多呈低信号或等信号，亚急性期血肿呈高低混杂信号，慢性期血肿多呈高信号或低信号；急性或亚急性皮质或皮质下梗死在弥散加权成像（DWI）为高信号；在 T_2 梯度回波序列上急性血肿多呈低信号，亚急性期血肿呈与 T_1WI 相似的混杂低信号和高信号，慢性期血肿多呈高信号；磁敏感加权成像（SWI）显示微出血灶更敏感，多呈类圆形低信号区，较 T_1WI 和 T_2WI 序列能发现更多直径为 2~5mm 的微出血灶，是诊断 CAA 的最佳序列（图 4-7）。

（三）鉴别诊断

1. **高血压脑出血**　患者年龄较 CAA 年轻（<65 岁），常有慢性高血压病史，深部结构（如基底节、丘脑及脑干）比皮质及皮质下白质更易受累，可与脑淀粉样血管病并存。

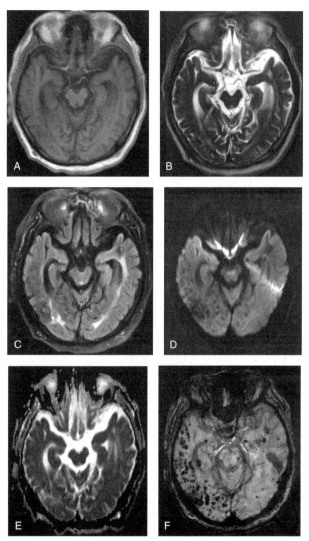

图 4-7 脑淀粉样血管病 MRI 表现

A~F. 水平面在 T₁WI(A)示双侧颞叶可见斑点状低信号影,病灶在 T₂WI(B)中部分呈稍高信号,在 T₂ FLAIR(C)图像中呈低信号,在 DWI(D)图像中呈低信号,在 ADC(E)图像中呈高信号,在 SWI(F)图像中可见双侧颞叶多发类圆形及片状低信号影。

2. **海绵状血管瘤**　可位于脑内任何部位,多为单发病灶,CT 影像表现为高密度(血管瘤内出血或钙化),MRI 的典型表现为中心"爆米花"样病变,周边为具有顺磁性含铁血黄素低信号环,具有一定的特征性。

3. **脑动脉瘤**　脑动脉瘤出血常以单发血肿多见,且多位于脑底动脉环附近。

4. **毛细血管扩张症**　见于中枢神经系统的任何部位,但最常见于脑干,其他部位包括基底节、小脑及脊髓等处。

5. **脑出血性转移瘤**　常有原发肿瘤病史,病灶多位于灰白质交界区,周围可有水肿,增强后可有强化。

三、伴皮质下梗死和白质脑病的常染色体显性遗传性脑动脉病与伴皮质下梗死和白质脑病的常染色体隐性遗传性脑动脉病的影像学诊断

(一)伴皮质下梗死和白质脑病的常染色体显性遗传性脑动脉病

1. **CT 表现**　颅内多发缺血梗死灶,好发部位为半卵圆中心、丘脑、基底节区及桥脑,CT 表现为大片状低密度影。

2. **MRI 表现**　MRI 异常信号可以发生在临床症状出现之前,并随时间呈进行性发展。MRI 表现为双侧半球对称性脑白质高信号、腔隙性脑梗死灶、脑微出血及脑萎缩表现(图 4-8)。脑白质 T_2WI 高信号可广泛分布于额叶、侧脑室周围、基底节区、胼胝体甚至脑桥等部位,出现在外囊和颞极白质区的 T_2WI 高信号是此病的 MRI 特征性改变。多发性腔隙性脑梗死好发在颞叶、顶叶和额叶白质、内囊、外囊、基底节、丘脑和脑干(桥脑为多)等部位,MRI 表现为点状或斑片状 T_1WI 低信号、T_2WI 高信号,后期会逐渐进展融合成大片状,T_2 FLAIR 序列为高信号。腔隙性脑梗死灶的大小在疾病的不同时期是会变化的,从急性期到慢性期,其直径会缩小 50% 左右,至后期(腔隙灶)大部分直

径均<5mm。陈旧性病灶表现为 T_2 FLAIR 呈低信号,临床新发病灶则呈高信号。DWI 有助于新鲜脑梗死病灶的检出。颅内多发点状出血灶,病灶多位于丘脑,其次为基底节区、皮质 - 皮质下区域和幕下区域,常规 T_1WI、T_2WI 及 T_2 FLAIR 序列常不能显示,但在 SWI 中表现为皮质下广泛性圆点状低信号。脑萎缩仅表现为侧脑室扩张,但脑沟加深和脑池扩大均不明显,而老年性脑萎缩主要表现为侧脑室扩大,脑沟、裂、池增宽加深,以额叶为著,以此可以做鉴别。

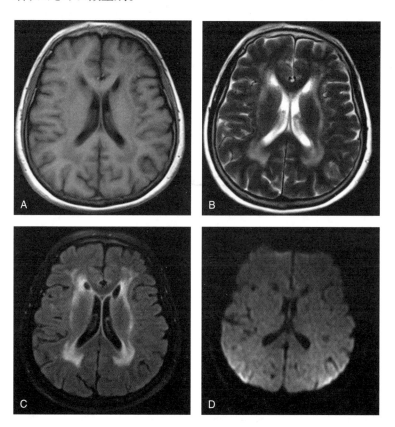

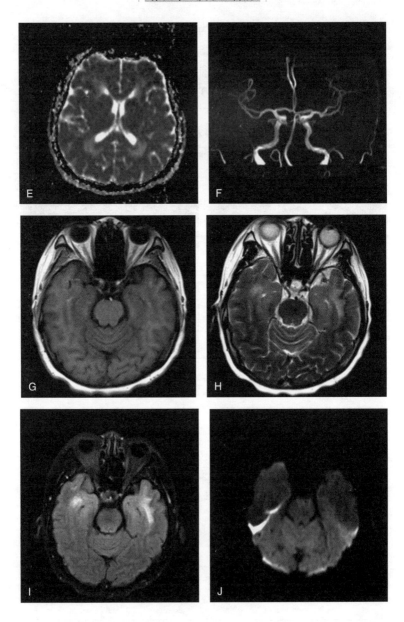

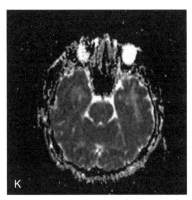

图 4-8 伴皮质下梗死和白质脑病的常染色体
显性遗传性脑动脉病 MRI 表现

双侧外囊可见斑片状 T_1WI 低信号影（A），
T_2WI 高信号影（B），T_2 FLAIR 显示病灶呈高信
号（C），在 DWI（D）图像中未见异常高信号，在
水平面 ADC 图像（E）中未见异常低信号影，
水平面 MRA 图像（F）未见明显异常；双侧颞
极可见斑片状 T_1WI 低信号影（G），T_2WI 高信
号影（H），T_2 FLAIR 图像（I）病灶呈稍高信号，
DWI 图像（J）上未见异常高信号，ADC 图像
（K）未见异常低信号影。

3. **鉴别诊断** 对比伴皮质下梗死和白质脑病的常染色体隐
性遗传性脑动脉病（cerebral autosomal recessive arteriopathy with
subcortical infarcts and leukoencephalopathy，CARASIL），该病的
白质病灶更为均匀和弥漫。约 50% 的患者会合并有基底节、丘
脑及脑干的腔隙性脑梗死，弥漫性白质病变要早于深部脑梗死
的出现，即在出现临床脑卒中症状以前就已经存在弥漫的白质
病变了。

**（二）伴皮质下梗死和白质脑病的常染色体隐性遗传性脑动
脉病**

1. **CT 表现** 表现为大脑白质弥漫性低密度影，或基底节区

及大脑白质内腔隙样低密度影。

2. **MRI 表现** MRI 的特征性表现是基底节及丘脑的弥漫性白质改变和多发性腔隙性脑梗死。弥漫性白质异常信号是 CARASIL 的早期表现,脑干(桥脑、中脑、延髓)及胼胝体等也常受累,多呈双侧对称分布。T_1WI 为多发等或低信号、T_2WI 为大小不一的点状、斑片状高信号。皮质下多发腔隙性脑梗死,好发部位为皮质下白质、半卵圆中心、丘脑、基底节、桥脑、小脑。病灶常为多发性,也可为单发性;形状可为圆形、卵圆形或管状,直径大小多在 20mm 以内。MRI 信号特点与急性腔隙性脑梗死一致。MRI 显示颈椎和腰椎退行性变或腰椎间盘突出。

3. **鉴别诊断**

(1)CADASIL:CADASIL 发病年龄偏大,发病年龄在 40~50 岁,多有偏头痛史,无脱发和腰痛病史,CADASIL 的发病年龄多在 20~30 岁。CADASIL 的确诊需要在电镜下观察到嗜锇颗粒沉积与微小动脉,与 NOTCH 3 基因相关;CARASIL 与 HTRA1 基因相关。两者都有弥漫性脑白质改变和多发性腔隙性脑梗死,但 CADASIL 于外囊及颞叶前极白质变化的特征性改变,具有鉴别诊断价值。

(2)皮质下动脉硬化性脑病:发病年龄多大于 50 岁,有高血压病史或者脑血管病的危险因素,无家族遗传病史,也不会出现脱发和腰痛等;临床表现为以脑卒中发作或慢性进行性锥体束 - 锥体外系症状(有时伴有小脑、脑干症状),晚期陷入假性延髓麻痹和痴呆。

四、穿支动脉闭塞性脑梗死与小动脉硬化性脑梗死

(一)穿支动脉闭塞性脑梗死

1. **CT 表现** 穿支动脉闭塞性脑梗死主要分布于基底节,其次为脑桥,多为单一孤立病灶,少见部位包括延髓、中脑,双侧丘脑可同时发生。超急性期、急性期穿支动脉闭塞性脑梗死表现为梗死灶密度减低,灰、白质交界消失。

2. **MRI 表现** 梗死灶沿穿支动脉走行并向远处延伸,表现为梗死灶与脑表面相接的特征,穿支动脉载体动脉病变对应大小相近的卵圆形病灶毗邻或融合的病灶模式,穿支动脉口或穿支动脉近端病变对应滴水征象病灶模式,穿支动脉末端病变对应单发小梗死病灶(图 4-9),MRI 的梗死灶信号特征与发病时间相关(见第二章第二节缺血性脑卒中的影像学诊断)。MRA 检查未见颈内动脉,大脑前、中、后动脉,基底动脉及椎动脉等载体大动脉狭窄或闭塞,提示梗死并非由大动脉狭窄引起,而是由穿支动脉病变引起。利用 HRVWI 分析穿支动脉闭塞性脑梗死,一是可以直接观察穿支动脉开口处血管壁的情况,二是可以观察载体动脉的斑块分布情况,与以往穿支动脉开口位置进行对比,若在同侧则有很大可能是大动脉粥样硬化。

3. **诊断及鉴别诊断** 大动脉粥样硬化(large artery atherosclerosis,LAA)型脑梗死为临床常见的脑梗死型疾病,常累及大动脉,斑块不稳定,易引起栓子的脱落,出现血管反复再通和梗死,导致短暂性脑缺血发作(transient ischemic attack,TIA)。而 PAD 型脑梗死常累及终末动脉,斑块较稳定,无栓塞脱落,病情不易反复。吸烟、饮酒是动脉粥样硬化斑块形成和发展的证据,是 LAA 型脑梗死的常见病因,而 PAD 型的潜在不明病因较多。PAD 型的 TIA 病史较少,而且治疗后斑块更为稳定。PAD 型病灶多发于侧脑室旁、基底节区、脑干区等。而 LAA 型病灶多发于基底节区,其次为侧脑室旁和脑干区,两者有明显差异,侧脑室旁的孤立病灶为 PMD 预测因素。

(二)小动脉硬化性脑梗死

1. **CT 表现** 头颅 CT 为可视的皮质下小梗死病灶,通常发生在穿支动脉区域,常见于皮质下白质、基底节、丘脑、放射冠、桥脑等部位。小梗死灶在 CT 上有时难以被发现。

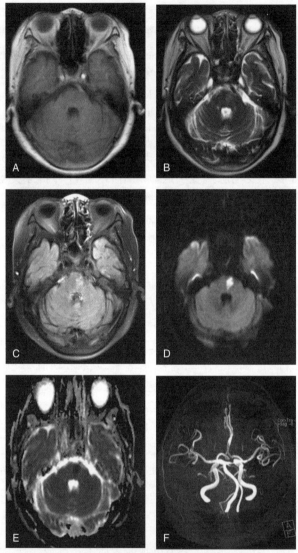

图 4-9 穿支动脉闭塞性脑梗死 MRI 表现

MRI 可见桥脑片状梗死灶,在水平面 T₁WI(A)中呈低信号,T₂WI(B)、T₂ FLAIR(C)中呈高信号,DWI(D)中呈高信号,ADC(E)图像中呈低信号,MRA(F)图像中基底动脉及双侧椎动脉未见明显狭窄。

2. MRI 表现

(1)皮质下小梗死病灶:在水平面显示急性期梗死灶直径<20mm,冠状面或矢状面可>20mm,形态多为类圆形、三角形、半月形;边界清,无占位效应。基底节区梗死灶横断面多为圆形,冠状面是管状。MRI 图像对检测 CT 上难以显示的小梗死灶具有优势,慢性期 T_2 FLAIR 显示腔隙性脑梗死周围有胶质增生,表现为环状高信号;DWI 能够鉴别新发和陈旧性梗死灶,特别是对于新发微小梗死灶亦具有较高的敏感性。

(2)脑白质高信号:MRI 表现为侧脑室周围、皮质下对称性脑白质高信号,T_1WI 呈等或较低信号,T_2WI 呈较高信号,T_2 FLAIR 呈片状、点状、边界模糊的较高信号;出血后的小腔隙灶梯度序列 T_2WI 可见低信号环(图 4-10)。

(3)MRA 对脑小动脉硬化的显示较为受限。MRA 显示没有狭窄,但在 HRVWI 中可见有明显斑块的血管,会导致孤立皮质下梗死,而且这些血管的病变与动脉粥样硬化有关。

3. 鉴别诊断　多发性硬化(multiple sclerosis,MS)是一种常见的中枢神经系统脱髓鞘疾病,多发于脑部,临床表现较复杂多样,患者病程呈进展性。MRI 示病灶主要分布在侧脑室周围白质和大脑半球白质,多为卵圆形病灶,侧脑室周围的病灶多与侧脑室的室壁呈垂直状,被称为"直角脱髓鞘征"。T_1WI 多为不均匀信号或等低信号,T_2WI 则为高信号或等高信号。小动脉硬化性脑梗死患者的病灶部位多位于基底节区,病灶多为圆形和卵圆形,直径大多在 20mm 以内。T_1WI 呈低信号,T_2WI 呈略等高信号,T_2 FLAIR 序列则呈高信号,通过对两种疾病的临床表现、发病人群、影像学表现进行综合分析,可明显提高两类疾病的临床鉴别诊断的准确率。

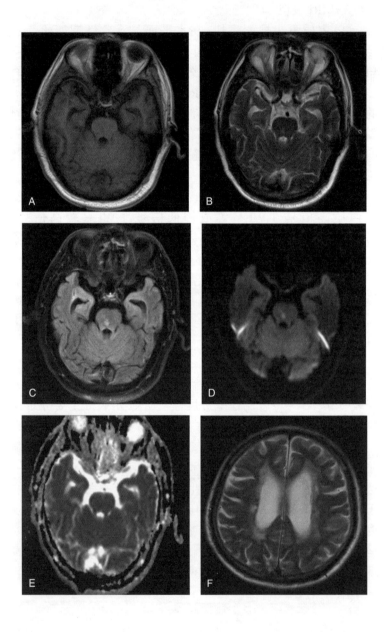

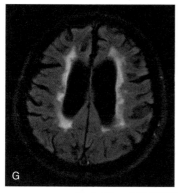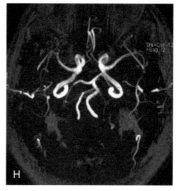

图 4-10 小动脉硬化性脑梗死 MRI 表现

水平面 T_1WI(A) 可见桥脑片状低信号影, T_2WI(B)、T_2 FLAIR(C)、DWI(D) 呈高信号, ADC(E) 呈低信号; 水平面 T_2WI(F)、T_2-FLIAR(G) 可见双侧脑室旁多发高信号, MRA(H) 可见双侧颈内动脉、大脑前、中动脉、椎基底动脉未见明显狭窄及管壁僵直改变。

第五节　脑小血管病成像研究进展

一、脑小血管病脑部结构及功能评估的影像学方法研究进展

近年来,随着神经影像学的飞速发展,磁共振在 cSVD 的应用越来越广泛,结合不同的磁共振技术,建立 cSVD 多模态的影像评估系统,可以全面观察 cSVD 的脑部病变,对脑小血管病脑部结构及功能进行很好的评估。其中包括弥散张量成像(diffusion tensor imaging,DTI)、超高磁场 MRI、高场强 MR 血管造影(MR angiography,MRA)、动脉自旋标记磁共振成像(arterial spin labeling,ASL)、定量磁敏感成像(quantitative susceptibility mapping,QSM)、磁共振灌注成像(perfusion weighted imaging,PWI)、扩散峰度成像(diffusion kurtosis imaging,DKI)、分子影像学技术和血氧水平依赖成像技术(blood oxygen level dependent,BOLD)。

超高场强 7T 磁共振可以发现 cSVD 中的脑实质损害,尤其是可以很好地发现周围血管间隙的增大,而超高场强 7T MRA 可以很好地显示主要脑动脉的一级和二级分支。DWI 技术可以在超早期较常规序列 MRI 能更早地诊断急性脑梗死。颅内小动脉硬化性脑梗死重要的影响因素包括血管狭窄程度和斑块形态学特征。MRA、CTA 及 DSA 只能显示动脉的管腔,不能提供血管壁形态学的详细信息。HRVWI 被认为是显示颅内动脉斑块的有效手段,可用于测量斑块大小、斑块负荷及颅内小动脉硬化的重构类型,帮助确定穿支动脉脑梗死的发病机制,还可以检测出微小的动脉粥样硬化斑块,有助于穿支动脉脑梗死的病因分型,利于脑卒中急性期治疗措施的选择及二级预防。目前,HRVWI 已经被广泛应用于颅内动脉壁的分析。

DTI 可以很好地显示脑白质纤维束的完整性,对发现常规 MRI 中正常区域的超微结构损伤有很大的帮助,可以早期诊断 cSVD。研究发现,小动脉硬化 cSVD 中脑白质高信号和腔隙性脑梗死容易引起白质纤维束的损伤,导致脑白质完整性的破坏而出现各向异性分数 FA 值的降低进而发展为认知功能障碍。有研究发现,小动脉硬化相关 cSVD 中脑白质高信号和腔隙性脑梗死容易引起白质纤维束的损伤,导致脑白质完整性的破坏,进而发展为认知功能障碍,同时提出这种白质完整性的破坏在表现正常的脑白质即可出现。Schiavone 等指出,DTI 可作为 cSVD 认知功能下降的早期敏感影像学指标。DTI 重建脑白质纤维束并反映微结构改变方面的信息,CAA 患者的微观结构 FA 改变可能导致执行功能受损,处理速度慢及紊乱等。磁共振扩散峰度成像 DKI 对生物组织内水分子扩散的非高斯分布特征进行定量分析,揭示组织结构细微改变,其衍生参数与血管性认知功能障碍存在相关性,可应用于脑小血管病变的早期临床诊断、个体化治疗病程监测及预后评估。

ASL 和 PWI 可以很好地显示 cSVD 患者脑血流灌注的情

况,而且 PWI 可以反映梗死灶的微血管分布和血流再灌注情况,对临床治疗进行指导。ASL 在轻中度 cSVD 患者的常规 MR 序列中表现为阴性时即可探测到脑血流动力学的变化,这些特定脑白质区血流的降低可能与 cSVD 脑小血管病的后期脑改变有关,因此可作为筛查 cSVD 脑小血管病的早期影像学方法。目前,SWI 对微出血点的检出最为敏感,但定量分析仍有困难,QSM 技术对微出血点进行精准分析,该技术已成为脑微出血点临床应用及科研的热点。

结构影像学技术可用于测量大脑结构,为 cSVD 的诊断提供支持,但早期 cSVD 患者的结构影像学表现无特征性改变,其协助诊断的敏感性和特异性均不高,而脑功能成像检查可以弥补这些不足,同时也可以探索 cSVD 的病理生理机制。目前 BOLD 技术被更多的用于缺血性脑卒中后各脑区功能状态的改变。血氧水平依赖成像 BOLD 技术的改变可能代表血管或神经功能障碍,对视觉刺激的功能磁共振反应与 CAA 的严重程度如微出血数量、脑白质疏松程度相关,提示这些参数可能能够反映疾病本身的严重程度,还可以作为清除淀粉样物质沉积效果的临床指标。

分子影像学检查可通过直接标记脑内病理状态的蛋白质提供疾病的发病机制、功能状态及病理改变。淀粉样蛋白 -PET 是研究 CAA 病理生理学的有用工具,用于体内检测血管淀粉样蛋白而无须进行脑活检或尸检。有研究表明,早期匹兹堡复合物 B(PiB)的摄取是反映局部脑灌注的潜在标志物,与脑能量代谢相对应。

二、脑小血管病血 - 脑屏障评估的意义及影像学方法

一些学者认为,内皮细胞功能障碍及血 - 脑屏障(blood-brain barrier,BBB)的破坏是 cSVD 早期脑损害的潜在机制。常规磁共振影像学检查发现的 cSVD 患者的一些征象与血 - 脑屏障破坏有关,而利用功能磁共振技术对于血浆内通过受损内皮

及血-脑屏障溢出管腔的有害成分可进行定量监测,并对血-脑屏障的破坏程度进行量化、显示其与疾病进展的关系,因此,功能磁共振的改变可出现在组织结构变化之前,有很重要的临床价值,也是目前研究的热点问题。

有研究者对常规影像学征象脑白质高信号(WMH)与血-脑屏障渗漏和认知的关系进行研究发现,血-脑屏障破坏与脑白质高信号的相关性显著,参与到 cSVD 脑小血管病患者的认知障碍中。目前,研究较多的是磁共振动态增强扫描(dynamic contrast-enhanced MRI, DCE-MRI)显示腔隙性脑梗死者的血-脑屏障通透性大于皮质脑梗死患者,WMH 处的通透性大于脑白质正常处。有研究表明,DCE-MRI 可用于检测血-脑屏障的破坏,且血-脑屏障的破坏程度可能与脑小血管的严重程度相关,还发现在皮质脑梗死的早期,灰质及皮质血-脑屏障微渗漏率增加,且与认知能力下降有关。李丹等对 DCE-MRI 图像参数进行纹理分析发现 PD 患者苍白球区存在血-脑屏障微渗漏,但其扫描技术和后处理分析尚无统一规范,在一定程度上影响结果的准确性。

(张 辉 王效春 谭 艳 秦江波

王 斌 王永芳)

参 考 文 献

[1] 胡文立,杨磊,李譞婷,黄勇华.中国脑小血管病诊治专家共识 2021 [J].中国卒中杂志, 2021, 16 (07): 716-726.

[2] 中华医学会神经病学分会,中华医学会神经病学分会脑血管病学组.中国脑小血管病诊治共识 [J].中华神经科杂志, 2015,(48) 10: 838-844.

[3] 严玉颖,胡发云,吴波.脑小血管病影像学特征研究进展 [J].中国实用内科杂志, 2017 (37): 964.

[4] SØNDERGAARD C B, NIELSEN J E, HANSEN C K, et al. Hereditary cerebral small vessel disease and stroke [J]. Clinical Neurology and Neurosurgery, 2017, 155: 45-57.

［5］ TAN R Y Y, MARKUS H S. Monogenic causes of stroke: now and the future [J]. Journal of Neurology, 2015, 262 (12): 2601-2616.

［6］ MIKA S, COSTA L C D, TAVARES L L. Neuroimaging in cerebral small vessel disease: Update and new concepts [J]. Dement Neuropsychol, 2017, 11 (4): 336-342.

［7］ CAUNCA M R, DE LEON-BENEDETTI A, LATOUR L, et al. Neuroimaging of Cerebral Small Vessel Disease and Age-Related Cognitive Changes [J]. Front Aging Neurosci, 2019, 11: 145.

［8］ BLAIR G W, HERNANDEZ M V, Thrippleton M J, et al. Advanced Neuroimaging of Cerebral Small Vessel Disease [J]. Current Treatment Options in Cardiovascular Medicine, 2017, 19 (7): 56.

［9］ WARDLAW J M, SMITH E E, BIESSELS G J, et al. Neuroimaging standards for research into small vessel disease and its contribution to ageing and neurodegeneration [J]. The Lancet Neurology, 2013, 12 (8): 822-838.

［10］ 脑小血管病诊治专家共识组 . 脑小血管病诊治专家共识 [J]. 中国临床医生 , 2014, 42 (1): 84-88.

［11］ DOUBAL F N, DENNJS M S, WARDLAW J M. Characteristics of patients with minor ischaemic strokes and negative MRI: a cross-sectional study [J]. J Neurol Nerosurg Psychiatry, 2011, 82 (5): 540-542.

［12］ GREENBERG S M, VERNOOIJ M W, CORDONNIER C, et al. Cerebral microbleeds: a guide to detection and interpretation [J]. Lancet Neurol, 2009, 8 (2): 165-174.

［13］ 辛浩琳 . 脑淀粉样血管病的研究进展 [J]. 医学理论与实践 , 2019, 32 (7): 970-972.

［14］ CHEN S J, TSAI H H, TSAI L K, et al. Advances in cerebral amyloid angiopathy imaging [J]. Therapeutic Advances in Neurological Disorders, 2019, 12: 1-11.

［15］ 张善春 , 吴卫平 . 脑淀粉样血管病的影像表现研究进展 [J]. 中华老年心脑血管病杂志 . 2016, 4 (18): 444-446.

［16］ YAMADA M. Cerebral Amyloid Angiopathy: Emerging Concepts [J]. Journal of Stroke, 2015, 17 (1): 17-30.

［17］ 王全 , 朱以诚 , 倪俊 . 脑淀粉样血管病的影像学标志物及临床相关

性研究进展 [J]. 中国卒中杂志 , 2015, 10 (12): 1026-1032.

［18］李云 , 赵沅杰 , 杨帆 . SWI 对脑血管淀粉样变性微出血的诊断价值 [J]. 泰山医学院学报 , 2019, 40 (6): 430-432.

［19］曾玮 , 胡全忠 . 脑血管淀粉样变 [J]. 世界最新医学信息文摘 , 2015, 15 (34): 19-21.

［20］SAMARASEKERA N, RODRIGUES M A, TOH P S, et al. Imaging features of intracerebral hemorrhage with cerebral amyloid angiopathy: systematic review and meta-analysis [J]. 2017, 12 (7): e0180923.

［21］杨任民 , 薛本春 , 胡文彬 . 伴有皮质下梗死及白质脑病的常染色体隐性遗传性脑动脉病 1 例报告及文献复习 [J]. 中国临床神经科学 , 2011, 19 (1): 23-26.

［22］刘楠 , 李佳 , 陈加俊 . 伴有皮质下梗死和白质脑病的常染色体隐性遗传性脑动脉病 1 例报告并文献回顾 [J]. 中风与神经疾病杂志 , 2018, 35 (10): 80-82.

［23］DONATO I D, BIANCHI S, GALLUS G N, et al. Heterozygous mutations of HTRA1 gene in patients with familial cerebral small vessel disease [J]. CNS Neurosci Ther, 2017, 23 (9): 759-765.

［24］BROOKES R L, HOLLOCKS M J, TAN R Y Y, et al. Brief Screening of Vascular Cognitive Impairment in Patients With Cerebral Autosomal-Dominant Arteriopathy With Subcortical Infarcts and Leukoencephalopathy Without Dementia [J]. Stroke, 2016, 47 (10): 2482-2487.

［25］FEDERICO A, DONATO I D, BIANCHI S, et al. Hereditary cerebral small vessel diseases: A review [J]. Journal of the neurological sciences, 2012, 322 (1-2): 25-30.

［26］NOBUAKI Y, YUKA T, JUNICHIRO S, et al. Predictors of Neurologic Deterioration in Patients with Small-Vessel Occlusion and Infarcts in the Territory of Perforating Arteries [J]. Journal of Stroke and Cerebrovascular Diseases, 2014, 23 (8): 2151-2155.

［27］杨雅文 , 李倩 , 田成林 , 等 . 穿支动脉区脑梗死部位分布的临床研究 [J]. 中华老年心脑血管病杂志 , 2015, 17 (05): 469-471.

［28］于永鹏 , 迟相林 , 王默然 , 等 . 穿支动脉区梗死扩散加权成像影像学滴水征与进展性运动缺损的关系 [J]. 中华脑科疾病与康复杂志 (电子版), 2013, 3 (06): 363-369.

［29］ LIU S, HU W X, ZU Q Q, et al. A novel embolic stroke model resembling lacunar infarction following proximal middle cerebral artery occlusion in beagle dogs [J]. Journal of Neuroscience Methods, 2012, 209 (1): 90-96.

［30］ YANG W J, WONG K S, CHEN X Y. Intracranial Atherosclerosis: From Microscopy to High-Resolution Magnetic Resonance Imaging [J]. Journal of Stroke, 2017, 19 (3): 249-260.

［31］ XIA C, CHEN H S, WU S W, et al. Etiology of isolated pontine infarctions: a study based on high-resolution MRI and brain small vessel disease scores [J]. BMC Neurology, 2017, 17 (1): 216.

［32］ JUNG B Y, SE C B, CHEOLKYU J, et al. Differentiation of Deep Subcortical Infarction Using High-Resolution Vessel Wall MR Imaging of Middle Cerebral Artery [J]. Korean Journal of Radiology, 2017, 18 (6): 964-972.

［33］ 朱光明, 张微微, 李娟. 脑梗死患者脑内不同节段小动脉硬化程度差异的相关性 [J]. 中华老年心脑血管病杂志, 2006 (01): 31-33.

［34］ YUE L, MAN L, LONG Z, et al. Compromised Blood-Brain Barrier Integrity Is Associated With Total Magnetic Resonance Imaging Burden of Cerebral Small Vessel Disease [J]. Frontiers in Neurology, 2018, 9: 221.

［35］ ZHANG C E, WONG S M, UITERWIJK R, et al. Blood-brain barrier leakage in relation to white matter hyperintensity volume and cognition in small vessel disease and normal aging [J]. Brain Imaging Behavior, 2019, 13 (2): 389-395.

第五章

急性出血性脑卒中

急性出血性脑卒中是因脑血管破裂出血导致神经功能损伤甚至死亡的一类严重危害人类健康的疾病,具有高发病率、高复发率、高致残率及高死亡率等特点。虽然比急性缺血性脑卒中的研究进展滞缓,且无特殊的干预能明显改善临床预后,但是从影像学征象中能预测血肿扩大和神经功能恶化趋势。目前临床常用的评估血肿扩大的评分量表,结合了 CT 量化参数及临床指标,在口服抗凝血药及抗血小板药所致的脑出血的治疗及其血压调控、脑室内出血阿替普酶的应用等方面,取得了很大的进步。

第一节　急性出血性脑卒中的发病率、分类及危险因素

急性出血性脑卒中根据出血部位分为脑出血(intracerebral hemorrhage,ICH)、脑室内出血(intraventricular hemorrhage,IVH)和蛛网膜下腔出血(subarachnoid hemorrhage,SAH)。临床上,狭义的出血性脑卒中特指非外伤性的自发性脑出血,当血液破入脑室系统时可伴发脑室内出血。

每年全球 200 万~300 万人发生出血性脑卒中,占所有新发脑卒中的 10%~15%,出血性脑卒中全球总发病率为 24.6/(10 万人·年)。在亚洲国家,出血性脑卒中占脑卒中患者的 25%~55%;

而在欧美国家,仅占脑卒中的 10%~15%。在我国,出血性脑卒中年发病率为 27.1~77.1/(10 万·年),占所有脑卒中的 17%~54%。出血性脑卒中 1 个月内的死亡率高达 35%~52%,6 个月末仍有 80% 左右的存活患者遗留残疾,是中国居民死亡和残疾的主要原因之一。

出血性脑卒中的主要病因有高血压、脑淀粉样血管变性(cerebral amyloid angiopathy,CAA)、脑动静脉畸形、脑动脉瘤、脑肿瘤性卒中、凝血功能障碍等。目前国际上尚无公认的脑出血分类,欧洲将脑出血分为原发性脑出血、继发性脑出血和原因不明性脑出血;美国有学者将脑出血命名为非动脉瘤性、非 AVM 性、非肿瘤性、非外伤性的自发性脑出血。当今临床常用的脑出血分类方法是原发性脑出血和继发性脑出血。原发性脑出血源自小血管的自发破裂,主要包括慢性高血压或淀粉样血管病引起的小血管(或穿支动脉)自发破裂导致的脑出血,占所有脑出血的 78%~88%。50% 以上的原发性脑出血由高血压引起,30% 由脑淀粉样血管病引起。高血压是原发性脑出血的主要病因,因此我国一直沿用"高血压脑出血"的命名,但在国外文献中,多将该病统称为脑出血或自发性脑出血。

继发性脑出血的病因有血管畸形、动脉瘤、凝血功能障碍、血液病、拟交感神经药物的使用、烟雾病、原发性或转移性肿瘤、静脉窦血栓形成、血管炎、妊娠以及其他明确病因等。继发性脑出血占脑出血的 15%~20%。近年来颇受关注的是抗凝或抗血小板药的普遍使用,脑出血的发生率有明显升高,因单抗或双抗药物的使用引起的脑出血占全部脑出血的 12%~20%。

脑室内出血是指血液破入脑室系统,多继发于原发性脑出血、动脉瘤或动静脉畸形破裂等,死亡率及致残率较高。研究发现,脑出血伴有脑室出血的患者死亡率为 51.2%,而不伴有脑室出血的患者死亡率仅为 19.5%,OR 值为 6.01。

自发性脑出血流行病学调查显示,除种族因素外,周围环境因素的变化如高血压控制的规范化、生活方式及饮食方式等都影响着脑出血的发病率。从原发性脑出血患者的既往史看,高血压所致的脑出血占66.4%,其次为糖尿病和高脂血症,分别占8.9%和6.6%。此外,偏头痛、脑白质疏松、血液透析、肠道菌群紊乱、基因突变、雌激素、同型半胱氨酸、尿酸及胱氨酸蛋白酶抑制剂等也与脑出血有关。我国是脑血管疾病人口大国,因脑出血致死、致残的患者数量庞大,且发病年龄呈现年轻化趋势,因脑出血引发的社会问题和经济负担日益加重,因此,加强脑出血的临床研究十分重要。

第二节 主要临床表现及评价指标

一、主要临床表现

脑出血具有起病急骤、病情凶险、预后不良且死亡率高的特点。对急骤起病的局灶性神经系统功能障碍伴呕吐、收缩压>220mmHg、剧烈头痛、昏迷或意识程度下降,且数分钟至数小时内症状进展者,均应首先考虑脑出血。脑出血的临床表现因出血部位、出血速度及出血量的不同而存在明显差异。

1. **基底节区脑出血** 壳核出血主要是豆纹动脉外侧支破裂,通常引起较严重运动功能障碍、持续性同向性偏盲,可出现双眼向病灶对侧凝视不能、主侧半球失语等症状。丘脑出血由丘脑膝状体动脉和丘脑穿通动脉破裂所致,产生较明显的感觉障碍、短暂的同向性偏盲;出血灶压迫皮质语言中枢可产生失语症,当丘脑局灶性出血出现独立失语综合征,则预后较好。丘脑出血的临床表现特点是:上、下肢瘫痪比较均匀,深感觉障碍较突出;大量出血使中脑上视中枢受损,眼球向下偏斜凝视鼻尖;意识障碍多见且较严重,如出血累及丘脑下部或破入第三脑室则昏迷加深,瞳孔缩小,出现去皮质强直等;累及丘脑底核或纹状体时,出现偏身舞蹈-投掷样运动;当出血量大使壳核和丘脑均受累,难以区分出血起始部位,称为基底核区出血。

2. 脑叶出血 脑叶出血常由脑动静脉畸形、血管淀粉样变性和肿瘤等所致,常出现头痛、呕吐、失语、视野异常及脑膜刺激征,容易出现癫痫发作,但昏迷较少见。顶叶出血最常见,表现为偏身感觉障碍、空间构象障碍;额叶出血表现为偏瘫、表达性失语等;颞叶出血表现为感觉性失语、精神症状等;枕叶出血表现为对侧偏盲。

3. 脑桥出血 脑桥出血多由基底动脉脑桥穿支破裂所致。出血灶位于脑桥基底与被盖部之间。大量出血(血肿>5ml)累及脑桥双侧,常破入第四脑室或向背侧扩展至中脑,患者在数秒至数分钟内陷入昏迷,四肢瘫痪和去皮质强直发作,出现双侧针尖样瞳孔并固定于正中位,呕吐咖啡样胃内容物,中枢性高热,中枢性呼吸障碍和眼球浮动(双眼间隔约5秒的下跳性移动)等,通常在48小时内死亡;小量出血则表现为交叉性瘫痪或共济失调性轻偏瘫,两眼向病灶侧凝视麻痹或核间性眼肌麻痹,可无意识障碍,一般能较好恢复。

4. 小脑出血 小脑出血是因小脑齿状核动脉破裂所致。起病突然,数分钟内出现头痛、眩晕、频繁呕吐、枕部剧烈头痛和平衡障碍等,但无肢体瘫痪,病初意识清楚或轻度意识模糊,轻症表现为一侧肢体笨拙、行动不稳、共济失调和眼球震颤,大量出血可在12~24小时内陷入昏迷和脑干受压征象[如周围性面神经麻痹、两眼凝视、病灶对侧(脑桥侧视中枢受压)瞳孔缩小而光反应存在、肢体瘫痪及病理反射等];晚期瞳孔散大,中枢性呼吸障碍,可因枕骨大孔疝死亡,暴发型患者发病即刻出现昏迷,与脑桥出血不易鉴别。

5. 脑室出血 脑室出血占脑出血的3%~5%,是脑室内脉络丛动脉或室管膜下动脉破裂出血所致,多数病例是小量脑室出血,可见头痛、呕吐、脑膜刺激征及血性脑脊液,无意识障碍及局灶性神经体征,酷似蛛网膜下腔出血,可完全恢复,预后好。

二、临床评价指标

临床上,格拉斯哥昏迷量表(Glasgow coma scale,GCS)、格拉斯哥预后量表(Glasgow outcome score,GOS)、美国国立卫生研究院卒中量表(National Institute of Health Stroke Scale,NIHSS)和改良 Rankin 量表(modified Rankin score,mRS)等,被广泛应用于脑出血严重程度、神经功能受损程度、生活能力受损程度等的评估,且被视为脑出血患者死亡和转归不良的预测因素。

此外,临床上还有众多评分量表被应用于脑出血患者的评估。近年来,先后出现了预测不同时间点脑出血病死率或功能转归的 10 余种分级量表,常用的有原始脑出血评分(original ICH score,oICH)量表(表 5-1)、改良的 ICH 评分(modfied ICH-score,mICH)量表、脑出血功能转归评分(ICH functional outcome score,ICH-FOS)量表、Essen 卒中风险评分量表、SUSPEKT 量表、FUNC 量表等。不同脑出血分级量表对于不同时间点的转归评估各有优势(30 天:ICH-FOS、oICH、mICH;3 个月:ICH-FOS、Essen 卒中风险评分量表、FUNC 量表;1 年:ICH-FOS、Essen 卒中风险评分量表)。部分量表对治疗有指导作用,如 SUSPEKT 量表包含血压、血糖、血钾等项目,ICH-FOS 量表包含血糖项目,早期对这些可控因素进行干预治疗能改善患者转归。除上述量表外,还有一些其他 ICH 量表具备转归评估和帮助临床决策的功能,从而能降低病死率和残疾率。例如,mICH 评分 0~1 分应采取保守治疗,2 分采取手术治疗可改善功能转归,3~4 分采取手术治疗可降低病死率。

目前,得到大量验证且应用最为广泛的是 oICH 量表(表 5-1),对短期病死率的评估精确性最高:oICH 为 0 分,对应 30 天死亡率 1%~10%;oICH 为 1 分,对应 30 天死亡率 7%~13%;oICH 为 2 分,对应 30 天死亡率 30%~44%;oICH 为 3~4 分,对应 30 天死亡率 56%~78%;oICH 为 4 分,对应 30 天死亡率 70%~100%;oICH 为 5~6 分,对应 30 天死亡率约 100%。但其远期功能评估效果有待验证。

表 5-1　脑出血 oICH 量表

项目	分值 / 分
GCS 评分	
3~4 分	2
5~12 分	1
13~15 分	0
血肿量	
≥30ml	1
<30ml	0
血肿破入脑室	
是	1
否	0
血肿源自幕下	
是	1
否	0
患者年龄	
≥80 岁	1
<80 岁	0
总分	0~6 分

注:GCS 评分是指格拉斯哥昏迷指数的评估,包括患者的睁眼反应(1~4 分)、语言反应(1~5 分)和肢体运动(1~6 分)三个方面,患者的昏迷程度以三个方面的分数相加总和来评估,正常人的昏迷指数为 15 分,昏迷程度越重者昏迷指数分值越低。

第三节 出血性脑卒中病因学

高血压与淀粉样脑血管病是导致原发性脑出血的主要原因。此外,颅内动脉瘤、脑动静脉畸形、动脉硬化等也是导致脑出血的原因。

一、高血压

原发性脑出血与高血压密切相关。一般认为,长期高血压可导致脑内中小动脉的结构发生变化,主要是脂质透明样变性,使血管脆性增加;此外,高血压还能导致血流动力学发生慢性改变。持续性高血压或血压波动较大时容易导致血管破裂发生脑出血。在脑出血早期,高血压还促使血肿再扩大而加重脑损伤。高血压脑出血损害的病理机制主要有:血肿的占位效应,血肿分解产物和脑组织受损后释放的血管活性物质等导致的脑水肿,颅内局部活动性出血,颅内压升高和凝血纤溶系统异常,因血肿引起的周围低灌注和水肿的损害及其毒性作用等。

超过 90% 的基底节区出血是因高血压所致,最常累及豆纹动脉,其病理机制为:在长期高血压的作用下,位于大脑动脉环附近的小动脉或穿支动脉会产生结构改变,当血流动力学改变时,导致管壁破裂发生脑出血,其发病和预后均与高血压密切相关,因此高血压是脑出血最重要的危险因素。血压的科学管理对预防和治疗脑出血有着非常重要的现实意义,特别是在脑出血的急性期,血压的控制对病情和预后起着决定性作用。

二、脑淀粉样血管病

脑淀粉样血管病(CAA)是原发性脑出血的另一个主要病因,有报道指出,CAA 占脑出血病因的 10%~15%,也是脑出血的常见病因之一。该因素所致的脑出血者死亡率低于其他原因的脑出血,但复发风险较高。有研究表明,淀粉样物质沉积于大脑皮质和皮质下及软脑膜的中小动脉血管壁,并发生淀粉样病理改变,这种病理变化由软脑膜小动脉逐渐向皮质区发展,在一定因素的作用下发生血管破裂而出血。CAA 脑出血的常见部位是脑叶、皮质或皮质下。近年研究表明,其特点表现为脑微出血灶,具有反复发作性及多灶性,发病年龄通常>60 岁。

CAA 的主要病理改变是:脑膜小动脉中层变性、纤维素样坏死、脆性增加、微小动脉瘤形成,并出现血管壁破裂,容易反复、多灶。在 CAA 患者,沉积在动脉壁及毛细血管上的 β- 淀粉样蛋白最初改变基膜的蛋白成分,使管壁的Ⅳ型胶原、层黏连蛋白和基膜蛋白多糖量减少,而纤维黏连蛋白相对无变化,最终使血管壁脆性增加,且对血流压力变化的反应能力减弱,这可能是 CAA 导致脑出血的发生机制。

三、其他病因

脑出血的其他病因包括血管结构的改变(如脑血管畸形、动脉瘤、烟雾病等)、脑肿瘤出血、脑梗死后出血性转化、脑静脉窦血栓性脑出血、药物相关性脑出血(如抗凝治疗)、系统性疾病、血液和肝脏系统疾病、血管炎等。临床上,相关的临床表现及影像学检查有助于明确诊断。

1. **脑血管畸形** 脑血管畸形是指由于脑血管先天性发育障碍而形成脑局部血管数量及结构的异常,并对正常脑血流产生影响。主要包括动静脉畸形、海绵状血管瘤、静脉血管瘤、毛细血管扩张症等,共同的特征是血管先天性发育异常,易破裂出血。其中以动静脉畸形引起的颅内出血最为常见,也是青少年脑出血的主要病因。通常认为,动静脉畸形引起的颅内出血是由于动静脉交通及静脉内压力升高所导致,而引流静脉梗阻、狭窄会增加血流阻力,使动静脉畸形出血率升高。临床上脑血管畸形常见于儿童和血压正常的青年人。结合脑血管造影、CT 和 MRI 一般均能明确诊断。

2. **烟雾病及烟雾综合征**　烟雾病是一组以大脑前、中动脉起始部及颈内动脉虹吸部狭窄或闭塞,其远端出现异常的细小血管网为特点的脑血管病,形成颅内外广泛的侧支循环。关于烟雾病的病因至今仍不甚明确,近年来遗传因素受到关注,因该病有一定的家族倾向性,家族性发病患者所占比例为10%,尤其在亚洲国家更为多见。烟雾病引起脑出血有两种情况:①出血部位主要位于大脑动脉环周围,尤其是与后循环相连的动脉瘤所在的侧支血管及其附近的动脉瘤破裂所致,短期内易再次出血;②由烟雾病异常扩张的血管上的微小动脉瘤破裂所致,其再次出血间隔一般较长。确诊烟雾病需要排除合并疾病,主要包括动脉粥样硬化、自身免疫性疾病、脑膜炎、多发性神经纤维瘤病等。当患者有典型的烟雾病表现同时合并上述疾病时则诊断为烟雾综合征。

3. **脑肿瘤出血**　颅外恶性肿瘤的脑出血多数是由于恶性肿瘤患者的恶病质状态或凝血功能障碍引起;颅内恶性肿瘤的脑出血与肿瘤恶性程度高、生长速度快且伴有肿瘤坏死、肿瘤新生血管发育不良等因素相关。

4. **脑梗死后出血性转化**　脑梗死后出血性转化(hemorrhagic transformation,HT),也称出血性脑梗死(hemorrhagic infarction,HI)是指急性缺血性脑卒中(脑梗死)后,梗死灶内出现继发性出血的现象。在脑CT或MR检查中显示在原有的梗死灶内出现散在或局限性的出血。出血性转化可能是脑梗死的自然转归过程,也可能是由于使用抗血小板药、抗凝血药或溶栓治疗引起。国内外对于出血性转化的发生率的报道变化较大,约3%~43%,其原因可能与是否应用影像学技术动态观察有关。虽然出血性转化的机制尚不完全明了,但目前普遍认为是因梗死后血-脑屏障破坏、梗死灶再灌注损伤所导致。

5. **脑静脉窦血栓性脑出血**　继发于脑静脉窦血栓形成,是一种特殊类型的脑出血,多见于儿童、青壮年及孕产妇,临床表现多样且无特异性。形成脑静脉窦血栓的原因有先天性因素、感染性因素、免疫性疾病、获得性易形成血栓状态、血液疾病、药物因素等。大脑静脉在解剖学上的特点是薄壁、无肌纤维,缺乏弹性且无静脉瓣膜。当脑静脉窦血栓形成后,静脉回流受阻,逆向传递导致血管内压力升高,加之其解剖学的缺陷则会引起脑出血。30%~40%的脑静脉窦血栓患者表现有脑出血,出血灶多靠近脑表面。仅有0.8%的患者表现为蛛网膜下腔出血。

6. 抗凝治疗所致脑出血　抗凝血药是能够影响某些凝血因子从而阻止凝血过程的药物,可用于防治血管内栓塞或血栓形成疾病,包括维生素K拮抗剂(vitamin K antagonist,VKA)和新型口服抗凝血药(new oral anticoagulants,NOAC)。随着抗凝血药的使用,出血性事件的发生率明显增加,老年人脑出血的风险较年轻人增加了2倍左右。

7. 血液病、药源性及血管炎性脑出血　血液病可以为先天性或获得性,如维生素K缺乏、严重肝细胞性疾病、抗凝血因子抗体形成和弥散性血管内凝血等。单纯脑部炎症引起脑出血者较少见,而感染性心内膜炎所致脑血管栓塞、真菌性血管炎者则可导致细菌性动脉瘤、脑梗死后出血性转化或动脉壁化脓性破坏,从而引起脑出血。

第四节　出血性脑卒中的影像学诊断

一、脑出血的影像学诊断及其演变

当今,CT检查依然是诊断急性脑出血的基石,也称之为金标准。主要检查方法有CT平扫(non contrast CT,NCCT)及CT血管成像(computer tomography angiography,CTA)。NCCT因扫描时间短、成像速度快,长期以来一直是确诊急性脑出血的首选方法。NCCT可准确定位出血部位并判断是否出血破入脑室、有无脑疝形成,另外还可对出血量进行简单估计。NCCT也是临床保守治疗及外科血肿引流后判断血肿面积的变化、评价治疗效果、决定进一步治疗方案的首选方法。除 NCCT 外,CTA 及增强 CT 检查对于评估血肿扩大的风险具有重要意义。与 CT 相比,MRI 具有多参数、多方位成像的特点,能够更好地显示颅内血肿的直接征象及间接征象、出血所累及的范围、血肿内容物及其演变,全面显示脑出血的部位和所累及的范围、血肿造成的继发性损伤(如脑疝等)及血肿对周围脑组织的压迫程度等,从而帮助判断出血原因,推测出血时间,对于针对出血制订个性化诊治方案和预防血肿的进一步扩大具有重要价值。

当血管破裂,血液流至血管外,破坏局部的脑组织并形成直径 $>5mm$ 的血肿时,即可在 CT 平扫中被显示,表现为均匀一致、边界清晰的肾形、类圆形或不规则形的高密度影。当出现血肿密度不均(血肿主体内选择两个面积超过 $10mm^2$ 的区域,如 CT 值相差 20HU 以上,则定义为血肿密度不均)和血肿生长线(血肿高低密度区域之间存在明显边界)时提示为进展型脑出血。脑出血时血肿的形态和占位效应主要与出血量和部位有关。位于脑实质的出血量较少时,呈圆形或卵圆形,占位效应一般不明显;血肿体积较大时表现为类圆形或不规则的片状,可形成明显的占位效应,并可破入邻近的脑室和 / 或蛛网膜下腔,当血肿压迫室间孔、中脑导水管、第四脑室或者脑室内血块阻塞脑脊液通路时可造成脑积水。

CT 检查的首要目的是明确诊断、鉴别脑出血与脑梗死,进而明确出血部位、判断血肿是否破入脑室、对血肿进行定量及寻找血肿扩大的影像学表现以预测血肿扩大的风险。对于脑出血,目前推荐首选 NCCT(高级卒中中心首选颅脑 NCCT+CTA),要求在入院临床急诊评估后,3 小时内必须完成第一次检查。设备要求 16 排或以上的 CT(高级卒中中心要求 64 排或以上的 CT),并要求 24 小时 /7 天能进行 NCCT 检查(高级卒中中心要求能够进行 NCCT、CTA/CTP 检查)。出血量 $>30ml$ 者在 1 周内必须每天随访复查 NCCT,观察脑出血的动态变化。推荐有条件的高级卒中中心在 3 小时内完成头颈部 CTA。

MR 检查的目的是直接显示颅内或其他部位的出血,明确出血部位、累及范围、出血量、出血时间及影像学表现并判断出血的原因。高级卒中中心根据患者配合程度及出血量的大小,推荐在 3 天内完成第一次颅脑 MR 平扫。设备要求 1.5T 以上。建议使用 3.0T 的磁共振进行 MR 多模态检查。防治卒中中心则根据患者配合程度及出血量的大小,推荐在 3 天内完成第一次颅脑 MR 平扫,设备要求 1.5T 以上。

脑出血影像学评估的主要内容包括明确出血部位,血肿定量,预测血肿是否会扩大,判断血肿是否破入脑室,寻找出血原因,判断出血(血肿)的演变及时相等。

(一)明确出血部位

影像学检查的首要目的是发现脑出血病灶,排除脑梗死的可能性,一旦确定存在脑出血就要对出血病灶做出精确定位。根据国际疾病(ICD-10)的分类方法,将脑出血按照部位分为:深部半球出血(包括基底节区、丘脑、内囊、胼胝体)、脑叶出血(包括额叶、颞叶、顶叶、枕叶及多个脑叶)、脑干出血、小脑及脑室出血(排除脑实质出血破入脑室)、多部位及其他部位出血。

对于出血部位的分类有助于临床上快速判断是否与临床神经功能障碍相吻合,从而进行相应的预防及治疗措施。出血部位同样与临床预后密切相关:脑干出血致死、致残率高,而颞叶皮质区出血则相对预后较好。此外,根据出血部位、血肿形态、患者年龄、性别、有无高血压病史等情况有助于病因诊断。高血压脑出血通常位于基底节区、小脑和枕叶。CAA 引起的脑出血一般集中于皮质附近的白质,并不局限于某一动脉的供血区,多数位于基底节区、后颅窝及脑干。蛛网膜下腔出血、脑出血灶附近的血管扩张或钙化、静脉引流部位的硬脑膜静脉窦或皮质静脉内高密度影、非常见形态或非常见部位的血肿、水肿范围与脑出血的时间不成比例、脑内有其他结构异常(如占位病变)等影像学表现,均提示脑出血可能是继发于血管病变或由肿瘤引起。

(二) 血肿定量

脑出血的初始血肿体积与死亡率呈显著正相关,较大的血肿体积表明存在多个动脉出血点且动脉压力高,并可能通过额外的血管剪切力和血肿扩大的"雪崩"效应,进一步诱导病变周围出血。血肿体积较大(>30ml)的患者与预后不良直接相关,而血肿体积较小(<30ml)则预后较好。除血肿体积外,血肿位置也是显著影响脑出血预后的危险因素,当血肿靠近中线毗邻脑室时,发生血肿扩大的概率增高,例如丘脑出血,毗邻第三脑室,脑室壁支撑力弱,血肿极易破入脑室,造成血肿与脑室内局部的压力梯度,容易发生血肿扩大。

基于 NCCT 图像的血肿体积评估方法很多。临床上最常用的方法是直接利用数学公式,对血肿进行测量并计算体积。常用公式包括多田公式、abc/2、abc/3、改良球缺体积公式。此类方法基于规则形态的血肿,如椭圆形、球形、圆锥形、圆台形,测量结果与实际出血量相差不大,而对于弯月形、分叶形、长条形的血肿体积的评估肯定会存在误差。尤其在血肿形态发生改变,血肿体积有增加,但血肿的 a(血肿最大长径)、b(垂直于最大长径的最大宽径)、c(血肿的层数乘以 CT 图像的层厚)值没有变化时,会得出血肿体积无变化的误判。当今诸多设备厂商提供了容积 CT 自带的后处理软件,可以测量血肿体积,包括 CT 定量(computer assisted volumetric analysis,CAVA) 法、CT 容积测量法、假设法。这些方法测量结果精确,不受血肿形态的限制,不足之处是受到设备限制,需要在所属 CT 工作站上完成。采用第三方的软件同样可以实现准确的血肿体积的测量,例如 Image J软件法、软件边界法等,其缺点是计算血肿体积有一定耗时,且需要专业软件支持。

鉴于脑出血患者病情的需要,多田公式仍然为临床上最常用的脑出血血肿体积计算方法:血肿体积 $T(ml)=\pi/6 \times L \times S \times Slice$。其中 L 为最大层面血肿的长轴,S 为最大层面血肿的短轴,Slice 为所含血肿层面的厚度(单位:cm)。如果有条件,推荐使用

CAVA 法进行测量(图 5-1)。研究更为快捷准确的图像分析法和实用的数学计算法仍是今后脑出血血肿体积研究的两大方向。

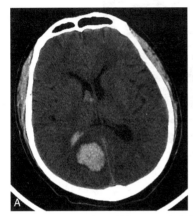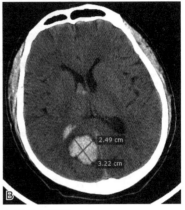

图 5-1 脑出血血肿体积测量

(三)判断出血是否破入脑室

孤立性的脑室出血常见于早产儿,在成年人中罕见。成人脑室出血常继发于自发性脑出血、动脉瘤或动静脉畸形破裂等。继发于自发性脑出血的脑室出血是患者预后差的独立危险因素。部分看似孤立的脑室出血患者,实际上在脑室附近存在小的实质血肿,通常位于尾状核头或内侧丘脑并破入脑室。

脑室内脑脊液为浓血性或有血块时,CT 上才可见其密度高于周围组织,当脑室内脑脊液红细胞比例低于 12% 时,CT 上难以显示出血改变。少量出血可局限于脑室系统局部,常位于侧脑室额角、颞角或枕角,表现为上方低密度脑脊液与下方高密度出血形成的血液平面;出血量较大时表现为脑室系统完全被高密度出血充盈,即脑室铸型,阻碍脑脊液循环,因此常伴有脑积水(图 5-2)。

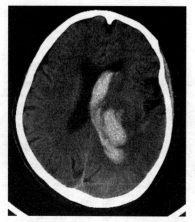

图 5-2 左侧基底节区脑出血破入脑室

Graeb 等首次将脑室出血定为 12 分,并按照评分分级: 1~4 分为轻度,5~8 分为重度,9~12 分为重度(表 5-2)。研究发现,Graeb 评分与脑室出血患者的临床预后相关,>5 分的患者临床预后较差,1~4 分的患者与不合并脑室出血的患者具有相同的预后。Timothy 等对 Graeb 评分进一步细化,提出了改良的 Graeb 评分,细化了血肿大小及变化与病情严重程度之间的关系,并得出通过改良的 Graeb 评分能更准确地判断患者预后的结论。

表 5-2 脑室出血 Graeb 评分标准

CT 表现		评分 / 分
侧脑室 (每侧侧脑室分别计分)	微量或少量出血	1
	出血量小于脑室的一半	2
	出血量大于脑室的一半	3
	脑室内充满血液并扩大	4

续表

CT 表现		评分/分
第三脑室	有积血,第三脑室大小正常	1
	脑室内充满血液并扩大	2
第四脑室	有积血,第四脑室大小正常	1
	脑室内充满血液并扩大	2
总分		12

二、脑出血的演变

　　脑出血的病理生理演变过程是动态发展的,不同的出血时期影像学表现不同。尤其是在 MR 图像上,脑出血的信号特征多变且复杂,其信号强度随出血的不同时期而变化。MRI 所揭示的脑出血的信号动态变化是基于血肿内细胞、分子水平的变化。红细胞膜的完整性、血红蛋白的性质和血肿内铁的性状直接影响血肿的 MRI 表现(表 5-3)。

表 5-3　脑出血不同时期影像学表现

阶段	时间	血肿成分	CT	T_1WI	T_2WI
超急性期	≤6 小时	细胞内,氧合血红蛋白	高密度	低信号	高信号
急性期	>6 小时,≤72 小时	细胞内,脱氧血红蛋白	高密度	低信号	低信号
亚急性早期	>3 天,≤7 天	细胞内,高铁血红蛋白	等密度	高信号	低信号
亚急性晚期	>7 天,≤3 周	细胞外,高铁血红蛋白	等密度	高信号	高信号
慢性期	>3 周	细胞外,含铁血黄素	等密度	低信号	高/低信号

（一）超急性期

指最初的数分钟至数小时内，一般为 ≤6 小时。血液自血管内流出，为含有全血细胞的液体，红细胞内含有丰富的氧合血红蛋白；随后红细胞凝集，形成血凝块，但红细胞形态仍保持完整；随着血凝块的进一步收缩，血清被挤出，血肿内自由水减少，周边水肿随之发生。

超急性期血肿在最初的 4 小时内呈液性或半凝固状态，NCCT 显示呈略高密度，密度可均匀或不均匀，CT 值达 55~60HU。随着血凝块的形成和收缩，血肿密度进一步增高，一般于 3~4 小时达到高峰，CT 值可达 90HU。因血肿收缩、血清被挤出，加上血肿对周围脑组织的压迫，血肿周围可出现低密度环影。

超急性期血肿所含的氧合血红蛋白，其铁的性状为二价铁，缺乏不成对的电子，为顺磁性物质，因此并不影响 T_1 和 T_2，此时血肿内的 MR 信号主要与血肿的蛋白质含量有关，在 T_1WI 显示为等信号，T_2WI 显示为高信号。

（二）急性期

急性期指发病>6~72 小时。此时出血已经变为血块，其内红细胞发生明显脱水和皱缩，形态不规则，呈棘状变形，但细胞膜仍然保持完整。红细胞内的氧合血红蛋白逐渐代谢为脱氧血红蛋白。血肿周围水肿逐步加重。

急性期血肿呈高密度，CT 值可达 80~90HU。部分贫血的患者，血肿可与周围结构密度相似呈等密度。部分凝血功能障碍疾病或者医源性出血的患者，血液常不能凝固，表现为稍高或等密度，部分可出现"液液平面"。出血 6 小时后血肿周围形成狭窄环状低密度带，这是由于血块收缩析出的血清和反应性脑水肿及坏死，在 1~2 天后水肿带逐渐变宽。

脱氧血红蛋白仍为亚铁离子，但含有四个处于高度自旋状态的不成对的电子，具有很强的顺磁性，因珠蛋白的疏水作用，血肿的 T_1 弛豫时间不受影响。此时，血肿在 T_1WI 仍呈等信号，

但 T_2 弛豫时间缩短,在 T_2WI 上呈低信号(图 5-3)。

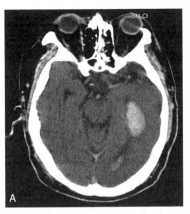

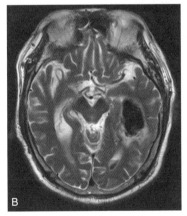
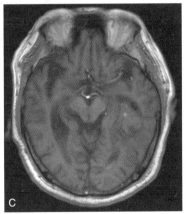

图 5-3　急性期脑出血 NCCT 及 MRI 表现

患者男性,83 岁。因突发反应迟钝 16 小时入院。A. 该患者发病 3 小时基线 NCCT 检查,可见左侧颞叶高密度影;B、C. 同一患者发病 36 小时后(急性期)MRI 图像,T_2WI(B)呈明显低信号,T_1WI(C)呈等信号。

(三) 亚急性期

　　亚急性期是指发生出血后的>3 天~3 周内。根据血肿内红细胞的演变又可分为亚急性早期和亚急性晚期。亚急性早期为出血后 4~7 天,血肿内的去氧血红蛋白逐渐转变为高铁血红蛋白,这种转变从血肿的周边向中心逐渐发展。到亚急性晚期(出血 1~2 周)血肿中心的脱氧血红蛋白已经完全氧化为高铁血红蛋白。血肿内变形的红细胞开始从周边向中心溶解,高铁血红蛋白逐渐释放到细胞外间隙。此时血肿周围的水肿开始减退并消失。

发病 3~7 天后,狭窄边缘的血红蛋白开始被破坏,纤维蛋白溶解,血肿边缘逐渐模糊,周边低密度带继续增宽,血肿直径以每日 0.65mm 左右的速度向心性缩小,CT 值以每日 1.4HU 左右的速度降低。随着血肿从周边逐渐向中心溶解、吸收,血肿的 CT 值逐渐降低,血肿逐渐变为等密度,但血凝块的大小变化不大。血肿周围的水肿在早期逐渐达到高峰并开始逐渐减退并消失。

亚急性期红细胞内的脱氧血红蛋白开始氧化为高铁血红蛋白,含有 5 个不成对的电子,为顺磁性。在亚急性早期,红细胞膜尚完整,其内的高铁血红蛋白通过质子 - 电子、偶极子 - 偶极子的相互作用引起 T_1 的缩短,T_1WI 呈高信号。这种改变是从血肿周边逐渐向中心推移的,直到血肿完全呈 T_1WI 高信号。典型的亚急性早期血肿 T_1WI 表现为周边高信号、中心等信号、血肿周围水肿低信号的改变。此时红细胞膜尚完整,T_2 并不受影响,T_2WI 仍呈低信号。亚急性晚期,整个血肿内的红细胞完全破裂溶解,高铁血红蛋白从细胞内释放到细胞外,它具有缩短 T_1、延长 T_2 的作用,因此 T_1WI 及 T_2WI 均呈高信号,且 T_2WI 的高信号是从周边向中央逐渐推移的。血肿周围的水肿带呈 T_1WI 低信号、T_2WI 高信号(图 5-4)。

(四)慢性期

脑出血 3 周后进入慢性期。血肿周围的水肿和炎性修复反应逐渐消失,周边星形细胞增生明显。随着时间的推移,血肿壁内的毛细血管逐渐增生,形成纤维基质将血肿逐渐清除。

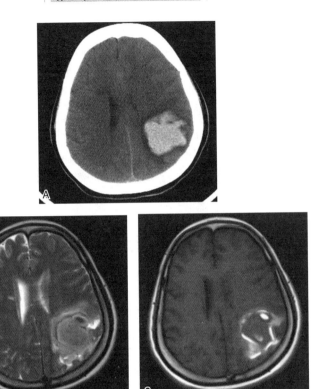

图 5-4　亚急性期脑出血 NCCT 及 MRI 表现

患者女性,49 岁。主因"突发头痛、言语不清、右侧肢体无力 6 天"入院。A. 发病 2 小时行基线 NCCT 检查,可见左侧顶枕叶高密度影;B、C. 发病 3 天后(亚急性早期)MRI 图像可见 $T_2WI(B)$ 呈等低信号,$T_1WI(C)$ 呈高低混杂信号(中央低信号及周围高信号环)。

慢性期血肿在 CT 影像中逐渐变成低密度,最后演变为囊性或裂隙状、边界清楚的低密度软化灶,10% 可有钙化,病灶周围常有萎缩性改变。通常 3~4 周后血肿降为等密度,7~8 周后血肿被完全吸收而形成等密度的囊腔。血肿吸收的过程因体积大小而异,小血肿快于大血肿,脑室内血肿吸收快于脑实质血肿。

此期血肿的 T_1WI 和 T_2WI 均表现为高信号,原理同亚急性晚期。因血肿壁铁蛋白和含铁血黄素的沉积,T_2WI 在血肿周围出现低信号环,是血肿进入慢性期的标志。慢性期后期血肿形成囊性或裂隙状的残腔,呈 T_1WI 低信号、T_2WI 高信号(图 5-5)。

需要指出的是,脑实质内出血的 MRI 信号演变与多种因素相关,例如磁场强度、脉冲序列、血红蛋白状态、血肿的大小和部位、血肿内含水量、血凝块的时间、氧化血红蛋白转变为脱氧血红蛋白的速度、红细胞的状态等。因此,临床工作中,少数病例的脑出血可能不符合上述 MRI 信号的演变规律,也就是与临床实际病程不甚吻合。

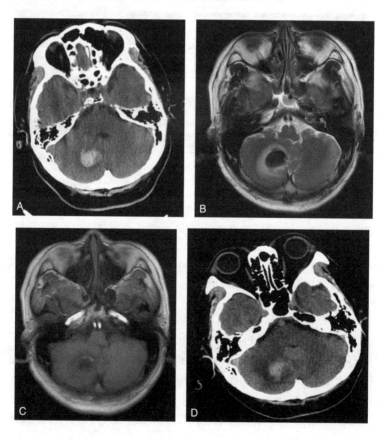

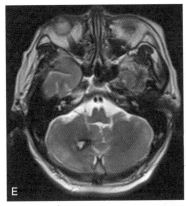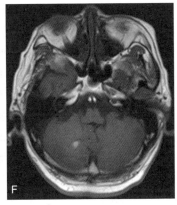

图 5-5　脑出血的 NCCT 及 MRI 动态变化表现

患者男性,67 岁。主因"突发步态不稳 1 天"入院。A. 发病 2 小时行基线 NCCT 检查,可见右侧小脑半球高密度影;B、C. 发病 3 天后(亚急性早期) MRI 图像可见 T_2WI(B)呈明显低信号,T_1WI(C)呈高低混杂信号;D. 入院 10 天后 NCCT 图像可见右侧小脑半球血肿密度略减淡,周围水肿明显; E、F. 发病 50 天(慢性期)MRI 图像可见 T_2WI(E)呈高信号伴周围低信号 环,T_1WI(F)呈高信号。

(五) 病因判断

由于不同病因引起的脑出血具有相对应的影像学特征,因 此根据影像学表现有助于脑出血病因的判断。

1. **高血压脑出血**　主要表现为脑实质内的单灶出血,55% 累及壳核(外囊)区,15% 位于皮质下白质,丘脑、脑干和小脑各 占 10%。血肿扩大可破入脑室,一般不引起蛛网膜下腔出血。

2. **CAA**　CAA 引起的脑出血多局限于两侧大脑半球的皮 质及皮质下白质,表现为单灶或者多灶的脑叶出血,常合并有蛛 网膜下腔出血,甚至是硬膜下血肿。CT 不能发现 CAA 引起的 皮质下直径 ≤ 5mm 的微出血。

3. **血管畸形引起的脑出血**　主要包括脑动静脉畸形和脑海 绵状血管畸形。

(1)脑动静脉畸形:在脑动静脉畸形未破裂出血前有较典型 的 CT 表现。CT 平扫可见局灶性高信号 / 低信号混杂或低信号 /

等信号混杂密度影,呈斑点、团状或条索状,边缘不清。其中高密度影为局灶胶质增生、血栓钙化、新鲜出血或畸形血管内缓慢血流和含铁血黄素沉着所致,低密度影则为小梗死灶或陈旧出血,病灶周围有局限性脑萎缩,没有明显占位效应,无周围脑水肿。部分患者通过 CT 平扫不能发现动静脉畸形,但增强 CT 或 MR 检查可明确显示病灶。在 CT 及 MR 增强检查时,脑动静脉畸形呈团块状强化,甚至可见迂曲的血管影、供血动脉和引流静脉。脑动静脉畸形引起的脑血肿以脑叶最常见,常合并蛛网膜下腔及脑室系统出血,甚至硬膜下血肿。CTA 可以显示畸形血管团的范围、供血动脉和引流静脉、伴发的血流相关性动脉瘤、静脉湖及与周围组织的关系,敏感性及特异性均较高(图 5-6)。

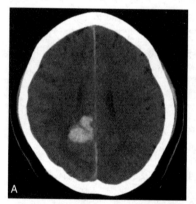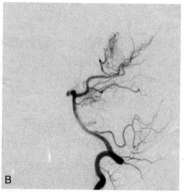

图 5-6　右侧顶枕叶动静脉畸形伴出血影像学表现
A. NCCT 可见右侧顶枕叶高密度影;B. DSA 可见右侧
大脑后动脉远端的畸形血管团。

(2)脑海绵状血管畸形:CT 表现为一边界清楚的圆形或类圆形高密度影,密度多不均匀,无或仅轻度占位效应。合并出血时,病灶可在短时间内增大,出现明显的占位效应,新鲜出血表现为灶内均匀一致的高密度影。常伴有钙化,严重者可全部钙化。增强扫描可有轻度到明显的强化,强化程度与灶内血栓形成和钙化相关,血栓少、钙化轻则强化明显,血栓多、钙化严重则相反。因亚急性和/或慢性血液渗出,脑海绵状血管畸形在MRI 具有典型的影像学表现。典型的 MRI 表现为网格状或"爆米花"样高低混杂信号灶,灶周有低信号环。"爆米花"样信号形成的主要原因是病灶内不同时期的出血(图 5-7)。

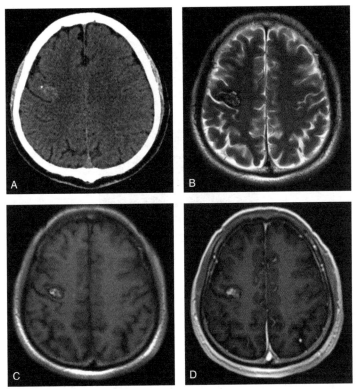

图 5-7　脑海绵状血管畸形 NCCT 及 MRI 表现

A. 基线 NCCT 可见右侧额叶团片状稍高密度影,密度不均匀;MRI 图像可见右侧额叶病灶在 T_2WI(B)和 T_1WI(C)水平面图像上均呈高低混杂信号,周围可见低信号环;增强后 T_1WI(D)水平面图像显示病灶强化不明显。病理证实为脑海绵状血管畸形。

4. 烟雾病及烟雾综合征　烟雾病脑出血多见于成年人,出血部分常在脑室内及基底节周围,也有部分患者表现为蛛网膜下腔出血。35% 的出血性烟雾病患者会有再次出血,脑出血常并发脑梗死。CTA 检查可以发现双侧颈内动脉末端狭窄闭塞、颅底烟雾状血管生成、广泛侧支循环及微动脉瘤等特征表现。

5. **颅内肿瘤** 表现为颅内原发肿瘤或肿瘤脑转移的征象,伴有出血性脑卒中发作的临床表现,CT 或 MRI 显示颅内肿瘤伴脑出血的影像学改变(图 5-8)。

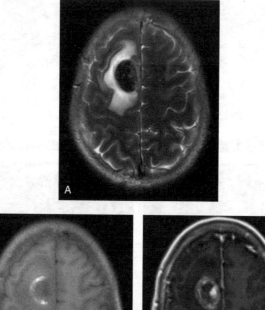

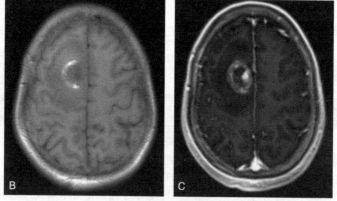

图 5-8 脑转移瘤伴出血 MRI 表现

肺癌脑转移患者。A. 水平面 T_2WI 可见右侧额叶低信号出血灶伴周围水肿;B. 右侧额叶病灶水平面 T_1WI 表现以低信号为主,边缘可见高信号环,周围水肿呈等低信号;C. 水平面增强 T_1WI 显示右侧额叶病灶呈环形强化。

6. **脑梗死后出血性转化** 脑出血继发于脑梗死,且出血灶常局限于梗死灶内。本章将单独对脑梗死后出血性转化进行详细的介绍。

7. **脑静脉窦血栓性脑出血** 继发于脑静脉窦血栓形成,30%~40%的静脉窦血栓形成患者存在脑出血,出血灶多靠近脑表面。仅有0.8%的患者表现为蛛网膜下腔出血。除继发性脑出血外,CT和MRI还可以显示脑静脉窦血栓的直接征象(见本书第八章)。

8. **抗凝治疗所致脑出血** 通常位于脑叶,常有继续出血的倾向,并有近期应用抗凝血药及抗血小板药的病史。

9. **血液病、药源性及血管炎性脑出血** 往往无特异表现,需要根据病史、临床表现及实验室检查确诊。

三、对于脑血肿扩大预测的意义及影像学评估

脑出血通常是一个过程,有时间上的持续性,特别是在发病早期(6小时内),血肿量每增加10%,死亡风险上升5%。约40%的患者脑出血存在血肿扩大的可能,是病情恶化、预后不良的独立预测因素。血肿扩大(hematoma enlargement,HE):是指在脑出血早期形成血肿后,因持续的活动性出血,血肿不断扩大的现象与过程,主要依赖于系列CT检查确诊。血肿扩大的判定标准为:脑出血后续的CT扫描,血肿体积较首次CT增加>12.5ml或>33%。首次CT扫描应在脑出血发病6小时内完成,后续CT扫描则在首次CT后24小时内完成。

诸多研究表明,血肿扩大与神经功能恶化、预后不良及死亡呈显著相关。改良Rankin量表发现,血肿体积每增加1ml,脑出血患者由独立生活转向无法自理的可能性增加7%。因此,寻求准确预测血肿扩大的影像学标志,可指导临床及时有效地进行干预治疗,对改善脑出血预后具有重要意义,也是近年来脑出血诊治的主要研究进展。研究表明:发病6小时内血肿扩大的发生率显著高于发病6小时后;随着发病时间的推移,血肿扩大发

生率也随之降低。此外,基线 GCS 评分较低的脑出血更易出现血肿扩大。另一项研究显示,基线改良 NIHSS 评分较高是血肿扩大或死亡的重要预测因素。

影像学预测血肿扩大的相关征象有基线血肿体积、血肿形态、血肿密度、血肿部位等。急性脑出血的首次 CT 检查显示血肿缺乏张力,边缘、形态不规则,血肿内部密度不均匀等表现,与血肿扩大有一定相关性。而 CT 平扫及 CTA 的某些特异表现,如 CTA 上的点征(spot sign)、渗漏征(leakage sign),CT 平扫的混合征(blend sign)、黑洞征(black hole sign)等,对于预测血肿扩大具有重要价值,已被诸多研究证实,并被相关指南强烈推荐使用。

(一)初始血肿体积

初始血肿体积与脑出血患者短期和长期死亡率呈显著正相关,较大出血量(>30ml)与患者预后不良相关;>30ml 的血肿发生扩大的可能性明显增大,而较小的血肿(<10ml)发生血肿扩大的可能性较小。血肿体积被认为是脑出血患者转归的重要预测因素,与神经功能恢复及病死率显著相关。Huang 等对 266 例脑出血患者进行 NCCT 扫描,结果显示基线血肿体积与血肿扩大风险独立相关。Brouwers 等的研究表明,与体积<30ml 的患者相比,基线血肿体积 30~60ml 和>60ml 的患者发生血肿扩大的风险显著增高,血肿体积与血肿增大的发生率呈正相关。大血肿体积也与颅内压升高呈正相关。此外,大血肿会增强对血管的剪切效应,诱发雪崩效应,从而导致血肿扩大。因此,基线血肿体积可作为血肿扩大的独立预测因素。

(二)血肿形态

血肿形态不规则是血肿扩大的预测因素之一,血肿不规则可能与各种情况下的出血膨胀及多发血管损伤出血有关。Barras 等根据血肿的形态和密度将血肿分为五型,研究显示大血肿组血肿扩大风险显著高于小血肿组,不规则组比规则组的血肿扩大风险有增高趋势,通常小血肿较大血肿更规则且表现为同质性。Fujii 等提出血肿的形态与血肿扩大有关,认为不规则血肿易出现活动性出血,其理由是形状不规则表明血肿是由多个出血灶所致。

（三）血肿密度

血肿密度异质性是指血肿在 NCCT 图像中表现为密度高低不均,提示不同时间点和不同部位的血液外渗,是早期出血到血肿完全成型的中间过程,暗示着持续出血的动态过程。研究表明,在不考虑形状是否规则的前提下,通过基线血肿体积和系列时间 CT 扫描显示,血肿密度的异质性可以独立预测血肿扩大趋势。

混合征和黑洞征是 NCCT 显示血肿异质性最重要的两个代表征象。

1. **混合征** 是指同一血肿内混合存在相对低密度区与相邻高密度区的表现,具有以下特征:①低密度区与高密度区之间有明显能被肉眼识别的分界;②血肿中 2 个密度区之间的 CT 值至少相差 18HU;③相对低密度区未被高密度区完全包裹;同时满足以上 3 个条件者为混合征(图 5-9)。一项研究得出的结果为:混合征预测血肿扩大的敏感性、特异性、阳性和阴性预测值分别为 39.3%、95.5%、82.7% 和 74.1%,提示混合征在预测血肿扩大的特异性较高,敏感性有限。

2. **黑洞征** 为 NCCT 图像中血肿内黑洞(低密度区)被相邻高密度血肿完全包裹的现象,具有以下特征:①形状各异,但与邻近脑组织不相连;②有明显的边界;③血肿内两密度区的 CT 值至少相差 28HU;需同时满足以上 3 个条件才是黑洞征(图 5-10)。有研究显示,出现黑洞征的脑出血患者的血肿扩大发生率更高,其预测血肿增大的敏感性、特异性、阳性和阴性的预测值分别为 31.9%、94.1%、73.3% 和 73.2%,提示黑洞征对于预测脑出血患者的早期血肿扩大具有较高的特异性。

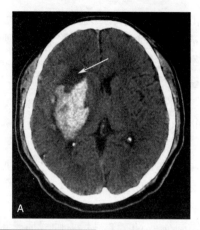

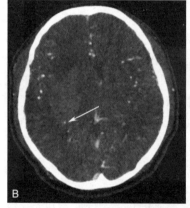
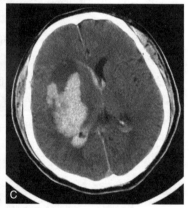

图 5-9 颅内血肿影像学表现动态变化(1)

A. 基线 NCCT 检查可见右侧外囊区血肿高密度与低密度混合存在,为混合征(箭头所指为低密度区);B. 基线 CTA 原始图像(与 NCCT 检查为同一时间点),可见血肿内出现点征(箭头);C. 基线检查后 3 小时复查 NCCT 可见血肿明显增大,且脑室内可见出血。

(四)血肿部位

血肿扩大还与血肿部位相关,丘脑和壳核出血发生血肿扩大的风险远高于外囊出血,其中丘脑出血血肿扩大的发生率高达 50%。这可能与该部位血肿邻近脑室系统,易于破入脑室有

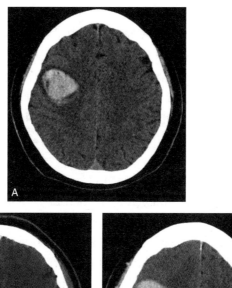

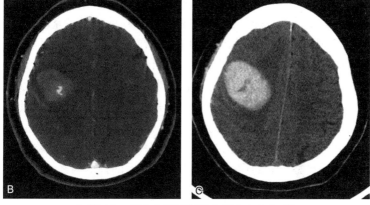

图 5-10　颅内血肿影像学表现动态变化(2)

A. 基线 NCCT 检查可见被高密度血肿包围的低密度影(黑洞征);B. 基线 CTA 原始图像(与 NCCT 检查为同一时间点)可见血肿区内明显的点征; C. 患者基线检查后 2.5 小时复查 NCCT 可见血肿明显增大。

关,也可能是由于该部位局部顺应性更高,相对增大了局部压力梯度而更难以止血有关。研究显示,脑室出血患者发生血肿扩大的概率远高于非脑室出血患者,因此认为脑室出血是血肿扩大的重要预测因素。脑室出血可能激活促炎症细胞因子和改变凝血/纤溶途径,进而导致凝血病理状态,增高血肿扩大的风险。

(五) 点征

点征是指增强 CTA 原始图像中呈现的"血肿内强化灶"。目前点征定义均采用 Delgado 提出的点征标准,即符合以下 4 点:①在脑血肿的对比剂外渗处,出现 ≥1 个的对比剂集中增强病灶;②其密度大于周围血肿密度 CT 值的 2 倍;③CTA 点征应与血肿内血管影相区别;④点征存在于脑血肿范围内。点征的出现反映了活动性出血或破裂血管再出血,为 CT 对比剂外渗所致(图 5-9、图 5-10)。

Ciura 对脑出血患者的首过和 90 秒延迟 CTA 图像进行的研究表明,首次 CTA 出现点征对于预测血肿扩大的敏感性为 55%,如果在两次 CTA 扫描中均出现点征,其敏感性上升至 64%。Demchuk 等对 228 例脑出血患者进行的一项前瞻性研究也证实,点征与血肿扩大风险和临床转归不良存在显著相关性。点征评分(点征数量:1~2 个记为 1 分,>2 个记为 2 分;最大轴线尺寸:>1~4mm 记为 0 分,>4mm 记为 1 分;最大密度:120~180HU 记为 0 分,>180HU 记为 1 分)是对点征的进一步半定量评分,有助于提高对点征评价的准确性。研究显示,脑出血患者的点征评分与血肿增大风险存在显著线性正相关。点征的出现本身就反映了活动性出血的存在,可作为血肿扩大的预测因素。由于各项研究对增强 CTA 的成像时相尚未标准化,因此在延迟 CTA、静脉期 CTA、动态 CTA 和 CT 灌注成像中,点征的表现有一定差异。一项多时相 CTA 研究结果显示,CTA 扫描时相越晚,点征的出现率越高;如果点征出现在动脉期,其血肿扩大的概率较高。

(六) 渗漏征

为了发现渗漏征,需要对脑出血患者完成 2 个时相的 CTA 扫描,分别为动脉期和超长延迟期(动脉期后 5 分钟),设定直径为 10mm 的 ROI,并计算其两次的 CT 值,当延迟期 ROI 内 CT 值较动脉期增加>10%,即可定义为渗漏征。渗漏征是对点征表现的一种扩展和补充,渗漏征的出现对于预测血肿扩大的敏感性为 93.3%、特异性为 88.9%,明显高于点征预测价值,但两者的差异无统计学意义。进一步研究表明,渗漏征阳性患者组预后良好的比例显著低于渗漏征阴性组(20.0% *vs.* 51.5%;*P*=0.03)。因此,渗漏征不仅能有效预测血肿扩大,且与预后不良显著相关。然而,CTA 并非急性脑出血患者入院后的常规检查项目,多数基层医院无法实施,还可发生暂时性肾功能障碍和对比剂过敏等不良事件。另外,两次 CTA 之间的超长时间间隔使其临床实用性下降,患者接受的辐射剂量也较高,且对于延迟多长时间尚有较大争议,因此延迟时间的标准化还需进一步探索。

(七)岛征

2017 年,Li 等提出岛征能预测血肿扩大趋势。岛征的定义为在主要血肿附近,分开存在 ≥3 个散在的小血肿;或部分/全部与主血肿相连的小血肿 ≥4 个;预测血肿扩大的敏感性为44.7%,特异性为 98.2%,阳性预测值和阴性预测值分别为92.7%、77.7%(图 5-11)。血肿扩大时,岛状小血肿可能是由邻近小动脉的活动性出血所致。

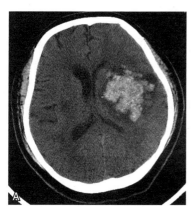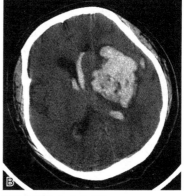

图 5-11 颅内血肿影像学表现动态变化(3)

A. 基线 NCCT 检查可见左侧外囊区血肿周围与血肿相连的多个小血肿(岛征);B. 基线检查后 5 小时复查 NCCT 可见血肿明显增大,且破入侧脑室。

血肿扩大是脑出血患者早期神经功能恶化及预后不良的决

定性因素。点征、渗漏征、混合征及黑洞征为预测血肿扩大的影像学标志。渗漏征的敏感性(93.3%)明显高于其他3项(点征51.0%、混合征39.3%、黑洞征31.9%),缺点是需注射对比剂及进行多时相CTA检查。混合征及黑洞征的特异性(95.5%、94.1%)高于点征及渗漏征(85.0%、88.9%),且仅需NCCT扫描即可作出判断,故其应用更为便捷、广泛,但其敏感性均较低,阴性患者发生血肿扩大的可能性仍较高。

近年来,结合影像学征象和临床表现的评分系统,被应用于血肿扩大的预测。主要有Brain评分、BAT评分和9分预测法。Brain评分(0~24分)基于基线血肿体积(<10ml=0分;10~20ml=5分,>20ml=7分)、是否为复发性脑出血(是=4分)、出现症状时是否采用华法林抗凝(是=6分)、是否伴有脑室出血(是=2分),以及出现症状到CT扫描的时间(<1小时=5分;1~2小时=4分;>2~3小时=3分;>3~4小时=2分;>4~5小时=1分;>5小时=0分;含下限不包含上限)对脑出血患者进行评分。一项随机对照研究表明Brain评分预测脑出血血肿扩大的准确度达到85.8%。BAT评分(0~5分)主要包括三项评分内容:混合征(出现为1分)、高密度血肿区内出现任何的低密度影(出现为2分)、出现症状到CT扫描的时间(<2.5小时=2分),总评分≥3分预测血肿扩大的敏感性为50%、特异性为89%。9分预测法由Brouwers提出,评分内容包括是否口服华法林药物(有=2分)、出现症状到CT扫描的时间(≤6小时=2分)、基线血肿体积(<30ml=0分;30~60ml=1分;>60ml=2分)、CTA出现点征(无=0分;有=3分;不能提供=1分),总分0~9分,评分越高血肿扩大的可能性则越大。

第五节　出血性脑卒中的其他研究进展

一、脑梗死后出血性转化

脑梗死后出血性转化是指急性脑梗死后缺血区血管重新恢

复血流灌注导致的出血,包括自然发生的出血(自发性出血性转化)和采取干预措施后(包括溶栓、取栓和抗凝等)的出血(继发性/治疗性出血性转化)。出血部位既可在梗死灶内,也可在梗死灶远隔部位。目前多数研究采用的定义为:脑梗死后首次头颅 CT/MR 检查未发现出血,而再次头颅 CT/MR 检查时发现有脑出血,或根据首次头颅 CT/MR 检查即可以确定的脑梗死后出血性转化。出血性转化的发生与血-脑屏障破坏、缺血再灌注、侧支循环的建立密切相关。

目前,关于出血性转化的影像学分型主要包括 NINDS 分型、欧洲急性卒中协作研究(European Cooperative Acute Stroke Study,ECASS)分型及海德堡分型。NINDS 和 ECASS 分型主要在于区分脑梗死后出血性转化和脑实质血肿,尚未考虑梗死灶远隔部位出血和发生在蛛网膜下腔、硬膜下和脑室出血等情况。目前,对于脑梗死后出血性转化公认的分级标准是海德堡分型,它将脑梗死后出血性转化分为三型,1 型指梗死组织的出血性转化,又分为 1a 型(即 HI-1 型:散在点状,无占位)、1b 型(即 HI-2 型:融合点状,无占位)、1c 型(即 PH-1 型,血肿体积<30% 梗死灶体积,无明显占位效应)三个亚型;2 型指局限于梗死灶体积的脑实质出血(又称 PH-2 型,血肿体积 ≥30% 梗死灶体积,且具有明显的占位效应);3 型指梗死区域外脑实质出血或脑内-脑外出血,又分为 3a 型(梗死远隔部位血肿)、3b 型(脑室出血)、3c 型(蛛网膜下腔出血)、3d 型(硬膜下出血)四个亚型(图5-12)。其中,HI-1 型和 HI-2 型的发生率高于 PH 型,PH 型及 HI-1 型和 HI-2 型可以混合存在。需要注意的是,当 CT 检查发现颅内不止一处的出血灶时,应按出血最严重的病灶进行分型。

出血性转化的检测主要依靠影像学检查。CT 和 MRI 对于发现 PH 型出血性转化具有同样的敏感性,但对于 HI 型的出血性转化,MRI 的梯度回波序列和磁敏感加权成像较 CT 更敏感。有研究报道仅以 MRI 梯度回波序列作为判断出血的"金标准"时,伴有 HI-2 型出血性转化的大面积梗死引起的占位效应,可能会被误判为 PH 型出血性转化。CT 和 MRI（DWI）显示的梗死面积或梗死体积、CT 的早期梗死征和动脉高密度征、白质疏松、侧支循环等与出血性转化发生可能相关，其中 MRI 脑白质疏松和微出血等与溶栓后脑出血相关性研究较多。

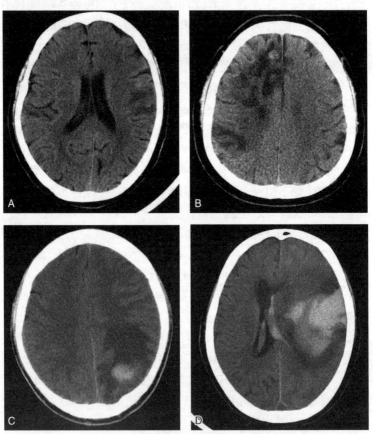

图 5-12　脑梗死后出血性转化海德堡分型
海德堡分型的 HI-1 型（A）、HI-2 型（B）、PH-1 型（C）、PH-2 型（D）。

出血性转化诊断流程应包括以下几个步骤：第一步，明确是否为出血性转化？可采用诊断标准进行明确。第二步，明确是否为症状性出血性转化？根据 NIHSS 评分或其他公认标准评估患者临床症状是否加重，考虑是否为症状性出血性转化。第三步，确定出血性转化影像学分型：可采用 ECASS 分型或海德堡分型。第四步，明确出血性转化发生的原因（自发性或继发性出血性转化），需要结合患者病史、用药情况、出血性转化发生时间和影像学检查等确定。

动脉溶栓后的 NCCT 上出现的高密度影可分为对比增强、对比剂渗漏和脑出血。对比增强的主要机制是对比剂通过血 - 脑屏障时有渗漏，这种渗漏属于功能障碍而血 - 脑屏障尚保持完整。对比剂的渗漏发生于血 - 脑屏障结构破坏的患者，与患者的不良预后和并发症出现存在一定的相关性。如 NCCT 所示的高密度影在 24 小时内复查消失，未留血肿和占位效应，则为对比增强；对比剂渗漏指高密度影区域的最大 CT 值>90HU，24 小时内复查 NCCT 显示高密度影持续存在。若高密度影的最大 CT 值<90HU，在 24 小时内复查 NCCT 发现高密度影持续存在，则应判定是脑梗死后出血性转化。

临床上，早期预测急性脑梗死出血性转化风险对其治疗方案的选择及预后具有重要意义。多模态 CT 能够快速、无创完成检查，并提供脑组织完整的血流动力学信息，CT 平扫、CTA、CTP 各灌注参数在评估出血性转化风险方面有重要的价值。

早期研究发现，CT 平扫 ASPECTS<7 分是患者临床预后不良及溶栓后症状性脑出血的独立预测因素；溶栓治疗后 ASPECTS≤7 分时，发生出血性转化的概率是>7 分者的 14 倍。急性前循环脑梗死血管内治疗注册研究结果显示，ASPECTS<6 分是血管内治疗后症状性脑出血的危险因素。此外，研究发现"大脑中动脉高密度征"是急性前循环脑卒中患者静脉溶栓后出血性转化的独立危险因素（OR=2.691，95% 可信区间为 1.231~5.882，P=0.013）。侧支循环的形成也与出血性转化具有相关性，Leng 等纳入了 28 项队列研究或多中心研究，系统性回顾分析了基线侧支循环状态对急性缺血性脑卒中患者静

脉内溶栓预后的影响,结果显示侧支循环较好的患者在接受静脉溶栓后出现症状性脑出血的风险较低(RR=0.38,95% 可信区间为 0.16~0.90,P=0.03)。

目前,有大量研究基于 CTP 灌注参数对出血性转化进行预测。Renao 等对 146 例行血管内治疗的前循环闭塞患者进行分析,探讨了经血管内治疗后出现 PH 型的最佳 CT 灌注参数,结果提示 27 例(18.5%)出现出血性转化,ROC 曲线显示当 CBF、CBV 低于健侧大脑半球的 2.5% 时,是预测 PH 型的最佳阈值,CBF 的最佳阈值为 2ml/100g·min,CBV 的最佳阈值为 0.1ml/100g。Souza 等对 96 例脑卒中患者入院时行 CTP 和扩散加权成像,分析出血性转化的预测因子,结果显示相对 MTT>1.3 是发生出血性转化的独立预测因子,其敏感性为 82%,特异性为 60%。Yassi 等在对超急性期缺血性脑卒中患者的相对 CBF、相对 CBV、T_{max} 与实质性血肿的关系研究中发现,T_{max}>14 秒(曲线下面积 =0.748 ;P=0.002)和相对 CBF<对侧平均值 30%(曲线下面积 =0.689,P=0.021)是最佳阈值,T_{max} 在预测 PH 型出血方面优于相对 CBF,T_{max}>14 秒且体积>5ml 预测 PH 型的敏感性为 79%,特异性为 68%。

尽管多模态 CT 在预测出血性转化方面具有重要的价值,但各个灌注参数的阈值、敏感性和特异性可能因患者的纳入标准、样本量、治疗方式、对比剂、CT 设备及后处理软件等有所不同,有待进一步研究证实。

二、脑出血血肿周围改变的影像学研究进展

目前,脑出血后脑损伤的机制尚不完全明确。在高血压脑出血的疾病进程中,由血 - 脑屏障开放所引发的继发性脑水肿的快速形成,是导致脑出血患者较高死亡率的主要原因,而血肿周围脑微循环的灌注状态,与脑出血患者的神经功能恢复程度密切相关。继发性脑水肿形成的重要原因是出血后多种因素导致的血 - 脑屏障破坏、毛细血管通透性增加,当血肿周围组织再

灌注时导致血管源性水肿。

研究认为在最初几小时内,脑出血造成的损害是血肿形成对周围脑组织的机械压迫,其后的血肿的物理性占位效应、炎症反应、凝血级联反应、凝血酶激活和红细胞裂解等因素可以导致血肿周围水肿(perihematomal edema,PHE),引起更严重和持久的损害,导致预后不良。血肿周围水肿作为脑出血后二次损伤发生的关键性因素,其发生、发展、严重程度直接与患者的脑功能损害程度及预后相关,是脑出血患者颅内压增高、脑疝形成甚至死亡的主要原因。因此准确判断 PHE 的严重程度、评估血-脑屏障的通透性及预测 PHE 造成的血流动力学变化,进而为进一步的临床治疗提供依据是改善脑出血患者预后的关键。

目前临床上诊断脑出血及观测血肿周围水肿,最直观、简便的影像学方法是 NCCT。通过不同时间点的头颅 CT 检查,可以观察脑出血患者 PHE 的演变过程。在脑出血的超早期,由于血凝块回缩释放水分及渗透活性物质如蛋白质、电解质等引起血肿腔外胶体渗透压增高,腔内静水压降低,引起血管源性脑水肿。其后凝血酶的大量生成,催化凝血级联反应,活化星形胶质细胞及小胶质细胞,促使血-脑屏障崩解,使得脑水肿快速增长、达到峰值。在急性期(包括超急性期),血肿周围可见低密度带环绕,即水肿带,CT 值为 5~33HU,此时血肿和水肿均产生占位效应,可造成脑室沟池受压及中线结构移位,严重的可并发脑疝。紧接着血肿中的红细胞破裂、降解产生大量血红蛋白、铁离子。这些红细胞降解产物诱导的神经毒性会进一步破坏血-脑屏障,加重脑水肿,形成迟发性水肿。在脑出血亚急性期的头颅 CT 上即可出现血肿密度逐渐减低,而水肿从明显到逐步减轻,水肿周边吸收,中央仍呈高密度,出现融冰征,增强扫描可见环形强化,呈现靶征。慢性期病灶呈圆形、类圆形或裂隙状的低密度影,病灶较大者可呈囊性低密度区。

近年来,越来越多的研究采用影像学方法探索 PHE,通过更准确的体积测量及血流动力学分析探寻水肿动态演变规律及其对预后的影响。

（一）PHE 体积的测量

测量血肿周围水肿体积的方法主要有两种。一种方法是沿用较为简便的计算血肿体积的多田公式法。分别采用多田公式计算总病灶体积及血肿体积，血肿周围水肿体积＝总病灶体积－血肿体积。该方法对于椭圆形血肿及水肿的测量较准确，且计算方法简便，临床上易操作，运用较为广泛，但对于出血量较大、形态不规则的血肿、水肿测量不够精准。另一种方法是较为精确的半自动阈值法，可得出适形的、准确的 PHE 体积。该方法是利用一些影像学软件如 Image J、3D-Slicer、MIStar 等将头颅 CT 三维重建，通过设置阈值（5~33HU）自动识别并标记水肿区域，必要时还可将水肿区域与其他脑组织完全分离开，从而显示水肿的三维形状，计算体积。这种方法根据 CT 值阈值确定水肿范围，减少了人为测量误差，使结果更加精确。即使形态不规则，也可以得出较为准确的水肿体积数据。

（二）血肿周围血流动力学改变的评估

CTP 评价血肿周围血流动力学的研究证明脑出血患者的 CBF、CBV、MTT 及 TTP 参数图，表现为以"血肿为中心—血肿周围水肿带（距离血肿边缘 1cm）—远隔皮质区"的色差，大体呈阶梯状分布。血肿中心区灌注缺损明显，CBF 和 CBV 极低，MTT 和 TTP 明显延长或无显示；血肿周围水肿带内为血流量降低区，降低程度由内向外逐渐减轻，内侧灌注降低明显，CBF 和 CBV 明显降低，MTT 和 TTP 延长；周围水肿带以外的区域虽然在 CT 平扫上与对侧无明显差异，但 CBF 和 CBV 较对侧降低，MTT 和 TTP 稍延长，程度较血肿中心及血肿周围水肿带区减轻。CTP 提供的灌注参数能够在一定程度上反应血 - 脑屏障的完整性，从而为临床进一步的干预治疗提供有效依据。

血肿周围渗透性表面面积（permeability surface area product，PS）是指对比剂经毛细血管进入到组织间隙的单向传输速率，能够量化扩散进入细胞间隙的对比剂，PS 值增高反映了血 - 脑屏障通透性增加。研究表明,血肿区及血肿边缘区的 PS 值均高于血肿外围区及正常大脑半球。此外,有研究对 86 例发病时间在 6 小时内的缺血性脑卒中患者进行多模式 CT 扫描,分析这些患者的 PS 值与其脑卒中后发生出血性转化是否具有相关性,随访中有 31% 的患者出现了出血性转化,而梗死部位的 PS 值与出血性转化显著相关($P=0.047$),该研究认为 PS>0.84ml/(100g·min)是出血性转化的独立危险因素。Aviv 等测量了 41 例急性脑卒中患者 CTP 的 PS 值,根据 CT 或 MRI 随访有无出血性转化进行分组,出现出血性转化的患者组平均 PS 远高于无出血性转化的患者组,当 PS 阈值为 0.23ml/(100g·min)时,其预测出血性转化的敏感性达 77%,特异性达 94%。尽管 PS 评估血 - 脑屏障的完整性的阈值得到了验证,但在 PS 预测出血性转化的阈值范围上有着不同的界定,未来需要更大样本量的 PS 的阈值研究。

Ktrans 值是指单位时间内对比剂从血浆(第一室)泄漏到组织间隙(第二室)的转运容积,是衡量血 - 脑屏障完整性的指标,在正常人的大脑中几乎为 0,脑卒中引起的缺血会改变血 - 脑屏障的完整性,使血液和对比剂进入血管外间隙,血 - 脑屏障损伤的患者可能出现 Ktrans 值增加。Chen 等首先肯定了梗死区域内较高的平均 Ktrans 值与 HT 增加的风险有关,且在随后的研究中发现 HT 可能与梗死灶的高血 - 脑屏障通透性相关,HT 一般发生在 Ktrans 测量值低的梗死灶。

(陆建平 田 冰)

参 考 文 献

[1] STEINER T, AL-SHAHI SALMAN R, et al. European stroke organisation (ESO) guidelines for the management of spontaneous intracerebral hemorrhage [J]. Int J Stroke, 2014, 9 (7): 840-855.

[2] WU S, WU B, LIU M, et al. Stroke in China: advances and challenges in epidemiology, prevention, and management [J]. Lancet Neurol, 2019, 18 (4):

394-405.

［3］ HEMPHILL J C 3rd, GREENBERG S M, ANDERSON C S, et al. Guidelines for the Management of Spontaneous Intracerebral Hemorrhage: A Guideline for Healthcare Professionals From the American Heart Association/American Stroke Association [J]. Stroke., 2015, 46 (7): 2032-2060.

［4］ Qureshi A I, Mendelow A D, Hanley D F. Intracerebral haemorrhage [J]. Lancet, 2009, 373 (9675): 1632-1644.

［5］ GROSS B A, JANKOWITZ B T, FRIEDLANDER R M. Cerebral Intraparenchymal Hemorrhage: A Review [J]. JAMA, 2019, 321 (13): 1295-1303.

［6］ SRIVASTAVA T, SANNEGOWDA R B, SATIJA V, et al. Primary intraventricular hemorrhage: clinical features, risk factors, etiology, and yield of diagnostic cerebral angiography [J]. Neurol India., 2014, 62 (2): 144-148.

［7］ ORNELLO R, PISTOIA F, DEGAN D, et al. Migraine and hemorrhagic stroke: data from general practice [J]. J Headache Pain, 2015, 16: 8.

［8］ SACCO S, KURTH T. Migraine and the risk for stroke and cardiovascular disease [J]. Curr Cardiol Rep, 2014, 16 (9): 524.

［9］ SYKORA M, HERWEH C, STEINER T. The Association between leukoaraiosis and poor outcome in intracerebral hemorrhage is not mediated by hematoma growth [J]. J Stroke Cerebrovasc Dis, 2017, 26 (16): 1328-1333.

［10］ LUCATELLI P, RAZ E, SABA L, et al. Relationship between leukoaraiosis, carotid intima-media thickness and intima-media thickness variability: Preliminary results [J]. Eur Radiol, 2016, 26 (12): 4423-4431.

［11］ FALLENIUS M, SKRIFVARS M B, REINIKAINEN M, et al. Spontaneous Intracerebral Hemorrhage [J]. N Engl J Med, 2001, 344 (19): 1450-1460.

［12］ ESLAMI V, TAHSILI-FAHADAN P, RIVERA-LARA L, et al. Influence of Intracerebral Hemorrhage Location on Outcomes in Patients With Severe Intraventricular Hemorrhage [J]. Stroke, 2019, 50 (7): 1688-1695.

［13］ AN S J, KIM T J, YOON B W. Epidemiology, Risk Factors, and Clinical Features of Intracerebral Hemorrhage: An Update [J]. J Stroke, 2017, 19 (1): 3-10.

［14］ 陈佳, 郭岩, 张亚, 等. 脑出血临床分级量表 [J]. 国际医学放射学杂志, 2015, 24 (4): 290-295.

［15］ APPIAH K O, MINHAS J S, ROBINSON T G. Managing high blood pressure during acute ischemic stroke and intracerebral hemorrhage [J]. Curr Opin Neurol, 2018, 31 (1): 8-13.

［16］ BIFFI A, ANDERSON C D, BATTEY T W, et al. Association Between Blood Pressure Control and Risk of Recurrent Intracerebral Hemorrhage [J]. JAMA, 2015, 314 (9): 904-912.

［17］ RODRIGUEZ-LUNA D, PIÑEIRO S, RUBIERA M, et al. Impact of blood pressure changes and course on hematoma growth in acute intracerebral hemorrhage [J]. Eur J Neurol, 2013, 20 (9): 1277-1083.

［18］ YANAGAWA T, TAKAO M, YASUDA M, et al. Clinical and neuropathologic analysis of intracerebral hemorrhage in patients with cerebral amyloid angiopathy [J]. Clin Neurol Neurosurg, 2019, 176: 110-115.

［19］ CHEN S J, TSAI H H, TSAI L K, et al. Advances in cerebral amyloid angiopathy imaging [J]. Ther Adv Neurol Disord, 2019, 12: 1756286419844113.

［20］ PASI M, CHARIDIMOU A, BOULOUIS G, et al. Cerebral small vessel disease in patients with spontaneous cerebellar hemorrhage [J]. J Neurol, 2019, 266 (3): 625-630.

［21］ BÉJOT Y, CORDONNIER C, DURIER J, et al. Intracerebral haemorrhage profiles are changing: results from the Dijon population-based study [J]. Brain, 2013, 136 (2): 658-664.

［22］ HEIT J J, IV M, WINTERMARK M. Imaging of Intracranial Hemorrhage [J]. J Stroke, 2017, 19 (1): 11-27.

［23］ HAKIMI R, GARG A. Imaging of Hemorrhagic Stroke [J]. Continuum (Minneap Minn), 2016, 22 (5, Neuroimaging): 1424-1450.

［24］ 张逵, 云德波, 范润金. 颅内血肿体积的定量方法及研究进展 [J]. 国际神经病学神经外科学杂志, 2015, 42 (1): 63-66.

［25］ HALEY M D, GREGSON B A, MOULD W A, et al. Retrospective

Methods Analysis of Semiautomated Intracerebral Hemorrhage Volume Quantification From a Selection of the STICH II Cohort (Early Surgery Versus Initial Conservative Treatment in Patients With Spontaneous Supratentorial Lobar Intracerebral Haematomas)[J]. Stroke, 2018, 49 (2): 325-332.

[26] GRAEB DA, ROBERTSON WD, LAPOINTE JS, et al. Computed tomographic diagnosis of intraventricular hemorrhage. Etiology and prognosis [J]. Radiology, 1982, 143 (1): 91-96.

[27] TRIFAN G, ARSHI B, TESTAI F D. Intraventricular Hemorrhage Severity as a Predictor of Outcome in Intracerebral emorrhage [J]. Front Neurol, 2019, 10: 217.

[28] DOWLATSHAHI D, DEMCHUK A M, FLAHERTY M L, et al. Defining hematoma expansion in intracerebral hemorrhage: relationship with patient outcomes [J]. Neurology, 2011, 76 (14): 1238-1244.

[29] HUANG Y, ZHANG Q, YANG M. A reliable grading system for prediction of hematoma expansion in intracerebral hemorrhage in the basal ganglia [J]. Biosci Trends, 2018, 12 (2): 193-200.

[30] BROUWERS H B, CHANG Y, FALCONE G J, et al. Predicting hematoma expansion after primary intracerebral hemorrhage [J]. JAMA Neurol, 2014, 71 (2): 158-164.

[31] BARRAS C D, TRESS B M, CHRISTENSEN S, et al. Density and shape as CT predictors of intracerebral hemorrhage growth [J]. Stroke, 2009, 40 (4): 1325-1331.

[32] FUJII Y, TAKEUCHI S, HARADA A, et al. Hemostatic activation in spontaneous intracerebral hemorrhage [J]. Stroke, 2001, 32 (4): 883-890.

[33] LI Q, ZHANG G, HUANG Y J, et al. Blend sign on computed tomography: novel and reliable predictor for early hematoma growth patients with inracerebral hemorrhage [J]. Stroke, 2015, 46 (8): 2119-2123.

[34] LI Q, ZHANG G, XIONG X, et al. Black hole sign: novel imaging marker that predicts hematoma growth in patients with intracerebral hemorrhage [J]. Stroke, 2016, 47 (7): 1777-1781.

[35] YAGHI S, DABU J, ACHI E, et al. Hematoma expansion in spontaneous intracerebral hemorrhage: predictors and outcome [J]. Int J Neurosci, 2014, 124 (12): 890-893.

[36] DELGADO ALMANDOZ J E, YOO A J, STONE M J, et al. The spot sign score in primary intracerebral hemorrhage identifies patients at highest risk of in-hospital mortality and poor outcome among survivors [J]. Stroke, 2010, 41 (1): 54-60.

[37] CIURA V A, BROUWERS H B, PIZZOLATO R, et al. Spot sign on 90-second delayed computed tomography angiography improves sensitivity for hematoma expansion and mortality: prospective study [J]. Stroke, 2014, 45 (11): 3293-3297.

[38] DE Ⅱ MCHUK A M, DOWLATSHAHI D, RODRIGUEZ-LUNA D, et al: PREDICT/Sunnybrook ICH CTA study group. Prediction of haematoma growth and outcome in patients with intracerebral haemorrhage using the CT-angiography spot sign (PREDICT): a prospective observational study [J]. Lancet Neurol, 2012, 11 (4): 307-314.

[39] ROMERO J M, BROUWERS H B, LU J, et al. Prospective validation of the computed tomographic angiography spot sign score for intracerebral hemorrhage [J]. Stroke, 2013, 44 (11): 3097-3102.

[40] RODRIGUEZ-LUNA D, COSCOJUELA P, RODRIGUEZ-VILLATORO N. et al. Multiphase CT Angiography Improves Prediction of Intracerebral Hemorrhage Expansion [J]. Radiology, 2017, 285 (3): 932-940.

[41] ORITO K, HIROHATA M, NAKAMURA Y, et al. Leakage Sign for Primary Intracerebral Hemorrhage: A Novel Predictor of HematomaGrowth [J]. Stroke, 2016, 47 (4): 958-963.

[42] LI Q, LIU Q J, YANG W S, et al. Island Sign: An Imaging Predictor for Early Hematoma Expansion and Poor Outcome in Patients With Intracerebral Hemorrhage [J]. Stroke, 2017, 48 (11): 3019-3025.

[43] SPORNS P B, SCHWAKE M, KEMMLING A, et al. Comparison of Spot Sign, Blend Sign and Black Hole Sign for Outcome Prediction in Patients with Intracerebral Hemorrhage [J]. J Stroke, 2017, 19 (3): 333-339.

［44］ WANG X, ARIMA H, RUSTAM AL-SHAHI SALMAN, et al. Clinical prediction algorithm (BRAIN) to determine risk of hematoma growth in acute intracerebral hemorrhage [J]. Stroke, 2015, 46 (2): 376-381.

［45］ MOROTTI A, DOWLATSHAHI D, BOULOUIS G, et al. Predicting Intracerebral Hemorrhage Expansion With Noncontrast Computed Tomography: The BAT Score [J]. Stroke, 2018, 49 (5): 1163-1169.

［46］ BROUWERS H B, CHANG Y, FALCONE G J, et al. Predicting hematoma expansion after primary intracerebral hemorrhage [J]. JAMA Neurol, 2014, 71 (2): 158-164.

［47］ OZKUL-WERMESTER O, GUERGANMASSRDIER E, TRIQUENOT A, et al. Increased blood-brain barrier permeability on perfusion computed tomography predicts hemorrhagic transformation in acute ischemic stroke [J]. Eur Neurol, 2014, 72 (1-2): 45-53.

［48］ AVIV R I, D'ESTERRE C D, MURPHY B D, et al. Hemorrhagic transformation of ischemic stroke: prediction with CT perfusion [J]. Radiology, 2009, 250 (3): 867-877.

［49］ AIVAREZ-SABIN J, MAISTERRA O, SANTAMARINA E, et al. Factors influencing haemorrhagic transformation in ischaemic stroke [J]. Lancet Neurol, 2013, 12 (7): 689-705.

［50］ CHEN G, WANG A, ZHAO X, et al. Frequency and risk factors of spontaneous hemorrhagic transformation following ischemic stroke on the initial brain CT or MRI: data from the China National Stroke Registry (CNSR)[J]. NeumI Res, 2016, 38 (6): 538-544.

［51］ VON KUMMER R, OBRODERICK J P, RCAMPBELL B C, et al. The Heidelberg Bleeding Classification: Classification of Bleeding Events After Ischemic Stroke and Reperfusion Therapy. Stroke. 2015, 46 (10): 2981-2986.

［52］ 中华医学会神经病学分会, 中华医学会神经病学分会脑血管病学组. 中国急性脑梗死后出血性转化诊治共识 2019 [J]. 中华神经外科杂志. 2019, 52 (4): 252-265.

［53］ YOON W, SEO J J, KIM J K, et al. Contrast enhancement and contrast extravasation on computed tomography after intra-arterial thrombolysis in patients with acute ischemic stroke [J]. Stroke., 2004, 35 (4): 876-881.

［54］冯逢，林天烨．重视急性缺血性脑卒中的影像观察和解读 [J]. 国际医学放射学杂志, 2017. 40 (6): 625-627.

［55］ZOU M, CHURILOV L, HE A, et al. Hyperdense middle cerebral artery sign is associated with increased risk of hemorrhagic transformation after intravenous thrombolysis for patients with acute ischaemic stroke [J]. J Clin Neurosci, 2013, 20 (7): 984-987.

［56］LENG X, LAN L, LIU L, et al. Good collateral circulation predicts favorable outcomes in intravenous thrombolysis: a systematic review and meta-analysis [J]. Eur J Neurol, 2016, 23 (12): 1738-1749.

［57］RENÚ A, LAREDO C, TUDELA R, et al. Brain hemorrhage after endovascular reperfusion therapy of ischemic stroke: a threshold-finding whole-brain perfusion CT study [J]. J Cereb Blood Flow Metab, 2017, 37 (1): 153-165.

［58］SOUZA L C, PAYABVASH S, WANG Y, et al. Admission CT perfusion is an independent predictor of hemorrhagic transformation in acute stroke with similar accuracy to DWI [J]. Cerebrovasc Dis, 2012, 33 (1): 8-15.

［59］YASSI N, PARSONS M W, CHRISTENSEN S, et al. Prediction of poststroke hemorrhagic transformation using computed tomography perfusion [J]. Stroke, 2013, 44 (11): 3039-3043.

［60］李翔，曾文兵，翟邵华．多模式 CT 预测急性缺血性脑卒中出血性转化风险的研究进展 [J]. 国际医学放射学杂志, 2019, 42 (2): 158-162.

［61］ZHENG H, CHEN C, ZHANG J, et al. Mechanism and therapy of brain edema after intracerebral hemorrhage. Cerebrovasc Dis, 2016, 42 (3-4): 155-169.

［62］LIM-HING K, RINCON F. Secondary hematoma expansion and perihemorrhagic edema after intracerebral hemorrhage: from bench work to practical aspects [J]. Front Neurol, 2017, 8: 74.

［63］徐浩力，王锦程，张悦，等．急性基底节区自发性脑出血周围血管表明通透性与血肿及水肿体积的 CT 灌注分析 [J]. 中华医学杂志, 2017, 97 (37): 2898-2902.

［64］WU T Y, SHARMA G, STRBIAN D, et al. Natural history of perihematomal edema and impact on outcome after intracerebral hemorrhage [J]. Stroke, 2017, 48 (4): 873-879.

[65] VOLBERS B, STAYKOV D, WAGNER I, et al. Semi-automatic volumetric assessment of perihemorrhagic edema with computed tomography [J]. Eur J Neurol, 2011, 18 (11): 1323-1328.

[66] CHEN H, LIU N, LI Y, et al. Mismatch of Low Perfusion and High Permeability Predicts Hemorrhagic Transformation Region in Acute Ischemic Stroke Patients Treated with Intra-arterial Thrombolysis [J]. Sci Rep, 2016, 6: 27950.

第六章

颅内动脉瘤及动脉瘤性
蛛网膜下腔出血

第一节　颅内动脉瘤的定义及发生率

颅内动脉瘤是指脑动脉的局部病理性扩张,大多发生在脑动脉的分叉处及血管的急剧转弯处,常见于大脑动脉环附近。流行病学数据显示在自然人群中,颅内动脉瘤的发生率为5%~10%,可单发(70%~75%)或多发(25%~30%),可见于任何年龄(以40~60岁好发),女性较男性常见。关于颅内动脉瘤自然病史的研究认为,动脉瘤的年破裂率为1%~2%,动脉瘤性蛛网膜下腔出血(subarachnoid hemorrhage,SAH)作为脑卒中的一种亚型,发生在相对较年轻的患者中,约占所有脑卒中的5%。动脉瘤性SAH是最常见的非外伤性SAH,占非外伤性SAH的80%~85%。

第二节　临床表现

颅内动脉瘤未破裂时一般无症状,往往因体检或其他原因行头颅血管检查时发现。但当动脉瘤较大时,巨大颅内动脉瘤可以压迫附近脑实质或脑神经,导致局灶性神经功能症状,如颈内动脉瘤可导致动眼神经、视神经及三叉神经损伤。颅内动脉瘤一旦破裂,临床上表现为突发剧烈头痛,可伴或不伴有意识丧失、恶心呕吐、局灶性神经功能缺损或假性脑膜炎。尽管动脉瘤性 SAH 有典型的病史特点,但患者的症状却可因动脉瘤的位置、大小、形状和伸展方向不同而有较大差异。早期的研究表明,动脉瘤破裂出血导致的死亡率可高达 40%~60%,并且20%~25% 有不同程度的神经并发症。近 10 年来,尽管临床上对动脉瘤性 SAH 患者的关注程度不断加深,治疗措施也不断改善,但仍然有较高的死亡率及致残率,其中 25% 的患者将会死亡,约 50% 幸存者将会遗留永久性的神经功能障碍。除此之外,动脉瘤破裂导致的血栓栓塞、占位效应或者破裂后由血管痉挛等因素造成的继发性脑梗死,都将会给患者及社会带来严重的经济负担,即使那些有较好临床预后的患者,也有一定的心理、功能及认知问题。

第三节 发病机制

一、先天性因素

颅内动脉瘤具有先天遗传性,主要体现在某些颅内动脉瘤患者常常伴发遗传性结缔组织疾病;此外,某些患者具有家族性发病的现象。有研究显示,颅内动脉瘤是遗传性结缔组织疾病的一部分,例如,成人型常染色体显性遗传性多囊肾患者,颅内动脉瘤的发病率超过 12%;纤维肌性发育不良患者,约 7% 合并颅内囊状动脉瘤。另外有些遗传性结缔组织疾病,包括马方综合征、α_1- 抗胰蛋白酶缺乏症、神经纤维瘤病 I 型、结节性硬化症、遗传性出血性毛细血管扩张症等可能也与颅内动脉瘤的发生相关,但其关系并不十分紧密,其对颅内动脉瘤发病率的影响现在仍不清楚。部分颅内动脉瘤具有家族聚集现象,7%~20% 家族性动脉瘤患者合并有 SAH,而且这些颅内动脉瘤与先前研究认为的具有遗传性结缔组织疾病并不存在任何相关性,家族性动脉瘤患者的发病年龄较轻,通常在瘤体较小时即发生破裂,且往往多发。

近年来,越来越多的研究表明,先天性血管壁发育不良是形成颅内动脉瘤的主要原因,血管壁中层平滑肌的先天性缺失、变薄对颅内动脉瘤的形成和发展起着至关重要的作用。颅内动脉血管分叉处存在中层缺陷、先天性动脉肌层缺陷、血流对动脉分叉处的过度冲击造成血管壁局灶性薄弱,最终导致动脉瘤形成。当载瘤动脉发生瘤化时,其中层平滑肌细胞将发生转化进而表达各种转化因子,导致平滑肌发生重塑或者凋亡,因此动脉分叉部(即存在中膜缺陷的部位)往往是颅内动脉瘤的好发部位,这也是以往学者提出的中膜缺陷理论。

二、后天获得性因素

(一) 血管壁病变

颅内血管壁因缺乏外弹性膜层,内弹力层就成为脑动脉系统弹性和张力维持的最主要部分。内弹力层是颅内动脉仅有的一层弹力组织,蛋白水解酶、炎症反应和动脉粥样硬化均可导致内弹力层退行性改变,使颅内动脉壁更加薄弱,增加动脉瘤形成的可能性。血流动力学改变启动炎症反应进程,造成血管平滑肌细胞凋亡和基质金属蛋白酶介导的细胞外基质退化。因此,炎症反应引起的血管壁细胞外基质重塑也是动脉瘤形成的主要病理机制之一。血管平滑肌细胞、巨噬细胞在颅内动脉瘤的形成过程中发挥着重要作用,研究表明在破裂动脉瘤中 M1 细胞含量明显增多,炎症反应诱发巨噬细胞释放金属蛋白酶,引起血管壁细胞外基质重塑,破坏胶原纤维,促进动脉瘤内的粥样硬化斑块形成,当血流动力学改变达到一定程度,直至超过血管重塑的极限时,就会导致局部动脉壁降解和异常膨出,最终形成动脉瘤。

年龄、性别、吸烟、饮酒、动脉粥样硬化及高血压等所有造成血管壁损伤的后天性因素均可导致动脉瘤的形成,其中高血压、动脉粥样硬化是动脉瘤形成的重要后天性危险因素。高血压早期的病理改变为全身性小动脉的舒张和心排血量的增多,进而再引起全身性细小动脉的改变,主要表现为细小动脉管壁增厚、管腔变窄、全身细小动脉发生玻璃样变,最终导致内膜受损、动脉壁中层膜发生纤维化及血管壁发生退行性变,促使动脉瘤形成。动脉瘤的发生、发展及破裂与动脉粥样硬化也有密切的关系,粥样硬化性动脉瘤的破裂与炎症细胞介导的信号通路之间具有相关性,动脉瘤近侧会出现类似内膜垫的成分,电镜病理显示炎症反应参与的组织成分中不含肌层。高血压、动脉粥样硬化会使血管内皮细胞舒张因子生成减少,造成血管的舒张受限,而后者则会进一步加重高血压和动脉粥样硬化,如此恶性循环,则更易形成动脉瘤。

(二) 血流动力学因素

血流动力学因素是动脉瘤形成的必要条件,在颅内动脉瘤的发病机制中起重要作用,二者有密切的关系。作为一个力学介导事件,搏动力、压力和血流剪切力这几种血流动力学因素,均与颅内动脉瘤的发生过程有着直接关系,可能是颅内动脉瘤发生的始动因素,能够诱发动脉瘤、促进动脉瘤的生长和破裂。血流动力学的异常改变会产生较强的搏动力、剪切力和压力,进而引起颅内动脉分叉处顶端内弹力层损伤和中层缺损的扩大,导致动脉壁局部膨出形成动脉瘤。颅内动脉分叉处是血流动力学冲击作用的最大位点,强大的剪切力造成局部血管内弹力层变性破坏和中层缺损;同时由于血流在血管分叉处的局部湍流和漩涡,均可进一步促进动脉瘤的形成。

总之,颅内动脉瘤的发生、发展和破裂是个相当复杂的过程,发病机制至今仍在不断探索中,目前比较公认的观点是:先天性因素与后天性因素共同作用的结果。

1. **先天性因素**　包括遗传性结缔组织疾病和家族性颅内动脉瘤等各种遗传疾病、先天性血管解剖变异、血管壁发育不良及血管中层平滑肌的先天性缺失变薄等,均会造成血管壁局灶性薄弱,使血管耐受血液压力能力降低,导致动脉瘤的发生与发展。

2. 后天性因素　如年龄、吸烟、性别、饮酒、高血压、动脉粥样硬化及损伤等多种获得性因素,导致的局部血管壁结构退行性变,促进局部血流动力学改变,尤其在血管分叉处,产生更大的剪切力、搏动力及压力,另外血流动力学改变可导致血管退变、血管炎症反应等,这些因素的协同作用,最终将导致动脉瘤的发生与发展。

第四节　颅内动脉瘤破裂的危险因素

随着神经血管影像技术的不断进步及头颅 CT 血管成像(computed tomography angiography,CTA)、磁共振血管成像(magnetic resonance angiography,MRA)等检查技术的广泛应用,越来越多的无症状未破裂动脉瘤被检出。

无论是开颅夹闭术还是介入栓塞术治疗未破裂动脉瘤均存在较高的风险,并且栓塞术还存在一定的治疗后复发和再出血的风险,因此比较理想的选择是针对那些破裂风险较高的动脉瘤进行治疗。目前由于有关动脉瘤破裂的危险因素尚未完全明确,因此评估动脉瘤生长破裂出血风险的研究仍具有重要的临床意义。

一、临床相关因素

目前公认的与颅内动脉瘤破裂相关的临床因素包括较小的年龄、女性、吸烟、高血压及既往的 SAH 病史等。研究结果表明:年龄 ≥ 60 岁是分叉部位动脉瘤破裂的保护因素,如破裂的前交通动脉(anterior communicating artery,ACoA)瘤患者相对较年轻,大部分小于 60 岁。女性动脉瘤破裂的概率较高,是男性的 1.24 倍。吸烟不仅会加速动脉瘤的发展,还会导致动脉瘤的破裂,研究表明 75% 的动脉瘤性 SAH 患者都有吸烟史,其中50%~60% 为当前吸烟者。吸烟诱导的各种重要的信号通路是动脉粥样硬化血管炎症的基础,而血管壁粥样硬化灶的出现是动脉瘤的一个重要特征;吸烟能够诱导大脑动脉内皮细胞的功能紊乱,而内皮细胞功能紊乱是动脉瘤的一个生物学特性;吸烟能够增加动脉瘤起点的血管壁剪切力,增加机械延伸,抑制内皮素 - Ⅱ 的表达,进而导致动脉瘤的发展。女性吸烟患者比男性更容易发生动脉瘤性 SAH。高血压能够增加管壁的压力及血管的炎症,导致血管重塑,高血压与吸烟并存的情况明显比高血压或吸烟单一因素对于动脉瘤的发展及破裂影响更大。大样本研究表明,既往有 SAH 史的动脉瘤患者,5 年的累积动脉瘤破裂出血率较无既往史的患者明显升高。

二、影像形态学因素

(一) 颅内动脉瘤的大小与位置

动脉瘤体大小是动脉瘤破裂的最重要危险因素,瘤体越大,越容易破裂。国际未破裂动脉瘤研究(International Study of Unruptured Intracranial Aneurysms,ISUIA)将颅内动脉瘤按部位分为前循环动脉瘤和后循环动脉瘤,然后按瘤径大小依次分组。1998 年的回顾性 ISUIA-1 研究结果显示<10mm 的动脉瘤,有比较低的年破裂出血率(0.05%);合并 SAH 病史的患者年破裂率为 0.5%, ≥10mm 动脉瘤的年破裂率明显升高。此后经长期随访的前瞻性 IUSIA-2 研究将动脉瘤按直径大小分为 4 组(<7mm、7~12mm、13~24mm、≥25mm),位于前循环的 5 年累积破裂出血率分别是 0%、2.6%、14.5% 和 40.0%,位于后循环的 5 年累积破裂出血率分别是 2.5%、14.5%、18.4%、50.0%。位于前循环和后循环的直径 7~12mm 的动脉瘤的年破裂出血率分别为0.5%、2.9%。然而,有多项研究表明,在破裂的动脉瘤中大部分直径<10mm,甚至<7mm,因此最佳的临界值并未达成一致意见。2012 年,日本未破裂动脉瘤队列研究发现:尽管<7mm 的

动脉瘤存在相对较低的破裂出血风险,但是,其中 ACoA 瘤、后交通动脉(posterior communicating aneurysms,PCoA)瘤、合并子瘤的小型动脉瘤依然存在相对较高的出血风险,而颈内动脉(internal carotid artery,ICA)瘤(除后交通段外)即使>10mm,其破裂出血风险仍然相对较低,特别是海绵窦段的动脉瘤。

(二)瘤体最大高度/载瘤动脉平均直径的比值及其他形态学参数

瘤体最大高度/载瘤动脉平均直径的比值(size ratio,SR)反映的是动脉瘤和周围血管的关系,表示动脉瘤最大高度与载瘤动脉平均直径的比值,已在多项研究中被证实是动脉瘤破裂的独立危险因素,破裂动脉瘤的 SR 值大于未破裂动脉瘤。SR值的意义是将大小和位置相结合,比单纯的动脉瘤大小的预测更稳定。较小的载瘤动脉平均直径中破裂的颅内动脉瘤的大小也相应减小,如位于 ACoA、PCoA、大脑前动脉(anterior cerebral artery,ACA)A2 段及大脑中动脉(middle cerebral artery,MCA)M2 段等动脉远端的动脉瘤,大小远比位于 ICA 等动脉近端的要小,且很少超过 10mm。根据 Laplace 定律,较厚瘤壁的颅内动脉瘤承受同样大小的压力时,将会获得更大的瘤壁拉伸压力,因此两个相同大小的动脉瘤若位于不同大小的载瘤动脉或具有不同厚度的瘤壁,它们破裂的相对抗性也会不同。血管管径及瘤壁厚度随着逐级分支逐渐减小,位于动脉分支越远的颅内动脉瘤,瘤壁厚度越小,经受的张力越大,破裂风险越大。例如两个同样大小的动脉瘤,一个位于 ICA 分叉处,载瘤动脉平均直径较大,另一个位于 ACoA,载瘤动脉平均直径较小,前者 SR 值明显小于后者,破裂风险也明显减小,根据公式计算这两个 SR 值时,发现后者的破裂风险是前者的 10倍。因此 SR 值在判断动脉瘤破裂风险方面,较单纯的动脉瘤大小或位置更有价值(图 6-1)。

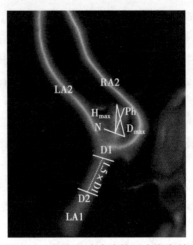

图 6-1　前交通动脉瘤的形态学参数

H_{max}：动脉瘤最大高度（aneurysm maximum height）：动脉瘤瘤颈中心到瘤顶的最长距离；载瘤动脉平均直径（diameter, D）：载瘤动脉（A1、A2、ACoA）直径的平均值，动脉直径取近瘤颈处血管直径（D1）与距瘤颈 1.5 × D1 处血管直径（D2）的平均值；D_{max}：动脉瘤大小（aneurysm size），Ph：动脉瘤垂直高度（perpendicular height），动脉瘤瘤颈中心到瘤顶的垂直距离；N：瘤颈宽度（neck size），瘤颈平面的最大直径，LA1（左侧大脑前动脉 A1 段），LA2（左侧大脑前动脉 A2 段）、RA2（右侧大脑前动脉 A2 段）。

　　目前，除 SR 值外，还有不少有关动脉瘤破裂的形态学特征参数，如动脉瘤垂直高度 / 瘤颈宽度比（aspect ratio, AR）、血流角（flow angle）、血管角（vessel angle）及动脉瘤角（aneurysm angle）等，也是反映动脉瘤破裂出血的重要形态学参数。AR 值等于动脉瘤的垂直高度与瘤颈宽度之比，反映动脉瘤深度 - 瘤颈比。动脉瘤的 AR 值越大，其破裂风险越大，其机制可能是瘤颈宽度越小，血流越慢，反映了较低的瘤内血流，进而导致较高的破裂风险。然而，关于 AR 值预测动脉瘤破裂风险的最佳阈值尚存在争议。血流角是瘤颈中点到瘤顶最长连线的直线与载瘤动脉血流方向之间的夹角；血管角表示载瘤动脉与瘤颈平面的夹角；动脉瘤角表示动脉瘤瘤颈中点到瘤顶最长连线的直线与瘤颈平面的夹角。较大血流角的动脉瘤破裂风险也较大，其机制是随着血流角的增大，动脉瘤基底部剪切喷射力增大，进入瘤顶血流的喷射深度和强度也相应增加。当动脉瘤的长轴与载瘤动脉血流长轴呈直线时，动脉瘤具有较高的破裂风险，说明血流角越接近180°，破裂的风险越大。

动脉瘤的形状不规则，或者说子瘤形成或动脉瘤多囊分叶也是动脉瘤破裂的危险因素。子瘤的形成可能是因为瘤内压力增高而形成的瘤壁薄弱区，多囊分叶则是子瘤进一步发展的结果，两者均有较高的破裂风险。提高血管壁剪切力能够促进管壁某一点的损伤，进而导致子瘤形成，而后导致动脉瘤破裂出血。

三、血流动力学因素

从解剖特性上看，颅外动脉有外层弹性纤维板，但颅内动脉缺乏之，因而脆性增加，血管外膜和血管周围支持组织更容易受到血流动力学的影响。大量研究证明，复杂的血流模式、低壁面切应力（wall shear stress，WSS）及高应切力震荡因子（oscillating shear index，OSI）与动脉瘤生长、破裂密切相关。破裂的动脉瘤大部分血流模式复杂紊乱，未破裂的动脉瘤多数血流模式简单、稳定。涡流出现在动脉瘤近端颈部，与动脉瘤破裂密切相关。在相同的压力条件下，动脉瘤壁承受的张力比载瘤动脉更大，尤其是在血管分叉处及急剧转弯处，相应的血流冲击可使血管局部膨大，血管直径增大所致的紊乱涡流和低WSS、高OSI刺激血管内皮细胞分泌一氧化氮，激发级联反应导致动脉瘤的破裂。低WSS和高OSI可能触发炎症细胞介导的信号通路，引起动脉粥样硬化基础的动脉瘤增大与破裂。低WSS（<1.5Pa）时会直接导致血管内皮细胞出现形变，使瘤壁弹性纤维及胶原纤维断裂、缺失，促进动脉瘤的生长，继而促使WSS进一步下降，出现恶性循环，最终导致动脉瘤破裂。

第五节　动脉瘤及动脉瘤性蛛网膜下腔出血的影像学诊断方法

1. **头颅 CT 平扫**　头颅 CT 平扫是 SAH 首选的影像学诊断方法，是识别、定位及量化 SAH 的金标准。SAH 在头颅 CT 平扫中表现为高密度影。SAH 的位置可以提示潜在动脉瘤的位置（图 6-2），脑实质内出血更常见于 MCA 及 PCoA 动脉瘤；大脑半球间或脑室内出血是远端 ACA 及 ACoA 动脉瘤的特征性表现；小脑后下动脉（posterior inferior cerebellar artery，PICA）瘤破裂常伴发脑积水和四脑室出血。当出血量较少时可能会漏诊，需要薄层重建、调窗技术及仔细阅片。即使头颅平扫 CT 无异常表现（无漏诊、误诊），动脉瘤性 SAH 也不能被完全排除。此外，CT 有助于鉴别动脉瘤性 SAH 及创伤性 SAH，后者常位于脑表面。大范围脑水肿及脑膜炎在极少数情况下也可有类似 SAH 的 CT 表现，导致假阳性诊断，临床表现及腰穿有助于鉴别诊断。

2. **头颅 CTA**　多排螺旋 CT 检查技术的发展，使得 CTA 检查技术有了突飞猛进的发展，显示小血管及颅内动脉瘤的能力明显提升。图像质量和空间分辨率的提高，使得颅内动脉瘤的诊断更加精准，敏感性、特异性及准确性可高达 99.0%、95.2% 及 98.3%，阳性及阴性预测值分别为 99.0% 及 95.2%。但是，CTA 对瘤颈解剖、动脉瘤入口处或动脉瘤顶细小血管的显示尚存在不足。此外，CTA 检查需要使用碘对比剂，且有 X 线辐射，对需要多次随访检查的患者有一定的损伤。总之，高质量的 CTA 对于颅内动脉瘤的术前诊断和治疗方案的选择具有重要价值。

3. **磁共振成像**　由于 SAH 患者通常烦躁不安，病情较急、较重，需要全面监测生命体征，而 MR 检查的时间较长，在急诊中不如 CT 实用，因此应用不是非常广泛。在 T_1WI 及质子密度加权成像上（proton density weighted image，PdWI），SAH 表现为

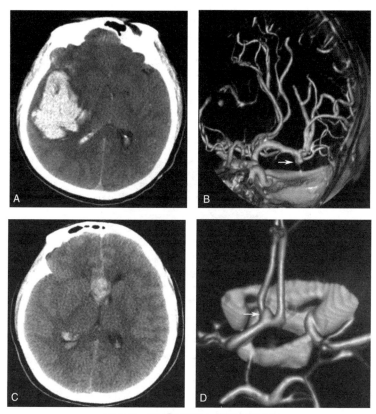

图 6-2　脑出血部位与动脉瘤位置

A. CT 水平面平扫显示 SAH 伴右侧颞叶血肿;B. CTA-VR 重建,箭头示右侧 MCA 分叉部动脉瘤;C. 大脑半球间血肿;D. 箭头示 ACoA 动脉瘤。

高信号。液体衰减反转恢复(fluid attenuated inversion recovery,FLAIR)序列更敏感,微量的 SAH 即可以表现为高信号。脑脊液流动可能造成 FLAIR 序列出现伪影而产生假阳性结果,PdWI序列有助于鉴别诊断。较大的动脉瘤的 T_2WI 表现可以为流空的囊状低信号,需要仔细观察,并注意颅内动脉瘤的好发部位。

4. **磁共振血管成像**　磁共振血管成像(MRA)是一种比较准确且无创的颅内动脉瘤检查方法。时间飞跃法 MRA(time of

flight-MRA,TOF-MRA)成像具有良好的空间分辨率和足够的视野。动脉瘤的大小是影响 MRA 诊断敏感性的关键因素,TOF-MRA 对于检出 3mm 以下的动脉瘤仍有困难;另外,因血管弯曲、涡流或湍流等原因,导致动脉瘤有一定的漏诊率。虽然 MRA 对颅内动脉瘤的治疗前评估不如 DSA,但可以为 DSA 提供补充信息,如瘤壁厚度、瘤内血栓(图 6-3)、瘤周组织情况等。MRA 因其无创,且无需使用对比剂,被越来越广泛地运用于动

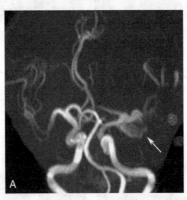

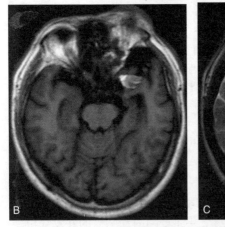
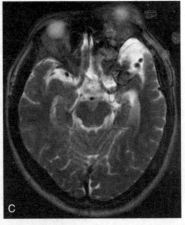

图 6-3 MRA 显示脑动脉瘤

A. 3D-TOF-MRA 图像,箭头示左侧 MCA M1 段动脉瘤;B. 水平面 T_1WI 显示左侧裂池混杂高信号影;C. 水平面 T_2WI 显示左侧裂池混杂低信号影。

脉瘤的筛查及复查随访中,尤其是对动脉瘤性 SAH 家族史的人群意义非凡。除了 TOF-MRA,对比增强 MRA 也是检出和诊断动脉瘤的有效方法,其敏感性和特异性优于 TOF-MRA,但由于需要注射一定量的钆对比剂,因此较少应用于动脉瘤的筛查;但对于动脉瘤栓塞术后患者,因无金属伪影的干扰,常作为术后随访复查的首选方法,能有效评估载瘤动脉情况及有无残腔。

5. **数字减影血管造影**　数字减影血管造影(digital subtraction angiography,DSA)是血管病变诊断的"金标准",同时可完成血管内介入治疗(图 6-4)。应用旋转血管造影术,可得到 3D 重建图像,有助于确定动脉瘤颈,进行精确的测量;能改善外科和介入治疗,特别是复杂动脉瘤的治疗。DSA 还可明确有无动脉血管痉挛,并显示侧支循环。SAH 患者可因瘤内血栓形成或血管痉挛偶尔出现阴性结果,因此 DSA 阴性也不能完全排除动脉瘤可能,应在 1~3 周后再次复查 DSA。DSA 有其相对不足:有创性、碘对比剂的不良反应、不能显示血管外结构,因此需要结合 CT 及 MR 检查。

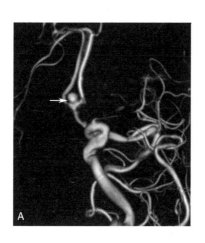

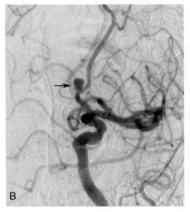
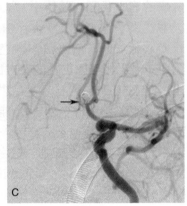

图6-4 DSA显示动脉瘤栓塞过程
A. 3D-DSA重建图像,箭头所指为前交通动脉瘤;
B. 介入栓塞治疗前;C. 介入栓塞治疗后。

第六节 动脉瘤分类

一、前循环动脉瘤

前循环包括ICA及其分支,此处动脉瘤的发生率约占颅内动脉瘤的85%,并以囊性动脉瘤为主。囊性动脉瘤是指呈圆形或分叶状局部血管膨隆,多见于血管分叉处,占颅内动脉瘤的66%~98%。前循环动脉瘤包括ACA动脉瘤、ACoA动脉瘤、MCA动脉瘤、ICA动脉瘤和PCoA动脉瘤,其中ACA动脉瘤发病率为30%~35%、ICA动脉瘤和PCoA动脉瘤发病率为30%、MCA分叉处动脉瘤发病率为20%左右。

(一) ACoA动脉瘤

ACoA动脉瘤是最常见的颅内动脉瘤之一,除了位于ACoA外,还包括A1与A2段相交处的动脉瘤(不一定累及ACoA)。相较于其他部位的前循环动脉瘤,ACoA动脉瘤更容易破裂,往往在瘤体较小的时候即发生破裂。ACoA 复合体位置较深,再加上其周边血管解剖结构复杂、血管变异多,是前循环中最为复杂的一个动脉瘤亚组。

1. **动脉瘤基底位置**　ACoA 复合体是指由两侧 ACA A1 段、A2 段、ACoA 本身及所有分支、穿支形成的解剖区域,其结构复杂,解剖变异较多,ACA A1 段、A2 段、ACoA 交汇处为复合体分叉部。根据动脉瘤基底与分叉部的位置,将动脉瘤分为三型(图 6-5)。①分叉型动脉瘤:动脉瘤基底完全位于分叉部;②分叉近端型动脉瘤:基底>50% 位于 ACA 的 A1 段;③分叉远端型动脉瘤:基底>50% 或完全位于分叉远端。分叉远端型动脉瘤再分为前交通型动脉瘤(基底>50% 位于 ACoA)和 A2 型动脉瘤(基底>50% 位于 ACA A2 段)。在该分类中,分叉型动脉瘤最为多见,其机制与血流相关性可能大,其他类型动脉瘤的发生除了与血流相关外,也可能与 ACA A2 段与 ACoA 空间夹角大小相关。

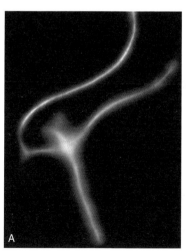
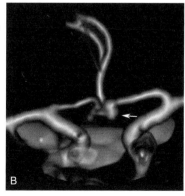

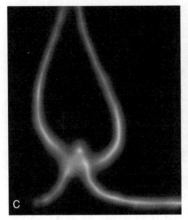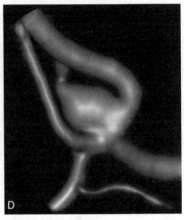

图 6-5　ACoA 动脉瘤基底位置分型

A. 分叉型动脉瘤;B. 分叉近端型动脉瘤;C. 前交通型动脉瘤;D. A2 型动脉瘤。

2. A1 优势与 ACoA 动脉瘤　一侧 ACA A1 段发育不良或发育不全,被认为是胚胎时期正常 A1 段结构的异常退化,这两种情况统称为 A1 优势。而前者是 ACoA 复合体所有解剖变异中最常见的一种,在正常人群中的发生率为 2%~35%。A1 优势造成的血流动力学的改变与 ACoA 动脉瘤的发生或形成关系密切(图 6-6)。当一侧 A1 段纤细或完全缺如时,优势侧(对侧)血液流入两侧 A2 段,分叉部的血管壁剪切力及流速增加,血液形成湍流,形成动脉瘤。与此同时,A1 优势造成的血流动力学改变还与 ACoA 动脉瘤的发展或破裂相关。当从供血动脉获得更多的血液时,血管壁的剪切力量级更大,导致动脉瘤破裂的概率更大。

3. 动脉瘤的方向　以前颅窝底部为标准,经 ACoA 画平行线,然后再经 ACoA 画垂直线,动脉瘤大体或全部位于垂线之前为前向,动脉瘤大体或全部位于垂线之后为后向,如图 6-7。有研究指出,瘤体指向前方的动脉瘤适合开颅夹闭治疗,而瘤体指向后方的动脉瘤适合介入栓塞治疗。

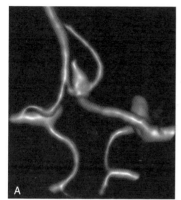
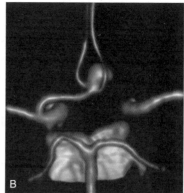

图 6-6 A1 优势与 ACoA 动脉瘤

A. 右侧 ACA A1 段纤细合并 ACoA 动脉瘤；

B. 左侧 A1 段缺如合并 ACoA 动脉瘤。

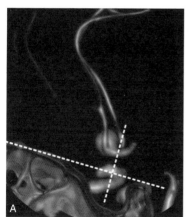
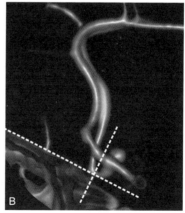

图 6-7 ACoA 动脉瘤方向

A. 前向；B. 后向。

(二) MCA 动脉瘤

1. **位置分类**(图 6-8) 根据动脉瘤瘤颈位置与 MCA 主要分支血管的关系,可以将 MCA 动脉瘤分为 M1 豆纹动脉段动脉瘤(M1 lenticulostriate artery aneurysms,M1-LSAAs)、M1 段皮质支动脉瘤(M1 early cortical branch aneurysms,M1-ECBAs)、MCA 分叉部动脉瘤(middle cerebral artery bifurcation aneurysm,MbifAs)、MCA 远端动脉瘤(middle cerebral artery distal aneurysm,MdistAs),其中 M1-ECBAs,可再分为 M1 段额前动脉瘤(M1 early frontal branch aneurysms,M1-EFBAs)、M1 段颞前动脉瘤(M1 early temporal branch aneurysms,M1-ETBAs),具体如表 6-1。

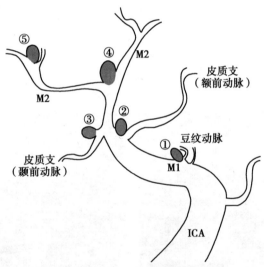

图 6-8 MCA 动脉瘤位置分类

M1 段豆纹动脉段动脉瘤(①)(M1-LSAAs)、M1 段皮质支动脉瘤(M1-ECBAs)、MCA 分叉部动脉瘤(④)(MbifAs)、MCA 远端动脉瘤(⑤)(MdistAs)。其中 M1-ECBAs 可再分为 M1 段额前动脉瘤(②)(M1-EFBAs)、M1 段颞前动脉瘤(③)(M1-ETBAs)。

表 6-1　MCA 动脉瘤的位置与分类

分类	动脉瘤位置
M1-LSAAs	动脉瘤位于 M1 段,ICA 分叉处至 MCA 分叉,即豆纹动脉发出的位置
M1-ECBAs	动脉瘤位于 MCA M1 段的皮质支发出的位置
M1-EFBAs	动脉瘤位于 MCA M1 段的额前动脉发出的位置
M1-ETBAs	动脉瘤位于 MCA M1 段的颞前动脉发出的位置
MbifAs	动脉瘤起源于 MCA 分叉部
MdistAs	动脉瘤起源于 MCA 分叉部远端,包括 M2、3、4 段

2. MCA 分叉部动脉瘤的分型　MCA 动脉瘤主要见于 MCA 分叉部。MCA 分叉部位置变异很大,分叉结构并非完全对称,分支管径通常大小不一,且与主干外侧形成不等的分叉角(即两侧分支分别与主干形成的夹角)。MCA 根据分支多少分为单干型、双干型、三干型及多干型,其中双干型最为常见。MCA 分叉部动脉瘤的瘤颈并不总位于分叉正中,根据瘤颈的位置将分叉部动脉瘤分为经典型(classical neck type,C 型)和偏侧型(deviating neck type,D 型)(图 6-9)。C 型:瘤颈位于 MCA 主干中线延长线;D 型:瘤颈偏向一侧分支。MCA 分叉部 D 型动脉瘤更为常见,且绝大部分病例瘤颈主要位于较小分支侧,而较小的分支动脉容易发生术后狭窄,因此外科治疗需注意保持较小分支的血流。

(三) PCoA 动脉瘤

ICA-PCoA 交界处动脉瘤(常称之为 PCoA 动脉瘤)是指位于 PCoA 起源处的 ICA 动脉瘤。PCoA 动脉瘤作为颅内动脉瘤中第二常见的动脉瘤,发生率仅次于 ACoA 动脉瘤。由于 PCoA 动脉瘤特殊的解剖位置,30%~50% 的 PCoA 动脉瘤患者早期可出现患侧动眼神经麻痹(以眼睑下垂、对光反射消失、瞳孔散

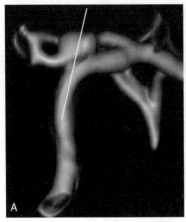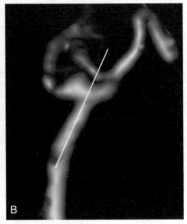

图 6-9　MCA 分叉部动脉瘤的分型

A. MCA 分叉部 C 型动脉瘤;B. MCA 分叉部 D 型动脉瘤。

大等为主要表现)。PCoA 动脉瘤是一种比较难治疗的颅内动脉瘤,国际蛛网膜下腔出血动脉瘤实验(international subarachnoid aneurysm trial,ISAT)发现 PCoA 动脉瘤在介入治疗后具有较高的复发率。

　　胚胎型大脑后动脉(fetal-type PCA,FTP)是指起源于 ICA 的 PCoA 直接延续为同侧大脑后动脉(posterior cerebral artery, PCA),且 PCoA 的血管内径大于同侧起源于基底动脉(basal artery,BA)的 P1 段。根据 PCoA 的发育情况,将 PCoA 动脉瘤分为 FTP 型 PCoA 动脉瘤和非 FTP 型 PCoA 动脉瘤。按后循环供血来源的差异可将 FTP 分为完全型和部分型(图 6-10)。依据 FTP 起始部血管走行将 FTP 型动脉瘤分为鞍外型、绕鞍型及跨鞍型。具体分型标准如下(图 6-11):①鞍外型。FTP 近端始终沿鞍背外侧走行;②绕鞍型。FTP 近段血管先走行于鞍背外侧,后绕鞍背延续为同侧 PCA;③跨鞍型。FTP 起始段位于鞍背前,先向内侧走行,且跨越鞍背延续为同侧 PCA。跨鞍型 FTP 更易促进 PCoA 动脉瘤的形成。

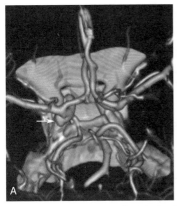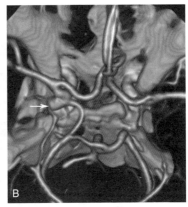

图6-10　胚胎型大脑后动脉按后循环供血来源分型

A. 左侧完全型 FTP；B. 左侧不完全型 FTP。箭头所指为 PCoA 动脉瘤。

（四）颈内动脉动脉瘤

1. **颈内动脉海绵窦段动脉瘤**　颈内动脉海绵窦段动脉瘤占颅内动脉瘤的 3%~5%，大部分原因不明，可能与感染、外伤等原因有关。临床上主要表现为颅神经受压导致相应的神经性疼痛。颈内动脉海绵窦段动脉瘤破裂出血的概率较低，治疗上以随访为主。

2. **ICA 床突旁段动脉瘤**　ICA 床突旁段动脉瘤（paraclinoid aneurysms）是指位于远侧硬膜环和 PCoA 起点间的 ICA 动脉瘤，占颅内动脉瘤的 5%~14%。根据动脉瘤与前床突的关系，将其分为前床突上方动脉瘤（superior paraclinoid aneurysms）、前床突下方动脉瘤（inferior paraclinoid aneurysms）、前床突外侧动脉瘤（lateral paraclinoid aneurysms）及前床突内侧动脉瘤（medial paraclinoid aneurysms）四型（图6-12）。该分类法能有效帮助对该区复杂性动脉瘤的诊断和治疗。

（1）前床突上方动脉瘤：即眼动脉动脉瘤，起源于眼动脉的起点，完全位于硬膜内。该处动脉瘤会压迫视神经，造成视野缺损，常朝内上方生长。

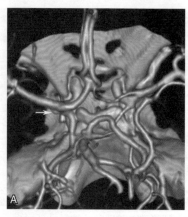

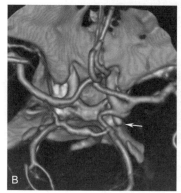
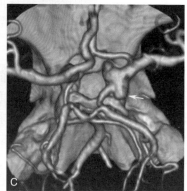

图 6-11 FTP 型动脉瘤分型

A. 左侧鞍外型；B. 右侧绕鞍型；C. 右侧跨鞍型。箭头所指为 PCoA 动脉瘤。

（2）前床突下方动脉瘤：该处动脉瘤位于 ICA 眼动脉起点的背侧，位于硬膜内，朝下生长，体积较大时，通常会引起头痛或出血，有时会压迫视交叉和脑干，出现相应的临床症状。

（3）前床突外侧动脉瘤：该处动脉瘤起源于 ICA 眼动脉起点附近的外侧，向外朝前床突生长，其顶部部分位于硬膜内；当动脉瘤较大时，由于硬膜的压迫，其顶部会形成兔耳样结构，DSA后前位能良好地显示该动脉瘤。

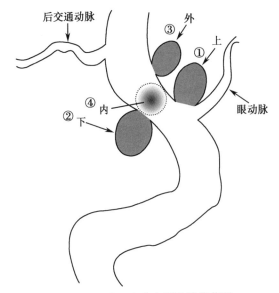

图 6-12　ICA 床突旁段动脉瘤分型

①前床突上方动脉瘤；②前床突下方动脉瘤；③前床突外侧动脉瘤；

④前床突内侧动脉瘤。

（4）前床突内侧动脉瘤：最少见，又可分为垂体上动脉瘤和颈动脉窝动脉瘤（carotid cave aneurysms）。垂体上动脉瘤起源于垂体上动脉的内上方，ICA 眼动脉起点的远端内侧，朝内生长，可累及鞍区或鞍上，易与前床突上方、下方动脉瘤及 ICA 海绵窦段动脉瘤相混淆。颈动脉窝动脉瘤起于 ICA 内侧眼动脉起点处，并占据颈动脉窝，其瘤颈位于硬膜内，需与 ICA 海绵窦段动脉瘤相鉴别，后者起于近侧硬膜环，向鞍区或蝶窦方向生长，影像学检查可通过动脉瘤位置与眼动脉起点的关系，来区分垂体上动脉瘤和颈动脉窝动脉瘤。

3. **颈内动脉分叉处动脉瘤**　颈内动脉分叉处（internal carotid bifurcation，ICBi）动脉瘤为颅内动脉瘤的好发部位之一，占 2%~9%，与分叉部血流动力学和血管结构特点密切相关。根据动脉瘤瘤颈的位置，可将动脉瘤分为三类：瘤颈位于 ICA 分叉顶端为 IC-Bi 动脉瘤；瘤颈偏向 A1 侧为 IC-A1-Bi 动脉瘤；瘤颈偏向 M1 侧为 IC-M1-Bi 动脉瘤。

二、后循环动脉瘤

后循环包括椎 - 基底动脉及其分支,动脉瘤发生率约占颅内动脉瘤的 15%。后循环动脉瘤主要发生在椎 - 基底动脉主干,其他分支发生率极低,其中基底动脉顶端约占 50%。动脉瘤类型包括囊性、梭型和夹层动脉瘤。

梭型和夹层动脉瘤都是由于先天性、炎症、感染或外伤等原因,导致动脉内膜弹力层的损伤,同时在血流动力的作用下,最终导致动脉瘤的形成。

夹层动脉瘤以青年、男性为多见,约占颅内动脉瘤的 4.5%,常见于 ICA 和椎动脉,是引起年轻人缺血性脑卒中的重要病因之一。病理上可见动脉内膜弹力层局部中断,不伴有内膜增厚,但可见假腔形成。典型的假腔通常位于动脉瘤远端,在动脉壁的中外层之间填充新鲜血栓。内膜弹力层中断处由脆弱的动脉壁外膜或纤维组织覆盖,因此该型动脉瘤极易破裂出血,需要及时进行外科干预治疗,防止其破裂出血。影像学表现:MR 检查对诊断夹层动脉瘤的敏感性高,可清楚地显示动脉腔、动脉壁及壁间血肿(图 6-13)。DSA 可见不规则梭形膨大管腔,合并近端和 / 或远端狭窄(串珠或线样征)(图 6-14)。

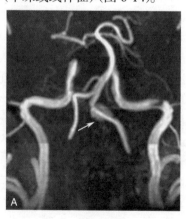

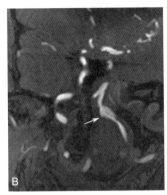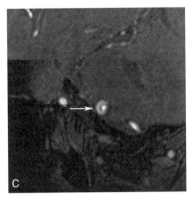

图 6-13 左侧椎动脉夹层动脉瘤(箭头所指)影像学表现

A. 3D-TOF-MRA 示左侧椎动脉局部增粗,呈双腔样改变;B、C. MRA 原始图像,显示左侧椎动脉双腔样改变,内见线条状内膜瓣显影。

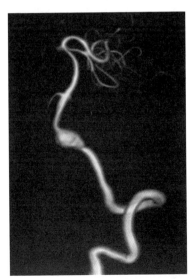

图 6-14 3D-DSA 显示左侧椎动脉不规则梭形膨大伴近端狭窄

梭形动脉瘤是指整个动脉局部病理性扩张,病理见完整的内膜弹力层,但其形态延长或呈网状改变,同时伴有内膜增厚。该型动脉瘤占颅内动脉瘤的 3%~13%,可发生在颅内任何血管,以后循环多见,发病年龄较轻,以男性居多。临床上该型动脉瘤破裂出血少见,多无临床症状,部分患者出现缺血或颅神经、脑干受压的症状及体征。影像学表现为血管局部异常膨大、延长并走形迂曲,但其管壁光整,无血栓形成(图 6-15)。该型动脉瘤可临床随访观察。

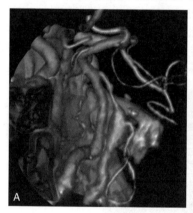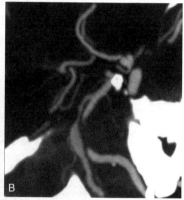

图 6-15　CTA 显示右侧椎动脉梭形动脉瘤
CTA-VR 重建(A)及 CTA-MIP 重建(B)示右侧椎动脉
梭形动脉瘤,血管局部异常膨大。

三、多发动脉瘤

多发性颅内动脉瘤是指颅内血管同时出现 2 个或 2 个以上的动脉瘤,占颅内动脉瘤的 2%~45%,以高龄女性多见。当 2 个动脉瘤位于左右两侧颅内动脉的相同位置时称为镜像动脉瘤,以 MCA 及 ICA 后交通段多见(图 6-16)。

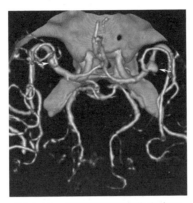

图 6-16 镜像动脉瘤影像学表现

箭头所指为左、右侧 MCA 动脉瘤。

四、其他少见类型动脉瘤

1. **感染性动脉瘤** 感染性动脉瘤占颅内动脉瘤的 2%~3%，好发于 MCA 远端血管，以细菌感染为主，真菌罕见，通常由心内膜炎引起。病理可见血管壁炎症反应，血管壁内膜弹力层破裂，血管壁变薄，最终导致局部动脉瘤形成。影像学检查通常表现为血管形态不规则，呈梭形或串珠样改变，有时可多发。另外，脑膜炎、海绵窦血栓性静脉炎及颅脑术后感染等也可累及周边血管形成动脉瘤。临床上可根据动脉瘤的形态特征、位置及患者的临床表现，结合手术或血管内介入使用抗生素进行治疗。

2. **外伤性动脉瘤** 外伤性动脉瘤是由于外力直接或间接损伤血管壁，导致血管撕裂后引起的动脉瘤，以假性动脉瘤为主，约占颅内动脉瘤的 1%，其中 20%~30% 发生于小于 18 岁的青年人，好发于大脑前、中动脉远端。影像学典型表现为颅脑浅表的不规则动脉瘤，但无真瘤颈存在。其中，MRA 诊断具有较高的准确性（图 6-17）。临床上该型动脉瘤可以发生再出血，并具有较高的死亡率，因此需早发现、早治疗。

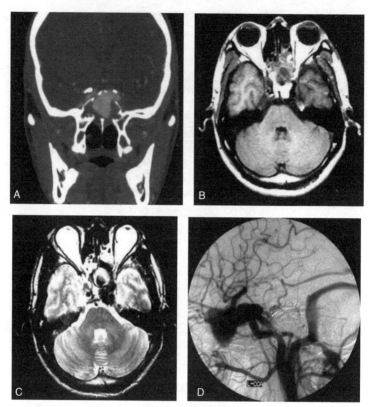

图 6-17　外伤性左侧颈内动脉瘤影像学表现

A. CT 冠状面重建图像显示蝶窦左侧壁骨折,其内见一囊袋样明显均匀强
化区;MRI 轴面 T_1WI(B)及 MRI 轴面 T_2WI(C)显示蝶窦内分层状混杂长
T_1、混杂长 T_2 信号,并可见流空现象;D. DSA 显示左侧颈内动脉海绵窦段
可见一不规则对比剂充填区,并见大量对比剂进入海绵窦内。

3. 炎性动脉瘤　炎性动脉瘤的主要特征是由于动脉壁及周
围组织的非特异性炎性改变,破坏血管壁,从而导致动脉瘤形
成,多继发于系统性红斑狼疮、多发性大动脉炎或巨细胞动脉炎
等。炎性动脉瘤的主要诊断依据是临床表现、影像学检查及免
疫指标检查,同时需要排除感染性动脉瘤。

4. "血泡样"动脉瘤　"血泡样"动脉瘤起源于 ICA 无分支

段的背侧或前壁,好发于女性,以床突上段多见,约占颅内动脉瘤的1%。"血泡样"动脉瘤在术中呈现"血泡样"外观,病理学上表现为局部血管壁缺陷,缺乏内弹力膜和血管中层,外膜覆盖纤维组织,病变非动脉真性扩张所致,属于假性动脉瘤。影像学检查的典型表现为小、扁平、半圆形凸起,但CTA或DSA检查可呈阴性(图6-18)。"血泡样"动脉瘤因其瘤壁薄、易破裂的特点,极易发生急性弥漫性SAH,从而导致不良预后,且"血泡样"动脉瘤术后再出血率及病死率较高。因此,该型动脉瘤需早发现、早治疗,同时应密切关注患者的术后状况。

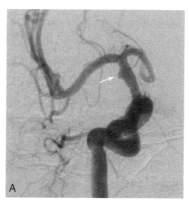

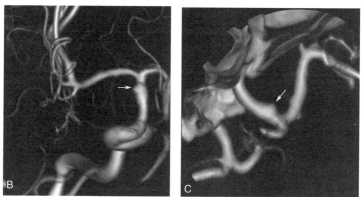

图6-18　"血泡样"动脉瘤影像学表现

DSA(A)、3D-DSA(B)和CTA-VR(C)示右侧颈内动脉"血泡样"动脉瘤(箭头)。

第七节 颅内动脉瘤影像学新进展

一、颅内动脉瘤的 4D-CTA 成像研究

目前,大部分关于动脉瘤形态学的研究都是静态研究,而实际上动脉瘤内的血液随着动脉瘤的搏动处于一个相对运动的状态,因此实时动态评估具有重要意义。颅内血管管壁的运动幅度与心动周期中血管体积的改变相关,在检查中应尽量减少心动周期运动对管壁运动的影响。心电监控重建是通过在监测心电图时执行扫描,从而最小化心脏运动伪影的成像方法。4D-CTA(3D-CT 血管造影加相位数据)是通过 CT 与心电监控技术结合的重建血管造影。日本学者 Hayakawa 等第一次将上述技术应用于颅内动脉瘤的诊断,4D-CTA 图像通过心电监控重建获得,组合使用半重建和分段重建,以提高图像处理中的时间分辨率,按照心电图上的 R-R 间期以 5% 递增的顺序分成 20 个时间等份,相应得到 20 组数据,生成与 R-R 间期相对应的 20 幅图像。在动脉瘤的同一位置连续 3 幅图像出现异常小泡样突起,被认为是异常搏动点(图 6-19)。但是搏动点的检出率较低,可能与设备状态不佳、所得图像质量的精细度有限有关。而且在螺旋扫描中,在重建时每个部分包含了与螺旋扫描相关小伪影,从而显示与心率不同步的不连续运动,宽探测器(16cm)的多时相容积扫描加门控技术有望能减少伪影,提高动态成像的敏感性和准确性。

为了观察分析颅内血管管壁的运动,我们需要足够的时间和空间分辨率,这有赖于先进的多排宽探测器 CT,320 排容积 CT 扫描为微创检查,禁忌证及并发症较少;同时检查时间较短,对于躁动、配合欠佳的患者实施成功率高。容积 CT 可以在单个心动周期内,在相同的心脏相位和对应的时间阶段获取高精度

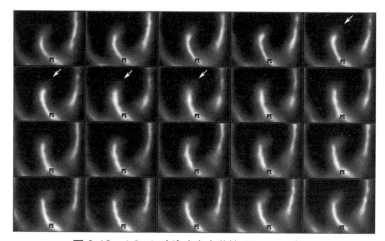

图 6-19　ACoA 动脉瘤心电监控 4D-CTA 表现

在 25%、30%、35%、40% 4 个期相可见瘤壁的小突起（箭头），即搏动点。

（图片由上海交通大学医学院附属仁济医院赵兵医师提供）

的全脑各向同性数据，进而进行心电图监控重建以检测脑动脉瘤的搏动，提高了图像的精细度和准确性。同时还可以采用完全重建的方法，获得更多的数据集，进一步提高图像质量和时相分辨率，既可以观察动脉瘤的 3D 形态，又可以用电影模式播放，在一个心动周期内观察动脉瘤壁的搏动情况。

搏动点的探测对于术前评估动脉瘤的破裂点、未破裂动脉瘤的随访及治疗方案的选择有重要价值，如当动脉瘤的可能破裂点位于瘤颈部时，不宜采用瘤颈部的夹闭术。4D-CTA 所观察到的破裂动脉瘤的搏动点能准确预测动脉瘤的破裂点，已有多项研究通过手术证实已破裂动脉瘤的出血位置与搏动点位置相对应。4D-CTA 对未破裂动脉瘤的随访观察，如发现异常搏动点，可以作为动脉瘤潜在生长或破裂的预测指标，在之后的随访中更有可能出现形状的改变。存在异常搏动点的未破裂动脉瘤可在开颅夹闭术中可观察到深红色较薄瘤壁区域，该位点常与在 4D-CTA 上检测到的搏动点相对应，而无搏动点动脉瘤，可观察到厚薄比较均匀的瘤壁。4D-CTA 在心动周期内寻找动脉瘤异常搏动点是一种新颖检查,异常搏动点能作为评估颅内动脉瘤破裂风险的重要指标,并为动脉瘤患者的个体化治疗提供依据。

二、颅内动脉瘤的高分辨率磁共振血管壁成像研究

高分辨率磁共振血管壁成像(high resolution magnetic resonance vessel wall imaging,HR-VWI)以黑血技术为基础,通过抑制管腔内流动的血液信号从而实现对血管壁的直接成像,包括二维和三维的多重对比加权成像。颅内动脉 HR-VWI 是以动脉管壁作为成像目标,具有定量测量血管形态及定性分析斑块内组织成分等优势,在颅内动脉狭窄性病变的鉴别诊断及颅内动脉粥样硬化斑块易损性的判定上应用逐渐广泛,并具有较高的应用价值。研究表明,颅内动脉瘤的形成和进展除了与管腔内血流动力学的改变相关外,还与动脉壁的炎症反应有密切关系。传统血管成像技术(如 DSA、CTA 和 MRA)虽然能辨认颅内动脉瘤及动脉瘤的形态特点,但是均无法评价动脉瘤瘤壁状况。颅内动脉 HR-VWI 作为目前唯一在体无创性的对动脉瘤壁进行观察的影像学技术,随着研究的深入,在临床应用中逐渐展开。

未破裂颅内动脉瘤的破裂风险评估主要基于相关临床危险因素(如家族史、动脉瘤性 SAH 史、高血压等)及动脉瘤的形态学特点(如大小、部位),但动脉瘤壁的炎症反应也与其进展、破裂密切相关,炎症细胞浸润动脉瘤壁,造成瘤壁损伤、退变,容易导致动脉瘤破裂。目前的研究普遍认为对比剂增强 HR-VWI 中见到动脉瘤壁强化可作为判断动脉瘤炎症反应的标志(图6-20),其机制是炎症反应破坏了动脉管壁的正常内皮屏障结构,对比剂可渗入病理性动脉管壁组织,引起病变管壁强化。研究发现,不稳定性颅内动脉瘤(即破裂、症状性及随访进展的动脉瘤)瘤壁强化的发生率显著高于稳定性动脉瘤(即无症状性及随访无进展的动脉瘤),因此瘤壁强化是判断动脉瘤不稳定状态的

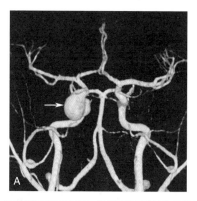

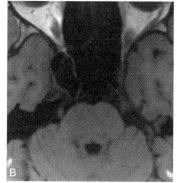
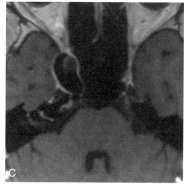

图 6-20 HR-VWI 显示右侧 ICA 动脉瘤

A. 3D-TOF-MRA 重建图像示右侧 ICA 动脉瘤（箭头）；B、C. 对比增强 HR-VWI 可见动脉瘤壁强化。

（图片由海军军医大学第一附属医院田冰博士提供）

危险因素。将动脉瘤壁强化程度分为明显强化、轻度强化和无强化，可发现破裂动脉瘤瘤壁的强化率明显高于未破裂动脉瘤，并且强化程度也明显高于未破裂动脉瘤。此外，无症状颅内动脉瘤瘤壁强化与动脉瘤破裂危险因素具有显著相关性，出现瘤壁强化的无症状性颅内动脉瘤在早期（1 年）至中期（5 年）内其破裂风险明显升高。将颅内动脉瘤的强化特点与术中动脉瘤形态及术后病理结构进行对照，发现强化的动脉瘤壁组织中瘤壁炎症反应活跃，局部强化还提示动脉瘤壁出现粥样硬化，因此通过 HR-VWI 可以间接预测颅内动脉瘤的组织病理学特征。

除了预测未破裂动脉瘤的破裂风险,HR-VWI 还有助于判断造成动脉瘤性 SAH 的责任动脉瘤。在合并动脉瘤性 SAH 的多发动脉瘤病例中,HR-VWI 显示瘤壁明显强化的动脉瘤术中均被确诊为责任动脉瘤,而合并的非责任动脉瘤瘤壁无强化。HR-VWI 依据动脉瘤瘤壁强化诊断破裂动脉瘤具有较高的特异性及敏感性,为鉴别责任动脉瘤提供了新的方法。

HR-VWI 在颅内动脉瘤中的应用尚处于起步阶段,管壁成像技术显示动脉瘤壁的病理状态,将为预测颅内动脉瘤的生物学行为提供更多信息,基于 HR-VWI 的瘤壁强化特征有望成为评估颅内动脉瘤破裂风险的新型影像学标记。

三、头颅 CT 灌注成像在动脉瘤性蛛网膜下腔出血中的研究价值

头颅 CT 灌注成像(CT perfusion,CTP)是在静脉快速团注对比剂时,对感兴趣区层面进行连续多期相的 CT 扫描,从而获得感兴趣区的时间 - 密度曲线,并根据数学模型计算局部脑组织的血流灌注量。CTP 参数包括脑血流量(cerebral blood flow,CBF)、脑血容量(cerebral blood volume,CBV)、平均通过时间(mean transit time,MTT)和达峰时间(time to peak,TTP)。近年来,不同的后处理软件又推出一些新的灌注参数,能更精确地定义缺血灌注状态,如 T_{max}(time to maximum)、流入时间(time to start,TTS)、排空时间(time to drain,TTD)等。

CTP 能解析毛细血管水平的脑血流灌注情况,从而广泛应用于脑缺血性疾病的研究。在动脉瘤性蛛网膜下腔出血(aneurysmal SAH,aSAH)患者中,约半数患者即使成功治疗了动脉瘤本身,但仍然存在类似脑缺血的表现,故很多学者将 CTP 应用于 aSAH。该临床过程定义为迟发性脑缺血(delayed cerebral ischemic,DCI),一般发生在 aSAH 发病后 4~7 天,最迟可出现在 2~3 周。目前大量的研究表明 CTP 在判断脑缺血范

围及预测 DCI 发生方面具有重要意义。

通过对比 CTP 伪彩图像上两侧大脑的对称性能定性诊断 DCI 发生与否,发生 DCI 比不发生 DCI 存在更明显的 CTP 灌注不对称性。aSAH 后伴发迟发性脑梗死的患者 CTP 表现为更低的脑灌注,典型表现为 CBF、CBV 减低,MTT 和 TTP 延长(图 6-21)。SAH 患者脑缺血改变在 CTP 上可分为 4 个等级:0 级,正常 CBF 不伴 MTT 延长或 CBV 增高;1 级,CBV 相对增高;2 级,MTT 显著延长;3 级,CBF 明显降低及 MTT 延长。0 级和 1 级对应无 DCI 的 SAH 患者,2 级以上考虑诊断 DCI,3 级往往对应发展为缺血性脑卒中的 DCI 患者。定性 CTP 是诊断 DCI 的有效工具,CTP 反映的是所有导致 DCI 因素的净效应。

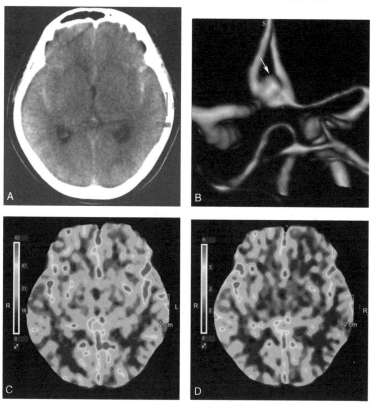

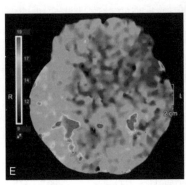
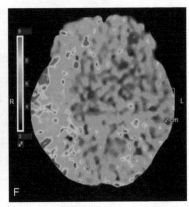

图 6-21 动脉瘤性 SAH 影像学表现

A. CT 平扫示脑沟池内广泛高密度影;B. CTA-VR 重建示前交通动脉瘤(箭头)。患者发病后 24 小时的 CTP 检查显示,右侧大脑半球 CBF(C)、CBV(D)略有减低,TTP(E)、MTT(F)明显延长。

关于通过定量阈值预测 DCI 的发生,尽管有许多学者通过研究计算出诊断或预测 DCI 的 CTP 参数阈值,但这些阈值尚缺乏反复验证,且不同研究中的扫描参数、软件及人工后处理方法也不同,因此诊断 DCI 的 CTP 阈值仍未达成共识。

目前,DSA、经颅彩色多普勒(transcranial Doppler,TCD)及其他灌注成像方式偶被应用于诊断 DCI,而 CTP 则凭借自身优势使其应用更加广泛。CTP 比 DSA 具有更高的诊断敏感性;TCD 虽然无创且操作简便,但只能探测颅内特定动脉的血流速度,并不能完全反映脑组织的血流量,且与临床结果不完全一致,故利用 TCD 诊断 DCI 或指导治疗的准确性有限。尽管氙CT、PET 和 SPECT 可提供脑血流量等组织灌注信息,但这些检查需要特殊的成像设备、图像采集时间较长,在 SAH 患者中应用有限。总之,CTP 具有检查时间短、费用低、创伤小,不仅可同时观察有无蛛网膜下腔出血、显示动脉瘤的形态特征及脑组织灌注状态,而且图像的空间分辨率和时间分辨率高,尤其适用于SAH 的急诊患者。CTP 对于协助诊断脑缺血、随访观察病变发展变化、评估治疗效果均具有重要的价值。

（杨运俊 赵 兵 林博丽 陈勇春 白雪芹 郑蔡蔡）

参 考 文 献

［1］ STEIN S C, BURNETT M G, ZAGER E L, et al. Completion angiography for surgically treated cerebral aneurysms: An economic analysis [J]. Neurosurgery, 2007, 61 (6): 1162-1167.

［2］ CARANCI F, BRIGANTI F, CIRILLO L, et al. Epidemiology and genetics of intracranial aneurysms [J]. European Journal of Radiology, 2013, 82 (10): 1598-1605.

［3］ KREX D, SCHACKERT H K, SCHACKERT G. Genesis of cerebral aneurysms-An update [J]. Acta Neurochirurgica, 2001, 143 (5): 429-449.

［4］ JUVELA S, PORRAS M, POUSSA K. Natural history of unruptured intracranial aneurysms: probability of and risk factors for aneurysm rupture [J]. Journal of Neurosurgery, 2000, 93 (3): 379-387.

［5］ YASUI N, MAGARISAWA S, SUZUKI A, et al. Subarachnoid hemorrhage caused by previously diagnosed, previously unruptured intracranial aneurysms: a retrospective analysis of 25 cases [J]. Neurosurgery, 1996, 39 (6): 1096-1100; discussion 1100-1091.

［6］ JUVELA S, PORRAS M, HEISKANEN O. Natural history of unruptured intracranial aneurysms: a long-term follow-up study [J]. J Neurosurg, 1993, 79 (2): 174-182.

［7］ RIVEROARIAS O. Burden of disease and costs of aneurysmal subarachnoid haemorrhage (aSAH) in the United Kingdom [J]. Cost Effectiveness & Resource Allocation C/e, 2010, 8 (1): 6.

［8］ VAN GIJN J, RINKEL G J E. Subarachnoid haemorrhage: diagnosis, causes and management [J]. Brain, 2001, 124 (Pt 2): 249-278.

［9］ STEINER T, JUVELA S, UNTERBERG A, et al. European Stroke Organization Guidelines for the Management of Intracranial Aneurysms and Subarachnoid Haemorrhage [J]. Cerebrovascular Diseases, 2013, 35 (2): 93-112.

［10］ OSTERGAARD J R. Headache as a warning symptom of impending aneurysmal subarachnoid haemorrhage [J]. Cephalalgia An International

Journal of Headache, 2010, 11 (1): 53-55.

［11］ BRODERICK J P, BROTT T G, DULDNER J E, et al. Initial and recurrent bleeding are the major causes of death following subarachnoid hemorrhage [J]. Stroke, 1994, 25 (7): 1342-1347.

［12］ FOGELHOLM R, HERNESNIEMI J, VAPALAHTI M. Impact of early surgery on outcome after aneurysmal subarachnoid hemorrhage. A population-based study [J]. Stroke, 1993, 24 (11): 1649-1654.

［13］ WEIR B, DISNEY L, KARRISON T. Sizes of ruptured and unruptured aneurysms in relation to their sites and the ages of patients [J]. Journal of Neurosurgery, 2002, 96 (1): 64-70.

［14］ CONNOLLY E S, RABINSTEIN A A, CARHUAPOMA J R, et al. Executive Summary: Guidelines for the Management of Aneurysmal Subarachnoid Hemorrhage A Guideline for Healthcare Professionals From the American Heart Association/American Stroke Association [J]. Stroke, 2012, 43 (6): 1711-1737.

［15］ BOUSSEL L, RAYZ V, MCCULLOCH C, et al. Aneurysm Growth Occurs at Region of Low Wall Shear Stress Patient-Specific Correlation of Hemodynamics and Growth in a Longitudinal Study [J]. Stroke, 2008, 39 (11): 2997-3002.

［16］ JUVELA S, SIIRONEN J. Early cerebral infarction as a risk factor for poor outcome after aneurysmal subarachnoid aemorrhage [J]. European Journal of Neurology, 2012, 19 (2): 332-339.

［17］ CARTER BS, BUCKLEY D, FERRARO R, et al. Factors associated with reintegration to normal living after subarachnoid hemorrhage [J]. Neurosurgery, 2000, 46 (6): 1326-1333.

［18］ BACIGALUPPI S, PICCINELLI M, ANTIGA L, et al. Factors affecting formation and rupture of intracranial saccular aneurysms [J]. Neurosurgical Review, 2014, 37 (1): 1-14.

［19］ XU H W, YU S Q, MEI C L, et al. Screening for Intracranial Aneurysm in 355 Patients With Autosomal-Dominant Polycystic Kidney Disease [J]. Stroke, 2011, 42 (1): 204-206.

［20］ CLOFT H J, KALLMES D F, KALLMES M H, et al. Prevalence of cerebral aneurysms in patients with fibromuscular dysplasia: a reassessment [J]. J Neurosurg, 1998, 88 (3): 436-440.

［21］ RONKAINEN A, HERNESNIEMI J, TROMP G. Special features of familial intracranial aneurysms: report of 215 familial aneurysms [J]. Neurosurgery, 1995, 37 (1): 43-46; discussion 46-47.

［22］ MACKEY J, BROWN R D Jr, MOOMAW C J, et al. Unruptured intracranial aneurysms in the Familial Intracranial Aneurysm and International Study of Unruptured Intracranial Aneurysms cohorts: differences in multiplicity and location [J]. J Neurosurg, 2012, 117 (1): 60-64.

［23］ LIN N, HO A, GROSS B A, et al. Differences in simple morphological variables in ruptured and unruptured middle cerebral artery aneurysms [J]. J Neurosurg, 2012, 117 (5): 913-919.

［24］ KONDO S, HASHIMOTO N, KIKUCHI H, et al. Apoptosis of medial smooth muscle cells in the development of saccular cerebral aneurysms in rats [J]. Stroke, 1998, 29 (1): 181-188; discussion 189.

［25］ STARKE R M, CHALOUHI N, DING D, et al. Vascular smooth muscle cells in cerebral aneurysm pathogenesis [J]. Transl Stroke Res, 2014, 5 (3): 338-346.

［26］ OKAZAKI T, NISHI T, YAMASHIRO S, et al. De Novo Formation and Rupture of an Intracranial Aneurysm 10 Months After Normal Findings on Conventional Magnetic Resonance Angiography in a Patient With No History of Intracranial Lesions-Case Report [J]. Neurologia Medico-Chirurgica, 2010, 50 (4): 309-312.

［27］ TULAMO R, FROSEN J, HERNESNIEMI J, et al. Inflammatory changes in the aneurysm wall: a review [J]. Journal of Neurointerventional Surgery, 2010, 2 (2): 120-130.

［28］ KANEMATSU Y, KANEMATSU M, KURIHARA C, et al. Critical Roles of Macrophages in the Formation of Intracranial Aneurysm [J]. Stroke, 2011, 42 (1): 173-178.

［29］ CHALOUHI N, HOH B L, HASAN D. Review of Cerebral Aneurysm Formation, Growth, and Rupture [J]. Stroke, 2013, 44 (12): 3613-3622.

［30］ FROSEN J, PIIPPO A, PAETAU A, et al. Remodeling of saccular cerebral artery aneurysm wall is associated with rupture-Histological analysis of 24 unruptured and 42 ruptured cases [J]. Stroke, 2004, 35 (10): 2287-2293.

［31］ HASAN D, CHALOUHI N, JABBOUR P, et al. Macrophage

imbalance (M1 vs. M2) and upregulation of mast cells in wall of ruptured human cerebral aneurysms: preliminary results [J]. J Neuroinflammation, 2012, 9: 222.

[32] INAGAWA T. Risk factors for the formation and rupture of intracranial saccular aneurysms in Shimane, Japan [J]. World Neurosurg, 2010, 73 (3): 155-164.

[33] NGUYEN T V, CHANDRASHEKAR K, QIN Z, et al. Epidemiology of intracranial aneurysms of Mississippi: a 10-year (1997-2007) retrospective study [J]. J Stroke Cerebrovasc Dis, 2009, 18 (5): 374-380.

[34] KOSIERKIEWICZ T A, FACTOR S M, DICKSON D W. Immunocytochemical studies of atherosclerotic lesions of cerebral berry aneurysms [J]. J Neuropathol Exp Neurol, 1994, 53 (4): 399-406.

[35] FUJIWARA N H, CLOFT H J, MARX W F, et al. Serial angiography in an elastase-induced aneurysm model in rabbits: evidence for progressive aneurysm enlargement after creation [J]. AJNR Am J Neuroradiol, 2001, 22 (4): 698-703.

[36] UNSGAARD G, GRONNINGSAETER A, OMMEDAL S, et al. Brain operations guided by real-time two-dimensional ultrasound: New possibilities as a result of improved image quality [J]. Neurosurgery, 2002, 51 (2): 402-411.

[37] LIU B, ZHANG J N, PU P Y. Expressions of PDGF-B and collagen type Ⅲ in the remodeling of experimental saccular aneurysm in rats [J]. Neurological Research, 2008, 30 (6): 632-638.

[38] VAN VELTHOVEN V. Intraoperative ultrasound imaging: comparison of pathomorphological findings in US versus CT, MRI and intraoperative findings [J]. Acta Neurochir Suppl, 2003, 85: 95-99.

[39] VELTHUIS B K, VAN LEEUWEN M S, WITKAMP T D, et al. Surgical anatomy of the cerebral arteries in patients with subarachnoid hemorrhage: comparison of computerized tomography angiography and digital subtraction angiography [J]. J Neurosurg, 2001, 95 (2): 206-212.

[40] WIEBERS D O, WHISNANT J P, HUSTON J 3rd, et al. Unruptured intracranial aneurysms: natural history, clinical outcome, and risks of surgical and endovascular treatment [J]. Lancet, 2003, 362 (9378): 103-

110.

[41] MOLYNEUX A J, KERR R S, YU L M, et al. International subarachnoid aneurysm trial (ISAT) of neurosurgical clipping versus endovascular coiling in 2 143 patients with ruptured intracranial aneurysms: a randomised comparison of effects on survival, dependency, seizures, rebleeding, subgroups, and aneurysm occlusion [J]. Lancet, 2005, 366 (9488): 809-817.

[42] VLAK M H, ALGRA A, BRANDENBURG R, et al. Prevalence of unruptured intracranial aneurysms, with emphasis on sex, age, comorbidity, country, and time period: a systematic review and meta-analysis [J]. Lancet Neurol, 2011, 10 (7): 626-636.

[43] MATSUKAWA H, UEMURA A, FUJII M, et al. Morphological and clinical risk factors for the rupture of anterior communicating artery aneurysms Clinical article [J]. Journal of Neurosurgery, 2013, 118 (5): 978-983.

[44] GURESIR E, VATTER H, SCHUSS P, et al. Natural history of small unruptured anterior circulation aneurysms: a prospective cohort study [J]. Stroke, 2013, 44 (11): 3027-3031.

[45] SONOBE M, YAMAZAKI T, YONEKURA M, et al. Small unruptured intracranial aneurysm verification study: SUAVe study, Japan [J]. Stroke, 2010, 41 (9): 1969-1977.

[46] KORJA M, LEHTO H, JUVELA S. Response to letter regarding article, "Lifelong rupture risk of intracranial aneurysms depends on risk factors: a prospective Finnish cohort study" [J]. Stroke, 2014, 45 (10): e211.

[47] MURAYAMA Y, TAKAO H, ISHIBASHI T, et al. Risk Analysis of Unruptured Intracranial Aneurysms: Prospective 10-Year Cohort Study [J]. Stroke, 2016, 47 (2): 365-371.

[48] WANG G X, ZHANG D, WANG Z P, et al. Risk Factors for the Rupture of Bifurcation Intracranial Aneurysms Using CT Angiography [J]. Yonsei Medical Journal, 2016, 57 (5): 1178-1184.

[49] DE ROOIJ N K, LINN F H H, VAN DER PLAS J A, et al. Incidence of subarachnoid haemorrhage: a systematic review with emphasis on region, age, gender and time trends [J]. Journal of Neurology Neurosurgery and

Psychiatry, 2007, 78 (12): 1365-1372.

［50］ KISSELA B M, SAUERBECK L, WOO D, et al. Subarachnoid hemorrhage-A preventable disease with a heritable component [J]. Stroke, 2002, 33 (5): 1321-1326.

［51］ BRODERICK J P, VISCOLI C M, BROTT T, et al. Major risk factors for aneurysmal subarachnoid hemorrhage in the young are modifiable [J]. Stroke, 2003, 34 (6): 1375-1381.

［52］ CHALOUHI N, ALI M S, STARKE R M, et al. Cigarette smoke and inflammation: role in cerebral aneurysm formation and rupture [J]. Mediators Inflamm, 2012, 2012: 271582.

［53］ KILLER-OBERPFALZER M, AICHHOLZER M, WEIS S, et al. Histological analysis of clipped human intracranial aneurysms and parent arteries with short-term follow-up [J]. Cardiovasc Pathol, 2012, 21 (4): 299-306.

［54］ AMBROSE J A, BARUA R S. The pathophysiology of cigarette smoking and cardiovascular disease: an update [J]. J Am Coll Cardiol, 2004, 43 (10): 1731-1737.

［55］ XU C B, ZHENG J P, ZHANG W, et al. Lipid-soluble smoke particles upregulate vascular smooth muscle ETB receptors via activation of mitogen-activating protein kinases and NF-kappaB pathways [J]. Toxicol Sci, 2008, 106 (2): 546-555.

［56］ IIDA M, IIDA H, DOHI S, et al. Mechanisms underlying cerebro-vascular effects of cigarette smoking in rats in vivo [J]. Stroke, 1998, 29 (8): 1656-1665.

［57］ SAKAMOTO N, SAITO N, HAN X, et al. Effect of spatial gradient in fluid shear stress on morphological changes in endothelial cells in response to flow [J]. Biochem Biophys Res Commun, 2010, 395 (2): 264-269.

［58］ TADA Y, KITAZATO K T, YAGI K, et al. Statins promote the growth of experimentally induced cerebral aneurysms in estrogen-deficient rats [J]. Stroke, 2011, 42 (8): 2286-2293.

［59］ MAYHAN W G, SHARPE G M, ANDING P. Agonist-induced release of nitric oxide during acute exposure to nicotine [J]. Life Sciences, 1999, 65 (17): 1829-1837.

［60］KOIDE M, NISHIZAWA S, YAMAMOTO S, et al. Nicotine exposure, mimicked smoking, directly and indirectly enhanced protein kinase C activity in isolated canine basilar artery, resulting in enhancement of arterial contraction [J]. Journal of Cerebral Blood Flow and Metabolism, 2005, 25 (3): 292-301.

［61］LINDEKLEIV H, SANDVEI M S, NJOLSTAD I, et al. Sex differences in risk factors for aneurysmal subarachnoid hemorrhage A cohort study [J]. Neurology, 2011, 76 (7): 637-643.

［62］HASAN D M, HINDMAN BJ, TODD M M. Pressure Changes Within the Sac of Human Cerebral Aneurysms in Response to Artificially Induced Transient Increases in Systemic Blood Pressure [J]. Hypertension, 2015, 66 (2): 324-331.

［63］FROSEN J, TULAMO R, PAETAU A, et al. Saccular intracranial aneurysm: pathology and mechanisms [J]. Acta Neuropathologica, 2012, 123 (6): 773-786.

［64］VLAK M H M, RINKEL G J E, GREEBE P, et al. Independent Risk Factors for Intracranial Aneurysms and Their Joint Effect A Case-Control Study [J]. Stroke, 2013, 44 (4): 984-987.

［65］XIA N Z, LIU Y J, ZHONG M, et al. Smoking Associated with Increased Aneurysm Size in Patients with Anterior Communicating Artery Aneurysms [J]. World Neurosurgery, 2016, 87: 155-161.

［66］FORBES G. Unruptured Intracranial Aneurysms—Risk of Rupture and Risks of Surgical Intervention [J]. New England Journal of Medicine, 1998, 339 (24): 1725.

［67］WIEBERS D, WHISNANT J P, HUSTON J, et al. Unruptured intracranial aneurysms: natural history, clinical outcome, and risks of surgical and endovascular treatment [J]. Lancet, 2003, 362 (9378): 103-110.

［68］WERMER M J, VAN DER SCHAAF I C, ALGRA A, et al. Risk of rupture of unruptured intracranial aneurysms in relation to patient and aneurysm characteristics: an updated meta-analysis [J]. Stroke, 2007, 38 (4): 1404-1410.

［69］MORITA A, KIRINO T, HASHI K, et al. The Natural Course of Unruptured Cerebral Aneurysms in a Japanese Cohort [J]. New England

Journal of Medicine, 2012, 366 (26): 2474-2482.

［70］ DHAR S, TREMMEL M, MOCCO J, et al. Morphology parameters for intracranial aneurysm rupture risk assessment [J]. Neurosurgery, 2008, 63 (2): 185-197.

［71］ FENG X, JI W, QIAN Z, et al. Bifurcation Location Is Significantly Associated with Rupture of Small Intracranial Aneurysms [J]. World Neurosurgery, 2017, 98: 538-545.

［72］ XU T, LIN B L, LIU S L, et al. Larger size ratio associated with the rupture of very small (<= 3mm) anterior communicating artery aneurysms [J]. Journal of Neurointerventional Surgery, 2017, 9 (3): 278-282.

［73］ 陈勇春, 陈伟建, 陈上超, 等. 瘤体高度 / 血管管径比值与颅内动脉瘤破裂风险的相关性 [J]. 中华神经外科杂志, 2016, 32 (7): 683-686.

［74］ CAI W, SHI D, GONG JP, et al. Are Morphologic Parameters Actually Correlated with the Rupture Status of Anterior Communicating Artery Aneurysms?[J]. World Neurosurgery, 2015, 84 (5): 1278-1283.

［75］ DUMONT A S, KASSELL N F, SOLOMON R A, et al. Epidemiology of the size distribution of intracranial bifurcation aneurysms: Smaller size of distal aneurysms and increasing size of unruptured aneurysms with age-Comments [J]. Neurosurgery, 2006, 58 (2): 222-223.

［76］ LIN N, HO A, CHAROENVIMOLPHAN N, et al. Analysis of Morphological Parameters to Differentiate Rupture Status in Anterior Communicating Artery Aneurysms [J]. Plos One, 2013, 8 (11): e79635.

［77］ MATSUKAWA H, UEMURA A, FUJII M, et al. Morphological and clinical risk factors for the rupture of anterior communicating artery aneurysms [J]. J Neurosurg, 2013, 118 (5): 978-983.

［78］ DICKEY P S, KAILASNATH P. Is the aspect ratio a reliable index for predicting the rupture of a saccular aneurysm? Comment [J]. Neurosurgery, 2001, 48 (3): 502-503.

［79］ UJIIE H, TAMANO Y, SASAKI K, et al. Is the aspect ratio a reliable index for predicting the rupture of a saccular aneurysm?[J]. Chinese Journal of Cenebrovascular Diseases, 2004, 48 (3): 502-503.

［80］ UJIIE H, TACHIBANA H, HIRAMATSU O, et al. Effects of size and shape (aspect ratio) on the hemodynamics of saccular aneurysms: A possible index for surgical treatment of intracranial aneurysms [J]. Neurosurgery, 1999, 45 (1): 119-129.

[81] NADER-SEPAHI A, CASIMIRO M, SEN J, et al. Is aspect ratio a reliable predictor of intracranial aneurysm rupture?[J]. Neurosurgery, 2004, 54 (6): 1343-1347.

[82] RYU C W, KWON O K, KOH J S, et al. Analysis of aneurysm rupture in relation to the geometric indices: aspect ratio, volume, and volume-to-neck ratio [J]. Neuroradiology, 2011, 53 (11): 883-889.

[83] BECK J, ROHDE S, EL BELTAGY M, et al. Difference in configuration of ruptured and unruptured intracranial aneurysms determined by biplanar digital subtraction angiography [J]. Acta Neurochirurgica, 2003, 145 (10): 861-865.

[84] JING L K, FAN J X, WANG Y, et al. Morphologic and Hemodynamic Analysis in the Patients with Multiple Intracranial Aneurysms: Ruptured versus Unruptured [J]. Plos One, 2015, 10 (7): e0132494.

[85] TATESHIMA S, CHIEN A, SAYRE J, et al. The effect of aneurysm geometry on the intra-aneurysmal flow condition [J]. Neuroradiology, 2010, 52 (12): 1135-1141.

[86] HO A L, LIN N, FRERICHS K U, et al. Intrinsic, Transitional, and Extrinsic Morphological Factors Associated With Rupture of Intracranial Aneurysms [J]. Neurosurgery, 2015, 77 (3): 433-441; discussion 441-442.

[87] BAHAROGLU M I, SCHIRMER C M, HOIT D A, et al. Aneurysm Inflow-Angle as a Discriminant for Rupture in Sidewall Cerebral Aneurysms Morphometric and Computational Fluid Dynamic Analysis [J]. Stroke, 2010, 41 (7): 1423-1430.

[88] SZIKORA I, PAAL G, UGRON A, et al. Impact of aneurysmal geometry on intraaneurysmal flow: a computerized flow simulation study [J]. Neuroradiology, 2008, 50 (5): 411-421.

[89] CHOI J H, JO K I, KIM K H, et al. Morphological risk factors for the rupture of anterior communicating artery aneurysms: the significance of fenestration [J]. Neuroradiology, 2016, 58 (2): 155-160.

[90] MENG H, FENG Y X, WOODWARD S H, et al. Mathematical model of the rupture mechanism of intracranial saccular aneurysms through

daughter aneurysm formation and growth [J]. Neurological Research, 2005, 27 (5): 459-465.

[91] CEBRAL J R, SHERIDAN M, PUTMAN C M. Hemodynamics and Bleb Formation in Intracranial Aneurysms [J]. American Journal of Neuroradiology, 2010, 31 (2): 304-310.

[92] LAI H P, CHENG K M, YU S C, et al. Size, location, and multiplicity of ruptured intracranial aneurysms in the Hong Kong Chinese population with subarachnoid haemorrhage [J]. Hong Kong Med J, 2009, 15 (4): 262-266.

[93] STEHBENS W E. Pathology and pathogenesis of intracranial berry aneurysms [J]. Neurological Research, 1990, 12 (1): 29-34.

[94] XIANG J P, NATARAJAN S K, TREMMEL M, et al. Hemodynamic-Morphologic Discriminants for Intracranial Aneurysm Rupture [J]. Stroke, 2011, 42 (1): 144-152.

[95] CASTRO M A, PUTMAN C M, CEBRAL J R. Computational fluid dynamics modeling of intracranial aneurysms: Effects of parent artery segmentation on intra-aneurysmal hemodynamics [J]. American Journal of Neuroradiology, 2006, 27 (8): 1703-1709.

[96] CEBRAL J R, CASTRO M A, BURGESS J E, et al. Characterization of cerebral aneurysms for assessing risk of rupture by using patient-specific computational hemodynamics models [J]. American Journal of Neuroradiology, 2005, 26 (10): 2550-2559.

[97] LE T B, TROOLIN D R, AMATYA D, et al. Vortex Phenomena in Sidewall Aneurysm Hemodynamics: Experiment and Numerical Simulation [J]. Annals of Biomedical Engineering, 2013, 41 (10): 2157-2170.

[98] MENG H, WANG Z J, HOI Y, et al. Complex hemodynamics at the apex of an arterial bifurcation induces vascular remodeling resembling cerebral aneurysm initiation [J]. Stroke, 2007, 38 (6): 1924-1931.

[99] KOLEGA J, GAO L, MANDELBAUM M, et al. Cellular and Molecular Responses of the Basilar Terminus to Hemodynamics during Intracranial Aneurysm Initiation in a Rabbit Model [J]. Journal of Vascular Research, 2011, 48 (5): 429-442.

[100] METAXA E, TREMMEL M, NATARAJAN S K, et al. Characte-

rization of Critical Hemodynamics Contributing to Aneurysmal Remodeling at the Basilar Terminus in a Rabbit Model [J]. Stroke, 2010, 41 (8): 1774-1782.

[101] MENG H, TUTINO V M, XIANG J, et al. High WSS or Low WSS?Complex Interactions of Hemodynamics with Intracranial Aneurysm Initiation, Growth, and Rupture: Toward a Unifying Hypothesis [J]. American Journal of Neuroradiology, 2014, 35 (7): 1254-1262.

[102] MIURA Y, ISHIDA F, UMEDA Y, et al. Low Wall Shear Stress Is Independently Associated With the Rupture Status of Middle Cerebral Artery Aneurysms [J]. Stroke, 2013, 44 (2): 519-521.

[103] VAN GIJN J, VAN DONGEN K J. The time course of aneurysmal haemorrhage on computed tomograms [J]. Neuroradiology, 1982, 23 (3): 153-156.

[104] MACDONALD A, MENDELOW A D. Xanthochromia revisited: a re-evaluation of lumbar puncture and CT scanning in the diagnosis of subarachnoid haemorrhage [J]. J Neurol Neurosurg Psychiatry, 1988, 51 (3): 342-344.

[105] WINTERMARK M, USKE A, CHALARON M, et al. Multislice computerized tomography angiography in the evaluation of intracranial aneurysms: a comparison with intraarterial digital subtraction angiography [J]. J Neurosurg, 2003, 98 (4): 828-836.

[106] WIESMANN M, MAYER T E, YOUSRY I, et al. Detection of hyperacute subarachnoid hemorrhage of the brain by using magnetic resonance imaging [J]. Journal of Neurosurgery, 2002, 96 (4): 684-689.

[107] ATLAS S W, SHEPPARD L, GOLDBERG H I, et al. Intracranial aneurysms: detection and characterization with MR angiography with use of an advanced postprocessing technique in a blinded-reader study [J]. Radiology, 1997, 203 (3): 807-814.

[108] BOSSUYT P M, RAAYMAKERS T W, BONSEL G J, et al. Screening families for intracranial aneurysms: anxiety, perceived risk, and informed choice [J]. Preventive Medicine, 2005, 41 (3): 795-799.

[109] ANXIONNAT R, BRACARD S, DUCROCQ X, et al. Intracranial aneurysms: clinical value of 3D digital subtraction angiography in the therapeutic decision and endovascular treatment [J]. Radiology, 2001, 218 (3): 799-808.

[110] KASSELL N F, TORNER J C. Size of intracranial aneurysms [J]. Neurosurgery, 1983, 12 (3): 291-297.

[111] YONG-ZHONG G, VAN ALPHEN H A. Pathogenesis and histopathology of saccular aneurysms: review of the literature [J]. Neurol Res, 1990, 12 (4): 249-255.

[112] BIJLENGA P, EBELING C, JAEGERSBERG M, et al. Risk of Rupture of Small Anterior Communicating Artery Aneurysms Is Similar to Posterior Circulation Aneurysms [J]. Stroke, 2013, 44 (11): 3018-3026.

[113] 郑立群, 钟鸣, 徐渭, 等. 前交通动脉瘤并发颅内血肿外科治疗体会 [J]. 中华神经外科杂志, 2013, 29 (3): 224-226.

[114] KASHIWAZAKI D, KURODA S. Size Ratio Can Highly Predict Rupture Risk in Intracranial Small (＜5mm) Aneurysms [J]. Stroke, 2013, 44 (8): 2169-2173.

[115] AGRAWAL A, KATO Y, CHEN L, et al. Anterior communicating artery aneurysms: an overview [J]. Minim Invasive Neurosurg, 2008, 51 (3): 131-135.

[116] DE GAST A N, VAN ROOIJ W J, Sluzewski M. Fenestrations of the Anterior Communicating Artery: Incidence on 3D Angiography and Relationship to Aneurysms [J]. American Journal of Neuroradiology, 2008, 29 (2): 296-298.

[117] 范良好, 赵兵, 钟鸣, 等. 基于三维影像特征对破裂前交通动脉动脉瘤分类的研究 [J]. 中华神经外科杂志, 2015, 31 (8): 776-778.

[118] 万刚, 李良, 鲍圣德, 等. 大脑前动脉 A2 段和前交通动脉夹角与前交通动脉动脉瘤发生率相关性的影像研究 [J]. 中华神经外科杂志, 2013, 29 (7): 698-701.

[119] NIEDERBERGER E, GAUVRIT J Y, MORANDI X, et al. Anatomic variants of the anterior part of the cerebral arterial circle at multidetector computed tomography angiography [J]. J Neuroradiol, 2010, 37 (3): 139-147.

[120] TARULLI E, SNEADE M, CLARKE A, et al. Effects of Circle of Willis Anatomic Variations on Angiographic and Clinical Outcomes of Coiled Anterior Communicating Artery Aneurysms [J]. American Journal of Neuroradiology, 2014, 35 (8): 1551-1555.

[121] SILVA K R D D, SILVA R, GUNASEKERA W S L, et al. Prevalence of typical circle of Willis and the variation in the anterior communicating artery: A study of a Sri Lankan population [J]. Annals of Indian Academy of Neurology, 2009, 12 (3): 157-161.

[122] KOVAC J D, STANKOVIC A, STANKOVIC D, et al. Intracranial arterial variations: a comprehensive evaluation using CT angiography [J]. Med Sci Monit, 2014, 20: 420-427.

[123] KRZYZEWSKI R M, TOMASZEWSKA I M, LORENC N, et al. Variations of the anterior communicating artery complex and occurrence of anterior communicating artery aneurysm: A2 segment consideration.[J]. Folia Medica Cracoviensia, 2014, 54 (1): 13-20.

[124] PELTIER J, FICHTEN A, HAVET E, et al. The infra-optic course of the anterior cerebral arteries: an anatomic case report [J]. Surgical and Radiologic Anatomy, 2007, 29 (5): 389-392.

[125] VOLJEVICA A, KULENOVIC A, KAPUR E, et al. Presentation of variations in the anterior part of the circle of Willis as a result of MRI-angiography method.[J]. Medicinski Arhiv, 2004, 58 (6): 327-330.

[126] XU L, ZHANG F, WANG H, et al. Contribution of the hemodynamics of A1 dysplasia or hypoplasia to anterior communicating artery aneurysms: a 3-dimensional numerical simulation study.[J]. Journal of Computer Assisted Tomography, 2012, 36 (4): 421-426.

[127] TARULLI E, FOX A J. Potent risk factor for aneurysm formation: termination aneurysms of the anterior communicating artery and detection of A1 vessel asymmetry by flow dilution [J]. AJNR Am J Neuroradiol, 2010, 31 (7): 1186-1191.

[128] UJIIE H, LIEPSCH D W, GOETZ M, et al. Hemodynamic study of the anterior communicating artery [J]. Stroke, 1996, 27 (11): 2086-2094.

[129] KASPERA W, LADZINSKI P, LARYSZ P, et al. Morphological, hemodynamic, and clinical independent risk factors for anterior

communicating artery aneurysms [J]. Stroke, 2014, 45 (10): 2906-2911.

[130] MUNARRIZ P M, GOMEZ P A, PAREDES I, et al. Basic Principles of Hemodynamics and Cerebral Aneurysms [J]. World Neurosurg, 2016, 88: 311-319.

[131] SHAO X, WANG H, WANG Y, et al. The effect of anterior projection of aneurysm dome on the rupture of anterior communicating artery aneurysms compared with posterior projection [J]. Clinical Neurology & Neurosurgery, 2016, 143: 99-103.

[132] PROUST F O, DEBONO B, HANNEQUIN D, et al. Treatment of anterior communicating artery aneurysms: complementary aspects of microsurgical and endovascular procedures [J]. Journal of Neurosurgery, 2003, 99 (1): 3-14.

[133] ELSHARKAWY A, LEHECKA M, NIEMELA M, et al. A new, more accurate classification of middle cerebral artery aneurysms: computed tomography angiographic study of 1, 009 consecutive cases with 1, 309 middle cerebral artery aneurysms [J]. Neurosurgery, 2013, 73 (1): 94-102; discussion 102.

[134] SADATOMO T, YUKI K, MIGITA K, et al. Evaluation of relation among aneurysmal neck, parent artery, and daughter arteries in middle cerebral artery aneurysms, by three-dimensional digital subtraction angiography [J]. Neurosurgical Review, 2005, 28 (3): 196-200.

[135] CAMPI A, RAMZI N, MOLYNEUX A J, et al. Retreatment of ruptured cerebral aneurysms in patients randomized by coiling or clipping in the International Subarachnoid Aneurysm Trial (ISAT). [J]. Stroke, 2007, 38 (5): 1538-1544.

[136] MATSUKAWA H, FUJII M, AKAIKE G, et al. Morphological and clinical risk factors for posterior communicating artery aneurysm rupture [J]. Journal of neurosurgery, 2014, 120 (1): 104-110.

[137] LEE W J, CHO Y D, KANG H S, et al. Endovascular coil embolization in internal carotid artery bifurcation aneurysms [J]. Clinical radiology, 2014, 69 (6): e273-e279.

[138] CHUNG J, PARK W, PARK J C, et al. Characteristics of Peri-Internal Carotid Artery Bifurcation Aneurysms According to a New Anatomic

Classification: How to Overcome Difficulties in the Microsurgical Treatment of Posteroinferiorly Projecting Carotid-A1 Junctional Aneurysms [J]. World Neurosurg, 2019, 126: e1219-e1227.

[139] LINSKEY M E, SEKHAR L N, HIRSCH W L, et al. Aneurysms of the Intracavernous Carotid Artery: Natural History and Indications for Treatment [J]. Neurosurgery, 1990, 26 (6): 933-938.

[140] MIZUTANI T, MIKI Y, KOJIMA H, et al. Proposed Classification of Nonatherosclerotic Cerebral Fusiform and Dissecting Aneurysms [J]. Neurosurgery, 1999, 45 (2): 253-259; discussion 259-260.

[141] SASAKI O, OGAWA H, KOIKE T, et al. A clinicopathological study of dissecting aneurysms of the intracranial vertebral artery [J]. Journal of Neurosurgery, 1991, 75 (6): 874-882.

[142] BARLETTA E A, RICCI R L, SILVA R D G, et al. Fusiform aneurysms: A review from its pathogenesis to treatment options [J]. Surg Neurol Int, 2018, 9: 189.

[143] JABBARLI R, DINGER T F, OPPONG M D, et al. Risk Factors for and Clinical Consequences of Multiple Intracranial Aneurysms: A Systematic Review and Meta-Analysis [J]. Stroke, 2018, 49 (4): 848-855.

[144] 王翔, 游潮. 感染性颅内动脉瘤 [J]. 中华神经外科杂志, 2009, 25 (4): 377-379.

[145] 何正富, 徐鹤云, 钱希明, 等. 感染性心内膜炎并发感染性颅内动脉瘤破裂的诊治 [J]. 中华急诊医学杂志, 2011, 20 (7): 756-757.

[146] DUCRUET A F, HICKMAN Z L, ZACHARIA B E, et al. Intracranial infectious aneurysms: a comprehensive review [J]. Neurosurgical Review, 2010, 33 (1): 37-46.

[147] BHAISORA K S, BEHARI S, GODBOLE C, et al. Traumatic aneurysms of the intracranial and cervical vessels: A review [J]. Neurol India, 2016, 64 Suppl: S14-S23.

[148] 苗雨晴, 李拥军. 炎性动脉瘤的治疗 [J]. 中华血管外科杂志, 2019, 4 (1): 17-19.

[149] GONZALEZ A M, NARATA A P, YILMAZ H, et al. Blood blister-like aneurysms: Single center experience and systematic literature review [J]. European Journal of Radiology, 2014, 83 (1): 197-205.

［150］ MA L. Microstructure of internal carotid blood blister aneurysms under scanning electron microscope [J]. Neurology, 2017, 88 (12): 1209-1210.

［151］ 王淼, 陈锐奇, 游潮. 颈内动脉血泡样动脉瘤的诊治研究进展 [J]. 中华神经外科杂志, 2017, 33 (9): 969-972.

［152］ HAYAKAWA M, KATADA K, ANNO H, et al. CT angiography with electrocardiographically gated reconstruction for visualizing pulsation of intracranial aneurysms: identification of aneurysmal protuberance presumably associated with wall thinning [J]. AJNR Am J Neuroradiol, 2005, 26 (6): 1366-1369.

［153］ 田梅, 王斌. 320 排动态容积 CT 脑血管 4D DSA 成像的初步讨论 [J]. 医疗卫生装备, 2011, 32 (3): 68, 70.

［154］ HAYAKAWA M, MAEDA S, SADATO A, et al. Detection of Pulsation in Ruptured and Unruptured Cerebral Aneurysms by Electrocardiographically Gated 3-Dimensional Computed Tomographic Angiography With a 320-Row Area Detector Computed Tomography and Evaluation of Its Clinical Usefulness [J]. Neurosurgery, 2011, 69 (4): 843.

［155］ 顾艳, 许新堂, 刘希光, 等. 心电监控 4D-CTA 评估颅内破裂动脉瘤搏动点的研究 [J]. 临床放射学杂志, 2016, 35 (7): 984-987.

［156］ HAYAKAWA M, TANAKA T, SADATO A, et al. Detection of Pulsation in Unruptured Cerebral Aneurysms by ECG-Gated 3D-CT Angiography (4D-CTA) with 320-Row Area Detector CT (ADCT) and Follow-up Evaluation Results: Assessment Based on Heart Rate at the Time of Scanning [J]. Clinical Neuroradiology, 2013, 24 (2): 145-150.

［157］ FERRARI F, CIRILLO L, CALBUCCI F, et al. Wall motion at 4D-CT angiography and surgical correlation in unruptured intracranial aneurysms: a pilot study [J]. J Neurosurg Sci, 2019, 63 (5): 501-508.

［158］ 叶贤旺, 黄求理, 林元为, 等. 颅内动脉瘤心动周期内搏动与破裂相关性的 320 排 CT 血管造影研究 [J]. 中华神经外科杂志, 2014, 30 (1): 46-49.

［159］ MANDELL D M, MOSSA-BASHA M, QIAO Y, et al. Intracranial Vessel Wall MRI: Principles and Expert Consensus Recommendations of the American Society of Neuroradiology [J]. American Journal of

Neuroradiology, 2016, 38 (2): 218-229.

[160] LEE N J, CHUNG M S, JUNG S C, et al. Comparison of High-Resolution MR Imaging and Digital Subtraction Angiography for the Characterization and Diagnosis of Intracranial Artery Disease [J]. American Journal of Neuroradiology, 2016, 37 (12): 2245-2250.

[161] HU P, YANG Q, WANG D D, et al. Wall enhancement on high-resolution magnetic resonance imaging may predict an unsteady state of an intracranial saccular aneurysm [J]. Neuroradiology, 2016, 58 (10): 979-985.

[162] EDJLALI M, GENTRIC J C, REGENT-RODRIGUEZ C, et al. Does Aneurysmal Wall Enhancement on Vessel Wall MRI Help to Distinguish Stable From Unstable Intracranial Aneurysms?[J]. Stroke, 2014, 45 (12): 3704-3706.

[163] NAGAHATA S, NAGAHATA M, OBARA M, et al. Wall Enhancement of the Intracranial Aneurysms Revealed by Magnetic Resonance Vessel Wall Imaging Using Three-Dimensional Turbo Spin-Echo Sequence with Motion-Sensitized Driven-Equilibrium: A Sign of Ruptured Aneurysm?[J]. Clinical Neuroradiology, 2016, 26 (3): 277-283.

[164] CHENGCHENG Z, XINRUI W, DEGNAN A J, et al. Wall enhancement of intracranial unruptured aneurysm is associated with increased rupture risk and traditional risk factors [J]. European Radiology, 2018, 28 (12): 5019-5026.

[165] QUAN K, SONG J, YANG Z, et al. Validation of Wall Enhancement as a New Imaging Biomarker of Unruptured Cerebral Aneurysm [J]. Stroke, 2019, 50 (6): 1570-1573.

[166] MATOUK C C, MANDELL D M, GÜNEL, MURAT, et al. Vessel Wall Magnetic Resonance Imaging Identifies the Site of Rupture in Patients With Multiple Intracranial Aneurysms [J]. Neurosurgery, 2013, 72 (3): 492-496.

[167] OLIVOT J M, MLYNAS H M, THIJSVN, 等. 预测急性脑卒中缺血性半暗带的最优 Tmax 阈值 [J]. 中华神经科杂志, 2010, 43 (6): 393.

[168] 李响, 李松柏, 李春志, 等. 蛛网膜下腔出血的 CT 灌注成像研

究 [J]. 中国临床医学影像杂志 , 2010, 21 (3): 157-159, 163.

［169］中华医学会神经病学分会 , 中华医学会神经病学分会脑血管病学组 . 中国蛛网膜下腔出血诊治指南 2015 [J]. 中华神经科杂志 , 2016, 49 (3): 182-191.

［170］FRONTERA J A, FERNANDEZ A, SCHMIDT J M, et al. Defining Vasospasm After Subarachnoid Hemorrhage: What Is the Most Clinically Relevant Definition?[J]. Stroke, 2009, 40 (6): 1963-1968.

［171］GREENBERG E D, GOLD R, REICHMAN M, et al. Diagnostic Accuracy of CT Angiography and CT Perfusion for Cerebral Vasospasm: A Meta-Analysis [J]. American Journal of Neuroradiology, 2010, 31 (10): 1853-1860.

［172］GREENBERG E D, GOBIN Y P, RIINA H, et al. Role of CT perfusion imaging in the diagnosis and treatment of vasospasm [J]. Imaging in Medicine, 2011, 3 (3): 287-297.

［173］SCHAAF I V D, WERMER M J, GRAAF Y V D, et al. CT after subarachnoid hemorrhage: relation of cerebral perfusion to delayed cerebral ischemia.[J]. Digest of the World Core Medical Journals, 2006, 66 (10): 1533-1538.

［174］KANAZAWA R, KATO M, ISHIKAWA K, et al. Convenience of the computed tomography perfusion method for cerebral vasospasm detection after subarachnoid hemorrhage [J]. Surgical Neurology, 2007, 67 (6): 604-611.

［175］ARAKI Y, FURUICHI M, NOKURA H, et al.[Evaluation of cerebral hemodynamics with perfusion CT][J]. No To Shinkei, 2002, 54 (7): 581-588.

［176］DANKBAAR J W, DE ROOIJ N K, Velthuis B K, et al. Diagnosing delayed cerebral ischemia with different CT modalities in patients with subarachnoid hemorrhage with clinical deterioration [J]. Stroke, 2009, 40 (11): 3493-3498.

［177］郑葵葵 , 满意 , 陈伟建 . CT 脑灌注成像诊断迟发性脑缺血的研究现状 [J]. 中华放射学杂志 , 2014, 48 (9): 790-792.

［178］KILLEEN R P, MUSHLIN A I, JOHNSON C E, et al. Comparison of CT perfusion and digital subtraction angiography in the evaluation of delayed cerebral ischemia [J]. Acad Radiol, 2011, 18 (9): 1094-1100.

［179］ MAYBERG M R, BATJER H H, DACEY R, et al. Guidelines for the management of aneurysmal subarachnoid hemorrhage. A statement for healthcare professionals from a special writing group of the Stroke Council, American Heart Association [J]. Stroke, 1994, 25 (11): 2315-2328.

第七章

脑血管变异及脑血管畸形

第一节　脑血管变异

在脑血管变异这一节中,主要阐述脑动脉变异,对脑静脉变异不做阐述。早期血管发生学指出以下原因可导致动脉变异:原始血管丛构建异常;发育后应退化的血管未退化或未完全退化;应正常发育的血管不发育;发育不完全、起源不同的血管吻合等。前循环变异以多支重复为主,后循环变异则主要为发育不良。本节主要阐述颈内动脉变异、大脑前动脉变异、前交通动脉变异、大脑中动脉变异、大脑后动脉变异、后交通动脉变异、永存颈内动脉 - 基底动脉吻合变异。

一、颈内动脉变异

(一) 颈内动脉变异与临床

颈内动脉(internal carotid artery,ICA)在颅内七段法中被分为 C_1 颈段、C_2 岩段、C_3 破裂(孔)段、C_4 海绵窦段、C_5 床突段、C_6 眼段和 C_7 交通段(图 7-1)。

颈内动脉变异有颈内动脉缺如、C_5 段发育不良、鼓室内颈内动脉、咽旁颈内动脉,这里重点介绍颈内动脉缺如。先天性颈内动脉缺如是一种罕见的先天性发育异常疾病,在各个年龄段均可发病,主要以短暂性脑缺血发作或蛛网膜下腔出血等起病,由于本病属于先天性发育异常，在生长发育中常合并多种血管发育异常（如异常分支、代偿性迂曲扩张、动静脉畸形、动脉瘤等）或较易发生出血性或缺血性脑卒中。

双侧颈内动脉缺如极为罕见，单侧相对较多见，以下情况偶可遇到：一侧或两侧颈内动脉整个缺如，或者两侧颈内动脉和颈外动脉在一侧；ICA 为一条纤维索所取代；ICA 颈段、岩骨段、颅内段缺如；ICA 起始部上方不远处有一段闭锁。先天性一侧 ICA 缺如时该动脉的血液来源有如下可能：由对侧 ICA 和基底动脉供应；颈外动脉的分支上颌动脉经颅底圆孔或卵圆孔进入颅底，与供应眼和脑的动脉吻合形成共干；缺如侧眼动脉可起自后交通动脉（变粗大），椎-基底动脉经此，供应大脑中及大脑前动脉分支。

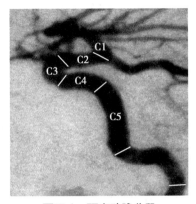

图 7-1　颈内动脉分段

C₁ 段：颈段；C₂ 段：岩段；C₃ 段：破裂（孔）段；C₄ 段：海绵窦段；C₅ 段：床突段；C₆ 段：眼段；C₇ 段：交通段。

以下三种血管异常与颈内动脉变异相关：颅内动脉瘤；异常动脉侧支循环，包括连续性胚胎血管（如连续性三叉动脉）；颈外动脉跨头部供血给软脑膜血管。

（二）影像学诊断

由于颈内动脉管缺如导致颈内动脉缺如，CTA 或 MRA 示颈内动脉全程无显影，合并颅内多种血管发育异常，有时可见基底动脉及后交通动脉迂曲扩张。有学者将先天性颈内动脉缺如中的血管发育异常分为六型。

A 型：单侧颈内动脉缺如，缺如侧大脑前动脉通过前交通动脉由对侧大脑前动脉供血，缺如侧大脑中动脉由同侧后交通动脉供血（图 7-2）。

B 型：单侧颈内动脉缺如，缺如侧大脑前动脉及同侧大脑中动脉由前交通动脉供血。

C 型：双侧颈内动脉缺如，双侧颈内动脉供血区域由后交通动脉形成颈 - 椎基底动脉吻合支供血（图 7-3）。

D 型：单侧颈内动脉海绵窦段缺如，缺如侧通过形成海绵窦间吻合支由对侧颈内动脉供血。

E 型：纤细的双侧大脑前动脉由发育不全的颈内动脉供血，大脑中动脉由同侧后交通动脉供血。

F 型：经颈外动脉 - 上颌内动脉至颅底形成侧支循环供血。

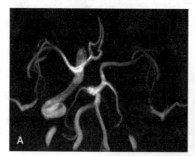
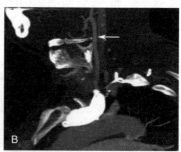
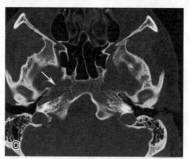

图 7-2 左侧颈内动脉发育不良影像学表现

A. MRA-TOF 图像显示左侧 ICA 中没有血流信号；B. 矢状面 CTA-MIP 图像显示颈总动脉（箭头）延续为颈外动脉，无颈内动脉；C. CT 骨窗显示左侧没有骨性颈动脉管，而右侧颈动脉管正常（箭头）。判断患者左侧大脑中动脉由后交通动脉供血、左侧大脑前动脉由前交通动脉供血，同侧大脑前动脉 A1 段缺如。

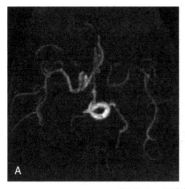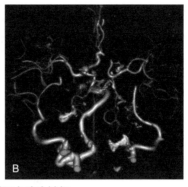

图 7-3　双侧颈内动脉缺如

A. MRA；B. CTA-VR 重建，双侧颈内动脉供血区域由右后
交通动脉形成颈 - 椎基底动脉吻合支供血。

(三) 鉴别诊断

先天性颈内动脉缺如的临床症状无特异性，容易漏诊或误诊，易被误诊为动脉闭塞、动脉夹层、动脉瘤、烟雾病等。在影像学表现中，先天性颈内动脉缺如与颈内动脉闭塞均表现为颈内动脉未显影，需要对此进行鉴别。颈内动脉闭塞常由于动脉粥样硬化、血栓形成等基础疾病引起，发病年龄偏大，可急性起病或慢性闭塞，急性起病常发生缺血性脑卒中，慢性闭塞者常常无症状或症状轻微，但 CT 骨窗示颈内动脉管完整，且一般于颈内动脉起始段可见闭塞残端。先天性颈内动脉缺如发病年龄较小，CT 示颈内动脉管缺如及颈内血管发育异常，不易发生缺血性脑卒中。同时，影像学检查显示颈内动脉管缺如也是先天性颈内动脉缺如与动脉夹层、烟雾病等后天性疾病的主要鉴别点。

二、大脑前动脉变异

(一) 大脑前动脉变异与临床

大脑前动脉(anterior cerebral artery，ACA)分为 5 段，分别为水平段、上行段、膝段、胼周段和终段(临床上常称为 A1~A5 段)，脑血管造影侧位片中可见大脑前动脉发出眶额动脉、额极动脉和胼缘动脉。脑血管造影前后位片中可见大脑前动脉上行段居于颅中线,在水平段和上行段之间向对侧发出前交通动脉,连接两侧的大脑前动脉。

大脑前动脉变异有 A1 段缺如或发育不良、三干型 ACA、单干型 ACA、双半球 ACA 等。

1. **A1 段缺如或发育不良** 是 ACA 最常见的变异情况,表现为两个 A2 段均由仅存的 A1 段供血(图 7-4)或 A1 段发育细小(图 7-5)。A1 段发育不良是指一侧大脑前动脉 A1 段直径小于对侧 A1 段直径的 1/2,部分伴有后交通动脉增粗,其中缺如者较狭窄者出现后交通动脉增粗的比例明显增高。A1 段的发育越差,越容易出现同侧后交通动脉的增粗。从胚胎发育的角度解释,交通动脉是颈内动脉和椎 - 基底动脉系及两侧颈内动脉系之间血液压力不平衡的结果,在胚胎发育过程中,一侧 A1 段缺如或狭窄必然会使同侧颈内动脉流向后交通动脉的血流增加,导致同侧后交通动脉增粗。一侧大脑 ACA-A1 段缺失或发育不良是大脑动脉前环最常见的变异,可导致脑底血流动力学的改变。大量研究均显示,血流动力学的改变与前交通动脉瘤的发生呈正相关,又由于大脑血供不能有效通过大脑动脉环代偿,因而伴 ACA-A1 段缺如的前交通动脉瘤破裂后,蛛网膜下腔出血症状更加严重。另外,由于大脑动脉环吻合支的正常变异较多,或者吻合支本身存在血管病变,将导致侧支循环不能建立,容易发生缺血性脑血管病。

2. **三干型 ACA** 是指有 3 支 A2 段存在,其中 2 支为正常起源的 ACA-A2 段和 1 支起源于前交通动脉的永存胚胎期胼胝体正中动脉,该动脉主要供血胼胝体前下部、扣带回、中膈和穹窿柱,这种变异也被称为胼周三联动脉、胼胝体正中动脉和永存原始胼胝体正中动脉等(图 7-6)。

3. **单干型 ACA** 是因为胚胎期胼胝体正中动脉永存,表现为两侧 ACA-A1 段于前交通动脉处汇合,并向上走行,远端分为大小相似的 2 支动脉供应两侧大脑。

4. **双半球ACA** 是指一侧 A2 段发育低下，另一侧 A2 段发出数支供应两侧大脑半球的大部分血液。

(二) 影像学诊断

A1 段缺如或狭窄时可伴有后交通动脉增粗；三干型或单干型 ACA 可见数量异常的 ACA；双半球 ACA 可见一侧 A2 段发育细小，另一侧分出数支主要供应双侧大脑半球，以上变异可能伴有 ACA 动脉瘤及脑缺血改变。

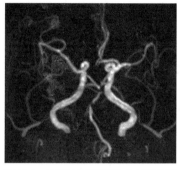 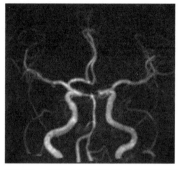

图7-4 右侧大脑前动脉 A1 段缺如　　图7-5 左侧大脑前动脉 A1 段纤细

(三) 鉴别诊断

三干型 ACA 的第三支动脉注意需要与 ACA 的重要分支 Heubner 回返动脉相鉴别，Heubner 回返动脉为脑恒定的血管，起源不定，可起源于 A1 段与 A2 段的连接部、A1 段或 A2 段，主要供血基底节区。

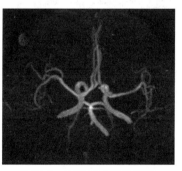

图7-6 三干型大脑前动脉

三、前交通动脉变异

(一) 前交通动脉变异与临床

前交通动脉变异可分为前交通动脉缺如或发育不良、双干、三干、开窗、网式、丛状、小凹等，这里介绍前交通动脉的缺如或发育不良及开窗变异。前交通动脉发育不良或缺如是最常见的变异类型,而前交通动脉开窗变异是一种较少见的脑血管发育异常。前交通动脉开窗变异是前交通动脉在走行过程中分为2支(少数可多支),再汇合成1支而形成的网状结构,开窗部位血管壁可有肌层发育不良、弹性纤维不规则或缺如,故可并发动脉瘤,其临床表现一般与发生于该处的动脉瘤破裂出血症状相关。

(二)影像学诊断

前交通动脉缺如或发育不良表现为前交通动脉缺如或发育细小(图7-7)。前交通动脉开窗变异表现为1支动脉在走行过程中分为2支(少数为多支)(图7-8),在CTA上可分为以下几型:①线形开窗:由单一血管形成一个"窗口",呈卵圆形,两侧血管管径大致相当;②网状开窗:由多支血管组成,呈网状分隔;③丛状开窗:由多个细小分支聚集成丛,类似畸形血管团;④复合开窗:血管复杂,难以分辨清楚,包含2个或2个以上开窗特点。

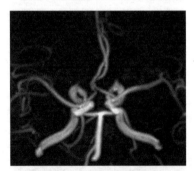 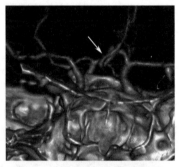

图7-7　前交通动脉缺如　　　图7-8　前交通动脉开窗变异
　　　　　　　　　　　　　　　　　（白色箭头)CTA-VR重建

(三)鉴别诊断

前交通动脉开窗变异易被误认为是动脉瘤,动脉瘤为囊状孤立的突起瘤,前交通动脉开窗变异为窗口改变,开窗血管可汇入大脑前动脉。

四、大脑中动脉变异

大脑中动脉（middle cerebral artery，MCA）分为 5 段，分别为水平段、回转段、侧裂段、分叉段和终段（临床上常称之为 M1~M5 段）。脑血管造影侧位片中可见大脑中动脉在侧裂段分出额顶升支（包括前中央动脉、中央动脉和顶前动脉）。脑血管造影前后位片中可见大脑中动脉位于外侧，分支相互重叠。

（一）大脑中动脉变异与临床

大脑中动脉变异包括副大脑中动脉、大脑中动脉分叉早、大脑中动脉发育不全或不发育、成窗变异。这里只介绍副大脑中动脉（accessory middle cerebral artery，AMCA）。AMCA 是指除原有的大脑中动脉以外，在同侧颈内动脉的末端或大脑前动脉又发出另一支大脑中动脉。AMCA 的发生率为 3.4%。导致 AMCA 发生的原因有：①原始动脉丛随着血流的改变而退化，退化中出现变异，于是出现 AMCA；②本应退化的原始动脉持久存在，或未完全消失，在周围产生血流动力学变化的情况下，如大脑中动脉重度狭窄或闭塞时，因原始残留动脉与大脑动脉的发育关系一直保持着，且血管形态顺应血流方向，故而，可使原本未完全消失的 AMCA，重新承担起一定的供血功能，但是其直径纤细、走行迂曲。部分血管因血流冲击薄弱的血管壁，甚至产生病理学改变，如动脉瘤。

AMCA 沿大脑中动脉水平段走行，向眶面及前额面供血，在大脑外侧裂被分为数支，并且可通过穿动脉向基底节区供血，是大脑中动脉闭塞后的一重要血供，另外，AMCA 与大脑中动脉在脑皮质表面有丰富的吻合支，前者在后者闭塞时提供侧支血供。同时，因为 AMCA 的存在，增加了血流量，从而进一步增强了动脉瘤的血流动力学，并且这种动脉瘤的破裂具有高风险。由于 AMCA 的变异，术前确认血管异常并选择术式非常重要，在 AMCA 合并动脉瘤的手术过程中，放置临时夹时，必须仔细辨别 AMCA 及同侧大脑前动脉 A1 段，预防因长时间夹闭 AMCA 引起的缺血,若手术前未明确 AMCA 存在与否,就从外侧裂入路,则大脑前动脉 A1 段和前交通动脉会被 AMCA 遮挡,而改从额叶基底面暴露被遮挡的结构,对于穿动脉的损伤又在所难免。

(二) 影像学诊断

AMCA 分为两型:①复型大脑中动脉(duplicated middle cerebral,DMCA),在颈内动脉终末分支发出以前另有一支较大的大脑中动脉发出,主要供给颞叶前部;②副大脑中动脉(accessory middle cerebral artery,AMCA),认为其起源于大脑前动脉,主要供血给额叶前下部。复型大脑中动脉和副大脑中动脉统称为副大脑中动脉(图 7-9)。

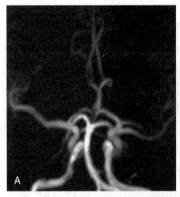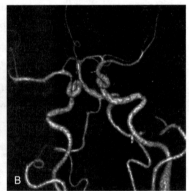

图 7-9 左侧副大脑中动脉的 MRA

A. MRA;B. CTA-VR 重建,左侧两支大脑中动脉,
其中一支来源于左侧大脑前动脉 A1 段。

(三) 鉴别诊断

鉴别 AMCA 与 DMCA,应通过仔细寻找大脑中动脉的分叉部位,来认定其优势血管。此外,与对侧相比较,也有助于发现 ICA 的分叉水平。另外,要将其与常见的颞前支动脉相鉴别。AMCA 还需与 Heubner 回返动脉相鉴别,Heubner 回返动脉是大脑前动脉的一个分支,是内侧豆纹动脉中最大的一个,多数起自大脑前动脉 A2 段(是指前交通动脉之后到发出胼缘动脉之间的这一段 ACA)的近端或 A2 段与前交通动脉夹角的位置,少数起自大脑前动脉 A1 段的远端,然后向 A1 段的近端走行。Heubner 回返动脉是一个重要的穿支血管,AMCA 与 Heubner 回返动脉的走行及供血范围不同,Heubner 回返动脉发出后向后走行,供应丘脑、尾状核前部、壳核前 1/3、苍白球外侧尖端、内囊前脚、眶回、视束等部位。而 AMCA 走行向外,再向后,与 MCA 供血区相同,供血范围远大于 Heubner 回返动脉的供血区域,因此可以认为 AMCA 是不同于 Heubner 回返动脉的一种变异。

五、大脑后动脉变异

(一)大脑后动脉变异与临床

大脑后动脉(posterior cerebral artery,PCA)为基底动脉的终支,向后分出颞支和枕支。

大脑后动脉的变异有胚胎型大脑后动脉、大脑后动脉开窗变异、重复大脑后动脉、过早分叉,其中脉络膜前动脉的变异又可分为副大脑后动脉变异(增粗的脉络膜前动脉营养部分大脑后动脉供血区)和大脑后动脉替代变异(增粗的脉络膜前动脉营养全部大脑后动脉供血区)。这里主要介绍胚胎型大脑后动脉及大脑后动脉开窗变异。

1. **胚胎型大脑后动脉** 在胚胎发育过程中,大脑后动脉是逐步发育的,第一阶段是 P1 段尚未发育期,颈内动脉发出的后交通动脉直接延续为大脑后动脉;第二阶段即 P1 段发育期,随着 P1 段的逐渐成熟,后交通动脉随之变得纤细,基底动脉逐渐成为大脑后动脉的供血动脉。成人脑血管 P1 段外径大于后交通动脉,但少数情况下,胎儿前期增粗的后交通动脉,并不会经历第二阶段变细的过程,那么其供血则主要来自颈内动脉。P1 段完全未发育的称为完全胚胎型大脑后动脉,P1 段发育细小的称为部分胚胎型大脑后动脉。完全胚胎型大脑后动脉由于血管解剖结构的变异,改变了正常的脑血流循环途径,而且由于小脑幕的存在,前后循环的脑膜侧支不能形成,被认为是发生前、后循环脑卒中的危险因素之一。部分型胚胎型大脑后动脉血流多数来自颈内动脉，由于部分胚胎型大脑后动脉与基底动脉有较细小的连接，前后循环的脑膜侧支还可以形成。对于胚胎型大脑后动脉患者，会出现头晕、头痛、神经功能障碍等一系列神经系统症状，并出现右侧、左侧甚至双侧变异，容易发生短暂性脑缺血，其中部分胚胎型大脑后动脉患者发生后循环短暂性脑缺血的概率略高于完全胚胎型大脑后动脉。

2. 大脑后动脉开窗变异　与颅内动脉成窗变异一样，可以合并囊状动脉瘤、动 - 静脉畸形、永存三叉动脉等其他血管病变，以动脉瘤多见。

(二)影像学诊断

胚胎型大脑后动脉表现为由颈内动脉发出后交通动脉并直接延续为同侧大脑后动脉交通后段，且后交通动脉外径大于同侧起源于基底动脉的大脑后动脉的 P1 段；完全胚胎型大脑后动脉 P1 段未发育，而大脑后动脉的血供完全是由同侧颈内动脉通过后交通动脉供应的(图 7-10)。部分胚胎型大脑后动脉的 P1 段细小，其外径小于同侧后交通动脉(图 7-11)。

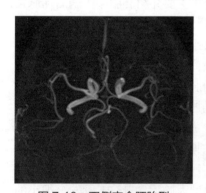

图 7-10　双侧完全胚胎型
大脑后动脉
双侧大脑后动脉没有交通前段，
直接由后交通动脉延续而来。

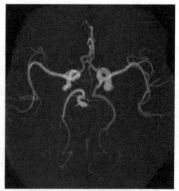

图 7-11　左侧部分胚胎型
大脑后动脉
左侧大脑后动脉的 P1 段细小，
其外径小于左侧后交通动脉。

大脑后动脉开窗变异在 CTA 检查中的形态有以下特征：①开窗主要发生于 P1 段,部分可延续到 P2 近段;②成窗变异的"窗"径可以很微小(<2mm),呈裂隙状,也可"窗"径较大,呈凸透镜样,有学者认为窗血管长度>10mm 的成窗变异是一种特殊类型,即重复变异,其临床意义在于,如果仅其中一支发生急性血管栓塞,另一支还可存在潜在的侧支循环;③成窗变异可单独存在,也可合并其他颅内血管变异。

(三) 鉴别诊断

胚胎型大脑后动脉需与后交通动脉开放相鉴别:前者是大脑后动脉的起源变异,所以其管径粗大(等同于原来的大脑后动脉或对侧的大脑后动脉);后交通动脉开放其直径不能与胚胎型大脑后动脉相比,即使管径粗大,也只不过较对侧后交通动脉管径粗大而已。

六、后交通动脉变异

(一) 后交通动脉变异与临床

后交通动脉联系着颈内动脉与大脑后动脉,是维持颈内动脉系统与椎 - 基底动脉系统压力平衡的主要部分。在人体内,后交通动脉代表了颈动脉系统的胚胎尾部。在胚胎发育后期,随着后交通动脉的退化,大脑后动脉由颈内动脉系统替换为基底动脉系统,后交通动脉是大脑动脉环的组成部分,其变异较多,包括一侧或双侧缺如及长短、粗细的不一致,这里重点讨论后交通动脉缺如。

当没有大脑动脉狭窄时,后交通动脉对脑血流量的影响似乎很小,但当大脑动脉狭窄时,后交通动脉就变得至关重要,其口径与发生缺血性脑卒中的危险性成反比。有研究提出,患有颈内动脉病变的患者,其后循环血液通过后交通动脉代偿前循环(即后交通动脉盗血综合征)而导致后循环缺血,可认为后交通动脉是后循环缺血发病的一个危险因素。有另外的报道指出,对于急性脑干梗死的患者,后交通动脉是提示预后良好的指标,认为是前循环血液通过后交通动脉灌流后循环供血区,对急性脑干梗死患者的局部缺血起到保护作用。

(二)影像学诊断

从影像学的角度看,后交通动脉按照 Krabbe Hartkamp 的标准可分为 10 个亚型,将双侧后交通动脉发育正常、颅底动脉环后环完整者判断为典型后交通动脉,其余判断为变异后交通动脉,根据后循环的血供来源和后交通动脉的形态特征,可整理得到 4 个临床亚型:①单侧或双侧后交通动脉,后交通动脉的血流除了流向同侧大脑后动脉,在一定条件下也可以流向对侧大脑后动脉或基底动脉。所谓单侧或双侧后交通动脉的区别可视为有效分流通道大小的区别,可同归于一个亚型,即 A 型;②单侧或双侧胚胎型大脑后动脉,大脑后动脉血流主要来自颈内动脉,椎 - 基底动脉血流有不同程度的参与,可同归于一个亚型,即 B 型(图 7-12);③单侧胚胎型大脑后动脉合并对侧后交通动脉,后交通动脉的血流可流向同侧大脑后动脉或基底动脉,但不能有效代偿对侧大脑后动脉,因此是另一种亚型,即 C 型;④后交通动脉及胚胎型大脑后动脉均不存在,后循环仅由椎 - 基底动脉供血,前后循环血流不相混,即 D 型,这也是最常见的一个亚型。

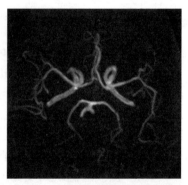

图 7-12 双侧后交通动脉缺如影像学表现

(三)鉴别诊断

根据影像学表现容易得到明确诊断,不难与其他病变或变异鉴别。

七、永存颈内动脉 - 基底动脉吻合变异

(一)永存颈内动脉 - 基底动脉吻合变异与临床

三叉、舌下、内听及寰前节间动脉是胚胎发育过程中存在的

4 根连接颈内动脉和基底动脉的血管。如果胚胎性吻合血管未退缩并持续到成人,即成为永存颈内动脉 - 基底动脉吻合,属罕见的脑血管变异,其中以永存三叉动脉(persistent trigeminal artery,PTA)最常见(占 85%~87%),其次为永存舌下动脉(persistent hypoglossar artery,PHA),再次为永存寰前节间动脉(proatlantal intersegmental artery,PIA),而永存内听动脉最少见。在胚胎发育早期,颅内血流主要来源于原始颈动脉。在胚胎大小 4~5mm(胚胎第 30 天)时,原始颈内动脉与后循环之间有 4 条暂时性通路,自头侧向尾侧依次为三叉动脉、内听动脉、舌下动脉、寰前节间动脉(形成较晚)。正常情况下,到胚胎长径 14mm(胚胎第 45 天)时,胚胎性吻合均已退缩,其功能完全由后交通动脉和椎动脉所替代,如果胚胎性吻合不退缩并持续到成人,即永存颈内动脉 - 基底动脉吻合。这些永存动脉的存在常常与脑血管病的发生、临床表现有关,也关系到相关疾病治疗策略的制订。

　　PTA 常合并颈动脉海绵窦瘘、动脉瘤、动静脉畸形、颈内动脉发育不良或闭塞、烟雾病、椎动脉发育不良等,短暂性脑缺血和后循环系统梗死的发生率也会增加。颈内动脉闭塞引起的烟雾病如合并有 PTA 存在时,由于 PTA 可起到代偿作用,因此会使烟雾病的临床症状延迟出现;因颈内动脉发育不良,经 PTA 代偿供血,造成血流压力增大,使椎基底动脉迂曲、延长,压迫邻近的三叉神经根,可引起三叉神经痛。PTA 常伴有椎基底动脉发育不良,可引起后循环血流量的减少,造成后循环供血区缺血。基底动脉远端及其分支主要通过 PTA 由颈内动脉系统供血,导致颈内动脉系统供血不足,出现"盗血"现象致短暂性脑缺血发作。而 PHA 存在的情况下更易发生颅内动脉瘤,大多数伴随 PHA 的动脉瘤,都位于该动脉和基底动脉的接合部,或位于后循环,且多为破裂动脉瘤,因此临床症状常表现为剧烈头痛和呕吐等。永存颈内动脉吻合血管的存在,使前后循环出现了直接通道,颈内动脉易损斑块脱落后,亦可通过吻合血管导致不同供血区多发脑梗死的情况。颈内动脉出现严重狭窄或闭塞时,永存颈内动脉 - 基底动脉吻合血管可形成椎动脉沟通颈内动脉的重要通道,可作为血管旁路代偿供血,缓解前循环缺血情况。

(二)影像学诊断

1. 永存三叉动脉的影像学诊断标准 PTA 起源于颈内动脉海绵窦段,按走行分为外侧型和内侧型。外侧型 PTA 起自颈内动脉海绵窦段的后外侧,围绕鞍背向后弯曲走行(图 7-13);内侧型 PTA 又称鞍内型,起自颈内动脉海绵窦段的后内侧,穿过鞍背在中线与基底动脉吻合。Saltzman 以影像学特征及其循环特征将 PTA 分为三型: Ⅰ型,双侧小脑上动脉和大脑后动脉由 PTA 供血,双侧后交通动脉发育不良、不全或消失,位于 PTA 吻合点下方的基底动脉可发育不良; Ⅱ型,双侧小脑上动脉由 PTA 供血,双侧大脑后动脉由后交通动脉供血; Ⅲ型,一条后交通动脉供应一侧大脑后动脉,一条 PTA 供应另一条大脑后动脉。

2. 永存舌下动脉的影像学诊断标准 该动脉起源于颈内动脉颈段,一般在 C_1~C_2 椎体水平;该动脉经过舌下神经管入颅腔与基底动脉吻合;基底动脉只在永存舌下动脉的远端充盈,后交通动脉缺如(图 7-14)。

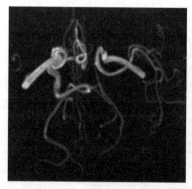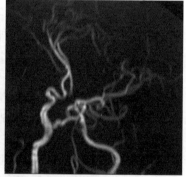

图 7-13 右侧永存三叉动脉影像学表现
右侧颈内动脉发出永存三叉动脉汇入基底动脉。

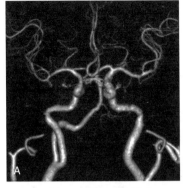

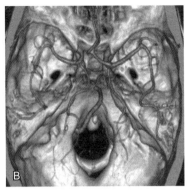

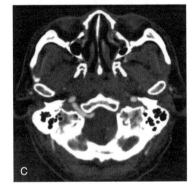

图 7-14　右侧永存舌下动脉影像学
表现

A、B. CTA-VR 重建图像可见右侧颈
内动脉发出永存舌下动脉；C. 永存
舌下动脉经过舌下神经管延续为基
底动脉。

（三）鉴别诊断

　　永存舌下动脉需要与寰前节间动脉相鉴别。寰前节间动脉
在 C_{2-4} 椎体水平起自于颈总动脉分叉处、颈内动脉或颈外动脉，
在枕骨下区汇入椎动脉的水平段，然后经枕骨大孔入颅。而永存
舌下动脉起自颈内动脉，经舌下神经管入颅，不通过枕骨大孔。

第二节　脑血管畸形

　　脑血管畸形是指脑部血管一种先天性发育障碍引起的大脑
局部血管在数量上或结构上的异常，并对正常脑血流产生影响。
传统按照病理分类分为四种基本类型：动静脉畸形（arteriovenous

malformation,AVM)、毛细血管扩张症(capillary telangiectasia)、海绵状血管畸形(cavernous angioma)和静脉畸形(venous malformation)。随着血管内治疗的出现,脑血管畸形按照有无动静脉分流重新进行分型,有动静脉分流的类型包括脑动静脉畸形、硬脑膜动静脉瘘、大脑大静脉畸形;无动静脉分流的类型包括发育性静脉异常、海绵状血管畸形、毛细血管扩张症。

一、脑动静脉畸形

(一)定义

动静脉畸形(AVM)是一团发育异常的病理脑血管,不经过毛细血管床,在动静脉之间直接交通而形成的先天性疾病。

(二)病因及病理

AVM 是由一团发育异常的动脉、静脉及动脉化的静脉组成的血管团组成,其结构包括扩张的供血动脉及侧支动脉、血管巢和增粗的引流静脉,最终引流入静脉窦;有时含胶质增生、不同时期出血及营养不良性钙化,畸形血管团之间杂有变性的脑组织(病理特征),邻近脑实质常有脑萎缩甚至缺血性坏死。AVM 常为锥形,尖端指向脑室,底部朝向脑皮质。近年来多数学者认为大脑静脉发育异常与脑动静脉畸形的发生、发展密切相关,任何原因下的静脉回流受阻,均可导致出现异常复杂、杂乱无章的静脉引流,此时毛细血管无法正常形成,而形成动静脉之间的异常短路血管,在血流动力学的进一步作用下,形成动静脉畸形。显微镜下见畸形血管团常呈不同程度的扩张,管径粗细不等,管壁薄,有时可见透明样变性、淀粉样变性或钙化。畸形血管常见内膜增生、增厚,弹力层变薄或不完整。中膜发育不全,平滑肌排列紊乱,常伴有不规则内膜和平滑肌凸入;而出血型 AVM 的内膜破坏较严重。

(三)临床表现

一般在 20~40 岁出现症状,主要表现为自发性出血、抽搐、头痛,可伴有智力减退、神经功能紊乱、精神症状等。35%~65%

的 AVM 以出血为首发症状。

（四）影像学表现

1. **CT 平扫** ① AVM 未出血时常表现为边界不清的混杂密度病灶,可呈团块状、蜂窝状、结节状、条索状、斑片状或斑点状,其中可见等或高密度点状、线状血管影及高密度钙化和低密度软化灶。② AVM 破裂出血,位置表浅,多为脑内血肿,其次为脑室出血、蛛网膜下腔出血,也可为硬膜外出血,但十分罕见。血肿可掩盖病灶,常呈不规则团块状或斑片状,部分可见脑室铸型,多呈高密度;血肿吸收、液化、囊变者可呈等密度或低密度。③占位效应一般不明显,巨大型 AVM 或破裂出血可有不同程度的占位效应,多显示为血肿周围水肿、脑室系统受压、中线结构移位,部分可伴有脑积水、脑肿胀。④ CT 对 AVM 钙化十分敏感。⑤继发征象:动脉硬化性脑病、局限性脑萎缩、脑梗死等。

2. **CT 增强扫描** 可见点、条状血管强化影,亦可显示粗大引流血管。少数病例平扫未见异常,增强才能显示异常血管和引流血管。出血后,畸形血管常被血肿淹没且因受到压迫造成强化效果不佳,但有的病例仍可显示强化。CTA 可清楚显示迂曲扩张的强化畸形血管团,并显示与之相连的供血动脉主干及分支,还有粗大的引流静脉。

3. **MRI 表现** 常规 MR 检查表现为畸形血管因流空效应在 T_1WI 与 T_2WI 上均显示无信号暗区,可呈大小不等的团状蜂窝样、条状及条索状、蚯蚓状或线样、圆形或圆点状,畸形血管团间的非血管成分一般在 T_1WI 表现为长 T_1 低信号,T_2WI 表现为不同程度的长 T_2 高信号,畸形血管团钙化或含铁血黄素沉积呈长 T_1 短 T_2 信号影。MR 增强检查表现为流空血管影,可见对比剂充填而呈不同程度的强化,多数呈条索状、蚓状强化,少数可呈成簇条索状、类圆形。MRA 能显示增多迂曲紊乱的血管影及血管团所在部位,多数呈团块状,少数呈蜂窝状、条索状,部分血管团因合并血肿可呈团状高信号,可显示部分粗大的引流静脉影及所汇入的静脉窦。MRV 可观察引流静脉及静脉窦的情况(图 7-15)。

4. DSA DSA 动脉早期即可见到迂曲增粗的引流静脉与畸形血管团相连,可以是一条或数条引流静脉,经浅、深静脉最后注入静脉窦,静脉窦早期显影。并发脑血肿时,硬脑膜窦明显扩大、狭窄及梗阻,大脑中动脉大部分分支阻塞或狭窄,可合并动脉瘤及静脉瘤。同时 DSA 可以超选择性插管至供血动脉终末分支,观察瘘口形态、大小,对临床栓塞治疗提供了较为准确的信息,在条件允许的情况下可直接行栓塞治疗(图 7-16)。

(五)鉴别诊断

1. **脑出血** 单纯脑出血如高血压出血,有一定的好发部位,如基底节区、丘脑,多呈肾形、类圆形和不规则形,呈高密度影,密度均匀一致;AVM 形成的血肿多在脑表浅部位,血肿边缘呈弧形凹入或尖角形的高低混杂密度影,增强扫描部分血肿边缘可见畸形迂曲的血管增强影。

2. **海绵状血管畸形** 常见钙化,SWI 显示含铁血黄素沉积,无增粗供血动脉与引流静脉。

3. **伴钙化的脑肿瘤** 如脑膜瘤与少突胶质瘤。前者强化明显,有脑膜尾征及邻近颅骨改变;后者见粗大及弧线状钙化、肿瘤区可见水肿及不均匀强化。

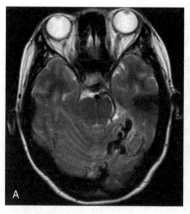
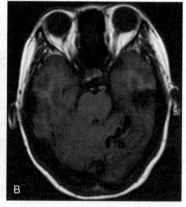

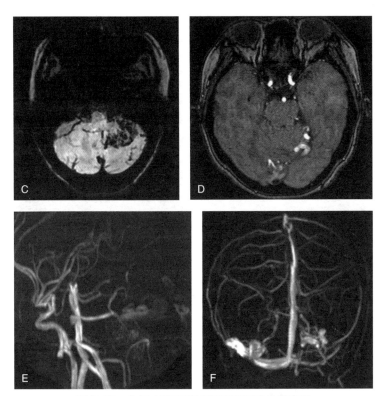

图 7-15 左侧小脑半球动静脉畸形影像学表现

A、B. 水平面 T_2WI 及 T_1WI 可见左侧小脑半球异常流空血管团;C. 水平面 SWI 可见畸形迂曲血管团;D、E. MRA 原始图像及 MIP 可见左侧大脑后动脉局部分支增粗并与其相连;F. MRV 可见迂曲扩张的引流静脉汇入左侧横窦。

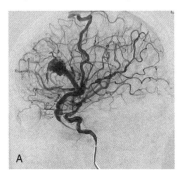

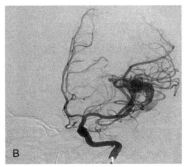

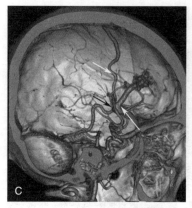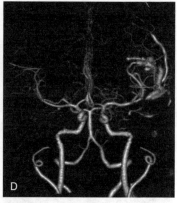

图 7-16　左侧额叶动静脉畸形影像学表现

A、B. 颈内动脉 DSA 动脉期侧位及正位图像可见左侧额叶异常血管染色影，由大脑中动脉分支供血，周围可见早期异常增粗静脉引流影；C、D. CTA-VR 重建图像可见左侧大脑中动脉额支血管分支供血（黑色箭头），异常血管团经粗大静脉向下引流入左侧乙状窦（白色箭头），向上引流入上矢状窦（白色箭头）。

二、硬脑膜动静脉瘘

（一）定义

硬脑膜动静脉瘘（dural arteriovenous fistula，DAVF）是海绵窦、侧窦、矢状窦等硬膜窦及其附近动静脉间的异常交通，为颅内外供血动脉与颅内静脉窦沟通而形成的一类特殊类型的脑血管疾病，占颅内血管畸形的 10%~15%。

（二）病因及病理

1. **静脉窦炎或栓塞**　正常情况下，部分脑膜动静脉终止于窦壁附近，发出许多极细的分支营养窦壁硬脑膜，并与静脉有极为丰富的网状交通。动脉主要来源于颈内外动脉及椎动脉的脑膜分支，当发生静脉窦炎或栓塞时，静脉回流受阻，窦内压力增高，可促使这些网状交通开放而形成 DAVF。

2. **体内激素水平改变**　此病好发于女性，当体内雌激素水平改变时,血管壁弹性降低,脆性增加,并扩张迂曲,加上血流的冲击,易形成 DAVF。

3. 血管肌纤维发育不良 属先天性疾病,血管弹性较差,可与静脉形成 DAVF。

4. 颅脑损伤及开颅手术诱发 DAVF。

5. 先天性因素 有研究表明,在妊娠 5~7 周时,若宫内环境发生损害性改变,可出现结缔组织退变而致血管起源异常,发生DAVF。

(三)临床表现

发病年龄多在 40~60 岁,本病的临床表现主要取决于静脉引流。自皮质向静脉窦引流表现为颅内血管杂音,其中海绵窦区经眼静脉引流的 DAVF 表现为眼球突出、结膜充血等;经皮质静脉引流的表现为神经功能障碍和脑出血;颅颈交界区病变常向脑干静脉和颈髓髓周静脉引流,表现为蛛网膜下腔出血和/或脊髓功能障碍。

(四)影像学表现

1. CT 平扫和增强扫描 DAVF 在本身极少显影,但能显示出因 DAVF 而产生的一些继发性改变,如静脉窦血栓形成、急性和亚急性蛛网膜下腔、硬膜下或脑实质内出血、脑积水及颅骨内板血管压迹明显等。CTA 可显示异常增粗的供血动脉及扩张的回流静脉及硬膜窦。

2. MRI 表现 可见广泛的血管流空现象,病情严重时可显示大脑皮质静脉广泛迂曲扩张呈蚯蚓状。DWI 显示静脉性脑缺血及梗死。MRA 能显示异常增粗、迂曲的动脉,而且还能较清楚地显示瘘口、增粗的供血动脉、迂曲扩张的引流静脉及静脉窦的情况。MRV 对静脉窦血栓形成也具有重要的诊断价值。

3. DSA 表现 选择性脑血管 DSA 是目前确诊和研究本病的唯一可靠手段。①选择性颈内动脉和椎动脉 DSA 检查:用以除外脑血管动静脉畸形,并确诊这些动脉的脑膜支参与供血的情况(图7-17)。②颈外动脉超选择DSA检查:显示脑膜的供血动脉及动静脉瘘的情况,寻找最佳治疗途径和方法。③了解引流静脉及方向、瘘口位置和脑循环紊乱情况,有助于解释临床症状和判断预后。Cognard分型根据静脉引流及临床过程分为五型:Ⅰ型,位于静脉窦壁,引流静脉正常;Ⅱa型:位于主要静脉窦,无皮质静脉反流;Ⅱb型,位于主要静脉窦,有皮质静脉反

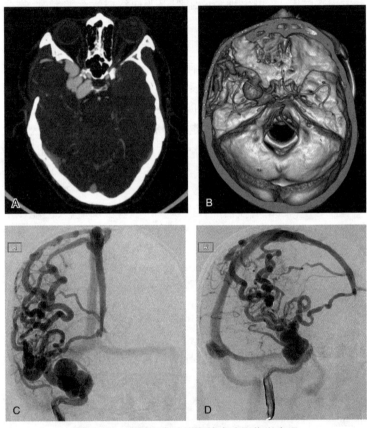

图7-17 右侧颈内动脉海绵窦瘘影像学表现

A. 水平面CT增强可见右侧海绵窦增宽,海绵窦明显强化;B. CT增强VR重建图;C、D. DSA颈内动脉造影正位及侧位影像可见右侧海绵窦呈粗大串珠样,由右侧颈内动脉供血,主要引流至上矢状窦。

流,出血率为 10%~20%;Ⅲ型:直接皮质静脉引流,静脉无扩张,出血率为 40%;Ⅳ型,皮质静脉直接引流,伴静脉扩张,出血率为 67%;Ⅴ型,脊髓周围静脉引流,进行性脊髓病。

（五）鉴别诊断

需与脑内动静脉畸形相鉴别,特别是在未行 DSA 检查前,在 CT 和 MRI 图像中看到的异常增粗、迂曲的血管或血管流空现象,常常被误诊为脑动静脉畸形。应注意 DAVF 病变主要位于硬膜,而脑实质内很少出现局限血管团块,仅为继发性弥散性增粗的供血动脉或引流静脉,而且具有临床特有的与心跳一致的搏动性杂音。脑动静脉畸形的异常血管一般局限于脑实质内,供血动脉主要是软脑膜动脉,二者不难鉴别。

三、大脑大静脉畸形

（一）定义

大脑大静脉畸形(vein of Galen malformation)也称大脑大静脉瘤或大脑大静脉瘘,实际上是动脉 - 静脉直接交通所致前脑内侧静脉的瘤样扩张。大脑大静脉畸形(Galen 静脉瘤)约占所有脑血管畸形的 5%。

（二）病因及病理

病理上分两型:①单支或多支供血动脉与扩张的前脑内侧静脉系统相连,最常见的分流位于脉络膜动脉或四叠体动脉与前脑内侧静脉系统之间,扩张的静脉囊可能为 Galen 静脉胚胎前体,常合并引流静脉狭窄;② AVM 型,即丘脑或中脑 AVM 经大脑大静脉引流。

（三）临床表现

多见于婴幼儿及新生儿,少数为成年时发现,男性较多。本病的临床表现与其类型有关,常在幼年即出现症状,包括高流量型充血性心力衰竭、脑积水,精神运动发育迟缓,其他包括头部杂音、局部神经功能障碍、抽搐、颅内出血、头痛等。

（四）影像学表现

1. 部位与形态　病变位于四叠体池、小脑上池、中间帆池，扩张的动脉与大脑内侧瘤样增粗的静脉相连，迂曲扩张的静脉呈边界清楚的粗大管状或动脉瘤状。

2. CT 表现　平扫显示第三脑室后方的四叠体池 - 小脑上池区域等或稍高密度静脉湖，呈类圆形肿块，边缘光整，可伴边缘钙化及瘤内血栓形成，向前压迫导水管及第三脑室后部导致脑积水，邻近脑实质因盗血引起脑缺血、脑软化、钙化及萎缩，少数病例因动静脉直接交通的压力较大导致血管破裂、蛛网膜下腔出血及脑室内出血。增强扫描病变明显及均匀强化，强化程度与血管一致。CTA 可清楚显示供血动脉、扩张的静脉及邻近静脉窦异常。

3. MRI 表现　MRI 显示静脉湖、供血动脉、引流静脉及静脉窦均有扩张，呈流空信号，血栓及出血呈不同信号。血流快的在 T_1WI 及 T_2WI 显示多发迂曲流空信号；湍流和血液淤滞表现为 T_1WI 低或等信号、T_2WI 高信号；附壁血栓在 T_1WI 和 T_2WI 均为高信号。邻近脑实质缺血，呈斑片状 T_2WI/T_2 FLAIR 高信号，DWI 显示扩散受限。MRA 能清楚地显示一支或多支增粗的供血动脉、扩张的大脑大静脉及引流的静脉窦（图 7-18）。

4. DSA 表现　可显示瘘口的部位和类型，供血动脉大小、数目、来源和形式及引流静脉的血流动力学，是诊断与引导介入治疗的金标准。

（五）鉴别诊断

1. 儿童硬脑膜动静脉瘘　常合并动脉瘤和静脉曲张，瘘口位置常为枕动脉与窦汇、横窦及上矢状窦之间。

2. 邻近脑实质的动静脉畸形　高流量性静脉引流导致的大脑大静脉扩张，显示明确的畸形血管团，直窦仍存在。

3. 复杂性发育性脑静脉畸形　可有多个粗大的引流静脉，但无血管巢及动脉瘘口。

4. 松果体区脑膜瘤　常来自天幕切迹,肿块为实性,增强扫描可见脑膜尾征。

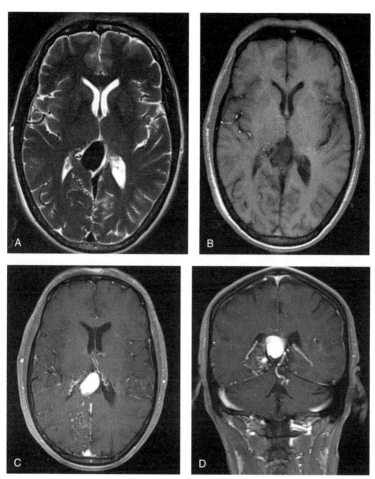

图 7-18　Galen 静脉瘤影像学表现

A. 水平面 T_2WI;B. 水平面 T_1WI 可见扩张的大脑大静脉及"流空现象";C、D. 水平面、冠状面 MR 增强扫描,可见均匀强化,冠状面示左下方一增粗的供血动脉。

四、发育性静脉异常

(一) 定义

脑发育性静脉异常(developmental venous anormalies,DVAs)是静脉畸形的一种,又称脑静脉血管瘤、脑静脉血管畸形,是无动脉成分的血管畸形,由一簇脑内静脉汇集到一个粗大的静脉干构成,静脉缺乏平滑肌和弹性纤维,在扩张的血管之间有正常的脑组织。

(二) 病因及病理

多数学者认为,DVAs 是毛细血管及大脑或小脑半球穿支于白质内小静脉的发育异常,或继发于妊娠期宫腔内胎儿脑血管栓塞后的一种代偿性发育变异。多支扩张的异常髓静脉呈放射状或 "树根状" 排列,共同汇流至粗大的引流静脉,引流静脉向皮质静脉、室管膜下静脉或直接向邻近的硬膜窦引流,无明显的供血动脉。无论是由于先天因素还是后天因素造成的脑发育性静脉畸形,大部分研究结果都同意脑发育性静脉异常是脑静脉系统正常代偿而不是病理学变化的观点。

(三) 临床表现

由于 DVAs 属胚胎期静脉发育不良,对循环的影响缓慢,因此临床症状不显著,当 DVAs 合并出血或动静脉畸形、海绵状血管畸形等其他血管畸形时,可以产生一些并发症,主要有头晕、头痛、癫痫、感觉和运动障碍。文献报道,幕下病变易出血,占小脑出血原因的第二位,幕上病变易出现癫痫。DVAs 的转归多与出现在 DVAs 附近的局部静脉高压相关。

(四) 影像学表现

脑内好发部位为额叶、顶叶及小脑等部位,中央引流静脉可以向脑室内、大脑表面引流,也可直接汇入静脉窦。

1. CT 表现 CT 平扫不易显示病灶,病灶一般呈圆形或条索状高密度或等密度影,当合并出血时,CT 可表现出高密度或混杂密度;增强扫描显示典型的粗大引流静脉及毛刷状或星状汇聚的髓静脉,MIP 及 VR 显示最佳。在 CTV 三维重建图像上可清晰地显示畸形静脉的组成及引流静脉的数目和方向。

2. **MRI 表现**　MRI 信号取决于血液流速及使用的序列,对于管径较大、血流速度较快的 DVAs,受血管流空效应的影响,T_1WI、T_2WI 显示低信号,有时由于引流静脉邻近脑组织轻度变性、水肿,在 T_2WI 或 T_2 FLAIR 序列显示稍高信号。DWI 在引流静脉显示率高于常规序列,可能由于其采用梯度回波序列,血流的磁敏感效应所致。SWI 序列显示敏感,可显示低信号的扩张髓静脉及其引流静脉,显示率明显高于常规序列,且能显示更多的髓静脉。增强扫描呈明显强化,扫描层面与引流静脉垂直时显示为“海蛇头”或“水母头”样改变,即以引流静脉起端为中心,周围髓静脉呈发散样改变,而扫描层面与引流静脉平行时则呈“伞样”改变,即引流静脉为其“伞柄”,髓静脉为“伞骨”。MR 灌注 CBF、CBV、MTT、TTP 均增高。MRV 可见异常血管及引流静脉呈“海蛇头”状(图 7-19)。

3. **DSA 表现**　在动脉期及毛细血管期常无异常表现,病变多在静脉早期出现,持续整个静脉期,特征为不规则放射状的髓质静脉汇入扩张的引流静脉呈典型“海蛇头”样改变。DSA 能动态显示脑血流过程是其突出优点。

(五)鉴别诊断

1. **动静脉畸形**　AVM 多与脑实质内病灶、扩张的皮质动脉与引流静脉及脑结构异常(如脑水肿或局部脑萎缩)相关。

2. **静脉窦血栓**　CT 可见静脉窦呈高密度影,MR 静脉窦显示为流空信号,常合并脑梗死。

3. **Sturge-Weber 综合征**　CT 典型表现为颞枕叶皮质及皮质下区脑回状钙化,CT 增强扫描及 MR 可合并髓静脉及室管膜静脉扩张。

4. **脑静脉引流异常**　无扩张的髓静脉相连。

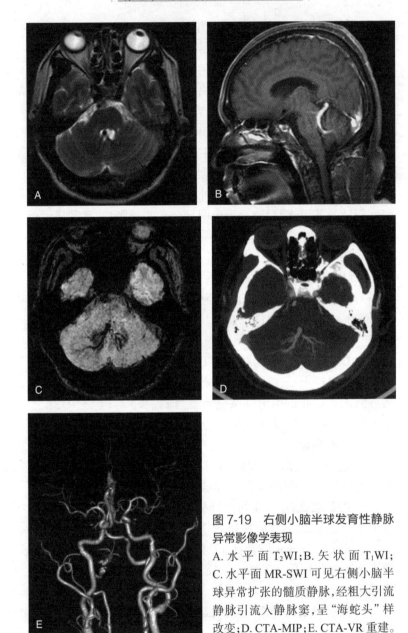

图 7-19 右侧小脑半球发育性静脉异常影像学表现

A. 水平面 T₂WI；B. 矢状面 T₁WI；C. 水平面 MR-SWI 可见右侧小脑半球异常扩张的髓质静脉，经粗大引流静脉引流入静脉窦，呈"海蛇头"样改变；D. CTA-MIP；E. CTA-VR 重建。

五、海绵状血管畸形

(一) 定义

海绵状血管畸形(cavernous malformation, CM)也称海绵状血管瘤,属脑部先天性血管畸形的一种,是指众多薄壁血管组成的海绵状异常血管团,这些畸形血管紧密相贴,血管间没有或极少有脑实质组织,海绵状血管畸形占所有脑血管畸形的15%。根据临床表现和影像学表现将其分为脑内型和脑外型。

(二) 病因及病理

脑内多发海绵状血管畸形已经被证实属不完全外显性常染色体显性遗传性疾病,异常基因位于第7对染色体上,具有家族性,通常由于在20~40岁时出现症状而被发现。脑内单发海绵状血管畸形可能与遗传、性激素、血管内皮生长因子和细胞凋亡有关。典型的脑内海绵状血管畸形多认为是起自脑内毛细血管水平的血管畸形,由丛状薄壁的血管窦样结构组成,管壁由菲薄的内皮细胞和成纤维细胞组成,缺乏弹性纤维和肌层,窦内血流压力低,流动慢,没有明显的供血动脉及引流静脉,窦腔内常有血栓形成,窦腔间有神经纤维分隔,无正常脑组织。由于脑内海绵状血管畸形的血管壁薄且缺乏弹性,因而易出血,病灶内有时可见数目不等的片状出血、钙化、胶质增生及坏死囊变灶,病灶周围可见含铁血黄素沉着或有机化的血块。脑外型海绵状血管畸形起源于海绵窦区的硬脑膜,大体标本呈紫红色圆形或分叶状血管团,边界清楚,无包膜,切面上呈海绵状,镜下观察与脑内海绵状血管畸形相同。由于生长到脑外,有一定的生长空间,因此在瘤体生长到足够大而压迫邻近重要组织结构之前,临床往往无任何症状,海绵状血管畸形向海绵窦内生长可压迫第四、五、六对脑神经,向前生长可压迫视神经管,向鞍上池内生长则可压迫视交叉。

(三) 临床表现

海绵状血管畸形可发现于任何年龄,临床症状与病灶部位及瘤体变化有关,常以脑出血为首发症状,典型表现:脑内 CM 为癫痫发作、突发性头痛、进行性神经功能障碍等;脑外 CM 多见症状为头痛、一侧面部感觉缺失、复视、眼外展障碍和视力下降等。海绵状血管畸形突入鞍内压迫和刺激垂体的增生肥大可引起停经和泌乳等内分泌失调症状。

(四) 影像学表现

1. 脑内型海绵状血管畸形

(1)CT 表现:表现为一边缘清楚的圆形或类圆形等稍高密度或高密度灶,病灶密度可均匀一致,但多数不均匀;伴有出血时,病灶可在短时间内增大,新鲜出血时病灶内为均匀一致的高密度,常占据血管畸形的一部分,甚至可占据全部。出血可破入血管瘤周围脑实质,亦可破入蛛网膜下腔。随着时间延长,出血灶变为低密度,常伴有钙化,其程度可轻重不等,严重者可全部钙化形成"脑石"。增强后可表现为不强化或周边轻度强化,病灶强化程度与病灶内血栓形成和钙化有关。

(2)MRI 表现:主要取决于瘤内出血时间,反复少量出血的形成,瘤巢内游离稀释正铁血红蛋白的存在,导致 T_1WI 表现为不同信号,呈高信号与低信号混杂的典型"爆米花"状,少见者完全为出血信号。T_2WI 也呈爆米花状,中央为高、低混杂信号,周边为含铁血黄素所致的低信号环,偶见小房状出血内的液 - 液平面。T_2 FLAIR 可显示灶周高信号水肿。SWI 呈明显低信号。无脑水肿的高信号瘤巢伴其周围低信号环影是脑内 CM 最典型的 MRI 表现。增强扫描显示轻微或无强化。MRA 若不合并其他脑血管畸形,所见正常。DWI 一般无弥散受限(图 7-20)。

2. 脑外型海绵状血管畸形

(1)CT 表现:表现为位于颅中窝近海绵窦的外大内小椭圆形或哑铃形病灶,边缘光整,呈等密度或略高密度,可伴有蝶骨的骨侵蚀;增强后呈均匀或环状明显强化。

(2)MRI 表现:表现为长 T_1、明显长 T_2 的底向外的葫芦形肿块,特别是 T_2 信号有时可高于脑脊液信号,很具有特征,增强后明显强化。

(3)DSA 表现:在脑血管造影上常呈隐匿性改变,即使采用 DSA 技术也很难发现其特征性改变。在动脉期很少能见到供血动脉和病理血管,毛细血管期有时可见无血管区、正常血管移位或早期出现的局部引流静脉等非特异性的改变。

Zabramski 等根据 MRI 影像特点将脑海绵状血管畸形分为四型。

Ⅰ型:T_1WI 病灶核心呈高信号(含正铁血红蛋白),T_2WI 开始呈高信号,随后逐渐变低,病灶周围出现低信号圈,病理上相当于亚急性出血,由血肿边缘开始,正铁血红蛋白很快被降解为含铁血黄素和铁蛋白。

Ⅱ型:T_1WI 病灶核心呈网状混杂信号,T_2WI 在网状混杂信号周围尚有一低信号圈,病理上相当于机化不一的血栓和小血肿。

Ⅲ型:T_1WI 呈等信号或低信号,T_2WI 明显高信号,病理上相当于慢性出血、血肿溶解后残留的含铁血黄素。

Ⅳ型:为点状微出血,边缘不清,病灶在 T_1WI 和 T_2WI 中呈点状、局灶性低信号影,梯度回波序列及 SWI 显示最敏感,病灶经常为多灶性。

(五) 鉴别诊断

1. **高血压脑出血** 一般有原发性高血压史,好发于老年人,急性发病,血肿在基底节多见。

2. **脑肿瘤出血** 常有肿瘤周围水肿及明显的占位效应,增强扫描可见肿瘤组织呈不规则团块状或环状强化,如因出血掩盖原发病灶仍不能鉴别时,建议患者 1~2 周后复查 MRI,观察病灶周边有无含铁血黄素沉着所形成的低信号环,即可明确诊断。

3. 脑外型 CM 主要与脑膜瘤及神经鞘相鉴别,海绵状血管畸形在 T_1WI 表现为等或稍高信号,在 T_2WI 表现为显著的高信号。脑膜瘤一般在 T_1WI 和 T_2WI 均表现为等信号或稍低信号,脑外型 CM 为血管畸形相关疾病,增强扫描病灶强化程度高于脑膜瘤,与同层血管影相近。另外,脑外型 CM 被硬脑膜包裹,因此边缘比脑膜瘤更光滑、锐利,周围脑组织无水肿征象。

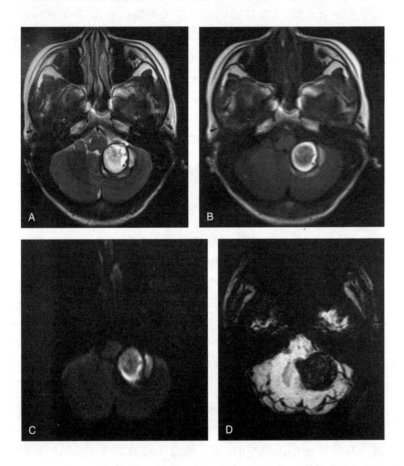

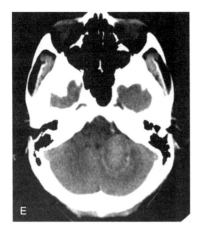

图 7-20　左侧小脑半球海绵状血管畸形影像学表现

A 水平面 T_2WI 可见左侧小脑半球异常高信号灶,水平面呈低信号含铁血黄素环;B. 水平面 T_1WI 信号不均匀;C. 水平面 DWI 可见左侧小脑半球异常信号并弥散受限;D. 水平面 SWI 可见左侧小脑半球病灶低信号;E. 水平面 CT 平扫可见左侧小脑半球类圆形异常稍高密度影,边界清晰。

六、毛细血管扩张症

(一) 定义

毛细血管扩张症(capillary telangoectasias)为一簇形似毛细血管的薄壁、扩张血管构成的畸形,也称脑毛细血管瘤,属于所谓隐匿性血管畸形。

(二) 病因及病理

病因不明,可能为胚胎时期毛细血管胚芽发育异常所致,并似与放疗损伤有关。本病多见于皮肤与黏膜,脑内少见。占颅内血管畸形的 10%~20%。病理检查呈小的棕色或粉红色小结节,或呈环状与条形,镜下为一团扭曲、扩张的毛细血管样结构,其管壁缺乏平滑肌细胞和弹性纤维,血管壁内衬单层上皮细胞,缺乏平滑肌与弹性纤维,可见含铁血黄素沉积,管腔大小不一,异常血管之间夹杂脑组织。病变周围的脑实质可见胶质增生与既往出血所致的含铁血黄素沉积。本病还常与海绵状血管畸形并存,甚至有学者认为二者难以区分,认为可能是同一疾病的两种表现。

（三）临床表现

本病多无症状，合并海绵状血管畸形时可因出血而就诊。极少数患者出现头痛、耳鸣、眩晕、听力下降、共济失调、偏瘫、抽搐及局限性神经功能障碍等。好发于 30~40 岁，无性别差异。

（四）影像学表现

1. 部位及形态　病变部位常见于脑桥、延髓和小脑，也可见于大脑半球和脊髓。病变一般单发，<1cm，仅约 10% 的病例超过 1cm 达到 2cm，偶见巨型病灶。边缘模糊，无占位效应与灶周水肿。偶见囊变、坏死，形似脑肿瘤。

2. CT 表现　一般所见阴性，偶见钙化，增强扫描有时可见局部密度稍增高或无阳性表现。

3. MRI 表现　T_1WI 及 T_2WI 均难以发现病变，偶为 T_1WI 等或低信号影，较大者 T_2WI/T_2 FLAIR 可见轻微点状或结节状高信号。合并出血时可见不同时期的出血信号。SWI 对本病敏感，表现特征为点状、圆形或类圆形低信号，边界清楚，与周围组织对比鲜明，部分较大病灶可见典型靶征，即病灶边缘呈环状低信号，中间带呈稍高信号，中心呈点状低信号。增强扫描可见边缘模糊的信号增高影，刷状及筛孔状为其特征，有时为点状、线状、丛状强化。合并静脉性血管畸形时可见粗大的收集静脉向室管膜或脑膜方向引流。DWI、MRA 及 MRV 一般无阳性征象（图 7-21）。

（五）鉴别诊断

1. 海绵状血管畸形　常合并有出血，病理检查可见异常血管之间无脑组织，CT 上可见斑点状或"爆米花"状钙化，T_2WI 及 SWI 显示含铁血黄素环，合并急性及亚急性出血时则见 T_1WI 高信号成分，增强扫描无强化。

2. 转移瘤　临床上有原发肿瘤，增强扫描强化明显。另外，脑转移瘤很少见于脑干。

3. 发育性静脉畸形　以侧脑室旁白质及小脑白质多见，T_2WI 及 SWI 可见"海蛇头"状畸形血管及粗大的引流静脉向室管膜下引流,可与毛细血管扩张症并存。

4. **放疗所致的血管畸形**　多为海绵状血管畸形,常伴有微出血。

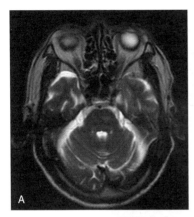 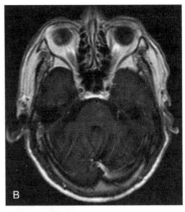

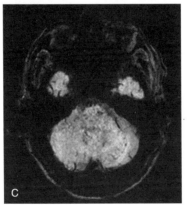

图 7-21　脑桥毛细血管扩张症影像学表现

A. 水平面 T_2WI 在脑桥内可见片状高信号灶;B. 水平面 MR 增强,脑桥病灶可见强化;C. 水平面 SWI 可见脑桥病灶呈片状低信号。

(张水兴　刘淑仪)

参 考 文 献

［1］先天性颈内动脉缺如患者的影像学诊断 [J]. 中华神经科杂志 , 2016, 49 (2): 108-112.

［2］MENSHAWI K, MOHR J P, GUTIERREZ J. A Functional Perspective on the Embryology and Anatomy of the Cerebral Blood Supply [J]. Journal of Stroke, 2015, 17 (2): 144-158.

［3］李艳艳 , 石际俊 , 姜春黎 , 等 . 颈动脉盗血综合征的临床特点分析 [J]. 国际脑血管病杂志 , 2015 (2): 91-96.

［4］李文华 , 陈星荣 , 沈天真 . 神经影像学 [M]. 上海 : 上海科学技术出版社 , 2004: 136-138.

第八章

静脉性脑血管病

第一节 脑静脉及静脉窦血栓形成的定义、发病率及危险因素

一、定义

脑静脉及静脉窦血栓形成（cerebral venous and dural sinus thrombosis,CVT）是由多种原因引起颅内静脉及静脉窦血栓形成,静脉回流受阻,伴发脑脊液吸收障碍并继发高颅压的一种特殊类型的脑血管疾病。该病可发生于任何年龄患者,尤其好发于年轻患者及儿童,发病高峰为 20~30 岁,女性是男性的 3 倍。近年来,随着影像学技术的发展,对该病的认识和诊断水平不断提高,神经影像学技术在 CVT 的诊断、预后和疗效监测中发挥着越来越重要的作用。

二、发病率

文献报道 CVT 是一种少见的脑血管病,发病率占所有脑血管病的 0.5%~1.0%。较早的一项葡萄牙的研究显示其年发病率为 0.22 例 /10 万;荷兰的一项研究显示成人年发病率为 1.32 例 /10 万,其中 31~50 岁的女性年发病率为 2.78 例 /10 万;最近澳大利亚的一项研究显示年发病率高达 1.57 例 /10 万人;女性产

褥期 CVT 发生率较高,发达国家可达 10 例 /10 万,占所有 CVT
的 5%~20%,在发展中国家中女性产褥期 CVT 的发病率更高,
这可能是由于这些国家生育率较高,孕妇患病的概率更大有关。
在儿童患者中,新生儿 CVT 的发病率高于年长儿,其中新生儿
约占 43%。60 岁以上的患者发生 CVT 较为罕见。此外,由于
脑静脉窦的解剖存在诸多变异,其发生血栓的概率不尽相同。
脑静脉窦形成血栓的概率从高到低依次为上矢状窦(62%)、左右
横窦(分别为 44.7% 和 41.2%)、直窦(18%)、皮质静脉(17.1%)、深
静脉系统(10.9%)、海绵窦(1.3%)及小脑静脉(0.3%)。目前我国
缺乏 CVT 相关流行病学数据,但随着影像学技术的进步与对该
病认识的提高,实际临床工作中 CVT 的发病率并不低,尤其在
口服避孕药的年轻女性和围产期女性中更应引起重视。

三、病因及相关危险因素

脑静脉和静脉窦血栓形成的病因复杂多变,与许多危险因
素相关,可分为遗传性危险因素和获得性危险因素。最常见的
遗传性危险因素是遗传性凝血酶原疾病及其相关疾病,如抗磷
脂酶综合征,抗凝血酶、蛋白 C 和蛋白 S 的缺乏、肾病综合征等。
常见的获得性危险因素包括口服避孕药、妊娠期或产褥期感染、
头部创伤、肿瘤及使用凝血酶原作用的药物等。其中由口服避
孕药引起者最为常见,年轻女性使用避孕药发生 CVT 的风险是
非使用者的 6 倍。妊娠期或产褥期感染亦是年轻女性发生 CVT
的主要危险因素之一,产褥期高风险至少持续到分娩后 12 周。
中耳炎、乳突炎、鼻窦炎及面部皮肤感染也是脑静脉窦血栓形成
的危险因素。肿瘤由于局部压迫或直接侵犯血管,亦可导致
CVT 发生。患 CVT 的新生儿中,最常见的病因是围生期并发
症,其次是急性全身性疾病所致的脱水。此外,有文献报道,海
拔高度对 CVT 的发生也有较明显的影响,潜在原因为高海拔的
低压缺氧环境可引起继发性红细胞增多,从而导致血液黏稠度
增加。CVT 的发生很少是由于单个因素的存在,超过 85% 的成

人患者至少存在一个以上的危险因素,通常是遗传性和获得性危险因素同时存在。

第二节 脑静脉窦及静脉的影像解剖

一、硬脑膜静脉窦

硬脑膜静脉窦是硬脑膜内外层之间分离形成的连续含血的腔隙,其内衬以内皮细胞,是颅内静脉回流的通道,用于收集来自脑、脑膜、颅骨板障静脉和眼眶等处的静脉血,最终通过双侧乙状窦汇入颈内静脉。同时,硬脑膜窦可通过蛛网膜下腔内的蛛网膜颗粒等结构收集脑脊液并汇入静脉血,这些蛛网膜颗粒多位于上矢状窦及横窦附近。颅内硬脑膜静脉窦主要包括有不成对的上矢状窦、下矢状窦、直窦、窦汇、枕窦;成对的横窦、乙状窦、海绵窦、岩上窦、岩下窦等(图 8-1)。

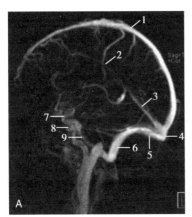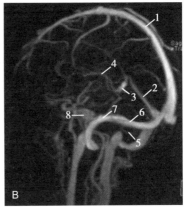

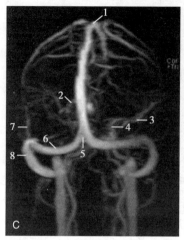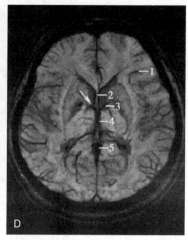

图 8-1　硬脑静脉窦及静脉的影像学解剖

A. 3D-MRV 厚层 MIP 侧位影像。1：上矢状窦；2：下矢状窦；3：直窦；4：窦汇；5：横窦；6：乙状窦；7：蝶顶窦；8：海绵窦；9：斜坡静脉丛；B. 3D-MRV 厚层 MIP 斜位影像。1：上矢状窦；2：直窦；3：大脑大静脉（Galen 静脉）；4：大脑内静脉（ICV）；5：枕窦；6：横窦；7：乙状窦；8：海绵窦；C. 3D-MRV 厚层 MIP 前后位影像。1：上矢状窦；2：上吻合静脉（Trolard 静脉）；3：大脑中浅静脉；4：蝶顶窦；5：窦汇；6：横窦；7：下吻合静脉（Labbe 静脉）；8：乙状窦；D. 头颅磁敏感加权成像（SWI）。1：室管膜静脉；2：隔静脉；3：丘脑纹状体静脉；4：大脑内静脉（ICV），大脑内静脉由隔静脉及丘脑纹状体静脉在室间孔后上缘汇合而成，汇合处称为"静脉角"（白箭头）；5：大脑大静脉（Galen 静脉），室管膜静脉汇入双侧大脑内静脉后与双侧基底静脉共同汇合形成大脑大静脉。上矢状窦、直窦、枕窦在窦汇处汇合，随后依次汇入横窦、乙状窦及颈内静脉。大脑中浅静脉通过上吻合静脉（Trolard 静脉）与上矢状窦相连，通过下吻合静脉（Labbe 静脉）与横窦相连，并通过蝶顶窦与海绵窦相连，海绵窦间静脉与斜坡静脉丛通过双侧海绵窦相沟通。

1. **上矢状窦**　上矢状窦是最长的硬脑膜静脉窦，位于大脑镰的上缘，前起自额骨鸡冠，向后沿矢状沟行至枕骨粗隆处与横窦相连。其窦腔呈倒三角形，前端细小，起自额叶前方的盲孔，向后逐渐增宽。上矢状窦的后半部由于皮质引流静脉、板障静脉及导静脉的汇入和蛛网膜颗粒的增多,以及收集来自颅骨血液的板障静脉及导静脉的汇入,因此上矢状窦后半部在磁共振静脉成像(magnetic resonance venography,MRV)及 DSA 检查时显影粗大。上矢状窦前 1/3 变异较多,较细小,部分发育缺如。

2. **下矢状窦**　下矢状窦走行于大脑半球纵裂间,位于胼胝体背侧大脑镰游离缘上方,相对较细小,呈弓形向后行至大脑镰与小脑幕交界处,与大脑大静脉共同汇入直窦。下矢状窦主要收集大脑镰、大脑内侧面、胼胝体及其周围的静脉血。

3. **直窦**　直窦位于大脑镰与小脑幕的交接处,主要接受下矢状窦和大脑大静脉的血液,向后走行与上矢状窦的后端汇合为窦汇。窦汇是由上矢状窦、直窦和左右横窦汇合而成。实际情况中,窦汇变异较多见,上矢状窦可以直接汇入一侧横窦,而不形成窦汇结构,直窦也可与一侧横窦直接交通,这种变异往往发生在左侧。

4. **横窦**　横窦位于小脑幕后缘和外侧缘的枕骨横沟中,起自窦汇,向外、向前行至岩枕裂处急转向下延续为乙状窦。与上矢状窦一样,横窦也可通过蛛网膜颗粒回收脑脊液。大部分情况下,双侧横窦形态多不对称,一般右侧横窦较粗大,左侧横窦相对细小。影像学检查中出现一侧横窦细小或不显影时,要注意鉴别横窦静脉血栓形成与横窦发育不良或缺如。

5. **乙状窦**　乙状窦是颅内最大的静脉窦之一,其命名源于走行"乙"字形外观。乙状窦走行于小脑幕侧缘颞骨乳突部和枕骨内侧面的乙状窦沟内,汇入双侧横窦血液,向下通过颈静脉孔汇入颈内静脉,其不对称性与横窦发育情况较为一致。

6. **海绵窦**　海绵窦位于蝶鞍两侧旁,中间由环窦连接,长约 2cm,宽约 1cm。海绵窦并非单纯的静脉通道,它由小梁结构组成,外面被硬脑膜所包绕。其内有颈内动脉,动眼神经(CN Ⅲ)、滑车神经(CN Ⅳ)、外展神经(CN Ⅵ)及三叉神经眼支(CN Ⅴ1)和上颌支(CN Ⅴ2)通过。双侧海绵窦通过蝶鞍前后缘的静脉丛和斜坡静脉丛连接交通。海绵窦主要接受来自大脑中静脉、大脑半球额叶眶面静脉、蝶顶窦和眼静脉的血流,向后与岩上窦、岩下窦相连,最终注入颈内静脉。

7. **岩上窦、岩下窦** 岩上窦连接海绵窦和横窦,主要接受来自中耳和枕内静脉、小脑上静脉的血液。岩下窦则连接海绵窦与颈内静脉,它主要接受来自内耳、桥脑、延髓和小脑下部的静脉回流血液。

8. **枕窦** 枕窦是最小的硬脑膜静脉窦,附于小脑镰后缘,沿枕骨内面分布,下端起于枕骨大孔外侧缘,且与乙状窦交通,上端汇入横窦。主要收集脑膜静脉血,故又称脑膜静脉。枕窦是颅后窝手术中重要的血管结构,枕窦的变异多,如双枕窦、斜枕窦或枕窦缺失等。

二、脑静脉

脑静脉按解剖定位可细分为三组:浅静脉组、深静脉组及脑干与颅后窝静脉组。脑静脉与身体其他部位的静脉结构不同,脑静脉内无静脉瓣,因此,脑静脉中可能存在双向血流。脑静脉管壁缺乏肌肉和弹性纤维成分,因而管壁薄,管腔大而脆弱,缺乏弹性。脑静脉大多不与动脉伴行,脑浅、深静脉之间存在吻合。磁敏感加权成像(susceptibility weighted imaging,SWI)检查可以清晰地显示大脑静脉结构。

1. **大脑浅静脉** 大脑浅静脉系统位于大脑半球表面,起于皮质和皮质下白质,在软脑膜内自由吻合,形成软脑膜静脉丛,主要汇集大脑皮质及邻近白质的静脉血液,由细小静脉合并成几条大静脉。根据浅静脉在大脑表面的位置分为大脑外侧面浅静脉、大脑内侧面浅静脉及大脑底面浅静脉。大脑外侧面浅静脉分为上、中、下三组,基本以大脑外侧沟为界,大脑外侧沟以上的静脉属大脑上静脉,外侧沟部位的静脉称大脑中浅静脉,外侧沟以下的静脉称大脑下静脉。

大脑上静脉,主要收集大脑半球背外侧和内侧面(胼胝体以上)皮质和附近髓质的血液,大脑上静脉有 10~15 支,汇入前常有一些分支汇合成一干,随后汇入上矢状窦,额部汇入静脉较多,多呈直角汇入,顶部汇入静脉较少,斜行向后汇入,枕部汇入静脉最少。

大脑中浅静脉,又称 Sylvius 浅静脉,大脑中浅静脉是大脑静脉中唯一与动脉伴行的静脉,收集大脑半球外侧面额叶、颞叶、顶叶的血液,位于大脑外侧沟内,沿此沟向前下方走行至大脑底面,在蝶骨小翼附近注入海绵窦,大脑中浅静脉变异较多,可表现为单干型、双干型、三干型和未发育型。大脑中浅静脉与其他浅深静脉有广泛的吻合,上吻合静脉(Trolard 静脉)是大脑上、中静脉间的吻合,位置靠上,为连接上矢状窦和海绵窦的吻合静脉;下吻合静脉(Labbe 静脉)是大脑中、下静脉间的吻合,位置靠下,为上矢状窦和横窦的交通静脉;大脑中静脉是连接上矢状窦和海绵窦的主要渠道,并非所有的大脑半球吻合静脉都发达。大脑下静脉位于大脑外侧沟以下、颞叶表面,是大脑浅静脉中较小的一组,收集颞叶外侧面及颞叶、枕叶底面的大部分血液,最终注入横窦及海绵窦并沟通。

2. **大脑深静脉**　大脑深静脉包括大脑内静脉、大脑大静脉(Galen 静脉)及两支基底静脉(Rosenthal 静脉)。大脑深静脉主要收集来自脑室周围白质、基底节及其余中线结构的静脉血流,基底静脉接受来自透明隔、视交叉部位、下丘脑、脑干上部及部分颞叶的静脉血液,最后汇入大脑大静脉。大脑大静脉除接受来自两侧基底静脉的血液外,还收集来自大脑内静脉、枕静脉、小脑上静脉及松果体的静脉血。所以,深静脉系统不仅接受双侧颈内动脉系统,也接受部分来自椎 - 基底动脉系统的血液。

3. **脑干与颅后窝静脉组**　根据小脑与脑干静脉的引流方向,可将其划分为三个亚群。①上群(Galen 静脉引流群):包括小脑中央前静脉、上蚓静脉和中脑后静脉,该群静脉均向上汇入大脑大静脉,小脑中央前静脉起自蚓部中央叶与小舌之间的裂内,沿四脑室顶上行,于四叠体池内流入上蚓静脉或直接与大脑大静脉交通;②前群(岩静脉引流群):包括小脑半球上、下静脉及岩静脉,向前汇入岩上窦、岩下窦;③后群(小脑幕引流群):下蚓静脉位于蚓部下方,接收小脑半球下后部的小静脉属支,向后或外侧汇入直窦、窦汇或横窦。

第三节　主要临床表现及临床指标

脑静脉及静脉窦血栓形成的病例中,最常见的发作形式为亚急性起病,占一半以上,临床上从 7 天到 1 个月不等。急性发作病例占 1/3,慢性发作病例不太常见。脑静脉及静脉窦血栓形成的临床表现存在较大差异。临床表现主要取决于静脉或静脉窦血栓形成的部位,血栓进展程度、范围,静脉侧支循环建立及责任血管再通情况,高颅压继发性脑损害的程度等因素。临床表现也因患者年龄和潜在疾病的差异而有所不同。

临床表现主要有三种,即高颅压综合征、局灶性神经症状和脑损害。高颅压的症状常表现为头痛、恶心和呕吐、视乳头水肿和视觉障碍、复视等。新生儿患者中高颅压症状表现为颅板紧绷、颅缝张开和头皮静脉扩张。头痛是最常见的症状,85% 以上的病例会出现头痛。在没有任何其他临床症状或体征的情况下,头痛可能是唯一的临床表现。脑静脉及静脉窦血栓形成所导致的局灶性神经症状见于 40%~60% 的患者,由于病变的累及范围不同,症状可为单侧或双侧出现,或左右交替出现,症状包括中枢性运动障碍、感觉缺失、失语或偏盲等。儿童患者出现局灶性神经症状常常以癫痫发作为主要表现,约 70% 的新生儿 CVT 患者中癫痫是最常见的临床表现,在婴儿和儿童中,癫痫的发病率高达 50%;此外,在有深静脉血栓形成的老年患者中,多表现为多灶性神经症状和精神状态变化,意识模糊或昏迷。

一些特殊部位的 CVT 的临床表现可能取决于脑静脉及静脉窦血栓形成的位置(如海绵窦血栓),多为炎性,常继发于鼻窦炎及面部皮肤的化脓性感染,因海绵窦内有神经穿行,当其受累时可出现患侧眼睑下垂、眼球运动受限或固定、面部感觉减退等症状。需要强调的是,临床症状的严重程度不一定与血栓形成累及的范围相关,当存在较好的静脉侧支代偿时,尽管血栓累及的范围较广,但其临床症状可以不重;而且静脉窦血栓再通与临床恢复情况也不一定平行,临床症状的改善可能要早于影像学表现上受累静脉或静脉窦的完全再通;但当出现持续头痛和局灶性神经症状的时候应高度怀疑脑静脉及静脉窦血栓形成的可能。

临床指标的选取,主要依靠辅助检查,其中血清 D- 二聚体检测、腰椎穿刺测定颅内压、血常规、生化检查和凝血酶原时间、部分凝血活酶时间、蛋白 S 及蛋白 C 或抗凝血酶Ⅲ的检测等均有助于明确脑静脉及静脉窦血栓形成的诊断。血 D- 二聚体升高可作为脑静脉及静脉窦血栓形成的重要辅助诊断指标之一;腰椎穿刺检查脑脊液压力升高有助于明确高颅压;血常规、血生化和凝血酶原时间等检查有助于发现血栓形成的危险因素。

第四节　脑静脉及静脉窦血栓形成的发病机制

导致脑静脉及静脉窦血栓形成的病因很多,具体发病机制目前尚未完全清楚,主要归纳为以下三种病理生理机制:①血管壁本身病变,与感染性静脉炎、肿瘤浸润、创伤有关。②静脉血流受限,血流缓慢,静脉淤阻。③先天性或获得性高凝状态,血液成分改变,血液黏稠度增加,血小板和凝血因子增多、真性红细胞增多症等;晚期恶性肿瘤释放出促凝血因子使血液处于高凝状态;严重创伤、大面积烧伤、大手术后或产后导致大失血时,血液浓缩,血中纤维蛋白原、凝血酶原及其他凝血因子的含量增多,以及血中补充大量幼稚的血小板,使其黏性增加,易于发生凝集形成血栓。

要理解和掌握脑静脉及静脉窦血栓形成的病理生理变化,首先需要掌握颅内静脉系统不同于动脉系统的特性,颅内静脉系统容纳 70%~80% 的颅内血液,但颅内静脉窦及静脉在解剖、数量、大小和分布上变异很多,上矢状窦及横窦发育不全,大脑浅静脉系统中皮质引流静脉的数目及大脑表面吻合静脉的大小均变异很多。深静脉系统相对变异较小,这些特点都有助于更好地理解脑静脉及静脉窦血栓形成的临床表现。其次,颅内和颅外静脉系统之间、皮质静脉和深部髓静脉之间、幕下和幕上静脉系统之间及左右半球静脉之间均存在不同程度的静脉侧支循环能力,静脉吻合具有显著缓解静脉高压的潜力。此外,颅内静脉内由于没有阻止静脉血液回流的瓣膜,血液可以双向流动,这就为在静脉阻塞的情况下,静脉血液通过侧支循环途径回流创造了条件。

脑静脉窦和静脉血栓形成后血流受阻,静脉高压被认为是CVT病情变化、发展的重要机制。急性静脉阻塞后由于静脉血管栓塞,导致静脉血向侧支小血管及毛细血管回流,静脉和毛细血管压力增加,血管扩张,可以容纳较多血液,同时静脉内血流逆转,邻近静脉分支开放扩张,静脉侧支循环发生代偿调节,如果上述静脉阻塞后的代偿机制能够改善静脉内血液排出大脑的速度,则可能可以克服静脉阻塞的影响而不发生脑部病变。

但如果侧支循环回流的代偿能力不足,静脉高压会继续向后传播,导致静脉和毛细血管内的压力增加,同时血 - 脑屏障遭受破坏,使得毛细血管灌注压降低,继而导致静脉血流更加缓慢,静脉血栓延伸扩展,发生促进静脉血栓形成的正反馈机制。随着静脉高压程度的加重,脑内静脉血液滞留,脑血容量增加并颅内压升高,细胞外液摄取减少,出现细胞外水肿、脑水肿,从而引起毛细血管和小静脉受压,毛细血管灌注压及脑血流量进一步减低,静脉血液流出更加困难,导致静脉血栓形成的进程加快,血 - 脑屏障进一步破坏,最终发生静脉性脑梗死和脑出血。因此,静脉和毛细血管压力的升高及相应的毛细血管灌注压和脑血流量的降低是引起静脉性脑梗死的主要原因,这也可以解释相同部位的静脉血栓,由于静脉解剖结构的个体差异、静脉侧支循环和其他静脉代偿情况的不同,会存在不同的病理变化结局。

出血是由于静脉高压引起的小静脉破裂导致,伴发的缺血性毛细血管坏死可能会加剧出血。颅内出血可以发生在大脑的任何部位。出血可表现为小瘀点,亦可合并形成较大的实质性血肿,或是与皮质静脉血栓形成相关的蛛网膜下腔出血。硬脑膜窦血栓形成也可引起颅内压升高,此外静脉高压或上矢状窦血栓形成会使蛛网膜颗粒绒毛阻塞,脑脊液重吸收率降低,颅内压随之进一步增高。一名患者往往几种病理生理机制同时发生,从而引起不同类型的病变表现。此外,大脑深静脉血栓因丘脑水肿常引起室间孔、第三脑室受压梗阻继而出现梗阻性脑积水的改变。

第五节 脑静脉窦及静脉血栓形成的影像学诊断

一、影像学检查技术

脑静脉及静脉窦血栓形成的影像学诊断的直接征象包括血栓形成或静脉闭塞;间接征象包括脑肿胀、脑水肿、静脉性脑梗死、颅内出血和脑脊液吸收下降等改变。影像学检查可以了解脑静脉及静脉窦血栓形成引起的颅内主要病理生理学及血流动力学变化,临床神经影像学技术在 CVT 的诊断和治疗监测中起着至关重要的作用。

(一) 计算机断层扫描术

计算机断层扫描术(computer tomography,CT)作为神经系统最常用的检查手段,在静脉窦血栓的诊断中同样发挥着重要作用。尤其是随着近年来高分辨率多层螺旋 CT 的广泛应用,使得脑静脉及静脉窦血栓的早期诊断率明显提高。CT 平扫一般作为临床首次检查或急诊检查方式,通常用于排除与脑静脉及静脉窦血栓具有相似临床症状的急性或亚急性脑部病变,如肿瘤、硬膜下血肿和硬膜外血肿等。然而,CT 平扫存在假阴性,易导致漏诊,有数据显示高达 30% 的静脉窦血栓患者 CT 检查结果可以是阴性的,并且大多数影像学阳性表现不具有特异性,CT

扫描诊断静脉窦血栓的敏感性和特异性分别为 68% 和 52%。在血栓形成的最初 1~2 周,大约 1/3 的病例 CT 平扫可见脑静脉及静脉窦内直接征象对应的血栓显示,其中皮质或深静脉血栓征象表现为线性高密度影("脐带征")(图 8-2A、B),静脉窦内血栓如上矢状窦血栓水平面表现为"三角征"(图 8-2C、D)。CT 平扫的间接征象包括弥漫的脑组织肿胀(脑回肿胀、脑沟变浅和脑室受压)、静脉性脑梗死和特征性的脑出血(位于皮质和皮质下脑组织之间,常为双侧对称)。怀疑颅后窝静脉窦血栓形成时,为了减少扫描伪影,需行以静脉窦为中心的连续薄层扫描,以利于发现位于静脉窦(横窦、乙状窦或直窦)走行区域的条带状高密度血栓影,以免误诊为蛛网膜下腔出血,误导治疗方案的选择。CT 增强扫描的灵敏度较高,诊断的直接征象可表现为典型的"空三角征",这是因为血栓充盈缺损呈低密度影,而周围硬脑膜强化呈高密度影;而诊断的间接征象则包括大脑镰及小脑幕的明显增强,脑室变小,局部或弥漫性无强化的白质低密度区、出血病灶及脑静脉的扩张征象等。CT 静脉成像(computer tomography venography,CTV)具有良好的空间分辨,且无血流相关伪影,具有较高的敏感性和特异性,可以显示硬脑膜窦和皮质静脉的充盈缺损、窦壁增强及侧支静脉引流增加等征象,但在皮质静脉和深静脉血栓的诊断方面显示效果欠佳;CTV 对脑静脉及静脉窦血栓的诊断效能与 MRV 相当,能较好地直观显示脑静脉及静脉窦的管腔形态,但对颅底结构显示欠佳。建议采用 CT 与 CTV 相结合的方法来评估脑静脉及静脉窦血栓形成情况,可作为疑似 CVT 患者的首选影像学检查方法,其敏感性可达 75%~100%,特异性可达 81%~100%。另外,CT 与 CTV 联合应用,由于其扫描速度快,运动伪影小,可以同时观察脑组织结构的密度改变,尤其适用于一些属于 MR 检查禁忌的情况,如体内有铁磁装置或患有幽闭恐惧症的患者等。但由于 X 线暴露所产生的高电离辐射,使用碘对比剂的不良反应及对于一些肾病肾衰竭的患者,CT 检查存在一定程度上的限制,不易于用作定期随访检查项目。随着 CT 成像设备和技术的进展,4D-CTA (4D-computer tomography angiography)成像可以无创、全方位、多角度地显示不同血管期相的图像,包括动脉期、毛细血管期及静脉期,因而对于血流缓慢的非血栓静脉窦的判断方面减少了出错的可能性,可以评估血栓形成后的静脉侧支循环建立情况,以及部分血栓形成或者再通等。

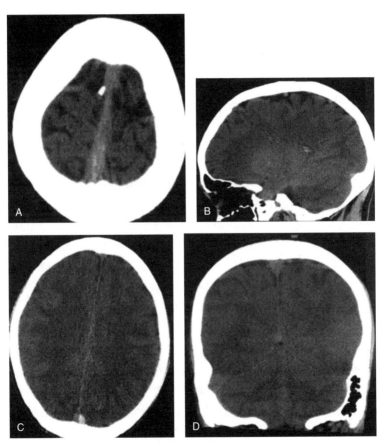

图 8-2　脑静脉血栓 CT 表现
A、B. CT 平扫显示皮质静脉内高密度,呈"脐带征";
C、D. 上矢状窦呈致密"三角征"。

(二) 磁共振成像

磁共振成像(magnetic resonance imaging, MRI) 与 MRV 结合是目前诊断 CVT 的最佳方法, 它可以直接无创显示脑静脉和静脉窦血栓情况、血管闭塞改变, 以及继发于血栓形成的各种脑实质损害, 较 CT 更为敏感和准确。即便如此, 运用 MR 检查在进行 CVT 诊断时仍存在一些局限性和诊断缺陷, 需要将静脉窦内的异常信号和 MRV 静脉内无血流显示的征象结合起来共同支持脑静脉及静脉窦血栓形成的诊断, 同时增强扫描及一些特殊序列的应用对于 CVT 的准确诊断是非常必要的。

1. T_1WI 和 T_2WI T_1WI 和 T_2WI 中血栓的信号变化取决于血栓的时间: 在最初的 5 天内, T_1WI 主要呈等信号, T_2WI 呈低信号; 5 天后由于 T_1WI 和 T_2WI 中血栓信号的增加, 血栓比较容易显示; 1 个月后, 信号模式再次发生变化, T_2WI 多为等或高信号, T_1WI 多为低或等信号。增强后, 血栓形成的脑静脉及静脉窦内可见显著的对比增强和充盈缺损, 可能与血栓机化、硬脑膜窦和侧支血管血流缓慢或血管再通有关。MRI 也可用于显示静脉闭塞后继发的实质性脑损害, 包括脑肿胀、局灶性或弥漫性脑水肿病变, T_1WI 呈低信号或等信号, T_2WI 呈高信号改变, 以及 T_1WI 和 T_2WI 双高信号的出血性病变。DWI 可显示静脉窦内或静脉内血栓的高信号, 并且在静脉性脑梗死中也表现为高信号, 但是信号强度低于动脉性脑梗死。

2. 磁敏感加权成像 SWI 或 T_2* 加权梯度回波(T_2*weighted imaging gradient echo, T_2*WI-GRE)等序列较 MR 常规序列对于显示血栓及颅内出血更加敏感, 管腔内血栓表现为低信号, 对诊断 CVT 比常规序列成像具有更高的敏感性和特异性, 对急性期 CVT 和孤立性皮质静脉血栓形成的诊断尤其有价值, 推荐使用 T_2*WI GRE 序列作为诊断孤立性或并发性 CVT, 以及排除皮质静脉受累的金标准。

3. MRV MRV 的检查技术有 TOF-MRV(包括 2D 和 3D)、

PC-MRV 和 CE-MRV。三种检查技术各有优劣。TOF-MRV 可以较好地显示皮质静脉和静脉窦,但对于深静脉的显示作用一般,且背景噪声大;PC-MRV 可以对血流流速进行定量并明确血流方向,但检查时间长于 TOF-MRV;CE-MRV 在显示静脉窦和皮质静脉,以及深静脉和小静脉方面有优势,优于 TOF-MRV 和PC-MRV。TOF-MRV 最为常用,通常表现为血栓形成后血管内血流信号消失,MRV 在诊断皮质静脉血栓、静脉窦内部分血栓、蛛网膜颗粒造成的充盈缺损方面,以及在静脉窦发育不全和血栓形成的鉴别诊断方面存在一些局限和缺陷,应结合常规序列、SWI 及 CE-MRV 图像,进行多序列、多方位观察以明确诊断。

此外,3D 等体素增强扫描结合多平面重组(multiplanar reformation,MPR)和最大密度投影(maximum intensity projection,MIP)等重建技术在静脉窦血栓的诊断中也有较为重要的应用价值。

(三) 数字减影血管造影术

数字减影血管造影术(digital subtraction angiography,DSA)目前较少用于脑静脉及静脉窦血栓形成的诊断,主要在对 CVT 诊断有疑问时进行(如罕见的孤立性皮质静脉血栓形成、需要排除硬脑膜动静脉瘘时、合并蛛网膜下腔出血需要排除远端动脉瘤时、将行血管内治疗前等情况)。由于在显示脑静脉的细节方面有优势,如侧支静脉通路的开放、静脉迂曲扩张,这些间接征象有助于诊断孤立性单支静脉血栓。血管造影时 CVT 的典型表现为血栓形成的静脉或静脉窦部分或完全没有显影,排空延迟,侧支扩张,在扩张和扭曲的螺旋状侧支静脉周围皮质静脉突然中断等征象。

对于影像学技术的选择,可参考以下原则。

1. 对疑似脑静脉窦及静脉血栓形成的患者,CT/CTV 和MRI/MRV 可作为首选的检查方法,MRI/MRV 可诊断大多数脑静脉窦及静脉血栓,也可以作为随访的最佳无创性手段;CE-MRV 比TOF-MRV 诊断更为可靠。

2. DSA 是确诊脑静脉窦及静脉血栓形成的金标准,逆行静脉造影如发现窦内狭窄远近端压力差达 12mmHg 以上时,有支持诊断的价值。但使用时应考虑到对诊断单纯皮质静脉血栓形成时的不足,以及其有创性和存在操作不当导致颅内压增高的风险。

3. T_2*WI-GRE 序列、磁敏感成像序列及 DWI 序列等技术均有助于提高脑静脉窦及静脉血栓形成的诊断率,特别是在单支皮质静脉血栓形成时。

二、硬脑膜静脉窦血栓形成的影像学诊断

硬脑膜静脉窦血栓的好发部位依次为上矢状窦、双侧横窦、直窦、乙状窦、海绵窦。但在临床实际工作中,血栓形成多为数个硬脑膜静脉窦同时受累,因而颅内脑实质累及区域常表现为散在多发。

(一) 静脉窦内血栓形成的直接征象

CT 常规平扫检查可见病变静脉窦区密度增高(通常 >62~70HU),断面表现为三角形高密度影,称为三角征,可伴或不伴有窦腔的扩张及皮质静脉血栓的形成。当伴有皮质静脉血栓形成时,CT 平扫断面图像可表现为“脐带征”,扩张的窦壁多呈圆形向后突出。需要注意一些类似静脉血栓高密度影的假阳性征象,例如血液系统疾病(如真性红细胞增多症)或脱水状态血细胞比容增高(如新生儿)。

血栓的密度会随着时间的推移而发生改变,血栓形成的第 1 周内,血栓表现为高密度影,第 7~14 天密度开始减低,但在前 14 天内整体仍呈高密度改变,14 天后逐渐表现为低密度影。也有部分学者认为,血栓在最初的 7~30 天,表现为从高密度逐渐降低。

由于血栓自身表现为高密度,因此在 CT 增强扫描时,需要与 CT 常规平扫的图像进行对比以利于明确诊断。CT 增强扫描可见硬脑膜窦中心无强化呈低密度,周围硬脑膜强化呈高密度,

整体呈现"Delta 征"或"空三角征",其产生机制可能是因为对比增强后的侧支静脉包围血栓而形成,但部分慢性血栓偶尔可见强化。尽管"Delta 征"或"空三角征"是诊断硬脑膜窦血栓的典型征象,但其也存在假阳性的可能,如在新生儿和真性红细胞增多症患者的硬脑膜静脉窦内亦可见高密度影。另外,硬脑膜静脉窦血栓形成后 CTV 则可表现为硬膜窦内的充盈缺损,窦壁增强及侧支引流增加(图 8-3)。

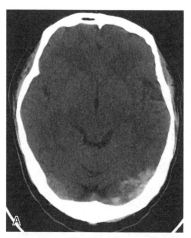

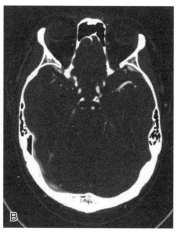

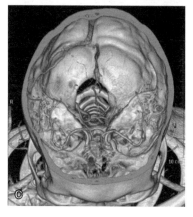

图 8-3 左侧横窦及乙状窦内血栓形成影像学表现

A. CT 平扫显示左侧横窦区高密度影;B. 注射对比剂后左侧横窦结构缺失;C. CT 三维容积重建显示左侧横窦及乙状窦由于血栓形成造成正常静脉窦结构缺失。

MR 检查中血栓信号随时间变化而改变是其特点之一,病理生理学机制主要是由于血红蛋白的降解产物的变化所导致,T_2WI 可见静脉窦内的正常流空信号消失。不同时期静脉窦血栓的影像学表现变化如下。

1. 急性期(<1 周)此期由于血栓内的红细胞处于脱氧血红蛋白状态,T_1WI 呈等或高信号(图 8-4A),T_2WI 呈低信号(图 8-4B),通常可见窦腔的扩大,偶尔可见血管内低信号和静脉扩张征象;DWI 及 ADC 影像显示血栓所在区域可能表现为弥散受限,但由于此时血栓在 T_2WI 呈低信号改变,故常被误认为是正常的流空效应而发生漏诊。

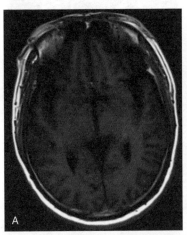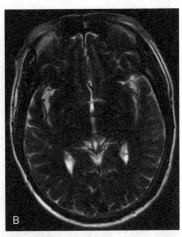

图 8-4 硬脑膜静脉窦血栓急性期影像学表现

A. T_1WI 示上矢状窦内为高信号;B. T_2WI 显示上述区域为低信号。

2. 亚急性期(1~2 周)最具特征性,亚急性早期 T_1WI 呈高信号,T_2WI 呈低信号,亚急性晚期 T_1WI 和 T_2WI 均呈高信号,且 DWI 及 ADC 影像均呈弥散性受限改变(图 8-5)。这一时期血栓内高铁血红蛋白逐渐从细胞内随细胞裂解移动至细胞外,导致顺磁性物质的大量出现,因而 SWI 序列上血栓出现低信号改变。此外,MRI 对比增强扫描同样可以看到与 CT 对比增强扫描相似的周边硬脑膜明显强化而中心充盈缺损的征象(图 8-6),即 "Delta 征" 或 "空三角征"。

3. 慢性期(>2 周)T_1WI 呈不均匀等、低信号,T_2WI 呈等或高信号(图 8-7),扩张的窦腔通常开始缩小,增强扫描由于血管腔内血栓机化可见强化改变。需要注意的是,硬脑膜静脉窦内慢性血栓形成由于有不同程度的纤维化、再通和广泛的静脉侧支开放,加上伴有缓慢流动的含氧血液的信号可能会导致误诊、漏诊,此时期需要借助 MRV 来评估血管再通的情况。

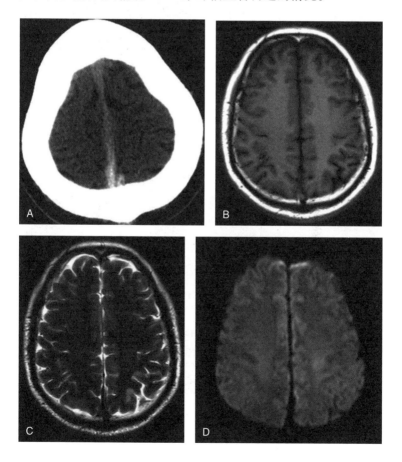

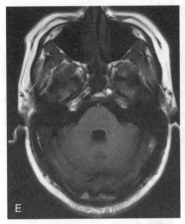
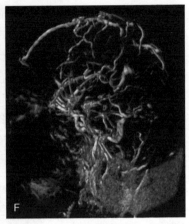

图 8-5 硬脑膜静脉窦血栓亚急性期影像学表现

A. 脑 CT 平扫显示上矢状窦内高密度影,提示急性血栓形成;B. T₁WI 显示上矢状窦内稍高信号;C. T₂WI 呈等信号;D. DWI 呈稍高信号,提示弥散受限,支持上矢状窦亚急性早期血栓形成;E.T₁WI 显示双侧横窦内稍高信号血栓影;F. TOF-MRV 示上矢状窦后部、直窦、双侧横窦及乙状窦缺失,证实硬脑膜静脉窦血栓形成。

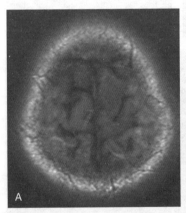
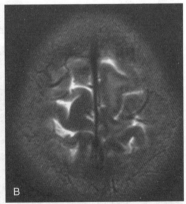

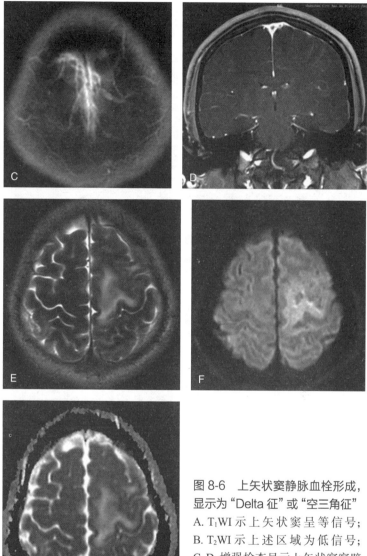

图 8-6 上矢状窦静脉血栓形成，显示为"Delta 征"或"空三角征"

A. T₁WI 示上矢状窦呈等信号；
B. T₂WI 示上述区域为低信号；
C、D. 增强检查显示上矢状窦窦壁强化，窦内血栓表现为充盈缺损（"空三角征"）；E~G 显示上矢状窦旁脑实质内的血管源性水肿。

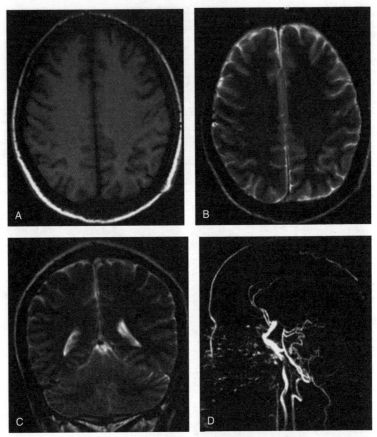

图 8-7 硬脑膜静脉窦血栓慢性期影像学表现
A. T₁WI 显示上矢状窦内等或稍高信号；B、C. 水平面和冠状面 T₂WI 显示上矢状窦内高信号，提示慢性期血栓；D. TOF-MRV 显示上矢状窦及双侧横窦、直窦完全缺失，可见由枕顶后至额部扩张增粗的头皮引流静脉影。

　　在血栓不同时间的分期上，既往文献报道存在一定的差异，也有学者将其分为四期，包括超急性期（<1天）、急性期（第1天至第5~7天之间）、亚急性期（第1~3周之间）和慢性期（>3周），尽管时间分期上存在不同，但血栓信号的改变及病理生理学机制的解释上是大致相同的。

SWI 序列的检查对于诊断静脉窦内血栓形成更为敏感,可显示低信号区和静脉窦("开花征")(图 8-8)。在 T_2^* 梯度回波序列上,血栓由于存在磁敏感效应,表现为低信号,且通常 T_2^*WI 和 T_2 FLAIR 在未闭的静脉窦图像中具有相反的信号强度,但在 CVT 中可能表现出相似的信号强度。海绵窦血栓的形成原因不同于其他的硬脑膜静脉窦血栓,通常与面部或副鼻窦区域的感染相关,CT 对比增强扫描可以见到受累侧海绵窦增大、侧壁突起和充盈缺损,且 MRI 可以更清晰地分辨出颈内动脉海绵窦段和海绵窦的硬脑膜壁。

MRV 可见不同程度的静脉窦结构消失、静脉窦内充盈缺损、静脉窦形态不规则或严重狭窄,往往多支静脉窦同时累及,受累静脉窦区可见引流分支的缺损,周缘可见代偿扩张增粗的皮质静脉影,少数情况下可见头皮静脉扩张。MRV 诊断中,需要排除静脉窦的缺如、发育不良及巨大蛛网膜颗粒的影响。在 TOF-MRV 检查中,要注意采集平面应与上矢状窦平行,即采用斜行采集,以排除慢速血流和湍流的影响。CE-MRV 在反映静脉窦内部分不完全血栓,皮质静脉受累时显示效果更佳。多平面 MPR 重建图像可以提高诊断 CVST 的准确性。此外,3D-T_1WI 等体素增强扫描序列可以直接显示静脉窦内的充盈缺损,但需要

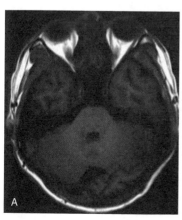
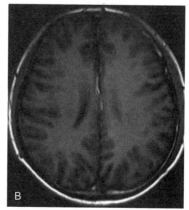

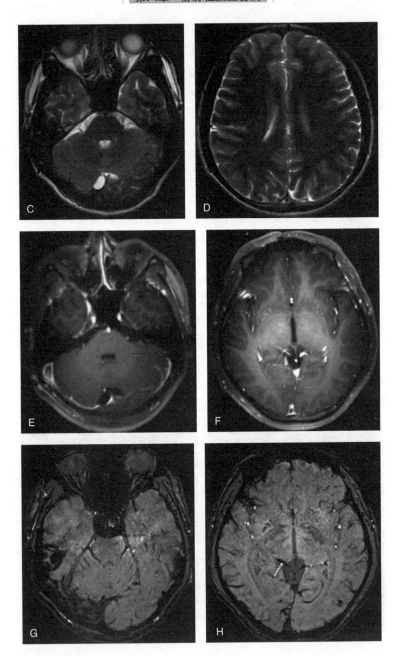

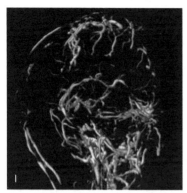
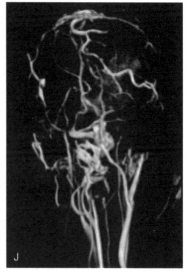
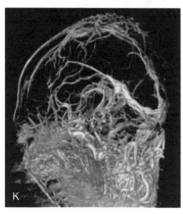

图 8-8 上矢状窦及右侧横窦内血栓形成 SWI 影像学表现"开花征")

A~D. T₁WI、T₂WI 显示右侧横窦、上矢状窦内血栓;E、F. 增强扫描在上矢状窦及右侧横窦内可见充盈缺损,支持静脉窦内血栓形成;G. SWI 显示右侧横窦旁侧支静脉迂曲、扩张;H. SWI 显示上矢状窦内血栓"开花征";I. TOF-MRV 显示上矢状窦、直窦及右侧横窦结构缺失;J. CE-MRA 可见上矢状窦旁脑表静脉明显迂曲扩张,上下吻合静脉可见异常连接、并且与颈外静脉形成吻合;K. 治疗后 3D-T₁WI-MPRAGE 序列增强 VR 重建显示直窦、上矢状窦及右侧横窦出现再通表现。

注射对比剂后立即开始扫描,这样可以避免血栓增强后造成的假阴性结果,同时可以与增强前的 T_1WI 图像进行对比,以进一步明确高信号的亚急性血栓。黑血磁共振序列通过抑制血液信号强度,降低血液流动伪影,提高了 MRI 诊断静脉窦血栓形成的准确性。

(二) 间接征象(脑实质改变)

脑实质病变可能与硬脑膜窦及脑静脉(深静脉、浅静脉及皮质静脉)闭塞后引起的静脉压升高和毛细血管扩张,引起间质水肿和静脉结构破裂有关。一般认为脑实质改变包括不同程度的脑水肿和出血性病变,但实际情况中由于累及多支静脉窦和静脉窦累及程度和范围的不同,脑实质改变复杂多样,可见不同程度的脑肿胀和脑水肿、脑室变小、静脉性脑梗死、出血及穿支静脉扩张等多种表现。需要强调的是,要理解和掌握不同静脉和静脉窦的脑组织引流区域,有助于更好地分析判读硬脑膜静脉窦血栓形成继发的脑实质改变。

脑水肿在 CT 上呈低密度改变,在 MRI 的 T_2WI 和 T_2 液体衰减反转恢复(T_2 fluid attenuated inversion recovery, T_2 FLAIR)序列上呈高信号,多伴有早期斑点状出血。硬脑膜静脉窦血栓形成可以出现不同类型的水肿:细胞毒性脑水肿表现为 ADC 值降低;血管源性脑水肿由于细胞外水肿使得 ADC 值升高。由于血栓形成同时存在淤血和血-脑屏障的破坏,血管源性水肿与细胞毒性水肿可以一同存在。

硬脑膜静脉窦血栓形成引起的脑出血是由皮质或深静脉系统静脉内的静脉压力升高引起的,导致薄壁静脉扩张和破裂,从而导致脑或蛛网膜下腔出血。出血的表现形式多种多样,近皮质的出血,多位于皮质下灰、白质交界区,呈凹形,如"腰果状";其他类型的出血有上矢状窦血栓造成的双侧大脑半球脑实质出血;横窦血栓造成的幕上和幕下脑实质多发出血,以及深静脉血栓引起的脑室内和丘脑部位的出血。此外,由于硬脑膜静脉窦血栓形成时皮质静脉亦可继发受累,因此可以出现蛛网膜下腔出血。

脑实质病变出现如下特点时,要考虑到不同部位静脉窦血栓的可能。

1. 当脑水肿或静脉性脑梗死累及双侧大脑半球皮质和皮质下病灶时,病变可不对称,要考虑到上矢状窦血栓的可能。

2. 当双侧丘脑(对称或不对称)和较小范围的基底节区受累时提示大脑内静脉和/或直窦栓塞的可能。

3. 幕上和幕下多发静脉性脑梗死和水肿病灶,要考虑到横窦血栓的可能。

4. 颞叶后外部或顶下小叶受累提示下吻合静脉(Labbe 静脉)和横窦栓塞的可能。

当发生 CVT 与脑出血并存时,往往临床表现更严重,预后更差。值得注意的是,慢性静脉窦血栓可出现小脑幕与大脑镰增厚,易被误诊为蛛网膜下腔出血。

三、大脑浅静脉及皮质引流静脉血栓形成的影像学诊断

大脑浅静脉及皮质引流静脉血栓是指在大脑表面一个或多个皮质静脉内形成血栓。其孤立发生的较少,通常皮质引流静脉血栓多与硬脑膜静脉窦血栓并存,并且往往是一个或多个静脉窦受累。最常见的原因是上矢状窦存在血栓时,由于静脉窦血栓闭塞,血栓逆行扩散至皮质引流静脉。一般额叶皮质静脉最多见,其次是顶叶皮质静脉,此外单独的 Labbe 吻合静脉血栓也可以见到。由于皮质静脉在大小、数量和走行方面个体变异较大,因而在影像学表现方面更加复杂多变,诊断具有一定的困难。

(一) 直接征象

CT 常规平扫检查可见受累静脉血管腔内高密度影及管腔扩张,相应静脉呈"脐带征"。血栓的密度随时间而改变。对比增强 CT 表现为受累静脉的充盈缺损。CTV 表现为相应大脑浅静脉或皮质引流静脉内的充盈缺损。

MR 是目前皮质静脉显示的最佳影像学检查,需同时结合

T_1WI、T_2WI、MRV 的原始图像及 T_2*WI 诊断。皮质静脉血栓信号随时间改变同前,典型病例可见额顶叶脑沟内点状、条状 T_1WI 高信号影,T_2WI 等或高信号影,皮质静脉汇入上矢状窦区可见血管扩张,汇入静脉 T_2WI 流空信号消失,信号增强,T_1WI 呈等或高信号改变。T_2*WI 和 SWI 序列对皮质静脉血栓诊断最为重要,灵敏度较高,由于皮质静脉血栓中脱氧血红蛋白含量较高,可能表现为明显的条状低信号,另外还能显示淤血静脉的扩张及侧支循环的缓慢血流信号,呈"开花征"。DWI 序列中有时亦可见皮质脑沟内条状高信号血栓影。MR 增强扫描时可见双轨样或者环状强化信号影,内可见不强化的血栓呈充盈缺损改变(图 8-9)。MRV 可见部分皮质引流静脉狭窄、消失,周围可以显示扭曲增粗的静脉血管影。

(二) 间接征象

双侧大脑半球皮质及皮质下区常伴发散在的斑片状脑实质出血和水肿。由于浅静脉或皮质静脉压的升高,导致薄壁小静脉的扩张和破裂,可以见到蛛网膜下腔出血。此外,Labbe 静脉的血栓形成可出现颞叶部位不同于动脉供血区域的局限性楔形脑梗死后出血性转化改变(图 8-10)。

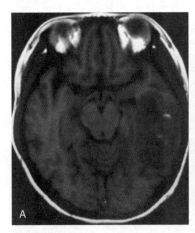
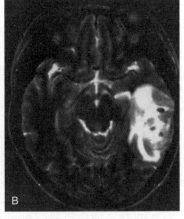

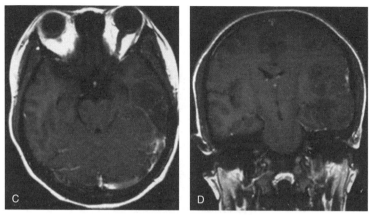

图 8-9 左侧 Labbe 静脉血栓形成影像学表现

A、B. MR 检查示左侧颞叶内局限性静脉性脑梗死病灶,内可见短 T_1、短 T_2 信号的斑片状出血灶;C、D. 注射对比剂后显示左侧横窦充盈缺损,临床手术证实左侧 Labbe 静脉血栓形成。

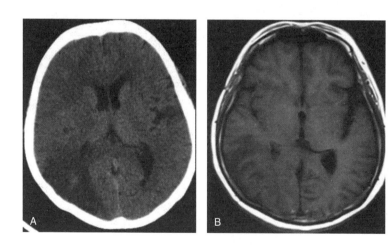

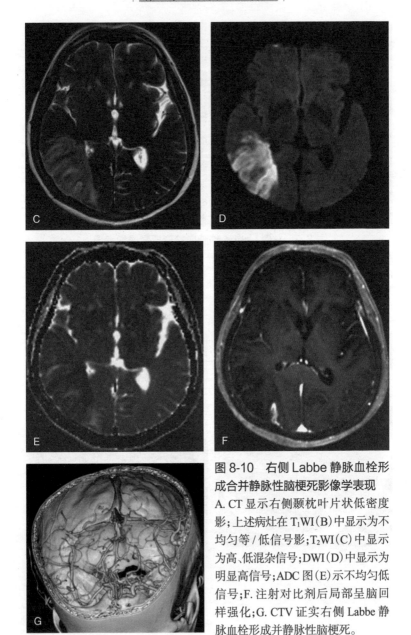

图 8-10 右侧 Labbe 静脉血栓形成合并静脉性脑梗死影像学表现

A. CT 显示右侧颞枕叶片状低密度影；上述病灶在 T₁WI(B) 中显示为不均匀等/低信号影；T₂WI(C) 中显示为高、低混杂信号；DWI(D) 中显示为明显高信号；ADC 图 (E) 示不均匀低信号；F. 注射对比剂后局部呈脑回样强化；G. CTV 证实右侧 Labbe 静脉血栓形成并静脉性脑梗死。

四、大脑深静脉血栓形成的影像学诊断

大脑深静脉血栓形成是指深部脑静脉(即大脑内静脉、Galen 静脉和基底静脉及其分支)的血栓形成,直窦也常常延伸受累。大脑深静脉系统主要收集脉络丛、丘脑及纹状体、深部灰质区域的静脉血,因此深部静脉病变易累及丘脑、基底节等部位。

(一) 直接征象

CT 平扫检查可见 Galen 静脉及其分支、直窦走行区内有条状等或高密度影。CT 增强图像可见 Galen 静脉或直窦部出现充盈缺损改变。MRI 可见 Galen 静脉或直窦内的 T_2WI 流空信号消失,T_1WI 呈等或高信号影,T_2WI 呈低或高信号影,增强扫描可见 "轨道征" 和受累静脉内充盈缺损改变。MRV 表现为大脑内静脉、Galen 静脉或直窦的结构不同程度缺失或未见显示(图 8-11)。

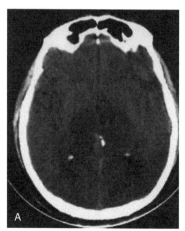
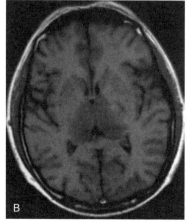

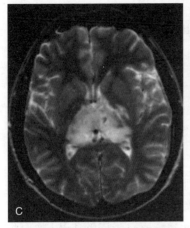
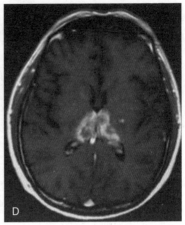
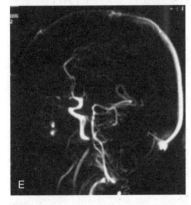

图 8-11 大脑深静脉血栓形成影像学表现

A. CT 平扫显示双侧丘脑低密度影；B. T$_1$WI 显示双侧丘脑低信号；C. T$_2$WI 显示双侧丘脑病灶高信号；D. 注射对比剂后丘脑病灶明显强化；E. TOF-MRV 显示大脑大静脉及直窦缺失，证实深静脉血栓形成。

（二）间接征象

MR 平扫双侧丘脑对称性信号异常为该病的特征性影像表现，一般表现为双侧丘脑肿胀，可见对称性稍长 T$_1$、稍长 T$_2$ 水肿信号影，内可见斑点状或条索状短 T$_1$、短 T$_2$ 出血信号影，水肿病变会延伸至尾状核和深部白质。后期由于双侧丘脑肿胀，孟氏孔阻塞而出现双侧侧脑室轻中度的扩张积水改变（图 8-11）。SWI 序列可见双侧丘脑及脑室旁扩张增粗的髓静脉影。增强扫描亦可见双侧基底节及脑室旁条线状强化影，即扩张增粗的髓静脉(图8-12)。深静脉血栓导致的脑实质损害中,一般早期由于血液回流障碍,以血管源性水肿为主,表现为DWI高信号,ADC图高信号改变(图8-12);后期由于缺血缺氧,出现细胞毒性脑水肿,表现为DWI高信号,ADC图低信号改变;此时如果引起血管源性水肿和细胞毒性水肿的因素消除,水肿信号可发生逆转消失。最终,若持续淤血造成血-脑屏障的破坏,可以出现出血改变。

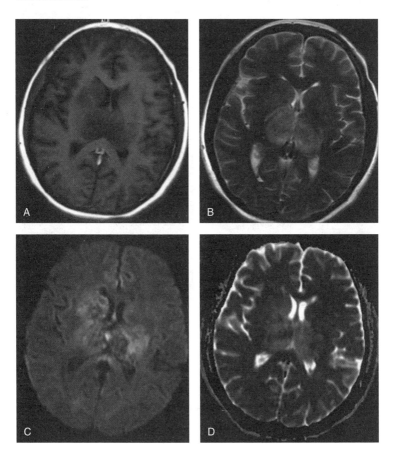

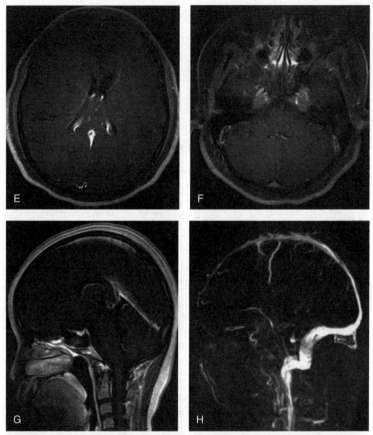

图 8-12　大脑内静脉、大脑大静脉、直窦静脉血栓形成影像学表现
A. 水平面 T_1WI 显示双侧丘脑及基底节区不对称低信号影,大脑大静脉、直窦内可见高信号血栓影;B. T_2WI 显示双侧丘脑及基底节肿胀,呈不对称高信号影;C、D. DWI 及 ADC 影像显示上述脑实质病灶内局部区域弥散受限;E~G. MR 增强扫描显示直窦、大脑大静脉内充盈缺损,并可见双侧脑室旁条状 / 线状扩张增粗的强化髓静脉信号影;H. TOF-MRV 证实大脑内静脉、大脑大静脉及直窦内血栓形成。

五、其他少见静脉血栓形成的影像学诊断(如孤立性皮质静脉血栓)

孤立性皮质静脉血栓(isolated cortical venous thrombosis, ICVT)不伴随有静脉窦及深静脉血栓形成,是一种罕见的疾病,相关文献报道很少。由于皮质静脉在数量、大小和位置上存在较大变异,皮质水平小静脉闭塞的影像学征象非常难以识别,DSA 可以通过间接征象进行诊断,如侧支静脉通路的开放、静脉迂曲、局部静脉引流的延迟等。T_2*GRE 序列或者 SWI 序列是证明皮质静脉中存在血栓的有用技术,孤立性皮质静脉血栓表现为临床发作后任何时间内受累皮质静脉由于磁敏感效应强烈呈明显的低信号,闭塞单支静脉邻近的皮质及皮质下区脑实质出现局限性水肿、点状出血或片状血肿(图 8-13),也可以出现梗死,在 DWI 序列呈高信号。

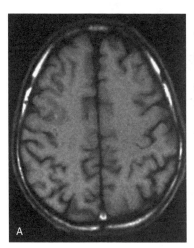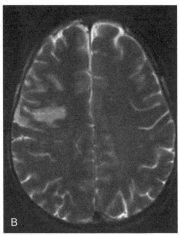

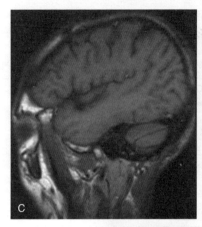
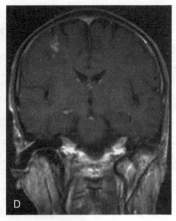
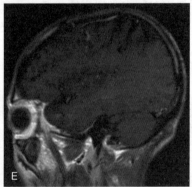

图 8-13　右侧额叶脑表孤立性皮质静脉血栓形成影像学表现

A. T$_1$WI 显示右侧额叶皮质下白质见片状的稍低信号影,内可见小斑片状的高信号影;B. T$_2$WI 显示上述病灶呈高信号;C. 矢状面 T$_1$WI 显示局限条片状低信号病灶,近大脑表面可见短条状血栓高信号影;D、E. 注射对比剂后上述病变区域条片状强化病灶,可见与皮质引流静脉相连的局限条状充盈缺损信号影。

六、静脉性脑梗死的影像学诊断

脑静脉窦、皮质静脉及深静脉血栓形成导致静脉压升高,脑血流和灌注压降低,从而导致静脉性脑梗死,影像学检查常可见脑水肿、占位效应和出血等表现。根据有无出血可分为出血性和非出血性。静脉性脑梗死的特点：①CT、MRI 及 MRV 检查可见静脉内血栓的直接征象；②病变位置不同于动脉的供血区域，多发生在血栓相关的引流静脉区域，例如发生在大脑皮质、皮质下脑组织或深部灰质和核团；③可单发或多发，大小及范围不等，形态不固定。

根据脑梗死与静脉栓塞的对应关系，静脉性脑梗死分为四型：①表浅型，最常见，上矢状窦血栓时脑梗死发生于邻近两侧大脑半球的脑实质内，主要是额、顶、枕叶皮质或皮质下发生脑梗死后出血性转化；②深部中央型，栓塞多累及直窦及大脑深静脉系统，可以引起双侧丘脑及基底节梗死，出血较少见；③深部基底型，少见，血栓位于海绵窦，可继发双侧颞叶的静脉性脑梗死；④孤立皮质型，少见，单纯大脑皮质静脉栓塞，梗死发生于阻塞静脉引流区，累及皮质及皮质下白质，可见脑叶肿胀水肿，常伴灶性出血。

影像学上一般表现为静脉梗死区域脑肿胀(图 8-14)，T_1WI 呈稍低信号，T_2WI 呈高信号，病灶图像在 T_2 FLAIR 序列比 DWI 序列上范围更大，可伴灶性出血，约 1/3 的静脉性脑梗死表现为脑梗死后出血性转化(图 8-14)。此外静脉性脑梗死不同于动脉性脑梗死，静脉性脑梗死所致脑水肿以血管源性水肿(DWI 呈高信号，ADC 呈高信号改变)为主，多可逆转；伴或不伴有细胞毒性水肿(DWI 呈高信号，ADC 呈低信号改变)，不可逆转。增强扫描皮质静脉梗死可见脑回样强化，深部灰质核团、丘脑或脑干病变常为斑片状不规则强化。

脑静脉及静脉窦血栓形成需要与下列情况进行鉴别诊断：①解剖变异，上矢状窦前 1/3 发育不良或闭锁，左、右横窦出现不对称，左侧横窦发育不良或闭锁等，需要结合 MRV 原始图像和常规 T_2WI 序列共同进行判断。②红细胞增多症：在新生儿脱水和红细胞增多症等情况下，在非增强 CT 上，由于红细胞比容增高，静脉窦和静脉可能出现相对高密度。③巨大蛛网膜颗粒压迹，是突入静脉窦腔的正常结构，表现为窦腔内出现圆形或卵圆

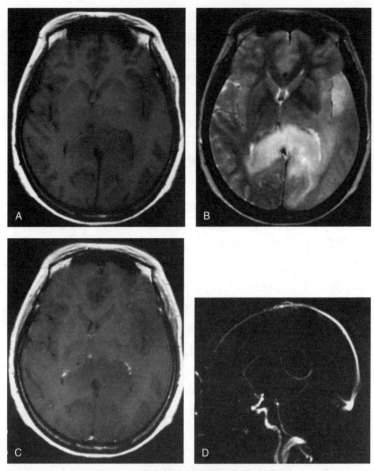

图 8-14　多发静脉性脑梗死影像学表现

A. T$_1$WI 示左侧颞枕叶及胼胝体压部脑组织肿胀,可见团片状低信号;
B. T$_2$WI 上述区域呈高信号,病变肿胀,占位效应明显;C. 注射对比剂后上
述区域未见明显强化;D. TOF-MRV 显示大脑大静脉及直窦明显变细,部
分不连续,证实深静脉血栓所致静脉性脑梗死。

形的充盈缺损,形态是局限且较规则的(图 8-15);最常见的部位
是位于横窦外侧、Labbe 下吻合静脉与小脑幕外侧窦的汇合处,同
样见于上矢状窦和乙状窦。④假"空三角征",硬膜下出血和硬膜

下积脓可出现假的"空三角征"。⑤丘脑肿瘤,深静脉血栓形成(如大脑大静脉或直窦血栓形成)需要与双侧丘脑星型细胞瘤进行鉴别。⑥硬脑膜动静脉瘘(dural arteriovenous fistula,DAVF),引流至Galen 静脉的硬脑膜动静脉瘘可表现为双侧丘脑脑梗死后出血性转化或弥漫性脑肿胀,此时需要与 Galen 静脉血栓形成进行鉴别。

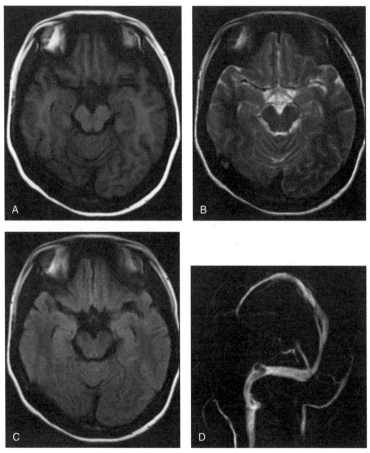

图 8-15 蛛网膜颗粒压迹

A. T₁WI 示右侧横窦区低信号;B. T₂WI 上述区域为高信号;C. T₂FLAIR 为等低信号;D. TOF-MRV 表现为局限的蛛网膜颗粒压迹,易误诊为慢性期血栓。

第六节 脑静脉窦和静脉血栓的治疗方法与预后

在临床治疗方面,对于CVT患者,医师应采取积极的病因学治疗,例如对于感染性血栓应使用足量疗程的抗生素进行治疗。抗凝治疗是CVT患者的主要治疗方法,急性期采用肝素抗凝,慢性期口服药物抗凝。肝素治疗的有效性和安全性已经在大样本多中心随机对照试验中得到了证实。对于经过足够抗凝治疗,但神经系统病变进展恶化的患者,可以考虑进行血管内治疗,通过机械取栓或者药物溶栓治疗可以使部分患者获益,但血管内治疗不应作为脑静脉及静脉窦血栓形成的常规治疗方法,因为目前尚未出现相关对照研究评估其安全性和有效性。当患者合并大面积静脉性脑梗死且有明显占位效应继发脑疝形成时,需要进行手术减压治疗,可以进行半侧颅骨切除术或在必要时行双侧颅骨切除术以便及时挽救患者的生命。此外,针对急性期高颅压可进行对症治疗,如使用甘露醇、呋塞米等药物降低颅内压,或抬升床头等。对于严重头痛或有严重视力影响的患者,可能需要行反复腰椎穿刺释放脑脊液压力,并口服乙酰唑胺治疗。癫痫发作的治疗和预防可在入院CT或MR检查后进行,当影像学发现局灶性脑实质病损时应尽早服用抗癫痫药物,因为在这些患者中癫痫发作的可能性更大。

脑静脉及静脉窦血栓形成的预后好于动脉性脑梗死患者,约80%的CVT患者可以完全康复,没有残疾,其中部分患者可能遗留有慢性头痛,注意力下降和情绪低下等症状,不同程度影响患者的生活质量。随着影像学技术的进步和对该病诊断认识的提高,CVT的死亡率明显下降,报道的死亡率为5%~10%。但相关国际队列研究发现,年龄>37岁的男性,出现精神状态障碍,昏迷,入院时CT或MR检查发现脑出血、深静脉系统血栓,合并有中枢神经系统感染和恶性肿瘤的患者往往预后不良。

(宋建勋　符念霞　胡　钰)

参 考 文 献

［1］ ZUURBIER S M, HILTUNEN S, LINDGREN E, et al. Cerebral Venous Thrombosis in Older Patients [J]. Stroke, 2018, 49 (1): 197-200.

［2］ KADAM P D, CHUAN H. Erratum to: Rectocutaneous fistula with transmigration of the suture: a rare delayed complication of vault fixation with the sacrospinous ligament [J]. Int Urogynecol J, 2016, 27 (3): 505.

［3］ LINN J, BRUCKMANN H. Cerebral venous and dural sinus thrombosis: stateoftheart imaging [J]. Clin Neuroradiol, 2010, 20 (1): 25-37.

［4］ GANESHAN D, NARLAWAR R, MCCANN C, et al. Cerebral venous thrombosis-A pictorial review [J]. Eur J Radiol, 2010, 74 (1): 110-116.

［5］ BONNEVILLE F. Imaging of cerebral venous thrombosis. Diagn Interv Imaging, 2014, 95 (12): 1145-1150.

［6］ GANESHAN D, NARLAWAR R, MCCANN C, et al. Cerebral venous thrombosis—a pictorial review [J]. European journal of radiology, 2010, 74 (1): 110-116.

［7］ 蔡建新, 彭峰河, 石逸杰, 等. 静脉性脑梗死的临床及影像分析 [J]. 医学影像学杂志, 2017, 27 (1): 6-10.

［8］ 苏红军, 赵琨. 静脉性脑梗死的临床研究现状 [J]. 临床医学, 2009, 29 (7): 110-111.

［9］ 奥斯本 (Osborn), 迪格雷 (Digre). 神经影像学 [M]. 娄昕, 江桂华主译. 北京: 北京大学医学出版社, 2019: 106-109.

［10］ 中华医学会神经病学分会脑血管学组卒中诊治指南编写组. 中国颅内静脉系统血栓形成诊断和治疗指南 [J]. 中华神经科杂志, 2012, 45 (11): 818-823.

［11］ FERRO J M, CANHÃO P, STAM J, et al. ISCVT Investigators: prognosis of cerebral vein and dural sinus thrombosis: results of the international study on cerebral vein and Dural sinus thrombosis (ISCVT)[J]. Stroke, 2004, 35 (3): 6646-6670.

［12］ LAUW MN, BARCO S, COUTINHO JM, et al. Middeldorp S. Cerebral venou [J] s thrombosis and thrombophilia: a systematic review and meta-analysis. SeminThrombHemost. 2013, 39 (8): 913-927.

［13］ KENET G, LUTKHOFF L K, ALBISETTI M, et al. Impact of

thrombophilia on risk of arterial ischemic stroke or cerebral sinovenous thrombosis in neonates and children: a systematic review and meta-analysis of observational studies [J]. Circulation, 2010, 121 (16): 1838-1847.

[14] DENTALI F, CROWTHER M, AGENO W, et al. Thrombophilic abnormalities, oral contraceptives, and the risk of cerebral vein thrombosis: A meta-analysis [J]. Blood, 2006, 107 (7): 2766-2773.

[15] KAMEL H, NAVI B, SRIRAM N, et al. Risk of a thrombotic event after the 6-week postpartum period [J]. N Engl J Med, 2014, 370 (14): 1307-1315.

[16] SHRESTHA P, BASNYAT B, KÜPPER T, et al. Cerebral venous sinus thrombosis at high altitude [J]. High Alt Med Biol, 2012, 13 (1): 60-62.

[17] OUSSER MG, FERRO JM. Cerebral venous thrombosis: an update [J]. Lancet Neurol, 2007, 6 (2): 162-170.

[18] BHOGAL P, ALMATTER M, AGUILAR M, et al. Cerebral venous sinus thrombosis [J]. Clinical Neuroradiology, 2017, 27 (2): 235-240.

[19] FERRO J M, CORREIA M, PONTES C, et al. Cerebral Venous Thrombosis Portuguese Collaborative Study Group (Venoport). Cerebral vein and dural sinus thrombosis in Portugal: 1980-1998. Cerebrovasc Dis, 2001, 11 (3): 177-182.

[20] COUTINHO J M, ZUURBIER S M, Aramideh M, et al. The incidence of cerebral venous thrombosis: a cross-sectional study [J]. Stroke, 2012, 43 (12): 3375-3377.

[21] DEVASAGAYAM S, WYATT B, LEYDEN J, et al. Cerebral Venous Sinus Thrombosis Incidence Is Higher Than Previously Thought: A Retrospective Population-Based Study [J]. Stroke, 2016, 47 (9): 2180-2182.

[22] DEVEBER G, ANDREW M, ADAMS C, et al. Cerebral sinovenous thrombosis in children [J]. N Eng J Med, 2001, 345 (24): 417-423.

[23] ABHI J, AJAY M, SEYEDMEHDI P. Imaging of Spontaneous Intracerebral Hemorrhage [J]. Neuroimaging Clin N Am, 2021, 3 (2): 193-203.

[24] KADAM P D, CHUAN H. Erratum to: Rectocutaneous fistula with transmigration of the suture: a rare delayed complication of vault fixation with the sacrospinous ligament [J]. Int Urogynecol, 2016, 27 (3): 505.

[25] DEVASAGAYAM S, WYATT B, LEYDEN J, et al. Cerebral Venous Sinus Thrombosis Incidence Is Higher Than Previously Thought: A Retrospective Population-Based Study [J]. Stroke, 2016, 47 (9): 2180-2182.

[26] BONNEVILLE F. Imaging of cerebral venous thrombosis [J]. Diagn Interv Imaging, 2014, 95 (12): 1145-1150.

[27] YLDZ M E, OZCAN U A, TURK A, et al. Diffusion-Weighted MR Imaging Findings of Cortical Vein Thrombosis at 3T [J]. Clinical Neuroradiology, 2014, 25 (3): 249-256.

[28] LINN J, BRUCKMANN H. Cerebral venous and dural sinus thrombosis: state-of-the-art imaging [J]. Clin Neuroradiol, 2010, 20 (1): 25-37.

[29] URBAN P, MÜLLER-FORELL W. Clinical and neuroradiological spectrum of isolated cortical vein thrombosis [J]. Journal of Neurology, 2005, 252 (12): 1476-1481.

[30] SUZANNE M S, DIANA A DS, JOSÉ M F. Cerebral Venous Thrombosis [J]. Nat Rev Neurol, 2017, 13 (9): 555-565.

[31] FRANZ A F, CLAUDIA F, FRANZ T A, et al. Importance of T2*-weighted gradient-echo MRI for diagnosis of cortical vein thrombosis [J]. Eur J Radiol, 2005, 56 (2): 235-239.

[32] GANESHAND, NARLAWAR R, MCCANNC, et al. Cerebral venous thrombosis-A pictorial review [J]. Eur J Radiol, 2010, 74 (1): 110-116.

[33] DE SIMONER, RANIERIA, SANSONEM, et al. Dural sinus collapsibility, idiopathic intracranial hypertension, and the pathogenesis of chronic migraine [J]. Neurol Sci, 2019, 40 (1): 59-70.

[34] SARIS, VERIMS, HAMCANS, et al. MRI diagnosis of dural sinus-cortical venous thrombosis: Immediate post-contrast 3D GRE T1-weighted imaging versus unenhanced MR venography and conventional MR sequences [J]. Clin Neurol Neurosurg, 2015, 134: 44-54.

[35] FERRANTEE, TRIMBOLIM, RUBINOF. Spontaneous intracranial hypotension: review and expert opinion [J]. Acta Neurol Belg, 2020, 120 (1): 9-18.

[36] PINAR GC, PUFUKF, YAGCI AB, et al. Emissary veins prevalence and evaluation of the relationship between dural venous sinus anatomic

variations with posterior fossa emissary veins: MR study [J]. Radiol Med, 2019, 124 (7): 620-627.

[37] OUMERZOUKJ, ABIDAN, BOURAZZAA, et al. Isolated cortical vein thrombosis associated with clinically amyopathic dermatomyositis [J]. Rev Neurol (Paris), 2016, 172 (12): 793-795.

[38] RATHAKR, SHARMAVK, LUENTH, et al. The clinico-radiological spectrum of isolated cortical vein thrombosis [J]. J Clin Neurosci, 2011, 18 (10): 1408-1411.

[39] LIBYP, LOMACHINSKYV, PETRAKB, et al. Torculardural sinus malformations: a single-center case series and a review of literature [J]. Childs Nerv Syst, 2020, 36 (2): 333-341.

[40] MISHRAS, PATEL AV, KATZ JM, et al. Bilateral Vein of Trolard Thrombosis [J]. J Stroke Cerebrovasc Dis, 2016, 25 (8): 120-122.

[41] LINNJ, MICHLS, KATJAB, et al. Cortical vein thrombosis: the diagnostic value of different imaging modalities [J]. Neuroradiology, 2010, 52 (10): 899-911.

[42] FERRANTEE, TRIMBOLIM, RUBINOF, et al. Spontaneous intracranial hypotension: review and expert opinion [J]. Acta Neurol Belg, 2020, 120 (1): 9-18.

[43] BHOGALP, ALMATTERM, AGUILAR M, et al. Cerebral Venous Sinus Thrombosis: Endovascular Treatment with Rheolysis and Aspiration thrombectomy [J]. Clin Neuroradiol, 2017, 27 (2): 235-240.

[44] HEGI M. MGMT gene silencing and benefit from temozolomide in glioblastoma [J]. N Engl J Med, 2005, 352 (10): 997-1003.

第九章

儿童及青年脑卒中

第一节　儿童脑卒中

一、概述

儿童脑卒中是一种由缺血性或出血性脑血管事件引起的急性神经功能缺损,持续时间至少 24 小时,发病年龄从出生 28 天至 18 岁。脑卒中的广泛定义包括缺血性脑卒中和出血性脑卒中。缺血性脑卒中可进一步细分为动脉缺血性脑卒中和静脉血栓形成,而出血性脑卒中则包括脑内和蛛网膜下腔出血。尽管儿童脑卒中或脑血管意外并不像成人那样普遍,但仍是导致儿童死亡和残疾的重要原因,是儿童死亡的十大原因之一。大约 10%~25% 的脑卒中儿童会死亡,高达 25% 的儿童会复发,高达 66% 的儿童会出现持续的神经功能缺损或随后出现癫痫发作、学习或发育问题。随着对儿童脑卒中诊断意识的提高、放射诊断技术的进步及有脑卒中危险因素的儿童存活率的增加,儿童脑卒中的检出率也有所增加。目前报道的儿童年发病率是 2.3~13.0 例 /10 万。男孩的发病率高于女孩,而且与其他种族相比,黑种人存在更高的脑卒中发病率和死亡率。儿童脑卒中的危险因素与临床表现也更多样化,与成人存在显著差异。6%~37% 的年幼患者易出现 AIS 复发,并且第一次发作后的前 6 个月复发风险最高。鉴于儿童脑卒中显著的致残率和死亡率,早期识别和治疗对于优化长期功能结果和最小化复发风险至关重要。

二、临床表现

缺血性脑卒中的临床表现在新生儿及小婴儿不典型。局灶性神经系统受损症状少见，常表现为易激惹、嗜睡、拒食、反复呼吸暂停、抽搐等非特异性症状。年长儿童也常存在不典型症状，如失语、共济失调、构音障碍、脑神经麻痹、头痛等。出现雷击样的头颈部、肩部、枕部剧烈疼痛时要怀疑颈动脉夹层分离；反复波动的神经系统受损症状需注意累及大脑动脉环的大血管病变；当剧烈运动、大哭等过度换气诱发神经系统阵发性症状时，需要排除烟雾病的可能性。患有进展性血管病或中枢神经系统小血管炎的儿童，由于轻微反复动脉缺血性脑卒中(AIS)事件，可能会导致神经认知能力的下降。此外，缺血性脑卒中的部位不同，临床上也会出现相应的神经系统症状和体征。颈动脉系统(前循环)脑梗死临床表现复杂多样：大脑中动脉梗死多表现为对侧偏瘫、偏深感觉障碍、同向偏盲，向病灶侧凝视及失语等。大脑前动脉梗死也可表现为对侧偏瘫，但下肢重于上肢，对侧感觉障碍较轻，可伴有尿失禁、淡漠、欣快等精神症状，也可出现强握等原始反射。而椎基底动脉系统(后循环)梗死临床症状变异较大，可出现眩晕、眼震、共济失调、吞咽困难、构音障碍、昏迷等，多表现为各种临床综合征，如 Wallenberg 综合征、韦伯综合征、闭锁综合征、基底动脉尖综合征等。

儿童出血性脑卒中的临床表现在不同的年龄组存在差异：患儿年龄越小，其临床表现就越缺乏特异性。小婴儿由于前囟未闭合，脑出血后引起的高颅压症状出现相对较晚，随着病情的进展，患儿可出现嗜睡、易激惹、呕吐和惊厥等症状。而年长儿则多以急性高颅压症状起病，头痛更为常见。出现蛛网膜下腔出血时，患儿可出现脑膜刺激征；当压迫周围组织，引起脑水肿、颅内压增高及脑组织移位，导致脑疝或继发性脑干出血时，患儿可出现血压、心率、呼吸异常等。由于 HS 患儿早期临床表现多不典型且缺乏特异性，故易造成诊断延误和漏诊。因此对于小婴儿突然出现的嗜睡、易激惹、呼吸暂停、肌张力降低或者惊厥发作，以及年长儿突然出现的急性头痛、颈痛、假性脑膜炎征和 / 或畏光等症状时，临床上要高度怀疑有 HS 的可能。

三、危险因素及病因学特点

儿童脑卒中分为 AIS 和 HS。

儿童脑卒中的危险因素多样，具有种族与地域差异性。AIS 常见的危险因素有脑动脉病、感染、轻微头外伤，而 HS 常见的危险因素有维生素缺乏、脑血管畸形、血液系统疾病。

（一）儿童缺血性脑卒中病因

儿童缺血性脑卒中通常是诸多因素相互作用导致的。新生儿 AIS 有关的危险因素包括产前因素（母亲妊娠糖尿病、高血压）、围生期因素（围生期窒息）、分娩期因素（复杂分娩）和产后因素（新生儿先天性心脏病、脱水和感染）等。胎盘血管病变是围生期 AIS 的一个重要但常常被忽视的原因；胎盘梗死或感染是新生儿脑卒中的危险因素。

大龄儿童 AIS 危险因素包括：非动脉粥样硬化性动脉疾病、心脏疾病、血液系统疾病、感染等，其中非粥样硬化性动脉疾病和心脏疾病是最常见的病因。近年来肥胖、高血压在低龄组儿童中发病率增加，糖尿病、脂类代谢障碍、毒品、酒精或烟草滥用导致的脑卒中在大龄组儿童有增加的趋势。

1. **动脉病** 动脉病指除外正常发育变异的原位动脉狭窄、不规则、缩窄、闭塞、假性动脉瘤及动脉夹层等，是儿童 AIS 的重要原因。

短暂脑动脉病（transient cerebral arteriopathy, TCA）指脑动脉壁局部或节段性狭窄，动脉狭窄常为单侧，占动脉病的 25%，多累及颈内动脉远端、大脑中动脉近端或大脑前动脉近端。典型者病程为自限性，在发病后的最初 6 个月内（高峰 2~3 个月）

狭窄加重,之后症状逐渐改善、趋于平稳。6个月后病情继续恶化或者双侧受累者提示存在 TCA 以外的动脉病变,病程和预后明显不同。

脑动脉夹层(cerebral artery dissection,CAD)是指各种原因引起的脑动脉内膜撕脱,血液进入血管壁形成壁间血肿,血肿逐渐累及管腔造成血管狭窄,或向血管外膜延伸形成夹层动脉瘤,外伤、高血压、纤维肌性发育不良、感染等可能是潜在的危险因素。

烟雾病是双侧颈内动脉末端和/或大脑前、中动脉起始部动脉内膜缓慢增厚,管腔进行性狭窄或闭塞,颅底小血管代偿性增生形成异常血管网的少见脑血管病。儿童烟雾病的异常血管网更广泛,以双侧受累为主。烟雾病合并 AIS 或累及后循环时预后不良,在动脉病中,烟雾病综合征脑卒中的复发风险最高,其次为局灶性脑动脉病和动脉夹层。

原发性中枢神经系统血管炎、大动脉炎、结节性多动脉炎、肌纤维发育不良、与细菌性或结核性脑膜炎有关的持续性动脉炎等均与儿童 AIS 有关。

2. **心脏疾病** 包括先天性心脏病、心肌病、心内膜炎、心律失常等。孤立性卵圆孔未闭成为儿童隐源性脑卒中的一个新的危险因素,容易引起反复栓塞,其病因尚不明确。患有心脏疾病的儿童更容易出现心源性脑栓塞,且双侧脑卒中发生率更高,更容易合并出血。

3. **血栓前状态** 血栓前状态是多种因素引起的止血、凝血和抗凝系统失调的一种病理状态,具有易导致血栓形成的多种血液学变化。将近 50% 患有 AIS 的儿童被发现有以下一个或多个血栓前状态:蛋白 C 缺乏症、蛋白 S 缺乏症、凝血酶原 G20210A 突变、高血浆脂蛋白 A、高同型半胱氨酸血症。大多数儿科领域专家认为,单纯血栓前状态导致脑卒中的风险相对较低,该因素导致 AIS 常常具备其他额外的风险因素,诸如合并感染、动脉病、心脏病。因此,在诊断 AIS 儿童的过程中即使发现高凝状态的基因多态性,还需要进一步积极寻找其他病因。

4. 镰状细胞病　主要由于 β- 球蛋白基因点突变使血红蛋白 β- 肽链第 6 位氨基酸谷氨酸被缬氨酸代替,形成异常血红蛋白 S(镰状血红蛋白)。镰变红细胞僵硬、变形性差、易破坏,使血液黏滞性增加,血流缓慢,易堵塞毛细血管引起局部缺氧和炎症反应。从而使得患者多种生物标志物(白细胞介素、炎症因子与细胞因子)增加,最后导致凝血系统激活,蛋白 S 和蛋白 C 降低从而产生高凝状态,增加血管损伤及脑卒中风险。

5. 近期感染　1 周内的感染将导致儿童 AIS 风险明显增加。在儿童发生感染后 3 天 AIS 的风险最高,感染后数天风险急剧降低,感染 1~6 个月后,脑卒中的风险不再增加。近期感染多为轻微感染,其中以呼吸道感染最为常见。

6. 肿瘤及颅脑放疗　颅脑和颈部辐射增加了 AIS 的风险,放疗可能与慢性炎症的氧化应激损伤及逐渐形成的动脉粥样硬化有关。接受颅内肿瘤放疗的儿童有发展成大血管动脉病变的风险,损伤部位主要在颅底大脑动脉环,损伤程度与辐射剂量相关。放射引起的动脉病在治疗后不到 1 年的时间里,磁共振血管成像就会表现出明显异常,因此在颅脑放疗后,需要每年进行 MRI 和 MRA 检查,以提高对血管病变的早期识别,该方法也成为对这些儿童采用初级和二级脑卒中预防的第一步。

(二) 中国与其他国家出血性脑卒中的病因区别

国外儿童出血性脑卒中的主要病因是脑血管畸形,其次是血液系统疾病和脑肿瘤,另外还有一些少见原因,如脑动脉炎、继发于脑梗死后的出血、烟雾病及夹层动脉瘤。国内儿童的出血性脑卒中病因与年龄存在相关性:1 岁以下患儿多为维生素 K 缺乏所致;1 岁以上患儿则多由脑血管畸形引起。另外 HS 的发病与否同疾病诱发因素如情绪激动、用力、头部轻微震荡存在一定的关联。

1. 脑血管畸形　儿童出血性脑卒中最常见的病因之一为脑血管畸形,包括动静脉畸形、海绵状血管瘤、动脉瘤,其中以动静脉畸形最常见。

2. 血液系统疾病　血液系统疾病是儿童出血性脑卒中的重要危险因素。急性白血病、血友病、特发性血小板减少性紫癜等相关疾病通过影响凝血因子和血小板水平导致颅内出血。

3. 维生素 K 缺乏　维生素 K 通过影响凝血因子的合成从而导致出血性脑卒中。维生素 K 缺乏可能与单纯母乳喂养、胎儿宫内及产时窒息、出生后未常规补充维生素 K、腹泻有关。

四、影像学诊断

(一) 影像学检查方法

CT 通常是对可疑脑卒中儿童进行的初步检查,可以排除颅内出血。然而对急性儿童缺血性脑卒中的敏感性低,而且存在辐射损伤的风险。据文献报道,急性脑卒中的儿童中,超过 40% 的病例 CT 平扫正常。

MRI 在临床症状出现后的最初几小时内具有高灵敏度和高特异性,是诊断的首选方式。用于急性 AIS 的最常见的成像方案包括常规序列(T_1WI、T_2WI 和 T_2 FLAIR)、扩散加权成像(diffusion weighted image,DWI),T_2^* 梯度回波加权成像(T_2^* gradient echo weighted imaging,GRE-T_2^*WI),磁敏度加权成像(susceptibility weighted imaging,SWI),以及 MR 血管成像(magnetic resonance angiography,MRA)(图 9-1)。对于怀疑动脉病变的患者,MRA 或计算机断层血管造影(computed tomography angiography,CTA)可以在脑缺血早期提供有关脑循环的重要信息,但 CTA 具有辐射暴露、静脉注射对比剂的缺点。当初始 MRA/CTA 在对高度怀疑有动脉病变的患者中为阴性或可疑阴性时,常规血管造影检查就变得很有必要了。灌注加权成像(perfusion-weighted imaging,PWI)已用于成人脑卒中的评估,以确定缺血性半暗带。可以使用 CT 灌注成像和 MRI 灌注成像技术,但在儿童 AIS 的应用中因缺乏验证,且 CT 灌注成像因辐射剂量问题也受到限制。

(二) 影像学表现

1. **CT 表现**　在超急性期,CT 平扫可呈阴性,也可以表现出一些轻微征象,例如大脑中动脉致密征、豆状核显示不清。在急性期,可观察到基底节低密度灶、灰白质分界消失,脑沟变浅或消失。随着病程延长,占位效应和水肿加重,梗死灶在 CT 影像中表现为特定动脉分布范围内的楔形低密度区。此外,CT 平扫可排除颅内出血,帮助临床医师在适当时间安全地使用组织纤溶酶原激活剂。在脑缺血的早期阶段进行 CTA 检查可提供

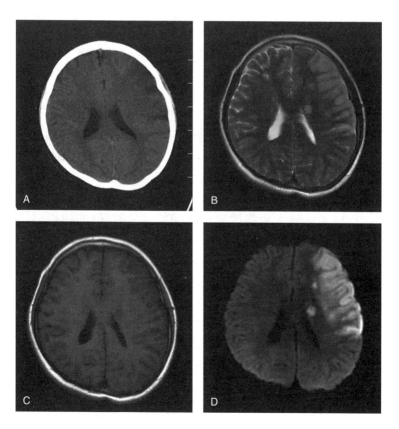

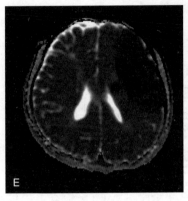
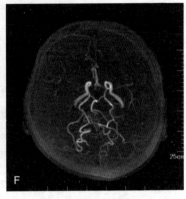

图 9-1 患者女性,14 岁。卵圆孔未闭,左侧大脑半球脑梗死

A. CT 平扫示左侧额、顶叶大片状低密度影;B、C. MR 平扫显示左侧额、顶叶及侧脑室旁大片状和斑片状稍长 T_1、长 T_2 信号影。D、E. 病灶在 DWI 序列呈明显高信号,ADC 相应区域呈低信号。F. MRA 成像显示双侧大脑中动脉未见显影。

关于脑循环的重要信息,CTA 上存在持续性动脉闭塞也可以提示诊断。同时,头颈部 CTA 对于诊断动脉夹层具有高度敏感性和特异性。CT 灌注成像也可以用于这些患者,CT 灌注测量包括以下参数:脑血容量(cerebral blood volume,CBV)、脑血流量(cerebral blood flow,CBF)、平均通过时间(mean transit time,MTT,即动脉流入和静脉输出之间经过的时间)和达峰时间(time to peak,TTP,即从注射到检测感兴趣区域的最大对比剂浓度之间的时间)。可逆性缺血区域显示 CBF 降低,但 CBV 保持不变,而不可逆性缺血区域显示两者同时降低。但是该技术在儿童人群中的应用受到缺乏验证及辐射剂量的限制。

2. **MRI 表现** 脑卒中超急性期,常规 MR 平扫检查常表现为阴性。少数可显示异常信号,并可出现轻微的脑肿胀和占位效应。急性期脑梗死时,T_2WI 显示为稍高信号强度,T_1WI 表现为稍低信号强度。由于抑制了脑脊液的高信号强度,T_2 FLAIR 序列对脑梗死非常敏感。提供了更大的视觉对比度,可以更好地显示皮质和室周病变。类似于 CT,T_2 FLAIR 图像可以检测闭塞血管中的高信号。在栓塞或血栓性血管闭塞的情况下,尤其是在大脑中动脉,这种细微的征象很有价值,在某些情况下,T_2 FLAIR 甚至早于 DWI 改变。

DWI 可在缺血性脑卒中发作的几分钟内显示急性缺血性脑卒中。损伤组织的表观扩散系数降低,表现为细胞毒性水肿,在 DWI 上表现为高信号区,相应区域 ADC 呈低信号。ADC 对于排除 T_2 穿透效应和其他假阳性病变至关重要。计算 DWI 的核心梗死体积可以预测患者 AIS 的结局,作为预后因素,帮助确定长期治疗计划。ModASPECT 评分是 Alberta 脑卒中项目早期计算机断层扫描评分(ASPECTS)的修改版本,该评分评估大脑半球和小脑内 DWI 序列的梗死灶。分数越高,脑卒中越严重,并且与发生癫痫的风险相关。但是,DWI 对于后循环小病变及在症状出现后短时间内的成像检出率较低,文献中提到 DWI 检查阴性的脑卒中病例,其机制可能与在成像之前的再灌注或者已发生神经功能障碍但尚未达到成像检测阈值相关。

T_2* 梯度回波加权成像对脱氧血红蛋白敏感,并且可以在超急性期缺血性脑卒中的受累区域中识别"多血管低信号区"。受累血管包括毛细血管、动脉和静脉,其中由于耗氧量增加,静脉占此类变化的大部分。这些变化在脑卒中早期最显著,在 48 小时内恢复至基线。"易感血管征"已引入这一序列,表明梗死区域的血管被阻塞,类似于 CT 上的高密度征象。此外,GRE-T_2*WI 成像对脑出血灶高度敏感,可以发现脑卒中急性期出血。SWI 图像对静脉、出血和铁沉积特别敏感。尽管 GRE 成像可以检测出血,但最好用 SWI 检测。SWI 最近被证明是诊断脑梗死的有效 MR 序列,用于检测梗死区域内的出血成分并识别和量化微出血。在成人中,这些已被证明可以在开始溶栓治疗前预测出血性转化的风险。初步数据表明,SWI 可能有助于儿童缺血性半暗带的显示。此外,在评估其他血管异常、大血管或腔隙性脑梗死和脑静脉血栓形成时,可能也会越来越多地使用 SWI(图 9-2)。

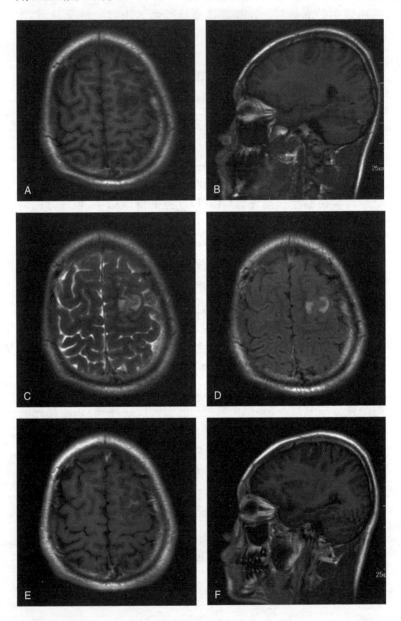

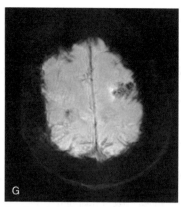

图 9-2　患者男性,16 岁。左侧额叶孤立性静脉血栓形成性静脉性脑梗死
A~D. MR 平扫显示左侧额叶斑片状长 T_1、长 T_2 信号影,T_2 FLAIR 序列呈高信号。E、F. MRI 增强扫描显示左侧额叶病灶呈线样强化。G. SWI 序列左侧额叶病灶表现为晕染效应(即低信号),代表有血栓形成。

　　血管成像是所有脑卒中儿童脑成像的重要组成部分。血管成像显示约 50%AIS 儿童患有颅内或颅外脑动脉病。头颈部 MRA 成像有助于诊断潜在的动脉病变,例如短暂性脑动脉病变、动脉夹层、烟雾病和纤维肌肉发育不良等疾病。然而,MRA 也有局限性,MRA 会高估动脉狭窄程度,并且即使 MRA 识别出脑动脉异常,也可能会忽略特定的血管诊断特征,包括提示动脉夹层的"内膜"或"双腔"征象,或提示血管炎的动脉壁"串珠状"改变。此外,MRA 对中、小动脉异常的显示能力也非常有限。

　　PWI 在检测有梗死风险的缺血组织方面非常敏感。与灌注 CT 相似,主要参数包括平均通过时间(MTT)、脑血容量(CBV)和脑血流量(CBF)。在患有急性神经功能缺损的儿童中,PWI/DWI 对于排除脑缺血很有价值。对于急性缺血性脑卒中病例,它可以确定缺血性脑卒中风险的缺血组织和缺血血管分布;缺血组织的灌注水平也可能有助于确定特定治疗的相对益处和风险。灌注 / 扩散"不匹配"(perfusion-diffusion mismatch)反映了核心梗死灶与周围缺血性半暗带之间的差异,是表明存在潜在可逆性缺血组织的指标。然而,灌注 MRI 的实用性在儿科脑卒中的应用有限。动脉自旋标记(arterial spin labeling,ASL)是测量血流的另一种方法,不需要对比剂。ASL 和 PWI 都可以提供有关存在梗死风险的缺血组织信息的能力。

磁共振波谱(magnetic resonance spectroscopy,MRS)成像在梗死后出现乳酸波并持续数周,表明受累区域持续合成乳酸。急性缺血性事件显示 N-乙酰天冬氨酸(N-acetylaspartic acid,NAA)下降,持续到事件发生后 2 周,而乳酸在前 5 天持续增加。肌酸(creatine,CR)/磷酸肌酸(phosphocreatine,PCR)水平最初会下降,并可能在脑卒中发生后的 10 天内出现低水平。MRS 可能可以在预测缺血性事件的恢复方面发挥临床作用,因为在预测功能恢复方面,NAA 测量和容积测量(通过 T_2WI 测量)相结合被发现比单独容积测量更具优势。但乳酸作为一种预测指标的报道并不一致。初步证据表明,相对 NAA、CR/PCR 和胆碱峰值正常。这些变化也可以作为脑组织重组的标志,因为梗死后 6 周,受影响区域的 CR/NAA 比值增加,而 1 年后受影响半球的 CR/NAA 比值降低。

脑卒中患者和实验性脑卒中模型的 DTI 研究表明,DTI 可以量化主要损伤的同侧和对侧的微结构白质变化,这些变化与运动恢复有关。在急性期完全无力的患者中,使用 DTI 纤维束成像评估脑卒中后皮质脊髓束损伤的程度似乎对长期运动恢复具有良好的预测价值。DTI 纤维束成像还可用于评估半球脑卒中患者语言相关区域(如弓状束)的完整性。

磁共振血管壁成像提供有关血管壁的信息,如管壁增厚及管壁强化。与 CTA、DSA 和 MRA 在内的标准血管成像主要用于评估管腔狭窄程度不同,磁共振血管壁成像可以发现管壁的多种病理改变,如对动脉夹层中的内膜瓣、壁内血肿的显示及对动脉瘤壁细节的显示。目前,在临床上的应用已越来越广泛及成熟。

3. **常规血管造影**（DSA）　与动脉粥样硬化疾病起主要作用的成人不同,儿童时期的血管造影主要用于显示血管病变,如动脉夹层、烟雾病、血管炎、动静脉畸形和动脉瘤。对于儿童,对结构的准确判断对于指导手术选择是必要的。当高度怀疑动脉病变患者的初始 MRA/CTA 为阴性或不确定时,常规性血管造影就变得非常必要。

五、治疗

（一）急性期治疗

脑卒中患者一般应在卒中单元中接受治疗。卒中单元（stroke unit）是一种组织化、系统化管理住院脑卒中患者的医疗模式,主要包括专业的临床医师、护理人员和康复人员,他们质检进行多学科交叉合作,为脑卒中患者提供系统、规范的管理,包括急救处理、药物治疗、康复治疗、心理指导及健康教育普及等。目前的研究表明,成人患者能够从卒中单元获益,一项纳入 28 个试验、共 5 855 例患者的研究已经证实卒中单元明显降低了脑卒中患者的致死 / 残疾率,而对儿童脑卒中患者尚缺乏证据证明。缩小对成人脑卒中和儿童脑卒中的认识差距至关重要。《中国急性缺血性脑卒中诊治指南 2018》推荐收治脑卒中患者的医院应尽可能建立卒中单元,所有急性缺血性脑卒中患者应尽早、尽可能收入卒中单元接受治疗。

治疗方法包括以下几个方面。

1. **一般治疗**　主要是维持生命体征和处理并发症。

（1）吸氧和通气支持：无低氧血症的脑卒中患儿无须常规吸氧,对于气道受累的患儿应给予气道支持和辅助通气,包括气管插管或切开。

（2）血压：与成人不同,单纯高血压患儿的明显脑卒中很少见。成人脑卒中后常发生的急性高血压反应与死亡风险增加有关。然而,对近 13 000 例缺血性脑卒中患者进行了大量荟萃分析,以及纳入超过 17 000 例脑卒中患者的 Cochrane 随机对照试验和 1 000 例急性脑出血患者的随机对照试验一致表明,没有证据显示患者在预后方面可以从降低血压中获益。对于符合溶栓条件的患者在治疗前和治疗后的第一个 24 小时内血压应降至 180/100mmHg 以下。患有缺血性脑卒中且收缩压 ≥200mmHg 或舒张压 ≥110mmHg,或伴有严重心功能不全、主动脉夹层、高血压脑病的成年患者应在最初的 24 小时内小心降低血压。由于儿童和成人的心血管和凝血系统中存在显著的病因和年龄依赖性差异,因此将这些原则直接类推至儿童是不合理的。儿童急性高血压反应的发生率和降低血压对预后的影响仍有待完全阐明。一项回顾性分析纳入 2 590 名被诊断患有动脉缺血性脑卒中的儿童,其中 156 人被发现引起急性高血压反应,研究者发现高血压与死亡率和住院时间延长有关。尽管焦虑或痛苦的儿童很难配合检查,但仍应监测血压以避免显著的高血压和低血压。

(3)血糖:高血糖和低血糖都会对发育中的大脑产生不利影响。在成人中,即使没有预先存在的糖尿病,较高比例的脑卒中患者会出现高血糖症。成年患者中高血糖与较差预后相关,但有大量证据表明,在缺血性脑卒中急性情况下静脉注射胰岛素严格控制血糖对患者无明显益处。急性脑卒中患儿血糖控制与预后的关系还需进一步研究,目前尚无最后结论,但是公认应该对脑卒中后的高血糖症状进行控制。

此外,尚需监测患儿心脏功能及体温等,并及时对症处理。

2. 特异性治疗

(1)再灌注治疗:静脉溶栓和血管内治疗已经彻底改变了成人缺血性脑卒中的结局,显著降低了重度残疾和死亡的发生率。多项大型随机对照试验为成人急性脑卒中再灌注治疗提供了合理性及有效性的高质量证据,然而并无儿童脑卒中相关的大型研究,儿童和成人脑卒中之间显著的病理生理学差异排除了将这些建议直接推导至儿童患者的可能性。尽管如此,在国际上越来越多的文献报道了这些干预措施的使用情况,有力地推动了儿童卒中中心的发展,并推动了用于儿童急性脑卒中的指南的制订,从而允许一部分儿童获得超出现有适应证之外的治疗,同时最小化并发症的发生风险。

2017 年,澳大利亚儿童卒中委员会关于再灌注治疗的推荐为:①静脉内组织型纤溶酶原激活剂(t-PA)治疗可能适合于特定儿童,适应证包括年龄 2~17 岁;影像学检查确诊的动脉性脑卒中,且无颅内出血;儿童脑卒中严重程度评分 4~24 分;发病时间 ≤ 4.5 小时。目前由于缺乏高质量的证据,故无法准确评估静脉内 t-PA 治疗对患儿是否利大于弊。②发病时间不明或超过 4.5 小时的脑卒中患儿不建议采取静脉溶栓。③血管内治疗可能适用于一些符合成人资格标准的脑卒中患儿,即经影像学诊断为大血管闭塞引起的缺血性脑卒中,且在脑卒中症状出现后的 6 小时内。由于缺乏高质量证据,加上儿童与成人的病理生理学存在差异,故无法准确评估患儿是否从血管内治疗中获益。④发病时间不明或超过 6 小时时,根据成人的证据表明,不应考虑包括静脉内 t-PA 和机械取栓在内的血管内治疗。

(2)抗凝和抗血小板聚集药物治疗:尽管无对照试验,但有大量文献支持儿童脑卒中接受抗凝和抗血小板聚集药物治疗是安全的,虽然证据有限,但目前无研究发现抗凝和抗血小板聚集药物治疗会增加儿童脑卒中的出血风险,可以认为抗凝和抗血小板聚集药物治疗是安全的。2018 年澳大利亚关于儿童脑卒中指南推荐:①抗凝和抗血小板聚集治疗对除外出血的急性缺血性脑卒中患儿是安全的。②对于患有急性缺血性脑卒中的儿童,在接受血管再通干预后 24 小时内不应给予抗凝治疗。③对于所有除外出血的急性缺血性脑卒中患儿,在除外夹层及栓塞因素前,建议先采用普通肝素、低分子肝素或阿司匹林进行治疗。④继发于心源性栓塞的急性缺血性脑卒中患儿,推荐使用低分子肝素或维生素 K 拮抗剂至少 3 个月。⑤继发于夹层的急性缺血性脑卒中患儿,建议使用低分子肝素或维生素 K 拮抗剂治疗至少 6 周。

（3）激素治疗：非心源性栓塞及夹层引起的急性缺血性脑卒中患儿除了应用抗血小板聚集药物治疗外，部分合并感染或特定动脉疾病亚型的儿童可考虑加用类固醇类激素治疗。

（二）恢复期治疗

不同病情患儿脑卒中急性期长短有所差异，通常发病 2 周后即进入恢复期。对于病情稳定的患儿，应尽可能早期开始康复治疗，启动脑卒中的二级预防。

第二节　青年脑卒中

一、概述

青年脑卒中是由于颅内血液循环突发障碍、异常所导致的一类疾病，发病年龄在不同的研究中界定不一，目前大多数研究将青年脑卒中定义为发生在 18~45 岁之间的脑卒中。在全世界范围内，每年约有超过 200 万的青年人患有脑卒中，由于高昂的医疗保健成本和劳动生产力的损失，青年脑卒中对社会经济产生了相当大的影响。与脑卒中发病率下降的老年人相比，流行病学研究显示青年人群中脑卒中的发病率及比例增加，约 1/10 的脑卒中发生于青年。据统计，在欧洲，青年脑卒中占全部脑卒中的 5%；在美国，比例为 8%~10%；在发展中国家，由于一些感染、风湿性心脏病及某些未控制的血管病危险因素发生率较高，青年脑卒中发生率高达 20%~30%。在我国，青年脑卒中占全部卒中的 13.44%，35~45 岁青年脑卒中发病率为（41~237）例 /10 万。因此，对青年脑卒中的危险因素、病因、影像学表现等状况进行研究，有助于对患者进行有效治疗，降低负面影响。

脑卒中分为缺血性脑卒中和出血性脑卒中，其中缺血性脑卒中最为常见。基于美国 1993 年公布的 TOAST 分型，临床上将缺血性脑卒中主要分为五种类型,分别为大动脉粥样硬化型缺血性脑卒中、心源性栓塞型缺血性脑卒中、小动脉闭塞型缺血性脑卒中、其他明确病因型缺血性脑卒中、不明原因型缺血性脑卒中。其中大动脉粥样硬化型最为常见,指的是动脉粥样硬化导致颅内及颅外大血管闭塞或者狭窄程度>50%。心源性栓塞性缺血性脑卒中是指由于患者心脏病所导致的脑梗死,常见的心脏病类型包括卵圆孔未闭型心脏病、风湿性心脏病、心脏瓣膜病变等。小动脉闭塞型缺血性脑卒中亦被称为腔隙性脑梗死,影像学检查相关的梗死灶直径<15mm,在我国青年缺血性脑卒中患者中所占比例为16%,可能与高血压、脂代谢异常及吸烟等不良习惯具有密切关系。其他明确病因型缺血性脑卒中主要是指病因明确的一些少见疾病,主要包括免疫性及非免疫性血管病、高凝状态、血液疾病、脑血管畸形、动脉炎及吸毒等。不明原因型缺血性脑卒中主要是指发病原因尚不明确的缺血性脑卒中,这类缺血性脑卒中在青年缺血性脑卒中患者中所占比例为14.6%~44.0%。

二、临床表现

1. **缺血性脑卒中**　缺血性脑卒中的临床表现依梗死部位不同而异。常见临床症状和体征包括偏瘫、偏身感觉障碍、同向性偏盲、失语等,小脑或脑干梗死时常有共济失调、手部痉挛、舞蹈症-手足徐动症、意向性震颤、吞咽困难、呛咳、构音障碍等。腔隙性脑梗死感通常症状较轻、体征单一、预后较好,一般无头痛、高颅压和意识障碍等表现,许多患者并不出现临床症状而由头颅影像学检查发现。

2. **出血性脑卒中**　出血性脑卒中患者多有高血压病史,在寒冷季节发病率较高。多在情绪激动或活动中突然发病,病情常于数分钟至数小时达到高峰。少数可在安静状态下发病,前驱症状一般不明显。脑出血患者发病后多有血压明显升高,由于颅内压增高,常有头痛、呕吐和不同程度的意识障碍,如嗜睡或昏迷等。同时,患者可出现运动和语言障碍(如偏瘫、失语和言语含糊不清);瞳孔不等大、偏盲和眼球活动障碍等眼部症状。临床表现的严重程度与脑出血的部位、出血量和速度有关。脑室出血时,患者除头痛、呕吐外,严重者可出现意识障碍。蛛网膜下腔出血的患者发病前多有明显诱因(剧烈运动、过度疲劳、用力排便、情绪激动等),以中青年发病居多,起病突然,典型表现是突发异常剧烈头痛、脑膜刺激征(颈强直、Kernig 征、Brudzinski 征),部分患者可出现眼部症状、精神症状(如欣快、谵妄和幻觉等)。

三、危险因素及病因学特点

(一)青年缺血性脑卒中的危险因素

1. **不可干预的危险因素** 不可干预的危险因素包括年龄、性别、种族差异、遗传、妊娠、产褥期等,随着年龄增长、缺血性脑卒中的发病率上升,近年来的研究发现,青年脑卒中的患病率男:女约为 1.3:1,但在 30 岁以下的患者中,女性明显多于男性,提示与妊娠及产褥期有关。

2. **可干预的危险因素** 主要包括高血压、吸烟、肥胖、高脂血症、饮酒、糖尿病、心脏病(如卵圆孔未闭)、高尿酸血症、高同型半胱氨酸血症、滥用违禁药物、恶性肿瘤等。高血压是脑卒中最重要的、独立的危险因素,血压的升高程度与脑卒中的发生呈正相关。其发病机制可能是:高血压引起血管壁损伤,使动脉壁对低密度脂蛋白介导的粥样硬化形成的易感性增加,导致血管壁增厚、管腔狭窄,血液中的有形成分在血管病变处聚集,形成附壁血栓而导致缺血性脑卒中。

(二)青年缺血性脑卒中的病因学

中国缺血性脑卒中亚型(China ischemic stroke subclass-ification,CISS)将青年脑卒中的病因分为以下五类。

1. **大动脉粥样硬化型**(large artery atherosclerosis,LAA) 包括主动脉弓粥样硬化型和颅内外大动脉粥样硬化型。脑动脉粥样硬化型斑块形成伴栓子脱落是脑缺血的最常见病因,约占缺血性脑卒中的90%。由于动脉粥样硬化斑块使动脉管腔狭窄,进而导致血流缓慢,血细胞易于停留或附着于动脉粥样硬化斑块上,长期作用可导致动脉高度狭窄或闭塞。另外,动脉粥样硬化型斑块及血栓脱落阻塞相应脑动脉,导致缺血性脑卒中。影像学检查可发现直径>15mm的责任病灶,脑血管相关检查可明确颅内、外责任血管动脉粥样硬化性狭窄或闭塞,且其狭窄程度在50%以上。

2. **穿支动脉闭塞型**(perforating branch artery occlusion,PAO)　影像学检查显示病灶最大直径<15mm的脑卒中,具有典型腔隙性脑梗死的临床特征,患者症状相对较轻。穿支小动脉脑卒中的主要病因是长期高血压与糖尿病协同促进小动脉狭窄。

3. **心源性脑梗死**(cardioembolism,CE)　心源性脑梗死的常见原因包括:风湿性心脏病、细菌性心内膜炎及非细菌性心内膜炎、二尖瓣脱垂、心房颤动、病窦综合征、先天性心脏病(如卵圆孔未闭)、心肌病和心肌梗死后左心室附壁血栓等。青年心源性脑卒中常继发于先天性心脏病及瓣膜病,而老年人心源性脑卒中的主要原因是冠心病及心房颤动。先天性心脏病中卵圆孔未闭约占青年脑卒中病因的35%~45%,其导致脑卒中的机制可能与右向左分流的反常栓塞、局部涡流形成的原位栓子脱落等有关。

4. **其他明确病因型**(stroke of other etiology,SOE)　这一类型包括由其他明确原因引起的缺血性脑卒中如脑动脉夹层、中枢神经系统血管炎、脑血管畸形(如烟雾病)、遗传、可逆性脑血管收缩综合征、癫痫、系统性红斑狼疮、抗心磷脂抗体综合征、血液系统疾病、肌纤维营养不良等。

5. **原因不明型**(stroke of other undetermined etiology,SUE)　包括两种或多种病因、辅助检查阴性未找到病因和辅助检查不充分等情况。

(三) 青年出血性脑卒中的危险因素

出血性脑卒中的危险因素与缺血性脑卒中大致相同,主要包括年龄和性别、吸烟、饮酒、高血压、血脂异常、糖尿病、家族史、药物滥用和吸毒、睡眠呼吸暂停综合征、妊娠等。

(四) 青年出血性脑卒中的病因学

出血性脑卒中的病因主要包括高血压、动静脉畸形、血液系统疾病、海绵状血管瘤、颅内肿瘤、烟雾病等,对于其他脑出血病因如结缔组织病、血管炎、颅内感染等的散在病例也有报道。

1. **高血压**　高血压是脑出血的首要原因。原因为多数高血压患者的动脉内膜存在病变,包括脂肪和复合糖类聚集,导致动脉粥样硬化形成,使得血管容易破裂出血。

2. **动静脉畸形**　多数研究认为,与老年患者相比,动静脉畸形是青年人脑出血最常见的病因。

3. **血液系统疾病**　如白血病、再生障碍性贫血、血友病、镰状细胞贫血等疾病,发展到终末期可能会导致颅内出血。

4. **海绵状血管瘤**　中年女性好发,最常见的出血类型是病灶内反复少量出血或病灶内及周围慢性渗血,临床症状较其他原因脑出血轻,但随着病灶内反复出血,症状会逐渐加重。

5. **颅内肿瘤**　研究发现,约有30%的颅内肿瘤是以脑出血为首发症状而被发现的。原发性肿瘤中最常见的是胶质母细胞瘤,转移瘤中常见的包括绒毛膜癌、支气管肺癌、恶性黑色素瘤等。

6. **烟雾病**　20岁以下的患者,多以缺血改变为主;20岁以上的患者,以出血性脑卒中多见,DSA检查可确诊。

蛛网膜下腔出血的病因主要包括颅内动脉瘤、高血压动脉硬化和动静脉畸形等。其中,颅内动脉瘤最常见,占蛛网膜下腔出血的50%以上,且以先天性粟粒样动脉瘤最多见。动静脉畸形约占蛛网膜下腔出血病因的10%,多见于青年人。其他病因如烟雾病、颅内肿瘤、垂体脑卒中、血液系统疾病、颅内静脉系统血栓和抗凝治疗并发症等。

四、影像学诊断

(一) 影像学检查方法

影像学检查是青年脑卒中诊断与鉴别诊断、选择治疗方式、评估疗效及风险的重要手段。按照检查目的不同可以分为三类：第一类是脑实质检查，即检查是否出现了缺血性脑卒中或出血性脑卒中，包括 CT 平扫、MR 平扫、扩散加权成像（DWI）及磁敏感加权成像（SWI）等；第二类是脑血管检查，观察脑血管有无狭窄、闭塞，包括血管超声、磁共振血管造影（MRA）、CT 血管造影（CTA）及数字减影血管造影（DSA），近年来高分辨率血管壁成像（high-resolution vessel wall imaging, HRVWI）能够对血管壁进行清晰成像，已成为缺血性脑卒中诊断及风险评估的重要手段；第三类是脑组织血流量检查，包括 CT 灌注（CTP）和磁共振灌注 PWI（DSC 或 ASL）。在实际临床工作中，医师根据患者不同的情况和不同的需要选择不同的检查方法。对于怀疑急性缺血性脑卒中的青年患者，一次 CT 扫描应包括 CT 平扫、CTA 和 CTP，为溶栓治疗争取时间。有条件者，在 CT 平扫排除颅内出血及其他疾病后，可进行磁共振检查，包括 MR 平扫、DWI、PWI、MRA 及 SWI 等序列，综合评估并指导临床选择最佳的治疗方式。

(二) 影像学表现

青年缺血性脑卒中的影像学特点与病因关系密切，大动脉粥样硬化型的患者多有单一或多发的颅内大动脉局限性狭窄甚至闭塞，脑梗死灶一般较大，但患者体征常不如病灶显示严重，可能与侧支循环的建立和开放有关。心源性栓塞型患者的梗死灶多较小，皮质及皮质下梗死多见，较少累及中线结构，水肿程度轻。颅内动脉炎的患者 MRA、CTA 或 DSA 均显示颅内动脉普遍狭窄、僵硬，责任血管不规则变细或节段性狭窄，分支减少，脑梗死灶一般较小且常多发。不明原因型患者影像学检查多表现为单一的中、小梗死灶,无任何血管狭窄、畸形等征象,高血压、高血脂等危险因素亦不突出,梗死灶的形成很可能与凝血功能的异常及炎症等因素有关。

1. **CT 表现** 常规 CT 在早期青年脑卒中的诊断中多用于排除颅内出血,其敏感性几乎达 100%。虽然近年来随着 CT 扫描分辨率及诊断水平的提高,发现缺血性脑卒中的时间越来越早,但是对于早期缺血性脑卒中仅能通过脑组织肿胀、脑沟消失、灰白质界限不清和大脑中动脉高密度征等间接征象来推断(图 9-3)。随着病程的延长,脑梗死的占位效应和水肿加重,梗死灶在 CT 影像中表现为特定动脉分布范围内的楔形低密度区。CTA 可清晰显示颅内动脉系统及其 4~5 级分支,可以准确地显示缺血性脑卒中患者颅内血管阻塞的部位和长度,为早期溶栓治疗提供可靠依据。早期脑梗死的代偿机制主要是侧支循环的开放,如果侧支循环差,则易并发大面积脑梗死或脑出血。年轻患者侧支循环丰富,CTA 能清楚地显示其范围,判断患者的预后。同时,CTA 对诊断动脉夹层具有高度敏感性和特异性。CT 灌注通过各种功能参数反映早期缺血性脑卒中患者局部血流动力学的变化,参数包括脑血容量(CBV)、脑血流量(CBF)、平均通过时间(MTT)和达峰时间(TTP)。有学者总结提出,梗死前不同时期各参数的变化表现为如下。

Ⅰ 1 期:脑灌注区血流速度减慢,局部微血管尚无代偿性扩张,表现为 TTP 延长,MTT、CBF 和 CBV 正常。

Ⅰ 2 期:TTP 和 MTT 延长;脑局部微血管代偿性扩张,CBV 正常或升高,CBF 正常或轻度下降。

Ⅱ 1 期:CBF 下降,由于缺血造成局部星形细胞肿胀,并压迫局部微血管,表现为 TTP、MTT 延长,CBF 下降,CBV 基本正常或轻度下降。

Ⅱ 2 期:星形细胞明显肿胀并造成脑局部微血管受压变窄或闭塞,表现为 TTP、MTT 延长,CBF 和 CBV 下降。

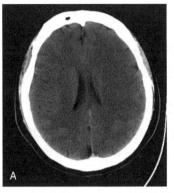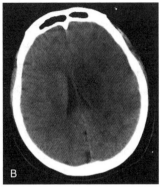

图 9-3 患者女性,32 岁。急性缺血性脑卒中(14 小时及 72 小时)CT 平扫
A. 左侧额叶、侧脑室旁脑组织肿胀、脑沟消失、灰白质界线不清,未见颅内出血征象;B. 左侧额叶、侧脑室旁大面积梗死灶,占位效应明显,水肿加重。

2. MRI 表现 MRI 作为一种无创性的检查手段,除具备 CT 的优点外,由于其对组织的含水量、蛋白浓度、蛋白成分及血流速度的改变更为敏感,且能选择任意三维平面完成成像,故可更早、更清晰地显示脑卒中病灶。在缺血脑卒中的超急性期,由于缺血梗死灶为细胞毒性水肿,此时血 - 脑屏障完整,无血管源性水肿,因此常规 T_1WI、T_2WI 及 T_2FLAIR 序列不能发现异常(图 9-4A~C)。到急性期,随着血管源性水肿及细胞凋亡的出现,病变局部含水量增加,T_1、T_2 延长,T_1WI、T_2WI 及 T_2FLAIR 序列才出现异常(图 9-5)。

尽管 MRA 诊断敏感性及阳性预测值均低于 CTA,但是 MRA 无放射性损害风险,也无需使用外源性对比剂,已成为脑卒中影像学检查的重要组成部分。MRA 能够清晰显示颈内动脉颅内段、大脑动脉环、椎 - 基底动脉和大脑前、中、后动脉的主干和主要分支,有助于诊断潜在的动脉病变(图 9-4D),然而,MRA 也有局限性,可能会高估狭窄程度和动脉闭塞情况。另外,MRA 对中、小动脉异常的显示能力有限。虽然 MRA 能检出脑动脉的狭窄与闭塞,但脑梗死的最终诊断仍需通过 CT 或 MR

检查发现脑组织密度或信号的改变,以及灌注成像中血流状态的异常来确定。

DWI 反映细胞毒性水肿,表现为高信号区,相应区域 ADC 呈低信号(图 9-4E),因此比传统 MR 检查能更早地发现脑梗死灶,其敏感性为 77%~97%,特异性为 95%~100%;DWI 可以确定脑梗死的原因,当发现多发、较小、散在的高信号病灶时,提示可能为栓塞性而非血栓形成性脑梗死;当大脑前、中动脉和大脑中、后动脉分水岭区均存在 DWI 高信号影,且 MRA 发现大脑中动脉主干阻塞时,提示为较早期的分水岭区脑梗死。

PWI 对脑组织缺血方面非常敏感,能够反映组织微循环状态。目前常用的序列为磁敏感对比增强成像技术(DSC),参数包括脑血流量(CBF)、脑血容量(CBV)、平均通过时间(MTT)和达峰时间(TTP)。CBF 指脑组织内的血流量;CBV 反映大血管和毛细血管床的容积;MTT 为对比剂通过感兴趣区的平均时间,主要是对比剂通过毛细血管的时间,MTT=CBV/CBF;TTP 指从开始注射对比剂到浓度达到峰值的时间。在脑缺血发生后,毛细血管灌注压降低,使 MTT 和 TTP 延长。在脑血管自动调节阶段,由于血管代偿性舒张,可使 CBV 增加以维持 CBF,此时 CBF 降低,而 CBV 可以正常;当血管扩张到最大限度以后,CBF、CBV 均表现为下降。缺血性半暗带(IP)是指缺血后局部血流灌注低于正常,但仍存活的脑组织。IP 的存在是缺血性脑卒中动脉内溶栓治疗与内科溶栓治疗的指标,这部分脑组织的存活与否将影响患者的预后。DWI 可以在超急性期显示脑缺血灶,PWI 可以评价缺血区的灌注情况,两者相结合可以判断 IP 的有无。动脉自旋标记成像(ASL)是评估脑血流灌注的另一种方法,不需要对比剂,能够多时相反映灌注水平,在缺血性脑卒中的诊断和评估中已得到广泛应用(图 9-4F)。

SWI 技术是以静息态的血氧水平依赖作为成像基础,利用各组织之间的不同磁化率进行成像的一种方法,能够敏感检测脱氧血红蛋白、正铁血红蛋白及含铁血黄素等顺磁性物质。由

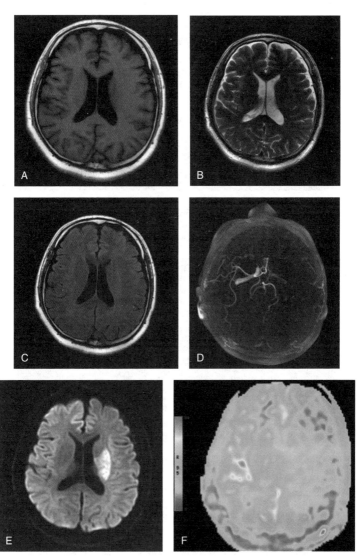

图 9-4 患者男性,40 岁。急性缺血性脑卒中(7 小时)

T_1WI(A)及 T_2WI(B)未见明显异常;T_2 FLAIR(C)提示左侧脑室旁稍高信号;MRA(D)提示左侧大脑中动脉闭塞;DWI(E)提示左侧脑室旁新鲜脑梗死病灶,ASL 1.5 秒(F)提示左侧大脑半球低灌注。

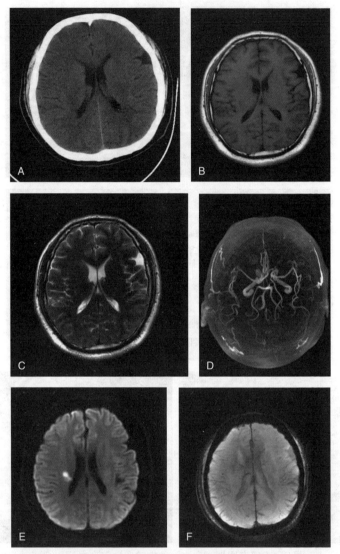

图9-5　患者男性，32岁。急性缺血性脑卒中（发病24小时）
CT（A）提示右侧侧脑室后角旁稍低密度影，边界不清；T₁WI（B）呈
稍低信号，T₂WI（C）呈稍高信号，MRA（D）未见明显异常，DWI（E）
提示右侧侧脑室后角旁新鲜脑梗死病灶，SWI（F）未见异常出血灶。

于供血动脉发生严重狭窄后,机体为满足血氧代谢需求,代偿性增加氧摄取分数,使得缺血区域的引流静脉中的脱氧血红蛋白比例提高,SWI 序列显示为低信号血管影增粗,且分布增多(图 9-6),这种表现联合 DWI 可用于评价 IP。另外,SWI 对责任动脉血栓的显示有很高的价值,主要机制为血栓中所含氧合血红蛋白降解为脱氧血红蛋白等顺磁性物质后,在 SWI 序列中显

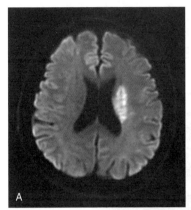
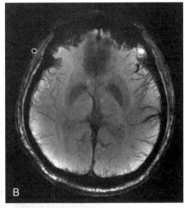
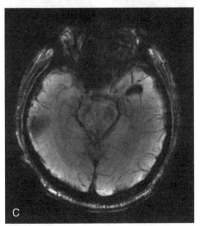

图 9-6　患者男性,48 岁。急性缺血性脑卒中
DWI(A)提示左侧侧脑室旁新鲜脑梗死灶;SWI(B、C)提示左侧额颞部皮质静脉增多,左侧大脑中动脉走行区血栓形成。

示为低信号,对溶栓的治疗方法选择及预后具有重要价值。SWI 对于微出血的显示较常规 MR 及 CT 敏感性高,原因在于微出血灶所含的脱氧血红蛋白及含铁血黄素所造成的局部磁场不均匀,使微出血灶与周围脑组织产生相位差异。

传统的血管影像学检查技术,如 CTA、MRA 及 DSA 等虽可清晰地显示动脉管腔的情况,但无法观察到病变部位血管壁的影像学征象。高分辨率血管壁成像(high-resolution vessel wall imaging,HRVWI)采用了预饱和脉冲技术,使血管内流动的血液信号受到抑制,当血流信号变为黑血时,则可清晰地显示颅内动脉血管壁的结构,明确斑块的成分和性质,判断斑块的易损性,对临床评估血管狭窄程度及选择治疗方式有重要价值(图 9-7)。

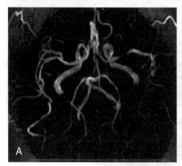
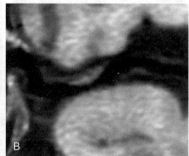
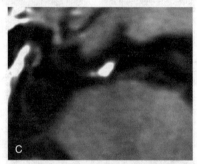

图 9-7　患者男性,46 岁。慢性缺血性脑卒中

MRA(A)提示左侧大脑中动脉 M1 段重度狭窄,HRVWI(B)提示左侧大脑中动脉 M1 段局部斑块伴出血,增强 MRI(C)显示斑块明显强化,提示滋养血管多,内皮通透性增加,斑块易损。

数字血管造影（DSA）是发展最早的血管腔成像技术，尽管是有创检查，存在手术并发症、放射性损害等潜在危害，但其能够对血管狭窄程度进行评估，还可以通过对比剂在不同时相的流通情况对脑组织侧支循环状态进行评估，被认为是血管成像的"金标准"，目前仍然是缺血性脑卒中颅内血管影像学评估的重要手段。

青年出血性脑卒中的 CT 表现为低密度区内的斑片状高密度影，MRI 表现则根据出血的不同时期表现不一：超急性期表现为 T_1WI 低信号、T_2WI 高信号；急性期表现为 T_1WI 等信号、T_2WI 低信号；亚急性早期表现为 T_1WI 高信号、T_2WI 低信号；亚急性晚期表现为 T_1WI 高信号、T_2WI 高信号；慢性期表现为 T_1WI 低信号、T_2WI 低信号。SWI 较常规 MR 及 CT 对于出血的敏感性高。

五、治疗

（一）一般治疗

1. **吸氧和通气支持**　无低氧血症的患者无须常规吸氧。气道功能严重障碍者应给予气道支持和辅助通气（气管插管或切开）。

2. **心脏监测与心脏损伤处理**　脑卒中后 24 小时内应常规进行心电图检查，根据病情，有条件时进行动态心电监护和心肌酶谱检查，以便及时发现急性心肌缺血、心肌梗死和心律失常等心脏病变。减轻心脏负荷，避免或慎用增加心脏负担的药物。

3. **体温控制**　对体温升高的患者应寻找和处理发热原因，如存在感染应给予抗感染治疗，体温>38℃的患者应给予物理降温等退热措施。

4. **血压控制**　脑卒中的患者血压调控应遵循个体化、慎重、适度的原则。发病 24 小时内血压升高的患者应谨慎处理。由于大部分患者血压升高可能是因为精神紧张、"白大褂效应"、膀胱充盈等其他因素所致，故应先处理紧张焦虑、疼痛、恶心呕吐等情况。通常收缩压≥200mmHg或舒张压≥110mmHg,或伴有蛛网膜下腔出血、心力衰竭、主动脉夹层、高血压脑病的患者,可予降压治疗,并严密观察血压变化。准备溶栓及血管内取栓者,血压应控制在收缩压<180mmHg、舒张压<100mmHg。脑卒中后病情稳定,若血压持续≥140/90mmHg,排除禁忌证后,可于发病数天后恢复使用发病前服用的降压药物或启动降压治疗。脑卒中后低血压的患者应积极寻找和处理病因,必要时采用扩容升压措施,可静脉输注0.9%的氯化钠溶液纠正低血容量。

5. 血糖 在脑卒中急性期,高血糖较常见,可能是原有糖尿病的表现或应激反应。应加强血糖监测,血糖>10mmol/L时应给予胰岛素治疗,可将血糖控制在7.8~10.0mmol/L。血糖<3.3mmol/L时,可给予10%~20%的葡萄糖溶液口服或注射纠正,目标是达到正常血糖水平。

(二)特异性治疗

1. 静脉溶栓 静脉溶栓是目前最主要的恢复血流的治疗措施,药物包括t-PA和尿激酶等,目前认为有效挽救缺血性半暗带组织的时间窗为4.5小时内或6小时内。

对于缺血性脑卒中患者,使用t-PA治疗的适应证为:①有缺血性脑卒中导致的神经功能缺损症状;②症状出现<4.5小时;③年龄≥18岁;④患者或家属已签署知情同意书。禁忌证为:①颅内出血(包括脑实质出血、脑室内出血、蛛网膜下腔出血、硬膜下/外血肿等)或既往颅内出血史、颅内动脉瘤、主动脉弓夹层;②活动性内脏出血;近3周内有胃肠或泌尿系统出血;有急性出血倾向,包括血小板计数<100×10⁹/L或其他情况;24小时内接受过低分子肝素治疗;口服抗凝剂且INR>1.7或PT>15秒;48小时内使用凝血酶抑制剂或Ⅹa因子抑制剂,或各种实验室检查异常;③近3个月内有严重头颅外伤史或脑卒中病史;④近3个月内有颅内或椎管内手术史;近2周内有大型外科手术史;近1周内有在不易压迫止血部位的动脉穿刺史;⑤血压升高控制不佳,收缩压≥180mmHg,或舒张压≥100mmHg;

⑥血糖<2.80mmol/L 或>22.22mmol/L；⑦CT 或 MRI 提示脑梗死面积>1/3 大脑中动脉供血区。应按照适应证和禁忌证严格筛选患者，尽快静脉给予 t-PA 溶栓治疗。

对于发病在 6 小时内的患者，可根据适应证和禁忌证标准严格选择后给予尿激酶静脉溶栓治疗。适应证为：①有缺血性脑卒中导致的神经功能缺损症状；②症状出现<6 小时；③患者年龄 18~80 岁；④意识清楚或嗜睡；⑤脑 CT 无明显早期脑梗死低密度改变；⑥患者或家属签署知情同意书。禁忌证同 t-PA。

2. 动脉溶栓 发病 6 小时内由大脑中动脉等大动脉闭塞导致的严重脑卒中且不适合静脉溶栓或未能接受血管内机械取栓的患者，经慎重选择后可进行动脉溶栓治疗。其禁忌证与静脉溶栓基本相同，常用药物为 t-PA 和尿激酶，可减少药量，并在 DSA 监测下进行。

3. 血管内机械取栓 血管内机械取栓是近年来脑卒中治疗最重要的进展，可显著改善急性大动脉闭塞导致的缺血性脑卒中患者的预后。机械取栓治疗的时间窗为 8 小时，对存在静脉溶栓禁忌的部分患者使用机械取栓是合理的。另外，《中国急性缺血性脑卒中诊治指南 2018》推荐对发病时间未明或超过静脉溶栓时间窗的急性缺血性脑卒中患者，如果符合血管内取栓治疗适应证，应尽快启动血管内取栓治疗，如果不能实施血管内取栓治疗，可结合多模影像学检查评估是否进行静脉溶栓治疗。

4. 抗血小板治疗 未行静脉溶栓或血管内取栓的缺血性脑卒中患者应在发病后 48 小时内口服阿司匹林 150~300mg/d 治疗，急性期后可改为预防剂量(50~300mg/d)。溶栓治疗者 24 小时后可服用阿司匹林等抗血小板药，不推荐 24 小时内使用抗血小板或抗凝血药物，以免增加脑出血的风险。对阿司匹林过敏或不能耐受者，可选用氯吡格雷等药物替代。另外，替格瑞洛的安全性与阿司匹林相似，可考虑作为存在阿司匹林禁忌证的患者的替代药物。研究发现未接受静脉溶栓治疗的轻型脑卒中患者(NIHSS 评分 ≤3 分)进行双重抗血小板治疗(阿司匹林和氯吡格雷)并维持 21 天后,有益于降低发病 90 天内的脑卒中复发风险,但应密切观察出血风险。

5. **抗凝治疗**　对大多数急性缺血性脑卒中患者,一般不推荐急性期进行抗凝治疗来预防脑卒中复发或改善预后。对少数特殊急性缺血性脑卒中患者(如放置心脏机械瓣膜)或合并高凝状态有形成深静脉血栓和肺栓塞趋势的高危患者是否进行抗凝治疗,需经过综合评估,在充分沟通后谨慎选择使用。

(三)早期康复

脑卒中康复是脑卒中整体治疗中不可或缺的关键环节,应早期进行,遵循个体化原则,制定短期和长期的治疗计划,带领患者进行针对性的训练,可预防并发症,降低致残率,改善预后。

（杨　健　卞益同　赵慧芳　高　璐　王　艳　芦娇娇）

参 考 文 献

［1］ LANTHIER S, CARMANT L, DAVID M, et al. Stroke in children: the coexistence of multiple risk factors predicts poor outcome [J]. Neurology, 2000, 54 (2): 371-378.

［2］ DEVEBER G A, MACGREGOR D, CURTIS R, et al. Neurologic Outcome in Survivors of Childhood Arterial Ischemic Stroke and Sinovenous Thrombosis [J]. Journal of Child Neurology, 2000, 15 (5): 316-324.

［3］ DEVEBER G. In pursuit of evidence-based treatments for paediatric stroke: The UK and Chest guidelines [J]. The Lancet Neurology, 2005, 4 (7): 432-436.

［4］ AMLIE-LEFOND C, GUILLAUME S, FULLERTON H J. Recent developments in childhood arterial ischemic stroke [J]. Lancet Neurology, 2008, 7 (5): 425-435.

［5］ FULLERTON H J, WU Y W, ZHAO S, et al. Risk of stroke in children: ethnic and gender disparities [J]. Neurology, 2003, 61 (2): 189-194.

［6］ SCHRVER E. Prognosis of ischemic stroke in childhood: along-term follow-up study [J]. Dev Med Child Neurol, 2000, 42 (4): 233-239.

［7］ DELSING D, CATSMANBERREVOETS C, APPEL I. Early prognostic indicators of outcome in ischemic childhood stroke [J]. Pediatric Neurology, 2001, 24 (4): 283-289.

[8] FULLERTON H J, WU Y W, SIDNEY S, et al. Risk of recurrent childhood arterial ischemic stroke in a population-based cohort: the importance of cerebrovascular imaging [J]. Pediatrics, 2007, 119 (3): 495-501.

[9] STRÄTER R, BECKER S, ECKARDSTEIN A V, et al. Prospective assessment of risk factors for recurrent stroke during childhood-a 5-year follow-up study [J]. Lancet (North American Edition), 2002, 360 (9345): 1540-1545.

[10] BERNSON-LEUNG M E, BOYD T K, MESERVE E E, et al. Placental pathology in neonatal stroke: A Retrospecitve Case-Control Study [J]. J Pediatr, 2018, 195: 39-47.

[11] LO W D, KUMAR R. Arterial Ischemic Stroke in Children and Young Adults [J]. Continuum (Minneap Minn), 2017, 23 (1, Cerebrovascular Disease): 158-180.

[12] MALLICK A A, GANESAN V, KIRKHAM F J, et al. Childhood arterial ischaemic stroke incidence, presenting features, and risk factors: a prospective population-based study [J]. Lancet Neurol, 2014, 13 (1): 35-43.

[13] 王雅洁, 邹丽萍. 儿童动脉缺血性脑卒中研究进展 [J]. 中国小儿急救医学, 2018, 25 (12): 898-902.

[14] MACKAY M T, STEINLIN M. Recent developments and new frontiers in childhood arterial ischemic stroke [J]. Int J Stroke, 2019, 14 (1): 32-43.

[15] WINTERMARK M, HILLS N K, DEVEBER G A, et al. Arteriopathy diagnosis in childhood arterial ischemic stroke: results of the vascular effects of infection in pediatric stroke study [J]. Stroke, 2014, 45 (12): 3597-3605.

[16] FULLERTON H J, WINTERMARK M, HILLS N K, et al. Risk of recurrent arterial ischemic stroke in childhood: a prospective international study [J]. Stroke, 2016, 47 (1): 53-59.

[17] WINTERMARK M, HILLS N K, DEVEBER G A, et al. Clinical and Imaging Characteristics of Arteriopathy Subtypes in Children with

Arterial Ischemic Stroke: Results of the VIPS Study [J]. AJNR Am J Neuroradiol, 2017, 38 (11): 2172-2179.

[18] BARNES C, DEVEBER G. Prothrombotic abnormalities in childhood ischaemic stroke [J]. Thromb Res, 2006, 118 (1): 67-74.

[19] ROSA M, DE LUCIA S, RINALDI V E, et al. Paediatric arterial ischemic stroke: acute management, recent advances and remaining issues [J]. Ital J Pediatr, 2015, 41: 95.

[20] FULLERTON H J, HILLS N K, ELKIND M S, et al. Infection, vaccination, and childhood arterial ischemic stroke: results of the VIPS study [J]. Neurology, 2015, 85 (17): 1459-1466.

[21] HILLS N K, SIDNEY S, FULLERTON H J. Timing and number of minor infections as risk factors for childhood arterial ischemic stroke [J]. Neurology, 2014, 83 (10): 890-897.

[22] MUELLER S, SEAR K, HILLS N K, et al. Risk of first and recurrent stroke in childhood cancer survivors treated with cranial and cervical radiation therapy [J]. Int J Radiat Oncol Biol Phys, 2013, 86 (4): 643-648.

[23] HADDY N, MOUSANNIF A, TUKENOVA M, et al. Relationship between the brain radiation dose for the treatment of childhood cancer and the risk of long-term cerebrovascular mortality [J]. Brain, 2011, 134 (Pt 5): 1362-1372.

[24] MUELLER S, FULLERTON H J, STRATTON K, et al. Radiation, therosclerotic risk factors, and stroke risk in survivors of pediatric cancer: a report from the Childhood Cancer Survivor Study [J]. Int J Radiat Oncol Biol Phys, 2013, 86 (4): 649-655.

[25] LO W D. Childhood hemorrhagic stroke: an important but understudied problem [J]. J Child Neurol, 2011, 26 (9): 1174-1185.

[26] MEYER-HEIM A D, BOLTSHAUSER E. Spontaneous intracranial hemorrhage in children: aetiology, presentation and outcome [J]. Brain Dev, 2003, 25 (1): 416-421.

[27] FULLERTON HJ, WU Y W, ZHAO S, et al. Risk of stroke in children: enthnic and gender disparities [J]. Neurology, 2003, 61 (2): 189-194.

[28] BABBITT C J, HALPERN R, LIAO E, et al. Hyperglycemia is associated with intracranial injury in children younger than 3 years of

age [J]. Pediatr Emerg Care, 2013, 29 (3): 279-282.

[29] RAFAY M F, PONTIGON A M, CHIANG J, et al. Delay to diagnosis in acute pediatric arterial ischemic stroke [J]. Stroke, 2009, 40 (1): 58-64.

[30] FILIPPI C G, EL-ALI A M, MILOUSHEV V Z, et al. Computer-Assisted Volumetric Measurement of Core Infarct Volume in Pediatric Patients: Feasibility for Clinical Use and Development of Quantitative Metrics for Outcome Prediction [J]. American Journal of Neuroradiology, 2015, 36 (4): 789-794.

[31] WUSTHOFF C J, KESSLER S K, VOSSOUGH A, et al. Risk of later seizure after perinatal arterial ischemic stroke: a prospective cohort study [J]. Pediatrics, 2011, 127: e1550-e1557.

[32] WANG Y K, BARKER P B, WITYK R J, et al. Diffusion-Negative Stroke: A Report of Two Cases [J]. American Journal of Neuroradiology, 1999, 20 (10): 1876-1880.

[33] KAYA D, DINCER A, YILDIZ M E, et al. Acute Ischemic Infarction Defined by a Region of Multiple Hypointense Vessels on Gradient-Echo T_2* MR Imaging at 3T [J]. American Journal of Neuroradiology, 2009, 30 (6): 1227-1232.

[34] REICHENBACH J R, BARTH M, HAACKE E M, et al. High-resolution MR venography at 3.0 Tesla [J]. Journal of computer assisted tomography, 2000, 24 (6): 949-957.

[35] KIM H S, LEE D H, CHOI C G, et al. Progression of middle cerebral artery susceptibility sign on T_2*-weighted images: its effect on recanalization and clinical outcome after thrombolysis.[J]. Ajr Am J Roentgenol, 2006, 187 (6): 650-657.

[36] HAACKE E M, XU Y, CHENG Y C N, et al. Susceptibility weighted imaging (SWI)[J]. Magnetic Resonance in Medicine: An Official Journal of the International Society for Magnetic Resonance in Medicine, 2004, 52 (3): 612-618.

[37] MITTAL S, WU Z, NEELAVALLI J, et al. Susceptibility-weighted imaging: technical aspects and clinical applications, part 2 [J]. AJNR Am J Neuroradiol, 2009, 30 (2): 232-252.

[38] LATCHAW R E, YONAS H, HUNTER G J, et al. Guidelines and

Recommendations for Perfusion Imaging in Cerebral Ischemia [J]. Stroke, 2003, 34 (4): 1084-1104.

[39] MANIEGA S M, CVORO V, CHAPPELL F M, et al. Changes in NAA and lactate following ischemic stroke [J]. Neurology, 2008, 71 (24): 1993-1999.

[40] PEREIRA A C, SAUNDERS D E, DOYLE V L, et al. Measurement of initial N-acetyl aspartate concentration by magnetic resonance spectroscopy and initial infarct volume by MRI predicts outcome in patients with middle cerebral artery territory infarction [J]. Stroke, 1999, 30 (8): 1577-1582.

[41] GRAHAM G D, BLAMIRE A M, ROTHMAN D L, et al. Early temporal variation of cerebral metabolites after human stroke. A proton magnetic resonance spectroscopy study [J]. Stroke, 1993, 24 (12): 1891-1896.

[42] WARDLAW J M, MARSHALL I, WILD J, et al. Studies of acute ischemic stroke with proton magnetic resonance spectroscopy: relation between time from onset, neurological deficit, metabolite abnormalities in the infarct, blood flow, and clinical outcome [J]. Stroke, 1998, 29 (8): 1618-1624.

[43] FORD C C, GRIFFEY R H, MATWIYOFF N A, et al. Multivoxel 1H-MRS of stroke [J]. Neurology, 1992, 42 (7): 1408-1412.

[44] MOUNTZ J M. Nuclear medicine in the rehabilitative treatment evaluation in stroke recovery. Role of diaschisis resolution and cerebral reorganization [J]. Europa medicophysica, 2007, 43 (2): 221-239.

[45] CHO S H, KIM D G, KIM D S, et al. Motor outcome according to the integrity of the corticospinal tract determined by diffusion tensor tractography in the early stage of corona radiata infarct [J]. Neuroscience letters, 2007, 426 (2): 123-127.

[46] BREIER J I, HASAN K M, ZHANG W, et al. Language Dysfunction After Stroke and Damage to White Matter Tracts Evaluated Using Diffusion Tensor Imaging [J]. American Journal of Neuroradiology, 2008, 29 (3): 483-487.

[47] OBUSEZ E C, HUI F, HAJJ-ALI R A, et al. High-Resolution MRI Vessel Wall Imaging: Spatial and Temporal Patterns of Reversible

Cerebral Vasoconstriction Syndrome and Central Nervous System Vasculitis [J]. American Journal of Neuroradiology, 2014, 35 (8): 1527-1532.

[48] LANNI G, CATALUCCI A, CONTI L, et al. Pediatric Stroke: Clinical Findings and Radiological Approach [J]. Stroke Res Treat, 2011, 2011: 172168.

[49] BHATIA A, PRUTHI S. Imaging of pediatric stroke [J]. The Indian Journal of Pediatrics, 2016, 83 (9): 983-994.

[50] KHALAF A, IV M, FULLERTON H, et al. Pediatric stroke imaging [J]. Pediatric Neurol, 2018, 86: 5-18.

[51] SIVASWAMY L, ALTINOK D, JUHÁSZ C. Imaging of pediatric stroke [J]. Journal of Pediatric Neurology, 2010, 8 (3): 267-281.

[52] MITTAL S O, THATIGANGANNA S, KUHNS B, et al. Acute ischemic stroke in pediatric patients [J]. Stroke, 2015, 46 (2): e32-e34.

[53] LANGHORNE P, COLLABORATI S U T. Organised inpatient (stroke unit) care for stroke [J]. Cochrane Database Syst Rev, 2013, 2013 (9): CD000197.

[54] 中华医学会神经病学分会, 中华医学会神经病学分会脑血管病学组. 中国急性缺血性脑卒中诊治指南 2018 [J]. 中华神经科杂志, 2018, 51 (9): 666-682.

[55] WILLMOT M, LEONARDI-BEE J, BATH P M W. High blood pressure in acute stroke and subsequent outcome-A systematic review [J]. Hypertension, 2004, 43 (1): 18-24.

[56] LEE M, OVBIAGELE B, HONG K S, et al. Effect of Blood Pressure Lowering in Early Ischemic Stroke Meta-Analysis [J]. Stroke, 2015, 46 (7): 1883-1889.

[57] ADIL M M, BESTOW L A, QURESHI A I, et al. Hypertension Is Associated With Increased Mortality in Children Hospitalized With Arterial Ischemic Stroke [J]. Pediatric Neurology, 2016, 56: 25-29.

[58] NTAIOS G, PAPAVASILEIOU V, BARGIOTA A, et al. Intravenous insulin treatment in acute stroke: a systematic review and meta-analysis of randomized controlled trials [J]. Int J Stroke, 2014, 9 (4): 489-493.

[59] MEDLEY T L, MITEFF C, ANDREWS I, et al. Australian Clinical Consensus Guideline: The diagnosis and acute management of

childhood stroke [J]. Int J Stroke, 2019, 14 (1): 94-106.

［60］ EKKER M S, BOOT E M, SINGHAL A B, et al. Epidemiology, aetiology, and management of ischaemic stroke in young adults [J]. Lancet Neurol, 2018, 17 (9): 790-801.

［61］ WANG W, JIANG B, SUN H, et al. Prevalence, Incidence, and Mortality of Stroke in China: Results from a Nationwide Population-Based Survey of 480687 Adults [J]. Circulation, 2017, 135 (8): 759-771.

［62］ KISSELA B M, KHOURY J C, ALWELL K, et al. Age at stroke: temporal trends in stroke incidence in a large, biracial population [J]. Neurology, 2012, 79 (17): 1781-1787.

［63］ CABRAL N L, FREIRE A T, CONFORTO A B, et al. Increase of Stroke Incidence in Young Adults in a Middle-Income Country: A 10-Year Population-Based Study [J]. Stroke, 2017, 48 (11): 2925.

［64］ MARINI C, TOTARO R, DE SANTIS F, et al. Stroke in young adults in the community-based L' Aquila registry: incidence and prognosis [J]. Stroke, 2001, 32 (1): 52-56.

［65］ JACOBS B S, BODEN-ALBALA B, LIN I F, et al. Stroke in the young in the northern Manhattan stroke study [J]. Stroke, 2002, 33 (12): 2789-2793.

［66］ AL RAJEH S, AWADA A. Stroke in Saudi Arabia [J]. Cerebrovasc Dis. 2002, 13 (1): 3-8.

［67］ BÉJOT Y, BAILLY H, DURIER J, et al. Epidemiology of stroke in Europe and trends for the 21st century [J]. Presse Med, 2016, 45 (12 Pt 2): e391-e398.

［68］ RUTTEN-JACOBS L C, ARNTZ R M, MAAIJWEE N A, et al. Long-term mortality after stroke among adults aged 18 to 50 years [J]. JAMA, 2013, 309 (11): 1136-1144.

［69］ VAN ALEBEEK M E, DE HEUS R, TULADHAR A M, et al. Pregnancy and ischemic stroke: A practical guide to management [J]. Curr Opin Neurol, 2018, 31 (1): 44-51.

［70］ GAO S, WANG Y J, XU A D, et al. Chinese ischemic stroke subclassification [J]. Front Neurol, 2011, 2: 6.

［71］ PIECHOWSKI-JOZWIAK B, BOGOUSSLAVSKY J. Stroke and

Patent Foramen Ovale in Young Individuals [J]. Eur Neurol, 2013, 69 (2): 108-117.

[72] SRIVASTAVA G, RANA V, WALLACE S, et al. Risk of intracranial hemorrhage and cerebrovascular accidents in non-small cell lung cancer brain metastasis patients [J]. J Thorac Oncol, 2009, 4 (3): 333-337.

[73] WANNAMAKER R, BUCK B, BUTCHER K. Multimodal CT in Acute Stroke [J]. Curr Neurol Neurosci Rep, 2019, 27; 19 (9): 63.

[74] MOHAN S, AGARWAL M, PUKENAS B. Computed Tomography Angiography of the Neurovascular Circulation [J]. Radiol Clin North Am. 2016, 54 (1): 147-162.

[75] 高培毅, 林燕. 脑梗死前期脑局部低灌注的 CT 灌注成像表现及分期 [J]. 中华放射学杂志, 2003 (10): 18-22.

[76] CARVALHO M, OLIVEIRA A, AZEVEDO E, et al. Intracranial arterial stenosis [J]. J Stroke Cerebrovasc Dis, 2014, 23 (4): 599-609.

[77] 冯睿龙, 朱沂. 急性缺血性脑卒中的磁共振影像学研究进展 [J]. 实用医学杂志, 2015, 31 (03): 341-343.

[78] 黄力, 王秀河, 刘斯润, 等. MR 表观扩散系数图在脑梗死演变诊断中的价值 [J]. 中华放射学杂志, 2004, 38 (2): 27-31.

[79] WANG D J, ALGER J R, QIAO J X, et al. Multi-delay multi-parametric arterial spin-labeled perfusion MRI in acute ischemic stroke-Comparison with dynamic susceptibility contrast enhanced perfusion imaging [J]. Neuroimage Clin, 2013, 3: 1-7.

[80] WANG D J, ALGER J R, QIAO J X, et al. The value of arterial spin-labeled perfusion imaging in acute ischemic stroke: comparison with dynamic susceptibility contrast-enhanced MRI [J]. Stroke 2012, 43 (4): 1058-1066.

[81] 张慧勤, 李明利. 动脉自旋标记磁共振灌注技术在脑血管病中的应用进展 [J]. 磁共振成像, 2017, 8 (12): 934-940.

[82] HAACKE E M, XU Y B, CHENG Y C, et al. Susceptibility weighted imaging (SWI)[J]. Magn Reson Med, 2004, 52 (4): 612-618.

[83] MITTAL S, WU Z, NEELAVALLI J, et al. Susceptibility-weighted imaging: technical aspects and clinical applications, part 2 [J]. AJNR Am J Neuroradiol, 2009, 30 (2): 232-252.

[84] 孟云, 符大勇, 周建国, 等. 磁敏感加权成像在急性缺血性脑卒中方

面的临床应用价值 [J]. 中风与神经疾病杂志 , 2019, 36 (02): 143-146.

［85］CHOI Y J, JUNG S C, LEE D H. Vessel Wall Imaging of the Intracranial and Cervical Carotid Arteries [J]. J Stroke, 2015, 17 (3): 238-255.

［86］OBUSEZ E C, HUI F, HAJJ-ALI R A, et al. High-resolution MRI vessel wall imaging: spatial and temporal patterns of reversible cerebral vasoconstriction syndrome and central nervous system vasculitis [J]. AJNR Am J Neuroradiol, 2014, 35 (8): 1527-1532.

［87］KAUFMANN T J, HUSTON J R, MANDREKAR J N, et al. Complications of diagnostic cerebral angiography: evaluation of 19, 826 consecutive patients [J]. Radiology, 2007, 243 (3): 812-819.

［88］GOYAL M, MENON B K, VAN ZWAM W H, et al. Endovascular thrombectomy after large-vessel ischaemic stroke: a meta-analysis of individual patient data from five randomised trials [J]. Lancet 2016, 387 (10029): 1723-1731.

［89］NOGUEIRA R G, JADHAV A P, HAUSSEN D C, et al. Thrombectomy 6 to 24 Hours after Stroke with a Mismatch between Deficit and Infarct [J]. N Engl J Med, 2018, 378 (1): 11-21.

［90］ALBERS G W, MARKS M P, KEMP S, et al. Thrombectomy for Stroke at 6 to 16 Hours with Selection by Perfusion Imaging [J]. N Engl J Med, 2018, 378 (8): 708-718.

［91］WANG Y, ZHAO X, LIU L, et al. Clopidogrel with aspirin in acute minor stroke or transient ischemic attack [J]. N Engl J Med, 2013, 369 (1): 11-19.

［92］JOHNSTON S C, EASTON J D, FARRANT M, et al. Clopidogrel and Aspirin in Acute Ischemic Stroke and High-Risk TIA [J]. N Engl J Med, 2018, 379 (3): 215-225.

第十章
其他病因脑卒中影像学评估

第一节 烟 雾 病

一、烟雾病和烟雾综合征

烟雾病（moyamoya disease，MMD）是一种病因不明的颈内动脉床突上段慢性进行性狭窄 - 闭塞及异常侧支血管网生成的脑血管疾病。烟雾病早期，颅底周围首先出现"烟雾状"细小血管网，代偿性向缺血区域供血。随着疾病的进展，大脑后动脉、颈外动脉分支、软脑膜也可受累，出现侧支血管网。烟雾综合征（moyamoya syndrome，MMS），或准烟雾病（quasi-moyamoya disease）、继发性烟雾病（secondary moyamoya disease）、类烟雾病（akin-moyamoya disease），是指与唐氏综合征、镰状细胞贫血、动脉硬化、颅内放射治疗照射、颅脑创伤相关的和其他一系列明确病因的脑内血管烟雾状改变。烟雾综合征可影响单侧或双侧前循环，也可累及后循环。

烟雾病由日本学者 Takeuchi 和 Shimizu 在 1957 年首先报道。1969 年，日本学者 Suzuki 和 Takaku 首先用"Moyamoya"对该病进行命名。Moyamoya 在日语中是"烟雾"的意思，因在脑血管造影中，异常血管网模糊不清，酷似吸烟时吐出的烟雾，因此得名。此后，国际疾病分类组织逐渐采纳了这个词作为这种疾病的正式名称。

烟雾病在东亚地区特别是日本、韩国和我国最为高发,发病率为(3~10)/10万,且有一定的家族聚集性(脑卒中风险增加7倍)。烟雾病有儿童(5~10岁)和青年(40~50岁)两个发病高峰期,女性多发,约为男性患者的2倍。

烟雾病的临床表现包括缺血性及出血性脑卒中、头痛、癫痫发作和认知损害,其中脑卒中是其最重要的临床表现。儿童患者以缺血性脑卒中发作为主,成人患者以出血性脑卒中发作为主,出血率达到65%。

二、病因及发病机制

烟雾病主要的病理学改变包括血管内膜增生和代偿性血管网生成。①血管内膜增生。狭窄血管的主要组织病理学改变包括内膜纤维细胞层(内皮细胞和平滑肌细胞)增生、内弹性层不规则波动、中层变薄及外径变小。与平滑肌组织增生相关的 *ACTA2* 基因变异被认为是家族性烟雾病动脉闭塞的重要机制。②代偿性血管网生成。大量微血管密度和直径的增加是烟雾病的特异性表现。这种脑基底和皮质的血管生成可能反映了CBF减低的代偿机制,或血管闭塞前异常活跃的血管生成。

烟雾病病因及发病机制尚不明确。可能与先天遗传、炎症及免疫反应、血栓形成等因素有关。目前认为,烟雾病是由遗传和环境因素共同促成的。全基因组关联分析提示东亚人烟雾病的易感基因突变位点是位于17q25.3号染色体上的环指蛋白(*RNF*)213基因,但其确切功能尚不清楚,目前认为可能参与脑血流和氧耗调节。环境因素可能包括感染、自身免疫、其他炎性状态和颅内放射照射等。

三、影像学评估

(一)主要影像学技术

脑血管造影(DSA)是诊断烟雾病和烟雾综合征的金标准,

其空间分辨率高,能清晰显示烟雾血管网的分支及侧支循环的建立,动态观察颅内血液循环情况,可用于疾病分期和手术疗效的评价。头颅 CT 和 MRI 可显示脑梗死、颅内出血、脑萎缩、脑室扩大、微出血灶等脑损害,有时还可显示颅底异常血管网——基底节出现多发的点状血管流空影。CT 血管成像(CTA)可以很好地显示动脉主干、软脑膜侧支血管扩张、烟雾血管等解剖学改变。磁共振血管成像(MRA)通常用于烟雾病的初步检查,对于大血管狭窄的诊断效能高,低场强核磁 MRA 对侧支循环小血管和小动脉闭塞显示差,高场强核磁 MRA 可较清晰地显示小血管。MR 平扫结合 MRA 可作为筛选性检查,对无法配合脑血管造影检查者可作为有效的代替手段。脑血流动力学及脑代谢评估可以作为临床症状和影像学资料的重要补充,对手术方案的选择及疗效的评估具有重要的参考价值,常用的评估方法包括单光子发射计算机断层显像术(SPECT)、磁共振灌注成像、CT 灌注成像(CTP)及正电子发射计算机断层显像术(PET)等,结合这些检查可以更全面地反映患者的血流动力学情况。经颅多普勒超声 TCD 对侧支循环开放的判断有很高的特异性和敏感性。

(二)基本征象及影像表现

烟雾病 CT 平扫可表现为脑梗死、继发性脑萎缩、脑室扩大、颅内出血等,增强 CT 可见基底动脉周围旁血管变细或显影不清,基底节或脑室周围可见弧线状强化异常的团状血管影。CTA 可见双侧颈内动脉末端、大脑前、中、后动脉近段不同程度的管腔狭窄或闭塞,双侧多见,亦可单侧受累,同时可见周围由于侧支循环代偿而建立的异常血管网(图 10-1B)。MR 平扫无特异性,可表现为脑梗死、脑出血、脑萎缩及脑白质脱髓鞘等,增强 MRI 可显示具有特异性的"常春藤征"(Ivy sign),是指烟雾病患者增强 MRI 上显示的沿软脑膜分布的点状或线状强化信号影,因类似爬行在石头上的常春藤而得名,此征象的出现率约为 70%。其出现机制可能是软脑膜血管迁曲、血流缓慢,或者是由于软脑膜淤血而增厚。MRA 表现:与 CTA 表现相似,可见颈内动脉末端和／或大脑前、中、后动脉起始段狭窄或闭塞(图 10-1A)。DSA 是烟雾病诊断和分期的金标准,其主要表现为:①颈内动脉(ICA)末端和／或大脑前动脉(ACA)和／或大脑中动脉(MCA)起始段狭窄或闭塞;②动脉相出现颅底异常血管网;③上述表现为双侧性,但双侧的病变分期可能不同(图 10-1C、D)。

(三) 诊断标准及分期

烟雾病诊断标准:DSA 是诊断烟雾病的金标准:①成人患者具备上述 DSA 表现中的 1 或 2+3 可做出确切诊断;②儿童患者单侧脑血管病变 +3 可做出确切诊断;③无脑血管造影的病例可参考如下对诊断有指导意义的病理学表现:在颈内动脉末端及其附近发现内膜增厚并引起管腔狭窄或闭塞,通常双侧均有,增生的内膜内偶见脂质沉积;构成大脑动脉环的主要分支血管均可见由内膜增厚所导致的程度不等的管腔狭窄或闭塞,内弹力层不规则变厚或变薄断裂及中膜变薄;大脑动脉环可发现大量的小血管(开放的穿通支及自发吻合血管);软脑膜处可发现小血管网状聚集。

需要注意的是,由于烟雾病病因尚不明确,在确诊烟雾病时需排除下列合并疾病:动脉粥样硬化、自身免疫性疾病(如系统性红斑狼疮、抗磷脂抗体综合征、结节性周围动脉炎、干燥综合征等)、脑膜炎、多发性神经纤维瘤病、颅内肿瘤、Down 综合征、头部外伤、头部放疗等。

烟雾病分期:日本学者 Suzuki 和 Takaku 依据疾病发生发展过程将烟雾病根据血管造影表现分成 6 期(表 10-1),目前应用广泛。基于 MRA 检查结果的分期系统也被用于临床(表 10-2)。

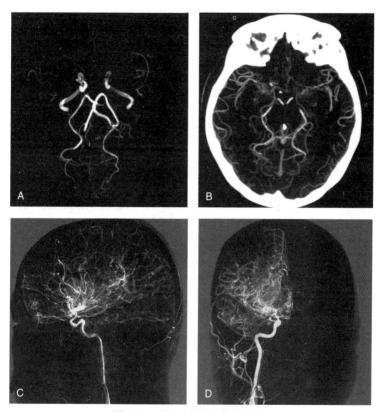

图 10-1 烟雾病的影像学表现

患者女性,48 岁。主因"头晕 1 月余"入院。A. 颅脑 MRA 示双侧大脑前动脉及中动脉主干显示不清;B. 颅脑 CTA 示双侧大脑前动脉 A1 段及大脑中动脉 M1 段主干闭塞,以异常血管网代替之;C、D. DSA 示颅内烟雾状异常血管网。

表 10-1 烟雾病 DSA 分期

分期	脑血管造影表现
Ⅰ期	颈内动脉末端狭窄(通常累及双侧)
Ⅱ期	颅底产生烟雾状血管网,颅内主要动脉扩张
Ⅲ期	烟雾状血管网明显,颈内动脉末端狭窄加重并累及大脑前动脉和大脑中动脉
Ⅳ期	烟雾状血管网缩小,大脑后动脉受累狭窄
Ⅴ期	烟雾状血管网继续减少,颈内动脉系统颅内分支血管消失,颅外侧支循环出现
Ⅵ期	烟雾状血管网消失,颈内动脉及分支闭塞,脑血流供应完全来源于颈外动脉和椎 - 基底动脉系统的侧支循环

表 10-2 烟雾病 MRA 分期

MRA 成像结果		分数 / 分
部位	影像学表现	
颈内动脉	正常	0
	C1 段狭窄	1
	C1 段信号中断	2
	颈内动脉消失	3
大脑中动脉	正常	0
	M1 段狭窄	1
	M1 段信号中断	2
	大脑中动脉消失	3

续表

MRA 成像结果		分数 / 分
部位	影像学表现	
大脑前动脉	A2 段及其远端正常	0
	A2 段及其远端信号减低	1
	大脑前动脉消失	2
大脑后动脉	P2 段及其远端正常	0
	P2 段及其远端信号减低	1
	大脑后动脉消失	2

合计(大脑半球左右两侧分别独立计算评价)

MRA 得分 / 分	MRA 分期
0~1	1
2~4	2
5~7	3
8~10	4

四、鉴别诊断

1. **烟雾综合征** 也叫类烟雾病,是指烟雾病合并上述动脉粥样硬化、自身免疫性疾病、脑膜炎、多发性神经纤维瘤病、颅内肿瘤、唐氏综合征等一种或多种基础疾病。烟雾病与烟雾综合征的鉴别缺乏分子标志物或影像学表现等其他特征性的客观指标,主要依赖临床及其他伴发疾病来帮助排除。

2. **单侧烟雾病** 为成人单侧病变且无上述所列合并疾病者,可向烟雾病进展。鉴别主要依赖影像学,观察其是否为单侧发病。

五、影像学新进展

随着影像学新技术的发展,不同层次的成像信息能无创提供关于管腔和管壁形态学、侧支血管结构及功能、组织灌注、代谢和脑血管储备力等方面的评估。MR 超高分辨率血管壁成像,能有效鉴别烟雾病和其他原因导致的血管改变,例如动脉炎、可逆性血管收缩综合征及动脉粥样硬化。基于 k 空间共享和压缩感知加速的 4D-TOF-MRA 能以更高的时间和空间分辨力显示短小的迂曲小动脉和烟雾状血管团。PET-MRI 融合成像可以将脑血流灌注与脑实质病变在同一图像中显示出来,可以直观地显示烟雾病脑实质损害情况及对应区域血流灌注。基于 BOLD 的脑血管反应性可测量受损的脑血管储备力。基于 ASL-TOF 的无创 CBF 评估能无创量化脑血流灌注改变。基于多模态、多参数的 fMRI 脑功能成像能无创评估烟雾病患者的脑形态、微结构及功能的改变,从多维度提供与烟雾病相关的临床和认知改变的认识。这些无创成像技术的应用,减少了对有创 DSA 的依赖,增强了对烟雾病病理生理的认识,使医师和患者有更多的选择。

第二节 颅内动脉夹层／夹层动脉瘤

一、定义及概况

颅内动脉夹层(intracranial artery dissection,IAD)是指各种原因造成的血液通过破损的颅内动脉内膜入血管壁,导致血管壁各层互相剥离或分层,形成壁内血肿,或者由于自发原因导致颅内动脉壁血肿,进而引起颅内动脉血管狭窄、闭塞或破裂的一种疾病。如果颅内动脉血管壁间血肿引起动脉壁扩张样或膨出样改变,则称为颅内夹层动脉瘤(intracranial dissecting aneurysm,

IDA)。IAD 属于低发病率疾病,但具体发病率仍不详,在不同人群种族和不同年龄段差异较大,我国 IAD 发病率明显高于欧美人群,且男性多发,发病高峰年龄平均为 50 岁左右,合并蛛网膜下腔出血的 IAD 较不合并蛛网膜下腔出血者发病年龄更大。颅内后循环中的 IAD 发生率高于前循环。

二、病因及发病机制

IAD 具体病因不详,流行病学调查显示遗传、高血压、偏头痛、妊娠、高同型半胱氨酸血症、既往感染与炎症、头部外伤等为易感因素。IAD 发生机制尚不十分明确,但与颅内动脉解剖特点有关。颅内动脉有较厚的内弹力层,但中层弹性纤维和外膜很薄,且没有外弹力层,这种解剖特点增加了颅内动脉出现外膜下夹层的概率。对于 IAD 的病理特点目前也是知之甚少,尽管神经病理学检查发现颅内动脉夹层的内弹力层和中层被破坏,但其本身是否由大动脉管壁上的滋养小动脉断裂出血引起尚不清楚。颅内动脉夹层是否同时具有颅内动脉瘤的病理生理学特点目前还存在争议。

三、临床表现

颅内动脉夹层虽然发病率较低,但是造成青年脑卒中的原因之一,临床危害性大。IAD 的临床表现无特异性,以蛛网膜下腔出血和脑缺血性症状为主。50%~60% 的 IAD 患者表现为蛛网膜下腔出血,30%~78% 的 IAD 患者仅表现为脑缺血症状,如脑梗死或 TIA,约有 80% 的 IAD 患者在发生脑梗死或蛛网膜下腔出血前会表现为头痛。IAD 患者合并脑实质出血者罕见。

四、影像学评估

(一) 主要的影像学技术

常规 CT 平扫和 MRI 平扫对直接诊断 IAD 无特异性,仅可显示 IAD 导致的脑梗死或蛛网膜下腔出血。多层螺旋 CTA 是诊断 IAD 的一项敏感而准确的技术,敏感性达 100%,特异性为 98%。CTA 及其 VR 技术能提供高分辨率的颅内动脉管壁和管腔图像,而且能同时对颅外段动脉进行评估。MRA 及高分辨率血管壁成像(high-resolution vessel wall imaging,HRVWI)均能清晰显示颅内夹层病变血管的管腔变化,且 MRA 可很好地区分内膜内血栓和管壁内血肿。DSA 是颅内夹层的传统检查手段,一直以来也被作为诊断 IAD 的金标准,能动态观察颅内血管的血流变化和管腔情况,评价血管狭窄程度及其周围的侧支循环情况。DSA 也存在一定的局限性,因不能显示动脉管壁情况,故存在一定的漏诊可能。

(二)基本征象及影像学表现

IAD 影像学诊断需要结合病变部位、累及范围、邻近结构改变等综合分析。IAD 影像学主要基本征象包括:内膜片、双腔改变、壁内血肿、动脉瘤样扩张(夹层动脉瘤)、节段性狭窄或者闭塞。其中动脉双腔改变和出现内膜片为直接征象,可作为 IAD 的诊断依据。

1. **内膜片** 是位于夹层病变动脉管腔的膜片状结构,也是诊断 IAD 的重要依据之一。其在 MRI 黑血序列呈条片状高信号,位于管腔中,T_2WI 序列对内膜片的显示优于 DSA,约 50% 的患者用 T_2WI 序列能显示出内膜片,并有时可见内膜片移位。MRI 增强扫描可见内膜片强化,利于其更好地显示。内膜片在 DSA 显示较差(图 10-2A)。

2. **双腔征** 也是 IAD 直接征象和诊断依据之一。IAD 受累动脉分真假腔,真腔一般直径较小,呈圆形或类圆形,为未完全闭塞血管腔,其内有血流通过。双腔征在 CTA 表现为增强程度不同的两个管腔被等密度线状影分割(图 10-2 B、C)。由于真腔血流速度较快,在 MRI 黑血序列呈流空的低信号,亮血序列则显示为高信号。假腔较宽,多呈新月形,为内膜夹层分离所致。假腔内血流速度较慢,易形成湍流,在 MRI 上多呈不均匀信号,其内常可见血肿形成。双腔征在 DSA 上较少显示。

3. 壁内血肿　是 IAD 的典型征象。壁内血肿 MRI 表现与血肿时期、周边结构和 MRI 参数序列有关。MRA 表现为受累动脉管壁增厚,边缘光滑,管腔外径增大。血肿信号强度随不同时期而改变,亚急性期和慢性期早期 T_1WI 显示为高信号(含正铁血红蛋白),临近管腔偏心性狭窄,易于诊断。T_1 压脂相上,亚急性期血肿最易被发现,特征性表现为半月形高信号影环绕偏心低信号血管流空影。急性期(<7 天)和慢性中晚期(>2 个月)T_1WI 序列呈相对等信号,与邻近组织分界不清,诊断相对较困难。壁内血肿发生 6 个月以后通常显示为等信号或血肿消失。

4. 动脉管腔改变　颅内动脉夹层所致动脉管腔改变包括狭窄、扩张、闭塞或夹层动脉瘤。CTA 水平面可见动脉管腔偏心狭窄,管壁新月形增厚,增强扫描呈环形强化。MRA 及 HRVWI 管壁成像能清晰地显示受累血管管壁及管腔,可直接对动脉管腔改变作出明确诊断(图 10-2D)。有时管腔狭窄与扩张并存则呈串珠样改变。如有夹层动脉瘤形成,可见局部管腔不规则扩张,若夹层动脉瘤体积较大,则多伴有周围组织受压移位。动脉瘤内出血或血栓形成则 MRI 表现为混杂信号影。DSA 可见珍珠征(管腔局限性狭窄,远端扩张为夹层动脉瘤)、火焰征(管腔逐渐变细至闭塞)、血管串珠样狭窄(管腔狭窄与扩张交替)等改变(图 10-2E、F)。

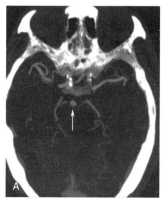
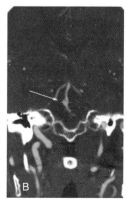

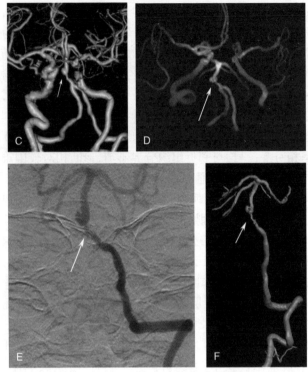

图 10-2 夹层动脉瘤的影像学表现

患者男性,52 岁。主因"头晕乏力半年、加重 1 周"入院。A. 颅脑 CTA 示基底动脉可见线状低密度影,提示为内膜片形成;B、C. 颅脑 CTA 示基底动脉中段"双腔征";D. MRA 示基底动脉中下段管腔狭窄与扩张并存,局部信号欠均匀;E、F. 脑 DSA 示典型的"珍珠征"及血管串珠样改变,提示为夹层动脉瘤形成。

(三)影像学分型

IAD 目前尚无分型标准。IDA 是 IAD 的特殊类型,国际上亦无广泛使用的影像学分型。《颅内动脉夹层的影像学诊断中国专家共识(2016 版)》推荐将颅内夹层动脉瘤分为经典型(Ⅰ型)、节段扩张型(Ⅱ型)、延长扩张型(Ⅲ型)、局部巨大占位型(Ⅳ型)。

1. **经典型（Ⅰ型）**　DSA、CTA 或 MRA 上表现为不规则梭形或瘤样扩张，伴近端和 / 或远端狭窄（串珠或线样征），此型病变可能是处于动脉夹层发展的早期。

2. **节段扩张型（Ⅱ型）**　动脉瘤呈节段性管壁扩张，不伴近端或远端狭窄，管腔内无内膜片、双腔征等改变，动脉瘤壁内无明显壁内血肿。此型病变稳定，处于慢性修复期。

3. **延长扩张型（Ⅲ型）**　即巨长型夹层动脉瘤，多见于基底动脉。病变段动脉高度迂曲延长，形态巨大，沿血管长轴广泛累及，管壁增厚，可见壁内血肿、内膜片等征象。该型与局部巨大占位型 IDA 的区别在于病变累及血管范围大（如基底动脉全程），但局限性血肿不如局部巨大占位型明显。

4. **局部巨大占位型（Ⅳ型）**　壁内血肿明显，常可见不同时期的反复出血，MRI 呈新月形或洋葱皮样改变，占位的直径常超过 25mm，对周围脑组织造成明显压迫，管腔可呈多种变化，部分患者 DSA 可无明显异常。该型患者的治疗最困难，预后常较差。

（四）影像学诊断

IAD 影像学诊断目前尚无统一标准，《颅内动脉夹层的影像学诊断中国专家共识》(2016 版）推荐诊断意见：①DSA 成像时，如表现为血管锥形狭窄闭塞，或节段性狭窄伴扩张（串珠征），或伴有假腔内对比剂晚期滞留，可诊断动脉夹层病变；②CTA、MRA 或 DSA 发现双腔征或内膜片征象可直接作出诊断；③壁内血肿的检出有助于诊断 IAD；④MRA、CTA 及 DSA 均可对受累血管的管腔变化进行评价，包括不规则狭窄、管腔扩张、狭窄伴扩张或管腔闭塞。

五、鉴别诊断

IAD 需要与动脉粥样硬化、脑动脉炎及肌纤维发育不良等疾病相鉴别。

1. **动脉粥样硬化**　中老年人多见，CT 可见管壁高密度钙化斑块或低密度软斑,动脉管腔局部狭窄或闭塞,但动脉外径一般不扩张,也不会出现双腔征或内膜片。

2. **脑动脉炎**　脑动脉炎也可表现为颅内血管狭窄或扩张改变,但其常累及两条以上主要血管,高分辨 MRI 延迟增强检查可显示脑动脉管壁增厚并明显强化,且增厚及强化较均匀。IAD 多累及单支血管,管壁增厚呈环形强化,常可见双腔征或内膜片,结合实验室免疫学检查多可鉴别。

3. **肌纤维发育不良**　是一类较为罕见的疾病,女性多发,由血管中层发育不良导致血管狭窄、扩张或动脉瘤,主要累及全身中等大小动脉,以肾动脉和颈内动脉常见,可单发或多发。影像学表现多变,以节段性狭窄和扩张交替出现的串珠样改变最常见,还可见平滑管状和憩室样改变。与仅表现为狭窄或扩张的动脉夹层鉴别较困难,需结合临床或实验室检查综合诊断。

六、影像学新进展

随着影像学检查手段的发展,特别是核磁共振技术的进步,人们对血管管腔及管壁的深入分析有助于 IAD 的研究和诊断。采用高分辨率血管壁成像(high-resolution vessel wall imaging,HRVWI)技术可以活体无创分析 IAD 血管壁成分改变,进而研究 IAD 发生的可能原因。采用 MRI SPACE 技术准确鉴别颅内夹层血管闭塞和分叉处动脉瘤亦见报道。

第三节　中枢神经系统血管炎

一、临床特点

中枢神经系统血管炎(central nervous system vasculitis)是一种累及中枢神经系统血管壁的炎症性疾病。病因尚不明确,可能与感染、自身免疫或药物滥用有关。其临床表现复杂多样，缺乏特异性，与受累血管大小及病理分型有关，可表现为头痛、肢体感觉或运动障碍、癫痫、认知损害等局灶性或弥漫性中枢神经系统损害症状。该病发病率较低，平均发病年龄50岁，男性发病率较女性略高。

中枢神经系统血管炎的发病机制尚不明确，病理改变包括血管壁纤维蛋白样坏死、炎症细胞浸润、渗出及管腔内血栓形成，在炎症后期出现血管壁的纤维化和动脉瘤形成或血管的机化闭塞，对周围脑组织的损害包括炎症对血管的直接损害，以及血管壁损害后导致的脑组织梗死和出血。

二、分型

中枢神经系统血管炎有多种分型方法，根据病因学可分为原发性中枢神经系统血管炎（primary angiitis of the central nervous system, PACNS）和继发性中枢神经系统血管炎（secondary angiitis of the central nervous system, SACNS）。PACNS的原发病位于中枢神经系统，包括脑血管炎和脊髓血管炎；继发性中枢神经系统血管炎是继发于其他系统性疾病（如结缔组织病、系统性血管炎、感染、肿瘤等）而发生的脑血管炎或脊髓血管炎。根据病理改变可分为肉芽肿性血管炎、淋巴细胞性血管炎和坏死性血管炎。PACNS根据脑脊髓血管受累大小，又可进一步分为血管造影阳性型（大中血管受累型）、血管造影阴性型（小血管受累型）和脊髓型（少数累及脊髓）。

三、诊断标准

中枢神经系统血管炎诊断比较困难，目前尚无统一的标准，其诊断需结合临床症状、影像学检查和实验室检查综合考虑，脑组织活检是诊断的金标准。对于PACNS，目前临床诊断仍旧广泛沿用Calabrese和Mallek1988年的诊断标准（表10-3）。

表 10-3　PACNS 诊断标准

临床标准	患者的病史或临床检查提示其有神经功能缺损,通过多方面评价后仍不能用其他病变解释
影像学和组织学标准	由影像和 / 或病理证实的中枢神经系统血管炎性过程
排除标准	无任何证据显示有系统性血管炎,或有任何证据显示血管炎为继发性的,如梅毒性血管炎

注:应符合以上所有条件,儿童型 PACNS 要求发病年龄大于 1 个月、小于 18 岁

补充标准:2009 年 Birnbaum 和 Hellmann 等在此基础上提出了新的补充诊断标准,用以排除可逆性脑血管收缩综合征(reversible cerebral vasoconstriction syndromes,RCVS)。

确诊的 PACNS:活检确诊的 PACNS(金标准);

很可能的 PACNS:虽然缺乏活检资料,但是血管造影、MRI、CSF 表现符合 PACNS 表现。

四、影像学表现

近年来随着影像学技术的发展,神经影像学技术在中枢神经系统血管炎的诊断、鉴别诊断中起到越来越重要的作用。

1. CT 和 MR 检查　CT 敏感性及特异性低,可用于排除脑梗死或早期的脑出血。部分 PACNS 患者经头颅 CT 检查可表现出不同程度的异常低密度信号影,约 12% 的患者伴有颅内出血,也可见深部白质钙化。MR 检查对本病的脑部病变敏感性高,PACNS 患者通过 MR 检查 90%~100% 有阳性发现,但无特异性。MR 平扫可表现为同时累及皮质和皮质下的多发梗死、进行性融合的白质病灶、脑实质内大小不等的血肿(图 10-3A);MR 增强检查可见脑实质多发不同大小的强化病灶、脑血管周围间隙扩大伴强化、软脑膜的强化病灶;SWI 可见脑实质多发微出血及血肿(图 10-3B)。脊髓 MR 检查多表现为脊髓胸段受累,矢

状面可见多发小片状均匀强化,水平面可见后部及软脊膜小点状均匀强化。需要注意的是,部分经血管造影确诊为血管炎的患者,其常规 MR 检查结果可能是阴性的,因此常规 MR 检查并不能除外血管炎,DWI 可帮助判断梗死病灶的病程和定位新发病灶,MR 灌注检查可见病灶区灌注明显降低,使 PACNS 的诊断敏感性提高。

CTA 和 MRA 可观察管腔形态的变化,确定病变累及范围,通常用于评价颈内动脉各分支及大脑动脉环各主要血管的病变。脑血管炎在 CTA/MRA 中通常表现为至少两个单独血管分布区的节段性或多灶性狭窄(图 10-3C)。MRA 目前仅能用于大中血管的评价,脑内小血管的病变仍然需要 DSA 评价,其空间分辨率更高,还能对血流进行动态评估。

HRVWI 能够评估动脉血管壁的受累情况,受累动脉壁可见向心性增厚及强化,强化程度不等,通常仅限于血管壁,强化明显时,邻近的软脑膜亦可出现强化(图 10-3D)。当血管壁的增厚及强化出现在两个层面以上,则有助于脑血管炎的诊断。

2. **DSA 检查** DSA 是诊断中枢神经系统血管炎的重要手段,尤其在诊断小血管病变方面效果明显优于 CTA 和 MRA。常表现为双侧大脑半球多发的血管节段性狭窄和狭窄后的扩张,呈串珠样改变,也可表现为向心性或偏心性管腔狭窄、多发性闭塞或微小动脉瘤形成,但都缺乏特异性。其他脑部疾病如动脉粥样硬化、血管痉挛、放射性血管病等均有类似表现。

五、鉴别诊断

中枢神经系统血管炎诊断需要结合临床表现、实验室及影像学检查,其症状及辅助检查均无明显特异性,需与表现类似疾病相鉴别。

1. **动脉粥样硬化** 发病年龄较大,一般为中老年人,且多合并脑外血管改变。动脉粥样硬化多影响大血管分叉处,这与血管炎累及血管全程不同。

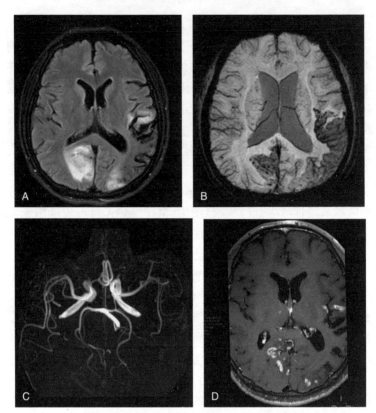

图 10-3　原发性中枢神经系统血管炎的影像学表现

患者男性,35 岁。主因"记忆力下降半年、肢体乏力 1 月余"入院。A. 脑 MR 平扫 T_2 FLAIR 序列示左侧额叶、双侧枕叶多发高信号梗死灶;B. 磁敏感成像 SWI 序列示病灶内多发出血,呈斑点状或线状沿脑回分布;C. MRA 血管成像示左侧大脑中动脉远端分支及右侧大脑后动脉 P3~P4 段显示纤细狭窄;D. HRVWI 增强序列示病灶脑回表面的软脑膜强化。

2. RCVS　累及颅内大血管的 PACNS 需与该病鉴别。RCVS 罕见,多见于年轻女性,临床表现为急性严重的头痛、癫痫、缺血性脑卒中或其他局灶性神经症状。DSA 或 CTA 可见颅内血管受累较一致,多为向心性变细,半数可见节段性扩张,呈串珠样或穿线腊肠样改变,HRVWI 多无血管壁强化,可以与 PACNS 相鉴别。RCVS 活检无阳性发现。RCVS 病程短,预后较好,且为单相病程,很少复发。

3. 伴皮质下梗死和白质脑病的常染色体显性遗传性脑动脉病(cerebral autosomal dominant arteriopathy with subcortical infarcts and leukoencephalopathy,CADASIL) 为常染色体显性遗传性疾病,多见于中年患者,表现为反复发作的皮质下梗死、偏头痛、认知损害、癫痫等。临床及 MRI 表现可与 PACNS 类似,但 CADASIL 的 DSA 检查多为阴性。必要时皮肤活检可有助于鉴别。

第四节　可逆性脑血管收缩综合征

一、临床特点

可逆性脑血管收缩综合征(reversible cerebral vasoconstriction syndrome,RCVS)是一组以急性剧烈头痛和节段性脑动脉收缩为特征性临床表现的临床影像综合征,症状及影像学表现在 3 个月内缓解或消失。RCVS 不是一种具体的疾病,是以可逆性的脑血管收缩为特征的综合性临床表现。RCVS 总体的发病率不详,发病年龄 20~50 岁(平均 42~45 岁),女性多见,男女发病率约 1:2.4。RCVS 可自发或经其他因素诱发,常见诱发因素包括沐浴、运动、性交、情绪改变、咳嗽等。病因多见于使用血管活性药物(非甾体抗炎药、5-HT 再摄取抑制剂、拟交感药物等)或产后,其他因素如头部创伤后及术后、血管畸形、颈动脉或椎动脉夹层等也可导致 RCVS 的发生。RCVS 的发病机制不详,一般认为与脑血管张力失调引起血管异常收缩有关。

临床表现以突发(雷击样、搏动样、撕裂样、爆炸性等)严重头痛、伴或不伴神经功能缺失或癫痫发作为特征。头痛可以是唯一症状,典型表现为"雷击样头痛",是一种突然发生的剧烈得难以忍受的头痛,常在 60 秒内达到高峰,可持续数分钟至数十小时,可类似偏头痛伴有恶心、呕吐、畏光、畏声等症状,部分患者可出现视物模糊、构音障碍、失语、肢体感觉或运动障碍等局灶性神经功能缺损或癫痫发作。

二、诊断标准

RCVS 临床诊断目前多采用国际头痛协会的诊断标准,该标准由 Calabrese 等于 2007 年提出(表 10-4)。

表 10-4　RCVS 诊断标准

①急性剧烈头痛(通常是雷击样疼痛),伴或不伴有局灶性神经功能缺损或癫痫发作

②单相病程,发病后 1 个月未出现新症状

③经血管造影(MRA/CTA 或 DSA)证实的脑动脉节段性收缩

④排除由动脉瘤破裂引起的蛛网膜下腔出血

⑤正常或接近正常的脑脊液检查(蛋白<1g/L,WBC<15×10^3/ml,血糖正常)

⑥12 周后再次血管造影(MRA/CTA 或 DSA)显示动脉完全或基本正常

三、影像学表现

1. **常规 CT 和 MR 检查**　对于可疑 RCVS 的患者,特别是表现为突发雷击样头痛者,CT 平扫为首选检查方法。CT 平扫能有效诊断 RCVS 出现的颅内出血(包括 SAH 和脑实质出血)和脑梗死,MRI 除能诊断上述表现外,对 RCVS 合并的血管源性脑水肿和可逆性后部脑病综合征(posterior reversible encephalopathy syndrome,PRES)能更好显示。30%~70% 最终确诊为 RCVS 的患者首次脑部 CT 检查结果为正常,少部分患者有阳性表现,其中 SAH 最常见。RCVS 的 SAH 多发生在脑灰质表面,

额叶和顶叶多见,表现为临近大脑凸面脑沟内 CT 高密度影,T_2 FLAIR 序列表现为高信号,T_2WI 表现为低信号。脑实质出血最常发生在脑叶、基底节或丘脑,可为一个或多个出血灶,常在症状出现 1 周后表现明显。CT 及 MRI 显示脑梗死多出现在双侧半球分水岭区,呈对称性分布,常在头痛症状发生后 2 周内可见,DWI 序列对诊断分水岭区脑梗死更敏感。SWI 则对颅内微出血灶有更高的检出率。HRVWI 表现为受累血管壁增厚,但增强多未见管壁强化,这在一定程度上可与 PACNS 相鉴别。

2. CTA 和 MRA 检查　Ducros 等研究发现,头颅 CTA/MRA 诊断 RCVS 的敏感性约为 80%。新近的研究还发现颈内动脉颅外段亦可受累。CTA 检查除可显示 RCVS 表现,还可发现部分诱发 RCVS 的其他疾病(如颅内动脉瘤、动脉夹层等)。RCVS 的 CTA 检查表现为颅内动脉多发节段性血管狭窄并部分正常或扩张,呈“串珠样”改变,前后循环均可受累,多为双侧或弥漫性分布,基底动脉及颈内动脉虹吸段等大血管也可累及。颅内动脉节段性狭窄并非固定不变,数天后复查 CTA,可见部分狭窄动脉恢复正常同时又出现新发的不同血管狭窄。MRA 表现与 CTA 相似,其与 CTA 相比,评估颅内远端血管和小血管的效果一般。

3. DSA 检查　DSA 仍是 RCVS 脑血管评估的金标准,可准确评估颅内皮质细小血管,能显示 CTA 或 MRA 诊断阴性的脑血管病变,对 RCVS 早期诊断具有重要意义。DSA 表现为颅内大动脉或小动脉局限性狭窄,表现为节段性和多灶性,典型者呈“串珠样”改变,常累及颅内中型血管,尤其是大脑动脉环附近的血管,如大脑前动脉、大脑中动脉、大脑后动脉起始段,并在 3 个月内完全或几乎完全恢复正常。

四、鉴别诊断

1. **原发性中枢神经系统血管炎(PACNS)**　PACNS 多发生于中老年男性,头痛为缓慢进展型,80%~90% PACNS 患者会出现脑脊液炎性改变,CT 及 MRI 多表现为多发性脑梗死、脑内出血或脑白质病变,HRVWI 增强检查血管壁可见强化,DSA 血管狭窄多不对称,常累及小动脉,且病变不可逆;RCVS 多发生于年轻女性,起病急,头痛表现为突然的雷击样头痛,CT 及 MRI 大多正常,部分合并大脑凸面 SAH、脑内出血及分水岭区脑梗死,HRVWI 增强血管壁无强化,DSA 呈对称性串珠样改变,多累及大中血管,病变在 3 个月内恢复正常。

2. **蛛网膜下腔出血**(SAH)　SAH 和 RCVS 症状及影像学表现类似,但是也有很多不同点可用来鉴别。SAH 患者由于颅内压增高和交通性脑积水等并发症常出现急性进行性局灶性神经功能缺损,而 RCVS 则不典型;影像学表现上,SAH 多有动脉瘤或动静脉畸形证据,出血多见于基底池或大脑动脉环周围,出血量往往较大,聚集在破裂的动脉瘤附近,痉挛的血管非多灶性,主要累及出血附近的 1~2 条中口径血管。RCVS 出血多集中在大脑凸面脑沟,出血量较少,但血管痉挛却非常广泛与多发,且远离出血部位,串珠样改变的脑血管狭窄也有一定的特征性。

3. **颈动脉夹层**　80% 的颈动脉夹层患者表现为头或颈部疼痛,但多不呈典型雷击样。CT 及 MRI 可见脑梗死和血管壁新月形血肿形成,血管造影可见管腔节段性狭窄,部分可见典型双腔征、内膜片或夹层动脉瘤;RCVS 患者不具备这些典型影像学征象。

4. **偏头痛**　40% 的 RCVS 患者合并有偏头痛,两者均可表现为雷击样头痛,并出现恶心、呕吐等伴随症状,但偏头痛的特征为单侧性、中重度、搏动样头痛,常反复发作,很少或不会出现脑卒中样表现;而大多数 RCVS 合并偏头痛的患者常伴或不伴有神经功能缺失或癫痫发作,头痛可以是唯一症状,也可伴有恶心、呕吐、畏光、畏声等症状。影像学表现:偏头痛患者不会出现RCVS 患者的血管串珠样改变。

5. **感染性或免疫相关性血管炎**　病原体感染(如梅毒、HIV

及结核等）及免疫相关的结缔组织病（如 SLE、神经白塞病、干燥综合征及类风湿等）均可引起颅内血管狭窄，相应病原学检测及有无合并症、自身抗体检测等有助于鉴别。

（徐海波　俞敏华　李思睿　涂梦琪）

参 考 文 献

［1］ SUZUKI J, TAKAKU A. Cerebrovascular "moyamoya" disease. Disease showing abnormal net-like vessels in base of brain [J]. Arch Neurol, 1969, 20 (3): 288-299.

［2］ SUN X S, WEN J, LI J X, et al. The association between the ring finger protein 213 (RNF213) polymorphisms and moyamoya disease susceptibility: a meta-analysis based on case-control studies [J]. Mol Genet Genomics, 2016, 291 (3): 1193-1203.

［3］ HOUKIN K, NAKAYAMA N, KURODA S, et al. Novel magnetic resonance angiography stage grading for moyamoya disease [J]. Cerebrovasc Dis, 2005, 20 (5): 347-354.

［4］ FUJIMURA M, TOMINAGA T. Diagnosis of moyamoya disease: international standard and regional differences. Neurol Med Chir (Tokyo), 2015, 55 (3): 189-193.

［5］ 烟雾病和烟雾综合征诊断与治疗中国专家共识编写组, 国家卫生计生委脑卒中防治专家委员会缺血性脑卒中外科专业委员会. 烟雾病和烟雾综合征诊断与治疗中国专家共识 (2017)[J]. 中华神经外科杂志, 2017, 33 (6): 541-547.

［6］ KIM J S. Moyamoya Disease: Epidemiology, Clinical Features, and Diagnosis [J]. J Stroke, 2016, 18 (1): 2-11.

［7］ BLAUWBLOMME T, LEMAITRE H, NAGGARA O, et al. Cerebral blood flow improvement after indirect revascularization for pediatric moyamoya disease: a statistical analysis of arterial spin-labeling MRI [J]. American Journal of Neuroradiology, 2016, 37 (4): 706-712.

［8］ GE P, ZHANG Q, YE X, et al. Clinical features of hemorrhagic moyamoya disease in China [J]. World neurosurgery, 2017, 106: 224-230.

［9］ DONAHUE M J, ACHTEN E, COGSWELL P M, et al. Consensus

statement on current and emerging methods for the diagnosis and evaluation of cerebrovascular disease [J]. J Cereb Blood Flow Metab, 2018, 38 (9): 1391-1417.

［10］ SCOTT R M, SMITH E R. Moyamoya disease and moyamoya syndrome [J]. N Engl J Med, 2009, 360 (12): 1226-1237.

［11］ FUSCO M R, HARRIGAN M R. Cerebrovascular dissections-a review part I: Spontaneous dissections [J]. Neurosurger, 2011, 68 (1): 242-257; discussion 257.

［12］ DEBETTE S, COMPTER A, LABEYRIE M A, et al. Epidemiology, pathophysiology, diagnosis, and management of intracranial artery dissection [J]. Lancet Neurol, 2015, 14 (6): 640-654.

［13］ METSO T M, METSO A J, HELENIUS J, et al. Prognosis and safety of anticoagulation in intracranial artery dissections in adults [J]. Stroke. 2007, 38 (6): 1837-1842.

［14］ ARNOLD M, BOUSSER M G, FAHRNI G, et al. Vertebral artery dissection: presenting findings and predictors of outcome [J]. Stroke, 2006, 37 (10): 2499-2503.

［15］ ASAITHAMBI G, SARAVANAPAVAN P, RASTOGI V, et al. Isolated middle cerebral artery dissection: a systematic review [J]. Int J Emerg Med, 2014, 7 (1): 44.

［16］ HAN M, RIM N J, LEE J S, et al. Feasibility of high-resolution MR imaging for the diagnosis of intracranial vertebrobasilar artery dissection [J]. Eur Radiol, 2014, 24 (12): 3017-3024.

［17］ HOUSER O W, MOKRI B, SUNDT T M Jr, et al. Spontaneous cervical cephalic arterial dissection and its residuum: angiographic spectrum. AJNR Am J Neuroradiol, 1984, 5 (1): 27-34.

［18］ 中国医师协会神经外科医师分会神经介入专家委员会, 中国卒中学会神经介入分会, 中国医师协会神经外科医师分会青年医师委员会. 颅内动脉夹层的影像学诊断中国专家共识 [J]. 中华神经外科杂志, 2016, 32 (11): 1085-1094.

［19］ ARAI D, SATOW T, KOMURO T, et al. Evaluation of the Arterial Wall in Vertebrobasilar Artery Dissection Using High-Resolution Magnetic Resonance Vessel Wall Imaging [J]. J Stroke Cerebrovasc Dis, 2016, 25 (6): 1444-1450.

［20］ KHATTAR N K, WHITE A C, ADAMS S W, et al. MRI SPACE sequence confirmation of occluded MCA M2 dissection stump masquerading as a ruptured MCA aneurysm [J]. BMJ Case Rep, 2018, 2018: bcr2018013996.

［21］ SALVARANI C, BROWN R D Jr, HUNDER G G. Adult primary central nervous system vasculitis [J]. Lancet, 2012, 380 (9843): 767-777.

［22］ HAJJ-ALI R A, CALABRESE L H. Diagnosis and classification of central nervous system vasculitis [J]. J Autoimmun, 2014, 48-49: 149-152.

［23］ 中国免疫学会神经免疫学分会, 中华医学会神经病学分会神经免疫学组, 中国医师协会神经内科医师分会神经免疫专业委员会. 原发性中枢神经系统血管炎诊断和治疗中国专家共识 [J]. 中国神经免疫学和神经病学杂志, 2017, 24 (4): 229-239.

［24］ SALVARANI C, BROWN R D Jr, CALAMIA K T, et al. Primary central nervous system vasculitis presenting with intracranial hemorrhage [J]. Arthritis Rheum, 2011, 63 (11): 3598-3606.

［25］ CAMPI A, BENNDORF G, FILIPPI M, et al. Primary angiitis of the central nervous system: serial MRI of brain and spinal cord [J]. Neuroradiology, 2001, 43 (8): 599-607.

［26］ GIANNINI C, SALVARANI C, HUNDER G, et al. Primary central nervous system vasculitis: pathology and mechanisms [J]. Acta Neuropathol, 2012, 123 (6): 759-772.

［27］ OBUSEZ E C, HUI F, HAJJ-ALI R A, et al. High-resolution MRI vessel wall imaging: spatial and temporal patterns of reversible cerebral vasoconstriction syndrome and central nervous system vasculitis [J]. AJNR Am J Neuroradiol, 2014, 35 (8): 1527-1532.

［28］ HAJJ-ALI R A, CALABRESE L H. Primary angiitis of the central nervous system [J]. Autoimmun Rev, 2013, 12 (4): 463-466.

［29］ DUCROS A, BOUSSER M G. Reversible cerebral vasoconstriction syndrome [J]. Pract Neurol, 2009, 9 (5): 256-267.

［30］ DUCROS A, BOUKOBZA M, PORCHER R, et al. The clinical and radiological spectrum of reversible cerebral vasoconstriction syndrome. A prospective series of 67 patients [J]. Brain, 2007, 130 (Pt 12): 3091-

3101.

[31] MILLER T R, SHIVASHANKAR R, MOSSA-BASHA M, et al. Reversible Cerebral Vasoconstriction Syndrome, Part 1: Epidemiology, Pathogenesis, and Clinical Course [J]. AJNR Am J Neuroradiol, 2015, 36 (8): 1392-1399.

[32] CALABRESE L H, DODICK D W, SCHWEDT T J, et al. Narrative review: reversible cerebral vasoconstriction syndromes [J]. Ann Intern Med, 2007, 146 (1): 34-44.

[33] ANSARI R A, RATH T J, GANDHI D. Reversible cerebral vasoconstriction syndromes presenting with subarachnoid hemorrhage: a case series [J]. J Neurointerv Surg, 2011, 3 (3): 272-278.

[34] SIINGHAL A B, HAJJ-ALI R A, TOPCUOGLU M A, et al. Reversible cerebralvasoconstriction syndromes: analysis of 139 cases [J]. Arch Neurol, 2011, 68 (8): 1005-1012.

[35] MANDELL D M, MATOUK C C, FARB R I, et al. Vessel wall MRI to differentiate between reversible cerebral vasoconstriction syndrome and central nervous system vasculitis: preliminary results [J]. Stroke, 2012, 43 (3): 860-862.

[36] LINN J, FESL G, OTTOMEYER C, et al. Intra-arterial application of nimodipine in reversible cerebral vasoconstriction syndrome: a diagnostic tool in select cases？[J]. Cephalalgia, 2011, 31 (10): 1074-1081.

[37] HAJJ-ALI R A, SINGHAL A B, BENSELER S, et al. Primary angiitis of the CNS. Lancet Neurol, 2011, 10 (6): 561-572.

[38] DUCROS A, BOUSSER M G. Reversible cerebral vasoconstriction syndrome [J]. Pract Neurol, 2009, 9 (5): 256-267.

[39] MELKI E, DENIER C, THEAUDIN-SALIOU M, et al. External carotid artery branches involvement in reversible cerebral vasoconstriction syndrome [J]. J Neurol Sci, 2012, 313 (1-2): 46-47.

[40] LEE M J, CHA J, Choi H A, et al. Blood-Brain Barrier Breakdown in ReversibleCerebralVasoconstriction Syndrome: Implications for Pathophysiology and Diagnosis [J]. Ann Neurol, 2017, 81 (3): 454-466.

第十一章

卒中样病变

第一节　卒中样病变的定义及其临床意义

卒中样病变是临床表现与脑卒中相似的一大类疾病,病种多样,主要包括偏头痛、癫痫发作、心理障碍、中毒或代谢障碍(如糖代谢异常)、系统性感染、遗传性疾病(如线粒体脑肌病),肿瘤性病变(如基底节区生殖细胞瘤),脱髓鞘疾病(如多发性硬化)等,此外还包括外伤所致出血、可逆性后部脑病综合征及特发性面神经麻痹等多种疾病也可出现卒中样表现。卒中样病变可分为两个亚型,两者临床特点不一:①功能性卒中样病变,该类疾病原因不明,可能与精神或心理因素有关。②经现有医学诊断为卒中样病变。卒中样病变在因疑似急性脑卒中入院的患者中占有一定的比例(1%~30%),虽然卒中样病变可存在脑组织缺血表现,但并非真正的脑血管病,其导致缺血的主要机制及治疗与脑卒中不同,而脑卒中是一类突发的中枢神经系统疾病,属于脑血管疾病,存在血管壁病变或突发的血管闭塞、破裂,病理学基础为脑梗死或脑出血。目前关于卒中样病变诊断标准及卒中样病变与脑卒中的鉴别尚无统一共识,相关研究存在一定挑战。

引起卒中样病变的病种繁多,决定了其临床特点、诊断标准及影像学特点的多样性。总体来说,相较于脑卒中,卒中样病变发病人群更年轻,少有血管病危险因素如高血压、糖尿病、心房颤动等,此外卒中样病变症状性颅内出血的发生率为1%,显著低于其他症状性颅内出血患者(7.9%),故其整体预后优于脑卒中。脑卒中通常存在血管危险因素,院前处理的关键在于迅速识别脑卒中患者并行早期静脉溶栓或机械取栓术。既往研究表明,延迟静脉溶栓治疗以确定性地排除卒中样疾病的风险可能比用静脉溶栓治疗卒中样疾病的风险更大,因此对临床存在脑血管病因及临床表现,但无神经影像学证据支持脑卒中的患者,常优先诊断为脑卒中。这样就存在部分卒中样病变被诊断为脑卒中,这种过度诊断的后果常常使患者接受不必要的治疗,尤其是静脉溶栓。在一项多中心的欧洲研究中,5 581 例接受连续静脉溶栓的患者中有 100 名(1.8%)患者是卒中样病变。此外,对于卒中样病变的过度诊断,特别是对于肿瘤所致的卒中样病变,误诊会延误患者诊疗,不利于其预后。

对于代谢性疾病导致的卒中样病变,实验室检查存在较大意义,血糖及血电解质等的检测有利于低血糖等卒中样病变的诊断,同时能有效避免影响糖及电解质等代谢的药物错误使用,但大多数卒中样病变实验室检查可为阴性。神经影像学检查在卒中样病变与卒中病变的诊断及鉴别中发挥着重要作用,成像方法主要包括计算机体层成像(computed tomography,CT)、磁共振成像(magnetic resonance imaging,MRI)、磁共振波谱成像(magnetic resonance spectrum,MRS)、血管成像检查等。常规 CT 平扫对于出血性脑卒中敏感性高,CT 血管造影检查能很好地显示颅内血管并寻找脑卒中病因,而多数卒中样病变早期 CT 平扫无异常或呈低密度,除少数肿瘤病变(如基底节区生殖细胞瘤)呈稍高密度外,卒中样病变 CT 血管造影检查一般为阴性。MRI 中弥散加权成像(diffusion weighted imaging,DWI)及 MRS 对于卒中样病变的诊断及鉴别诊断有较大意义,例如线粒体脑肌病 ^{1}H-MRS 在卒中样发作区域出现倒置的双乳酸峰,且随着乳酸峰值的增加氮 - 乙酰天冬氨酸(NAA)峰降低,已被证明可用于诊断线粒体脑肌病伴高乳酸血症和卒中样发作(mitochondrial encephalopathy,lactic acidosis,and stroke-like episodes,MELAS)。

在此章节中,将着重介绍线粒体脑肌病、基底节区生殖细胞瘤、低血糖脑病、可逆性后部脑病综合征这四类卒中样疾病的临床特点及诊断标准,掌握相关影像学表现,以期能更好地诊断及鉴别卒中样病变。

第二节 线粒体脑肌病

一、临床特点

线粒体脑肌病是指由于线粒体结构或功能异常导致的以脑和肌肉受累为主的多系统疾病。根据患者的临床表现常分为四型,其中线粒体脑肌病伴高乳酸血症和卒中样发作(MELAS)是临床较为常见的一种类型(于1984年被描述),另外还有亚急性坏死性脑脊髓病(又称利氏病)、肌阵挛性癫痫伴破碎红纤维综合征(myoclonus epilepsy with ragged red fibers,MERRF)、卡恩斯-塞尔综合征(kearns sayre syndrome,KSS)等多种类型。

MELAS综合征系母系遗传疾病,常常是10岁之前发育正常,10~40岁发病。据研究表明,至少有30种不同的线粒体DNA突变与MELAS综合征有关,但与MELAS综合征相关最常见的突变是编码线粒体tRNALeu(UUR)的MT-TL1基因中m.3243ANG突变。m.3243ANG突变导致线粒体翻译异常和蛋白质合成受损,功能失调的线粒体不能产生足够的能量以满足各种器官所需,导致在MELAS综合征中能观察到多器官功能障碍,同时能量缺乏还可以刺激小血管平滑肌和内皮细胞中的线粒体增殖,导致血管病和器官微循环系统中的血液灌注受损。

MELAS综合征是一种影响多系统的疾病,具有广泛的临床表现,包括卒中样发作、痴呆、癫痫、乳酸血症、肌病、复发性头痛、听力障碍、糖尿病和身材矮小等。儿童期是典型的发病阶段,65%~76%的受影响个体在20岁或20岁之前出现临床症状,有5%~8%的人在2岁之前发病,只有1%~6%的患者在40

岁之后出现症状。

1. **神经系统表现** MELAS综合征的神经系统表现包括卒中样发作、痴呆、癫痫、反复头痛及听力障碍等。卒中样发作是MELAS综合征的主要特征之一，发生在84%~99%的患者中，主要表现为部分可逆性失语、视力丧失、运动无力、头痛、精神状态改变和癫痫发作，但神经影像学提示受累的区域与血管分布不一致，因此称为"卒中样发作"。痴呆见于40%~90%的患者，卒中样发作引起的潜在的神经功能障碍和累及皮质的损伤都会导致痴呆表现，从而影响智力、语言、感知、注意力和记忆功能。癫痫是另一种常见的神经系统表现，MELAS综合征患者的癫痫具有异质性，可以是局灶性的或全身性的。MELAS综合征患者还可以发生反复头痛，以反复发作的剧烈搏动性头痛和频繁呕吐的形式出现，也是MELAS综合征患者的典型症状之一，且往往在卒中样发作期间更严重。MELAS综合征患者还可以出现听力障碍，常常是早期临床表现，且呈轻微的、隐匿性进展。部分MELAS患者可出现周围神经病变，通常表现为慢性进行性、感觉运动和远端多发性神经病。MELAS综合征的其他神经系统表现还包括学习障碍、记忆障碍、肌阵挛、共济失调及意识改变。眼科并发症包括视神经萎缩、色素性视网膜病变和眼肌麻痹。精神疾病也可发生，包括抑郁症、双相情感障碍、焦虑、精神病和人格变化等。

2. **肌肉表现** 肌病是MELAS综合征的主要表现，运动不耐受和肌肉无力分别见于73%~100%和42%~89%的患者中，约有23%的患儿出现运动发育迟缓。

3. **乳酸血症** MELAS综合征可以出现高乳酸血症，脑脊液乳酸水平可升高，但高乳酸血症并不是MELAS综合征的特异性表现。

4. **消化系统表现** 反复或周期性呕吐是MELAS综合征中较常见的胃肠道症状，在MELAS综合征患者中也有腹泻、便秘、胃动力障碍、肠梗阻和复发性胰腺炎的报道。

5. **内分泌表现** MELAS综合征患者可以出现身材矮小，生长激素缺乏，另外也可出现糖尿病、甲状腺功能减退、促性腺激素减少和甲状旁腺功能减退等内分泌异常的表现。

MELAS综合征的患者肌肉组织病理学检查显示破碎红纤维（ragged red fiber，RRF）（图11-1），尽管RRF也存在于如MERRF综合征等其他的线粒体疾病中，但MELAS中的大多数RRF与细胞色素氧化酶（cytochrome oxidase，COX）组织化学染色呈阳性。另一个特征是（succinate dehydrogenase，SDH）染色显示在肌内血管平滑肌和内皮细胞中可以观察到线粒体的过度增殖，并称为强SDH反应性血管（strongly sdh-reactive vessel，SSV）。

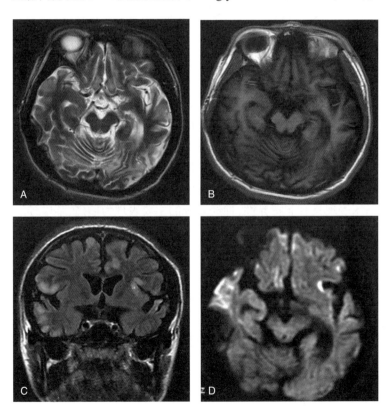

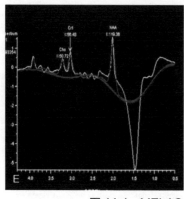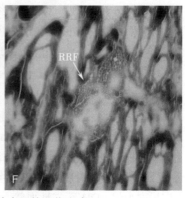

图 11-1 MELAS 综合征的影像学表现

患者 19 岁,MELAS 综合征,因癫痫持续状态入院。A. T₂WI 示右侧颞叶高信号;B. T₁WI 示右侧颞叶低信号;C. T₂ FLAIR 图像示双侧颞、顶叶高信号;D. DWI 示双侧颞叶脑回样高信号;E. MRS 示右侧颞叶病灶区倒置乳酸峰;F. 病理示肌肉组织内含破碎红纤维。

亚急性坏死性脑脊髓病是一种少见的,病因不明的 X 连锁常染色体隐性遗传性疾病,常可同时累及脑和脊髓,又称为利氏病,由英国神经病学家 Denis Archibald Leigh 于 1951 年描述,目前认为该病主要是染色体突变累及电子链复合物 I～Ⅳ 导致的复合物缺陷所致。亚急性坏死性脑脊髓病多在 10 岁以前发病,临床表现具有非特异性,神经系统的主要表现为抽搐、卒中样发作、眼外肌麻痹、痴呆及共济失调等。

MERRF 综合征通常在儿童期及青少年期起病,致病基因为编码线粒体赖氨酸 tRNA 的 *MT-TK* 基因,90% 的突变位点为 m.8344ANG 突变,其他罕见的突变位点包括 m.8356TNC、m.8363GNA 及 m.3291TNC。其主要表现为肌阵挛、癫痫、共济失调和高乳酸血症,部分患者还有视力受损、听力受损和心脏病变的表现,病理活检可见破碎红纤维。

KSS 综合征多在 20 岁以前发病,以上睑下垂、进行性眼外肌麻痹和色素性视网膜病为特点,部分可伴有心脏传导缺陷、小脑共济失调和内分泌功能低下。

以上线粒体脑肌病的四种类型中,MELAS 综合征及亚急性坏死性脑脊髓病均有卒中样发作的表现,本节将重点介绍两者的临床诊断标准及影像学表现。

二、诊断标准

Hirano 等在 1992 年提出了 MELAS 综合征的诊断标准:① 40 岁之前的卒中样发作;②以癫痫、痴呆或两者兼有为特征的脑病;③以乳酸性酸中毒、肌肉活检中的破碎红纤维或两者兼有为特征的线粒体功能障碍的证据。支持诊断的标准至少有以下两种情况存在:早期正常发育;反复头痛;反复呕吐。

亚急性坏死性脑脊髓病的诊断是根据孟德尔遗传中使用的定义:①神经退行性病变引起的症状;②线粒体功能障碍引起的遗传性基因缺陷;③双侧中枢神经系统病变,与影像学表现的异常改变有关。

三、影像学诊断

MELAS 综合征的 CT 检查显示皮质区低密度,通常位于一侧或双侧枕叶,不局限于单一的血管供血区域,从而与脑梗死区别。另外,双侧基底节区和丘脑钙化是 MELAS 综合征常见的表现。

1. MR 平扫 MR 平扫是评价线粒体脑肌病的主要成像技术。MELAS 综合征的典型病变受累区域与血管供血分布不一致,呈不对称性,通常位于枕叶、顶叶及颞叶皮质或皮质下白质,信号呈脑回状、水印样层状异常信号,很少累及深部灰质和脑干(图 11-1 A~C)。T_2 加权序列上信号强度的增加随着时间的推移继续进化,随后出现神经胶质增生和萎缩。增强扫描一般不强化或呈脑回样强化。

2. **磁共振扩散加权成像(DWI)** DWI 对于 MELAS 综合征

的诊断也很有价值,DWI 在急性期通常显示高信号,ADC 值通常正常或增高,代表乳酸酸中毒导致脑血管扩张引起血管源性水肿,随后 ADC 信号减低代表神经元能量不足,脑组织缺血、缺氧引起的细胞毒性水肿(图 11-1 D)。

3. 磁共振波谱成像(MRS) MRS 已被广泛用于代谢紊乱疾病的诊断和病程严重程度的判断。1H-MRS 在 MELAS 综合征典型发病区域出现倒置的双乳酸峰可帮助诊断(图 11-1E)。乳酸峰值通常反映了厌氧代谢,乳酸峰也与疾病严重程度增加和存活率降低有关。随着病变进一步演变为脑萎缩,脑部受累区域升高的乳酸水平逐渐趋于消退。

4. 磁共振血管成像(MR angiography,MRA) MELAS 综合征患者 MRA 显示大血管正常,很少有病例报道大脑血管闭塞。有研究报道,在 MELAS 综合征患者急性期发现扩张的皮质血管伴有静脉充盈,可能是乳酸血症导致的血管舒张。

5. 动脉自旋标记(arterial spin labeling,ASL) 动脉自旋标记灌注技术显示新发病灶脑血流量增加,在 MELAS 综合征患者出现卒中样临床症状之前,局部高灌注可持续超过3 个月。

6. 扩散张量成像(diffusion tensor imaging,DTI) DTI 可以显示 MELAS 综合征患者白质束的微观结构弥漫性损伤,导致白质完整性的丧失和脑容量的减少。

亚急性坏死性脑脊髓病的病变多为双侧大致对称性分布,主要累及脑干、基底节区及丘脑,基底节区中以壳核受累最多见,双侧对称的壳核受累是必备的特征(图 11-2)。额、颞叶皮质也可受累,范围较广时可累及胼胝体和内囊。在 MRI 主要表现为稍长 T_1、长 T_2 信号,T_2 FLAIR 序列可见高信号内散在斑片状或点状高信号,DWI 表现为高信号。当发生急性线粒体功能障碍时,MRS 可见乳酸峰。

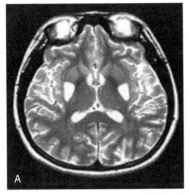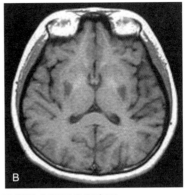

图 11-2　亚急性坏死性脑脊髓病的影像学表现

患者 8 岁,亚急性坏死性脑脊髓病,主因"反复出现视力障碍,肢体抽搐伴无力 2 年"入院。A. T₂WI 示双侧壳核片状高信号;B. T₁WI 示双侧壳核低信号。

四、鉴别诊断

1. **缺血性脑卒中**　中老年患者常伴有冠心病、高血压、糖尿病等病史,中青年出现缺血性脑卒中的常见病因为动脉粥样硬化,发作时较少出现抽搐。MRI 信号与 MELAS、亚急性坏死性脑脊髓病相似,但病变范围与血管供血分布一致,急性期 DWI 为高信号,ADC 为明显低信号,MRA 检查可见相应血管纤细、狭窄甚至闭塞。

2. **病毒性脑炎**　病史较明确,多有头痛、发热、脑膜刺激征等前驱症状,MRI 表现范围广泛,对称性或不对称性、单发或多发、强化或不强化的病灶,常累及颞叶、额叶,也可累及脑实质深部,一般终止于壳核外侧缘,可见轻度占位效应。

3. **原发性中枢神经系统血管炎**　急性起病,实验室检查可有红细胞沉降率快、贫血及白细胞计数升高,病变累及大脑半球、脑干,范围较 MELAS 综合征更为广泛,主要累及软脑膜及皮质下小动脉,影像学检查可见弥漫性和局限性病灶并存。

第三节 基底节区生殖细胞瘤

一、临床特点

颅内生殖细胞瘤是一种少见的恶性肿瘤,仅占颅内肿瘤的 1%~2%,好发于儿童和青少年,以 5~25 岁最多见。2016 WHO 中枢神经系统肿瘤分类将 GCTs 分为六大亚型:生殖细胞瘤 (germinoma)、卵黄囊肿瘤、绒毛膜上皮癌、胚胎性癌、畸胎瘤、混合性生殖细胞瘤,除生殖细胞瘤以外的肿瘤总称为非生殖细胞瘤性生殖细胞肿瘤(nongerminomatous germ cell tumors, NGGCTs),位于基底节区者多为生殖细胞瘤,文献报道东亚人群发病率更高,且几乎都发生于男性。关于颅内生殖细胞肿瘤的起源仍存在争议,大部分学者认为其起源于神经管发育早期位于嘴部中线部位的原始细胞,好发于松果体区及鞍区等中线部位,由于第三脑室发育过程中可使原始细胞偏离中线而易位,因此生殖细胞瘤也可发生在基底节区、丘脑等部位,又称为异位生殖细胞瘤 (intracranial ectopic germinomas, IEGs)。尽管发生在基底节区的生殖细胞瘤仅占颅内生殖细胞瘤的 5%~10%,但它仍排在颅内生殖细胞瘤常见部位的第三位,也是青少年基底节区病变的常见病因之一,它通常为单侧发生,偶见于双侧。组织病理学将生殖细胞瘤分为 A、B 两型。A 型较多见,由生殖细胞和淋巴细胞组成,生殖细胞体积大,聚集成形态不整的细胞巢,淋巴细胞小,分布在血管周围,后者常沿纤维血管间隙浸润,因此基底节区生殖细胞瘤(basal ganglia germinoma, BGG)常侵犯邻近结构并向远处延伸,常见累及的结构包括前联合、胼胝体、尾状核等;B 型主要由炎性肉芽组织、纤维组织及少许生殖肿瘤细胞组成,立体定向活检后有必要结合免疫组织学来检测病灶内的肿瘤细胞。

颅内生殖细胞瘤的临床症状和影像学表现主要取决于肿瘤的

发生部位,由于基底节区生殖细胞瘤位于脑实质内,生长空间广阔,受限较少,且基底节区生殖细胞瘤病程进展相对缓慢,因此只有当肿瘤很大,或瘤内出血瘤体突然增大累及运动系统通路或边缘系统时,才会出现明显症状,这可能也是发现时瘤体较松果体区和鞍上区明显较大的原因。基底节区的生殖细胞瘤在发病早期仅表现为轻度的锥体束或锥体外系症状,如肢体力弱,肢体感觉运动障碍等,与松果体区和鞍上生殖细胞瘤的内分泌异常表现不同,随着病变进展,累及邻近组织结构,则可出现多饮多尿、高颅压等症状。该肿瘤对放化疗敏感,若能早期发现并干预,预后良好。但有研究表明,发生于基底节区的生殖细胞瘤治疗失败率高于其他部位的生殖细胞瘤,且即使该病治愈,伴随的肢体运动障碍也会持续存在,这可能与该病早期发病隐匿,病程进展缓慢而延误诊断有关。

二、诊断标准

生殖细胞瘤的发病部位深在,手术难度大,部分病例对放化疗高度敏感,部分病例具有异常分泌功能,可产生特异性标志物,以上诸多特点决定了生殖细胞瘤的确诊方法多样。目前常用的具有临床诊断意义的是血清及脑脊液甲胎蛋白(AFP)和β-人绒毛膜促性腺激素(β-HCG)测定,而临床关于基底节区生殖细胞瘤的确诊主要是基于诊断性放疗及组织病理学活检。诊断性放疗是在根据临床表现、影像学表现及肿瘤标志物等结果高度怀疑生殖细胞瘤时,在没有病理诊断的情况下采用小剂量的放疗,根据肿瘤对射线的敏感程度间接判定肿瘤性质的方法。对于诊断性放疗的标准,多数研究者采用常规分割照射瘤区,15~20Gy 的剂量,以增强 MRI 病灶最大径缩小 80% 以上为阳性标准。立体定向活检可做出病理诊断,是确诊生殖细胞瘤的有效方法,为下一步的治疗提供可靠的依据,但颅内生殖细胞瘤的好发部位深在,活检区域功能重要,使得立体定向活检风险较大、并发症发生率高,且因活检取得的标本量很少,活检得到的病理诊断存在一定比例的假阴性率。

三、影像学诊断

对于基底节区生殖细胞瘤,神经影像学能提供有用的诊断信息,且对评估肿瘤放化疗疗效非常重要,尤其是在血清 AFP 及 HCG 等实验室检查正常时。目前关于基底节区生殖细胞瘤研究的影像学方法主要包括常规 CT、MRI、MRS 及 SWI,常规 CT 及 MRI 在诊断生殖细胞瘤方面有一定的价值。Lou 等基于常规 MRI 对基底节区生殖细胞瘤进行分类,分为早期基底节区生殖细胞瘤和晚期基底节区生殖细胞瘤。早期生殖细胞瘤的标准为直径<1cm,无囊性变或坏死及出血;晚期生殖细胞瘤的标准为直径>1cm,伴囊性变或坏死及出血。通过对常规 MRI 及 SWI 对于早期基底节区生殖细胞瘤的诊断做比较,得出 SWI 对早期基底节区生殖细胞瘤的显示优于常规 MR 检查(图 11-3),有利于肿瘤早期的检出,这可能与生殖细胞瘤发生早期即可出现出血及铁沉积有关。Phi 等将 BGG 的 MRI 表现分为四型:Ⅰ型表现为小片状病变,微弱强化或无强化;Ⅱ型、Ⅲ型及Ⅳ型有强化,其中Ⅱ型病灶直径<3cm,伴有结节状强化;Ⅲ型,病灶直径<3cm,伴有室管膜下种植转移,明显强化;Ⅳ型,病灶直径>3cm,明显强化,有占位效应。该影像学分型与临床症状及

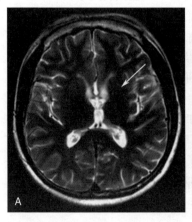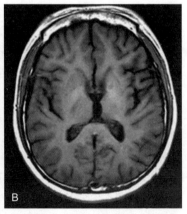

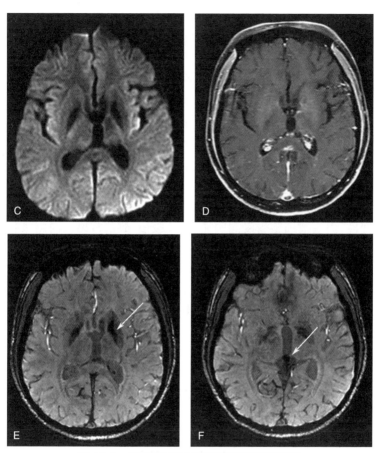

图 11-3 基底节区生殖细胞瘤的影像学表现

患者男性,15 岁。主因"右侧肢体偏瘫,尿崩症,头痛 15 个月"入院。血清及脑脊液 AFP 及 HCG 阴性。A. 水平面 T₂WI 示左侧基底节区斑片状 T₂WI 稍高信号(箭头所示);B. 水平面 T₁WI 呈稍低信号,无明显占位效应; C、D. 病灶在 DWI 呈等信号,增强无强化;E、F. 左侧内囊后肢及松果体区明显低信号(箭头所示)。

预后相关,其中 I 型病变因微强化或无强化,易误诊为其他非肿瘤性病变,最易延误诊断,且 I 型患者更易由早期偏瘫症状进展为肢体运动障碍,这与患者治疗后仍存在运动功能减退有关。

影像学检查显示基底节区生殖细胞瘤大多位于尾状核头近侧脑室前角区域,一般表现为不规则形,部分生长较大时呈类圆形,可侵及丘脑及邻近结构,多有囊性变及坏死,且病变较小时即可出现囊性变,容易误诊为软化灶,偶可出现钙化及出血,多无明显占位效应及瘤周水肿。肿瘤侵犯内囊导致同侧沃勒变性,甚至出现患侧萎缩,关于沃勒变性的原因,大部分研究认为是由于肿瘤直接侵犯、破坏内囊所致,部分研究认为与肿瘤累及豆纹动脉导致纤维束缺血有关,而相较于基底节区生殖细胞瘤,发生于基底节区的其他恶性肿瘤虽也可破坏周围神经纤维,但沃勒变性是一个长期的过程,若肿瘤生长迅速则多不出现沃勒变性,而生殖细胞瘤浸润明显、生长缓慢,故常常出现同侧沃勒变性,较有特异性。此外,生殖细胞瘤作为高度恶性肿瘤,可沿室管膜、脑膜种植转移并随脑脊液播散。

1. **CT 检查**　早期 BGG 患者 CT 检查可能为阴性,或仅表现为边界不清的等或略高密度灶,无占位效应,CT 显示病灶呈高密度,具有一定的特征性。

2. **MR 检查**　常规 MRI 信号多与灰质信号接近,部分囊性变明显者可仅见囊状长 T_1、长 T_2 信号,由于肿瘤与深部灰质核团的 MRI 常规信号接近,容易出现漏诊,此外,由于生殖细胞瘤细胞核大、胞质少,肿瘤实质在 DWI 中呈高信号,增强扫描中肿瘤强化表现多样。

3. **磁共振波谱成像**（MRS）　是诊断肿瘤代谢异常的敏感指标,可无创提供肿瘤的重要信息,亦可监测肿瘤的治疗反应,结合 MRS 检查有助于 BGG 的诊断,基底节区生殖细胞瘤 MRS 通常表现为 NAA 降低,Cho 明显升高,Cr 降低,并可出现 Lip 峰和 Lac 峰,这些 MRS 表现尤其是 Cho、Cho/Cr 比值、Cho/NAA 比值的增高强烈提示肿瘤,有利于肿瘤性和非肿瘤性病变的鉴别。Lip 峰的出现提示组织坏死,Lac 峰的出现与肿瘤的恶性程度相关,这两种峰的出现提示肿瘤的恶性程度较高,从而可与低度恶性肿瘤区分开。段崇峰等提出:病变多发、沿侵犯结构向远处延伸及同侧沃勒变性这三个征象在基底节区生殖细胞瘤的诊断中有较高的特异性,当出现这些征象时高度提示 BGG,且出现这些征象越多,提示该病的可能性越大。

四、鉴别诊断

早期 BGG 临床表现隐匿,肿瘤多无占位效应,需与血管性病变、感染性病变等非肿瘤性病变相鉴别。进展期 BGG 主要与胶质瘤、颅咽管瘤、淋巴瘤、转移瘤等肿瘤性病变相鉴别。当影像学鉴别困难时,结合血清及脑脊液内肿瘤标志物检查有利于该病诊断。

1. **亚急性腔隙性脑梗死**　早期基底节区生殖细胞瘤与亚急性腔隙性脑梗死灶均可表现为 T_1WI 稍高或稍低信号、T_2WI 稍高信号,无明显强化,无占位效应,常规 MRI 两者影像学表现存在诸多重叠。有学者认为,病灶早期出现同侧皮质及大脑脚萎缩是常规 MRI 诊断基底节区生殖细胞瘤强有力的证据。但亦有学者认为,出现皮质及大脑脚萎缩的原因在于沃勒变性,不管是肿瘤还是梗死灶,只要破坏内囊连接纤维均可导致沃勒变性。相关研究表明,早期基底节区生殖细胞瘤在 SWI 序列上几乎均表现为低信号,病灶显示优于常规 MRI(图 11-4),而亚急性腔隙性脑梗死灶多表现为等信号,SWI 有助于两者鉴别,若同时结合血管成像则诊断依据更为充分(图 11-5)。

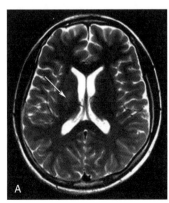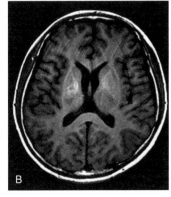

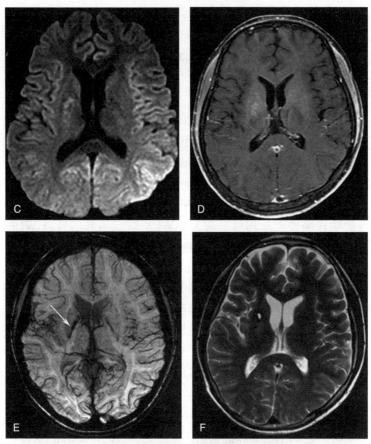

图 11-4 基底节区生殖细胞瘤影像学表现

患者男性,15 岁。主因"左侧肢体偏瘫,精神异常 2 个月"入院。入院后血清及脑脊液检查 AFP 及 HCG 阴性,确诊为脑内异位生殖细胞瘤。A. 右侧基底节区斑片状 T_2WI 稍高信号(箭头所示);B~D. 病灶 T_1WI 及 DWI 呈稍高信号,增强扫描轻度强化;E. 右侧内囊后肢 SWI 明显低信号(箭头所示);F. T_2WI 右侧基底节区信号不均匀,由病理活检所致。

2. **海绵状血管瘤** 它是一种先天性脑血管发育异常,80%发生于幕上,以额、颞叶为最常见部位,其次为脑白质深部、皮髓质交界区、基底节区,20% 发生于幕下,以桥脑和小脑半球多见。

CT 多表现为边缘清楚的圆形或类圆形高密度病灶,1/3 以上的病灶有钙化,病灶多无占位效应或占位效应轻,强化程度不一,与病灶内血栓形成和钙化程度有关。MRI 显示脑内海绵状血管瘤几乎均有瘤内出血,在 SWI 中通常表现为低信号,在常规MRI 序列中常表现为边界清楚的混杂信号病灶,病灶周围一般围以一圈低信号带,为含铁血黄素所致,呈"黑环征"。在 SWI序列中,典型者 T_1WI 呈类似"爆米花"样混杂信号,此外 MRS也有利于两者的鉴别。

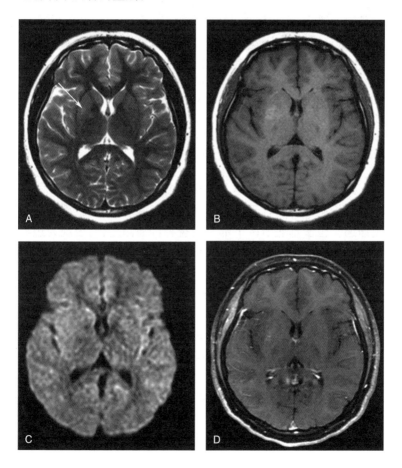

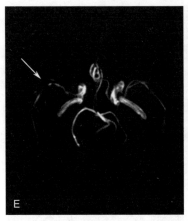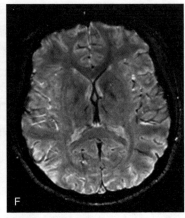

图11-5 亚急性腔隙性脑梗死影像学表现

患者女性,18岁。主因"左侧肢体偏瘫,失语,精神异常,头痛13个月余"入院。水平面T_2WI(A)和水平面T_1WI(B)示右侧基底节区斑片状稍高信号(箭头所示);C. DWI;D. T_1WI增强;E. MRA示右侧大脑中动脉重度局灶性狭窄(箭头所示);F. SWI示双侧大脑半球多发点状低信号(此图未显示),但双侧基底节区未见异常低信号。

3. **基底节胶质瘤** 这是发生于基底节区最常见的肿瘤,多为星形细胞瘤。相较于基底节区生殖细胞瘤,毛细胞型星形细胞瘤通常位于基底节区下部或沿视神经通路走行,表现为边界清楚的明显强化灶,瘤周水肿也较轻,但囊变少见。位于基底节区的弥漫型星形细胞瘤多由丘脑病灶累及所致,肿瘤多呈弥漫性生长,边界不清,易累及邻近结构。胶质母细胞瘤常见于成人,发生于青少年者少见,肿瘤呈浸润性破坏性生长,坏死及出血常见,CT通常表现为低密度占位,伴出血时表现为高密度或混杂密度占位。在MRI中,高级别胶质瘤通常表现为T_1WI等信号或低信号,T_2WI高信号,增强呈环状强化,部分病例可见明显的瘤周水肿。MRS则表现为Cho/NAA比值升高,脂质峰较小或者缺如,基底节区胶质瘤强化特点与肿瘤分级相关。

4. **中枢神经系统淋巴瘤** 大部分位于幕上,其中约10%位于脑室周围及基底节区。CT 通常表现为稍高密度影,无钙化,MRI 则表现为 T_1WI 或 T_2WI 等信号。T_2WI 中瘤体与水肿区界线明显,呈"牛眼征",增强扫描时则呈团块状或结节状明显强化,MRS 影像出现特征性的脂质峰,这些都有助于与 BGG 相鉴别。

第四节 低血糖脑病

低血糖脑病是昏迷的重要原因之一,其历史可追溯到 1921 年胰岛素的发现,以及 20 世纪 30 年代精神科医师利用低血糖休克来治疗精神疾病及药物成瘾,由于胰岛素的过量使用导致患者出现不可逆昏迷,人们这才逐渐认识到低血糖脑损害。根据发病人群的不同,低血糖脑病分为新生儿低血糖脑损害和成人低血糖脑病两大类,尤其是成人低血糖昏迷临床上易误诊为急性脑血管病,因此对低血糖脑病的早期诊断及治疗至关重要。

一、新生儿低血糖脑损害

(一)临床特点

新生儿低血糖比较常见,严重、持久的低血糖(足月儿血浆葡萄糖浓度:出生后 0~3 小时 <35mg/dl;出生后 3~24 小时 <40mg/dl,出生后 ≥24 小时 <25mg/dl)可以引起新生儿低血糖脑损害。新生儿低血糖脑损害多见于先兆子痫、母亲低血糖症、禁食时间过长、早产及缺氧、应激等原因,通常发生于出生后 3 天,男婴较多见。

临床上根据病因分为以下四类。

1. **早期过渡型** 超早期起病,母亲患有糖尿病,有核红细胞增多症,患儿难以过渡到宫外生活,对治疗反映差,表现为轻度、短暂的低血糖症。

2. **继发伴随型** 常见于重症监护病房(NICU)的新生儿,作为各种疾病(缺氧 - 缺血损伤、颅内出血、败血症)的伴随症状发生,出生后第一天即可出现、表现为轻度、短暂的低血糖症,治疗反应良好。

3. **经典暂时型** 是宫内营养不良的延伸,主要见于足月产小于胎龄儿(small for gestational age,SGA),病情为中至重度,低血糖症持续时间延长。

4. **严重反复型** 患儿多患有葡萄糖代谢障碍的原发病,病情重、低血糖症持续时间长。新生儿低血糖脑损害的临床表现多样,主要症状包括反应低下、烦躁不安、易激惹、少哭、拒乳、抽搐、躁动、呻吟、嗜睡甚至呼吸暂停等,部分患儿无明显症状。

因以上症状缺乏特异性,临床上还需要与缺氧缺血性脑病、颅脑感染等相鉴别。葡萄糖是脑能量的主要来源,葡萄糖产生过少及葡萄糖需求、消耗增加,均可导致新生儿低血糖。关于新生儿低血糖脑损害的病理生理,有研究认为,低血糖症引起细胞 ATP 和磷酸肌酸的缺乏,造成 Na^+/Ca^{2+} 跨膜交换机制受到抑制,从而引起大量 Ca^{2+} 内流而激活细胞的磷脂酶和蛋白酶,改变线粒体的代谢,触发自由基的形成,导致突触传递模式的改变,最终引起神经元的坏死。新生儿低血糖脑损害最常累及枕叶后部脑组织,因为此处的视觉皮质较厚,枕叶轴突生长和突触发生较其他脑区旺盛,以及兴奋性递质的摄取和葡萄糖受体的分布差异,均可导致葡萄糖的需求量增加。另外,脑成熟程度与其对低血糖的耐受性相关,由于未成熟的脑组织需求量较低、能够增加脑血流量、能够利用其他代谢物(如乳酸),因此更能耐受体内低血糖。

(二)诊断标准

1. 符合新生儿低血糖的诊断,排除其他引起脑损害的疾病(如 HIE、感染性疾病等)。

2. 有低血糖脑损害的临床表现。

3. 影像学检查支持脑损害。

(三)影像学诊断

1. **CT 平扫** CT 对低血糖脑损害的早期病变不如 MR 敏感,严重低血糖时脑白质可呈弥漫性低密度灶,但诊断价值有限,后期钙质沉着时 CT 表现为高密度。

2. MR平扫 MR检查在新生儿低血糖脑损害成像方面具有一定的优势,尤其是DWI序列在低血糖脑损害急性期病变区呈高信号,与正常脑组织分界清晰。急性期以顶枕叶信号异常为主,表现为皮质、皮质下斑片状长T_1、长T_2信号,DWI呈高信号(图11-6)。早期病变有时在T_1WI、T_2WI中未见异常,仅在

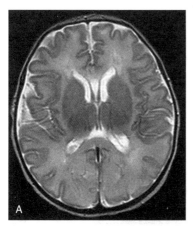
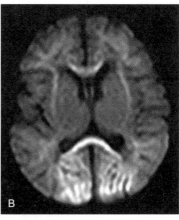
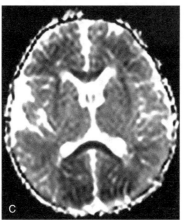

图11-6 新生儿低血糖脑损害影像学表现病例1

患儿为剖宫产足月儿,日龄3天。主因"反应低下、拒奶、嗜睡1天"入院。入院血糖0.7mmol/L。A. 水平面T_2WI未见明确异常信号;B. DWI示双侧枕叶、胼胝体膝部、压部呈高信号;C. ADC中DWI高信号的区域呈低信号。

DWI 中呈高信号。当出现严重的低血糖或低血糖持续时间较长的患儿,内囊后肢及胼胝体压部受累,表现为 T_1WI 中内囊后肢高信号消失,提示有脱髓鞘或髓鞘化障碍。严重低血糖时可出现双侧大脑半球弥漫性病变(图 11-7),表现除顶枕叶有斑片状异常信号外,皮质、皮质下及脑室旁还可见斑点、条状、短 T_1 短 T_2 信号,与红细胞、血红蛋白渗出有关。

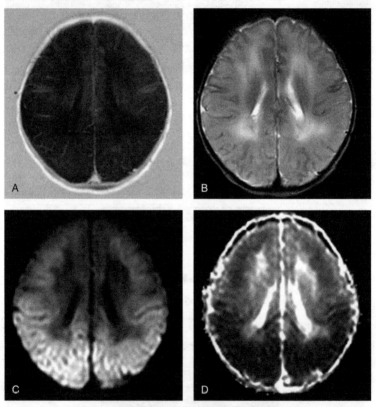

图 11-7 新生儿低血糖脑损害影像学表现病例 2
患儿为自然分娩的足月儿,日龄 4 天。主因"阵发性发绀 9 小时"入院。入院血糖 0.9mmol/L。出生后人工喂养,吃奶少。A. 水平面 T_1WI 示双侧大脑半球皮髓质广泛性低信号;B. 水平面 T_2WI 示稍高 - 高信号;C. 水平面 DWI 呈明显高信号;D. ADC 呈低信号,说明细胞毒性水肿导致弥散受限。

3. 磁共振波谱成像（MRS） MRS 是一种无创的检测活体组织内物质代谢及生化物质的方法，新生儿低血糖时，NAA 峰正常或降低，乳酸（Lac）峰正常，严重低血糖时 Lac 峰可升高。

4. 弥散张量成像（DTI） 新生儿低血糖时各向异性分数（fractional anisotropy，FA）值、ADC 值较正常脑组织有所降低。另外，DTI 还可以在三维立体空间内进行白质纤维束的追踪。这些代谢变化的发生常先于病理形态学的变化，将有助于新生儿早期低血糖脑损害病灶的检出。

（四）鉴别诊断

1. 新生儿缺氧缺血性脑病 两者发病机制不同，缺氧缺血性损害是由于新生儿窒息，引起脑供血和能量代谢异常所致的全脑损害，多发生在分水岭区，早产儿以脑室旁白质损害为主，足月儿以基底节或丘脑损害为主，重度损害时灰白质均受累，常伴有不同程度的脑梗死。低血糖时，脑损害程度与低血糖严重程度和持续时间有关，病变分布区域与脑血管供血区域不匹配，一般不伴有脑出血。

2. 肾上腺脑白质营养不良（adrenoleukodystrophy，ALD） 是一种 X 染色体连锁隐性遗传性疾病，本质是过氧化物酶缺乏，主要累及脑白质，于儿童期发病，典型表现为双侧顶枕叶融合性深部白质长 T_2 信号伴皮质下 U 形纤维的保留，增强扫描呈边缘强化，表现为"火焰征"，晚期出现全脑萎缩，脑室扩大，皮髓质分界不清。

3. 病毒性脑炎 是病毒感染引起的脑实质炎症，发病 2~4 周后增强 CT 扫描呈线条形和脑回样强化，颅脑 MRI 表现为脑内多发性或单发性病灶，多位于大脑皮质，增强扫描病灶多呈斑片状、脑回样强化，脑电图呈弥散性异常。

二、成人低血糖脑病

（一）临床特点

成人低血糖脑病（hypoglycemic encephalopathy，HE）是一种由长期或严重低血糖（男性<2.78mmol/L，女性<2.50mmol/L）引

起的以交感神经兴奋和中枢神经系统功能障碍为突出表现的综合征。

临床上引起低血糖的原因较为复杂,主要包括以下几种。

1. 降糖药物的使用不当 为临床上最常见的低血糖的原因之一,尤其是糖尿病患者在服用降糖药物的过程中剂量过大或与水杨酸类药物合并使用易发生低血糖。

2. 胰岛素产生过多 见于胰岛素瘤,功能性分泌过多的胰岛素,导致血糖降低。

3. 肝源性低血糖 由于肝脏疾病(肝癌、肝硬化等)导致肝细胞大量被破坏,糖储备不足,糖异生发生障碍,糖原代谢酶关系失调或不足而导致血糖水平过低。

4. 自身免疫性低血糖 常见于自身免疫性疾病,如毒性弥漫性甲状腺肿(又称格雷夫斯病,Graves disease,GD)、SLE 等,由于自身抗体作用而引起的空腹或反应性低血糖。

5. 其他 胰外肿瘤、胃肠道疾病、肾衰竭、营养不良(如节食、长期饥饿)、酒精中毒性低血糖等。

(二)发病机制

目前低血糖脑病的发病机制尚不完全清楚,一般认为有三种学说。

1. 脑血管痉挛学说 低血糖发生时,机体激发交感神经系统兴奋,释放肾上腺素、去甲肾上腺素和一些肽类物质,引起脑血管痉挛,大脑某些部位丧失血流自动调节作用,导致脑细胞缺血、缺氧、脑水肿,引起意识改变、昏迷甚至癫痫症状发作等脑功能障碍。

2. 脑细胞水肿学说 脑是人体代谢活动最旺盛的器官之一,组织代谢所消耗的能量几乎全部由糖的有氧分解提供,低血糖时,葡萄糖供应、利用之间失衡,脑细胞所需能量供给障碍,乳酸增加,ATP 减少,细胞膜钠钙主动转运泵功能不足,导致脑细胞水肿。

3. 选择性神经元易感性学说 兴奋性神经递质(谷氨酸)

的释放及蓄积可引起选择性神经损害;脑组织不同区域对低血糖的耐受性是不一致的,越是进化发育程度高的组织,对缺糖越敏感,耐受性越差,若长时间严重低血糖未得到纠正,将发生不可逆的脑损害。

低血糖脑病的临床表现复杂多样,症状的发生与年龄、血糖下降的幅度和速度、持续时间及患者机体反应性有关。主要包括交感神经兴奋(如突发心悸、出汗、面色苍白、饥饿感等)和脑功能障碍(如神态改变、认知障碍、行为异常、抽搐、嗜睡、昏迷等)。另外,老年患者由于交感神经兴奋症状不典型,多表现为突发意识障碍、淡漠、偏瘫、癫痫等神经精神障碍,极易被误诊为急性脑卒中,如果延误诊治,甚至可以造成昏迷或死亡。因此临床上如遇到突然发病,以神经精神症状为主要表现者,除考虑脑血管病外,需警惕低血糖脑病的可能,应常规检测血糖,以便早期诊断,采取有效的治疗措施。

(三)诊断标准

低血糖脑病是一种代谢性脑病,临床诊断主要是依靠病史、低血糖脑病的临床表现、血糖水平及血糖恢复后相关症状的改善情况、脑电图等,影像学检查作为辅助诊断。

(四)影像学诊断

1. **CT 平扫** 患者起病时可发现易损区(顶枕叶)有对称性、持续性的低密度区。早期 CT 表现不明显,但可作为排除其他脑部疾病的手段。晚期表现为弥漫性脑萎缩及脑室扩大。

2. **MRI 平扫** 低血糖脑病具有高度的区域选择性,病灶可不对称,好发于大脑皮质、基底节区(尾状核、豆状核)、海马、黑质;其次胼胝体、皮质下白质;丘脑,小脑及脑干较少受累。病灶发生在大脑皮质,好发于双侧顶枕叶,早期因弥漫性脑水肿、脑肿胀,表现为脑回状、片状等或稍长 T_1、长 T_2 异常信号,T_2 FLAIR 序列呈高信号,DWI 能够敏感地发现细胞内、外间隙水分子弥散的异常,因此,DWI 有利于检出早期病变(图 11-8);后期 T_1WI 呈高信号(层状坏死)。另外,严重低血糖一旦侵犯到

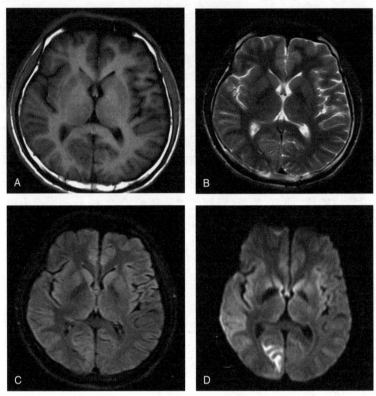

图 11-8　成人低血糖脑病影像学表现

患者男性,32 岁。主因"头痛 3 周,突发神志不清伴四肢抽搐 4 天"入院。患者为 2 型糖尿病。A. 水平面 T_1WI 示右侧枕叶低信号;B. 水平面 T_2WI 示右侧枕叶高信号;C. 水平面 T_2 FLAIR 示右侧枕叶呈等 - 稍高信号;D. DWI 示明显高信号,提示弥散受限。

尾状核和基底节区,病变多不易恢复,因为基底节区与大脑皮质同属于大脑灰质,且此处含有大量神经元胞体,所以该区域对缺血、缺氧及代谢性疾病比较敏感;而发生在内囊、皮质下白质及胼胝体压部者,在血糖恢复后可见 DWI 异常高信号在短时间内逆转者,预后较好。

3. 磁共振波谱成像(MRS) HE 患者 MRS 有异常表现,病灶中 N-乙酰天门冬氨酸(NAA)含量明显降低;乳酸(Lac)含量未见增加,这有别于缺血性脑卒中或缺氧性损害。MRS 研究可能有助于进一步了解低血糖脑损害的病理生理机制。

(五)鉴别诊断

1. **急性缺血性脑卒中** HE 与急性缺血性脑卒中在症状上甚至影像学上有时表现相似,急性缺血性脑卒中是因短时间内血流量减少引起的脑功能障碍,影像学表现为梗死灶分布与某一血管供应区相一致,呈楔形或扇形,同时累及皮髓质,增强扫描呈脑回状强化。而低血糖脑病的易损脑区与血管供血区域分布不一致。

2. **急性高血压脑病** 不可控制的高血压导致脑血流高灌注,影像学表现为以顶枕叶为主的对称性血管源性水肿,通常 DWI 无弥散受限。

3. **缺氧缺血性脑病** 见于心搏骤停后,全脑低灌注,多发生在分水岭区,常伴有不同程度的出血性脑卒中,累及白质;低血糖脑病脑损害的程度与低血糖严重程度和持续时间有关,病变分布区域与脑血管的分布不匹配,一般不伴有脑出血,不累及白质。

4. **其他** 皮质脑梗死、病毒性脑炎等。

第五节 可逆性后部脑病综合征

一、临床特点

可逆性后部白质脑病综合征(reversible posterior leukoencephalopathy syndrome,RPLS)是 Hinchey 等于 1996 年提出的一种较少见的中枢神经系统的临床-影像学综合征。随着对 RPLS 认识的不断提高,2000 年 Casey 等发现这类患者的影像学表现不仅局限于大脑白质,同时也常累及皮质,故命名为可逆性后部脑病综合征(posterior reversible encephalopathy syndrome，PRES）。

PRES 在各个年龄段均可发生，女性较男性好发，常见于中青年女性，这可能与其病因相关。PRES 的病因复杂多样，常见的有恶性高血压、妊娠高血压、严重感染、败血症、各类自身免疫性疾病、结缔组织病、免疫抑制剂和细胞毒性药物的使用、骨髓或干细胞移植后、溶血、血小板减少及肝酶异常综合征、电解质紊乱、大动脉炎、癌症化疗后、脑或脊髓血管造影和 / 或支架成形术后、可卡因滥用等。

PRES 的发病机制尚未完全明了，目前有以下几种学说。

1. **高灌注学说**　病理生理机制为短时间内血压急剧升高，导致平均动脉压明显升高，超出脑血管自身调节的能力，引起脑灌注和血管通透性增加，破坏血 - 脑屏障，致血浆和大分子物质透过血 - 脑屏障溢出到组织间隙，导致血管源性水肿。同时由于脑白质组织结构较疏松，因此渗出液更容易潴留在脑白质内，而且由于大脑半球后部由椎基底动脉系统供血，与颈内动脉系统相比而言交感神经支配相对较少，缺乏对血压升高的神经反应能力，因此后部白质更容易受累，故病变常见于双侧顶枕叶。

2. **血管内皮损伤学说**　对于血压正常或有轻度高血压的患者，血管内皮损伤学说给出了较为合理的解释。PRES 可能是由于内源性（先兆子痫、败血症）或外源性（应用免疫抑制剂、细胞毒性药物）毒素及自身免疫性疾病等直接或间接造成血管内皮损伤，导致血管痉挛、血 - 脑屏障被破坏，水和蛋白质漏出，引起血管源性水肿。

3. **低灌注学说**　各种原因导致血管自动调节反应过度，血压急剧升高诱发血管痉挛、收缩，使脑组织灌注量下降、脑组织缺氧，激活内皮细胞，促使血管内皮生长因子水平升高，从而增加血管的通透性，改变内皮细胞之间的紧密连接，导致血管源性水肿。

目前，由于高灌注学说证据较丰富，因此被大多数学者所普遍接受。

PRES 多为急性或亚急性起病,其临床表现包括头痛、视觉障碍、痫性发作及意识障碍等。此外还可出现不典型症状,多与病变累及部位相关,如感觉异常、共济失调、意向性震颤、一侧肢体偏瘫等症状。

二、诊断标准

PRES 的诊断主要依靠其临床症状和典型的神经影像学表现。PRES 的诊断主要需满足以下条件:①急性或亚急性起病,并有多种神经系统临床表现,如头痛、视觉障碍、痫性发作、意识障碍、高颅压症状等;②有严重的基础疾病或相关诱发因素,常见为高血压、妊娠子痫、各种肾脏疾病等;③影像学表现具有血管源性水肿的典型特点;④为可逆性改变,积极治疗后症状和影像学异常可迅速改善;⑤排除其他疾病。

三、影像学诊断

PRES 的影像学典型特征为大脑后循环供血区受累,表现为双侧枕叶皮质下以白质为主的弥漫性对称性大片脑水肿,不典型的 PRES 也可累及中脑、脑桥和小脑、额顶叶、基底节、丘脑及脑室旁白质、脊髓等部位,病灶影像学表现持续 2 周或以上,可消失,呈可逆性。

1. **CT 表现** PRES 的 CT 表现为大脑后部的枕顶叶白质区对称性分布的低密度影,边界模糊、脑沟变浅、灰白质交界不清,治疗后病灶明显被吸收,但 CT 表现并不具有特异性,其灵敏度较 MRI 低。

2. **MRI 表现** PRES 的 MRI 表现呈大脑后部对称性分布的异常信号,主要为顶枕叶,也可累及脑干、小脑、基底节和额叶,T_1WI 多为等信号或低信号,T_2WI 及 T_2FLAIR 呈高信号,T_2FLAIR 序列在发现皮质、皮质下和微小病灶方面较 T_2WI 更为敏感;由于 PRES 的病理改变为血管源性水肿,故在 DWI 中

病灶多呈等信号或低信号,在 ADC 中呈高信号(图 11-9)。少数
病变 DWI 为高信号、ADC 亦为高信号,可能是由于"T_2 穿透效
应"所致。PRES 经合理治疗 1~2 周后,血管源性脑水肿可明显
吸收,呈可逆性过程。随着病程的延长或治疗不及时,血管源性
水肿可进展为细胞毒性水肿,表现为 DWI 稍高信号、ADC 等或
低信号,故目前也有观点认为 ADC 值的高低可能与 PRES 的预
后具有相关性。此外,磁敏感加权成像可早期发现微出血灶,但
PRES 中微出血与临床表现的相关性尚未明确。部分患者血管
造影显示为局灶性或弥漫性血管收缩、狭窄,可呈"串珠样"改
变,病情好转后复查时显示脑血管狭窄为可逆性改变。PRES 患
者灌注成像模式并不一致,有研究显示为水肿区灌注增加,但是
也有研究显示为灌注不足,这可能与 PRES 的病因不同相关。
磁共振波谱发现 PRES 中病灶和周围正常脑组织都存在代谢异
常,表现为乙酰胆碱和肌酸水平升高、N- 乙酰天门冬氨酸水平轻
度降低,2 个月后以上指标恢复正常,这与其可逆性相一致。

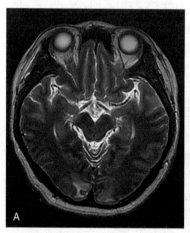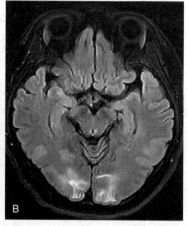

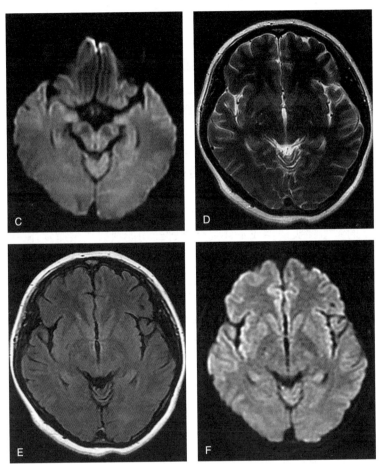

图 11-9 可逆性后部脑病综合征影像学表现

患者女性,22 岁。主因"产后发热、头痛、视物模糊、抽搐"入院。图 A~C
为治疗前的 MRI 表现。A. 水平面 MRI 示双侧顶枕叶斑片状 T_2WI 高信
号;B. 水平面 T_2FLAIR 示双侧顶枕叶斑片状 T_2FLAIR 高信号;C. 水平面
DWI 示双侧顶枕叶等信号。图 D~F 为抗感染治疗 11 天后的 MRI 表现,
示双侧顶枕叶斑片状 T_2WI、T_2FLAIR 高信号较前明显吸收。

四、鉴别诊断

1. 缺血性脑卒中 缺血性脑卒中与 PRES 在临床表现上具有相似性,易误诊,故需鉴别。缺血性脑卒中好发于中老年人,而 PRES 好发于中青年女性;脑梗死急性期表现为 DWI 高信号,ADC 低信号;与 PRES 典型的血管源性水肿影像学表现不同,且 PRES 的影像学表现具有可逆性。

2. 可逆性脑血管收缩综合征 可逆性脑血管收缩综合征(reversible cerebral vasoconstriction syndrom,RCVS)是一组较少见的临床 - 影像学综合征,女性多见,主要的临床表现为急骤发作的雷击样头痛伴或不伴局灶性神经功能缺损或癫痫发作,多于发病后 3 个月内恢复。该病病因不明,可能与接触血管活性物质或处于产后阶段有关,其发病机制可能是血管张力的短暂失调导致大脑动脉节段性、多灶性收缩和舒张所致。RCVS 常并发 PRES、缺血性脑卒中、出血性脑卒中等。据报道,9%~38%的 RCVS 患者可以合并 PRES。脑血管造影是诊断 RCVS 的金标准,典型表现为颅内中 - 大动脉多发节段性狭窄,呈"串珠状"改变,3 个月左右可恢复正常。MRA 或 CTA 对 RCVS 的敏感性较 DSA 低,表现为多灶性、节段性"串珠样"脑血管收缩。RPLS 和 RCVS 的临床表现及影像学表现存在部分重叠,也提示它们可能存在病理生理机制的一致性。

3. 可逆性胼胝体压部病变综合征 可逆性胼胝体压部病变综合征(reversible splenial lesion syndrome,RESLES)是近年来提出的一种新的临床与影像学综合征,是一种病因不明的非特异性脑炎,多见于儿童。临床表现缺乏特异性,与癫痫发作、药物戒断、感染、代谢障碍等相关,其发病机制不明,多认为是由多种因素作用使胼胝体压部出现一过性的细胞毒性水肿。MRI 表现具有一定的特征性,即胼胝体压部正中圆形或椭圆形孤立性病变,少数可为长条形或斑片状,病灶边界清楚,T_1WI 呈等或稍低信号,T_2WI 及 T_2 FLAIR 序列呈高信号,因其与发病机制为细胞毒性水肿,故 DWI 呈均匀高信号,ADC 为低信号。RESLES 与 PRES 的 MRI 鉴别点在于病灶是否局限于胼胝体压部或以胼胝体压部为主,以及 ADC 值是否降低。

4. 颅内静脉窦血栓形成 颅内静脉窦血栓形成(cerebral venous sinus thrombosis,CVST)是一种较为少见的脑血管病症,可继发于缺血性脑卒中、出血性脑卒中等疾病,其发病机制与血液的高凝状态有关。CVST 的高危因素包括妊娠(尤其是妊娠高血压)、创伤、感染、自身免疫性疾病等。CVST 的临床表现无明显特异性,可表现为头痛、恶心、呕吐、癫痫、视觉障碍等。典型的影像学表现为 CTV、MRV 及 DSA 可见静脉窦内充盈缺损。CVST 和 PRES 具有一些共同的危险因素,且有横窦血栓形成的患者脑水肿常位于双侧枕叶、顶叶,两者鉴别有时存在一定的困难,宜行 CTV、MRV 或 DSA 进一步明确诊断。

第六节 其他病变

一、多发性硬化

(一)临床特点

多发性硬化(multiple sclerosis,MS)是慢性、特发性、具有高致残性的中枢神经系统(central nervous system,CNS)疾病,其组织学特征为多灶性炎性脱髓鞘。MS 影响全球约 250 万人,多见于青壮年,发病高峰为 30 岁,女性发病率高于男性,以白种人最常见,欧洲、美国北部、澳大利亚南部等地区为 MS 高发地区。我国多发性硬化症的患病率约为 4.85/10 万,我国虽处于 MS 低发区,但发病人数仍呈上升趋势。

MS 的病因及发病机制尚未阐明,目前研究表明其与遗传、纬度、维生素 D 水平、病毒感染、吸烟及肥胖等多种危险因素具有相关性。MS 可累及 CNS 的各个部位,临床表现的显著特点为时间多发性(多次发作)和空间多发性(多个病变部位),故 MS 的临床表现具有多样性,其常见症状包括肢体感觉障碍、肢体运动障碍、视力障碍、复视、共济失调、膀胱功能障碍等,随着疾病的进展可出现情感或认知功能障碍等。

MS 的临床分型可分为复发缓解型 MS(relapsing remitting multiple sclerosis,RRMS)、继发进展型 MS(secondary progressive multiple sclerosis,SPMS)、原发进展型 MS(primary progressive multiple sclerosis,PPMS)、其他类型[良性型 MS(benign MS)及恶性型 MS(malignant MS)]。其中以 RRMS 最常见,占 MS 患者的 85%~90%。

(二)诊断标准

MS 的诊断标准推荐使用 2017 年版多发性硬化 McDonald 诊断标准(表 11-1)。

表 11-1 2017 年版多发性硬化 McDonald 诊断标准

临床表现	有客观临床证据的病变数目	诊断 MS 所需的辅助指标
≥2 次发作	≥2 个	无 [a]
≥2 次发作	1 个(并且有明确的历史证据证明以往的发作涉及特定解剖部位的一个病灶 [b])	无 [a]
≥2 次发作	1 个	通过 CNS 不同部位的临床发作或 MR 检查证明了空间多发性
1 次发作	≥2 个	通过额外的临床发作,或 MR 检查证明了时间多发性,或具有脑脊液寡克隆带的证据 [c]

续表

临床表现	有客观临床证据的病变数目	诊断 MS 所需的辅助指标
1 次发作	1 个	通过不同中枢系统部位的临床发作或 MR 检查证明了空间多发性，并且通过额外的临床发作，或 MR 检查证明了时间多发性或具有脑脊液寡克隆带的证据[c]
提示 MS 的隐匿的神经功能障碍进展（PPMS）		疾病进展 1 年（回顾性或前瞻性确定）同时具有下列 3 项标准的 2 项：①脑病变的空间多发证据：MS 特征性的病变区域（脑室周围、皮质/近皮质或幕下）内 ≥1 个 T_2WI 病变；②脊髓病变的空间多发证据：脊髓 ≥2 个 T_2WI 病变；③脑脊液阳性（等电聚焦电泳显示寡克隆区带）

注：如果患者满足 2017 年版多发性硬化 McDonald 标准，并且临床表现没有更符合其他疾病诊断的解释，则可诊断为多发性硬化；如果因临床孤立综合征怀疑为多发性硬化，但并不完全满足 2017 年版多发性硬化 McDonald 标准，则诊断为可能多发性硬化；如果评估中出现了另一个可以更好解释临床表现的诊断，则排除多发性硬化诊断。a- 不需要额外的检测来证明空间和时间的多发性。然而除非 MRI 不可用，否则所有考虑诊断为 MS 的患者均应该接受脑 MR 检查。此外，临床证据不足而 MRI 提示多发性硬化，表现为典型临床孤立综合征以外的表现或具有非典型特征的患者，应考虑进行脊髓 MRI 或脑脊液检查，如果完成影像学检查或其他检查（如脑脊液检查）且结果为阴性，则在做出多发性硬化的诊断之前需要谨慎，并且应该考虑其他可替代的诊断。b- 基于客观的 2 次发作的临床发现做出诊断是最可靠的。在没有记录在案的客观的神经系统发现的情况下，既往 1 次发作的合理历史证据可以包括具有症状的历史事件，以及先前炎性脱髓鞘发作的演变特征；但至少有一次发作必须得到客观结果的支持。在没有神经系统残余客观证据的情况下，诊断需要谨慎。c- 尽管脑脊液特异性寡克隆带阳性本身并未体现出时间多发性，但可以作为这项表现的替代指标。

(三) 影像学诊断

MS 可以累及 CNS 的任何部位,好发部位包括脑室周围、视神经、胼胝体、深部白质、中脑、小脑和脊髓等,病灶通常与侧脑室长轴垂直排列,为围绕脑室周围的髓鞘静脉的炎细胞浸润所致,其分布具有特异性。

1. **CT 表现** CT 平扫双侧侧脑室旁白质、皮质下及半卵圆中心的白质区内有多发的大小不等的点片状低密度灶,增强扫描可见活动性病灶呈结节状或者环状轻 - 中度强化。CT 对小脑及脊髓的病变显示不如 MRI 敏感。

2. **MRI 表现** MS 的斑块形态通常为圆形或卵圆形,直径约 5mm 或以上,T_1WI 为等或低信号,T_2WI 为高信号,T_2 FLAIR 序列呈高信号,边界不清,周边可见水肿带,为周围血浆蛋白外渗所致;Gd-DTPA 增强是发现 MS 活动性斑块较敏感的方法,可表现为结节样强化或环形强化,其病理表现为血 - 脑屏障的破坏、髓鞘的脱失及血管周围炎,常见于 RRMS,非活动性斑块则无明确强化(图 11-10)。常规 MR 检查序列对灰质病变的显示欠佳,双反转恢复成像,是通过两种不同的反转脉冲,同时抑制脑脊液及脑白质的信号,显著提高对 MS 灰质病灶的检出率,对预测认知损害、运动功能具有潜在价值。扩散张量成像表现为 T_2WI 高信号斑块、正常的白质、灰质中各向异性(fractional anisotropy,FA)值减少、平均扩散率(mean diffusivity,MD)增加,与髓鞘损伤、轴突髓磷脂含量减少有关。磁共振波谱成像表现为 MS 病变的 NAA 水平降低、Cho 及 Lac 水平升高,提示与神经元损伤及炎症细胞浸润相关,乳酸水平可于数周或数月后恢复,N- 乙酰天门冬氨酸水平可持续降低或部分恢复。目前已有报道使用超高分辨率 7T MR 检查应用于多发性硬化的研究,结果表明 7T MRI 其超高分辨率可以检出更多灰质病变,未来具有很大的应用前景。

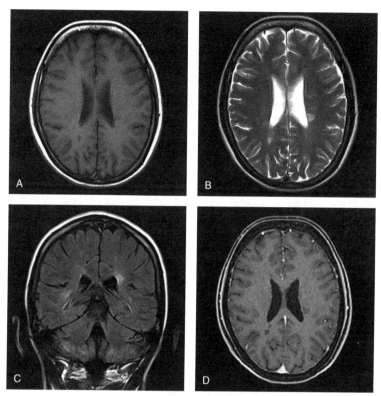

图 11-10 多发性硬化影像学表现

患者女性,35 岁。主因"双下肢麻木乏力"入院。A. 水平面 T_1WI 示双侧侧脑室旁多发类圆形 T_1WI 低信号;B. 水平面 T_2WI 示双侧侧脑室旁多发类圆形 T_2WI 高信号;C. 冠状面 T_2FLAIR 示双侧侧脑室旁多发类圆形 T_2FLAIR 高信号;D. 水平面 T_1WI 增强示病灶无明确强化。

(四) 鉴别诊断

1. 缺血性脑卒中 以运动障碍为主要临床表现的 MS 可误诊为缺血性脑卒中,故需鉴别。缺血性脑卒中多好发于中老年患者,病灶部位与脑血管供血区域分布一致,多数病灶不累及脑室壁及胼胝体,急性期表现为 DWI 高信号,ADC 低信号,与 MS 的时间多发性的临床表现、斑块沿侧脑室长轴垂直排列及典型的影像学表现不同。

2. **视神经脊髓炎谱系疾病**（neuromyelitis optica spectrum disorder，NMOSD）　相较于 MS，NMOSD 视神经受累范围较长，常跨过视交叉；NMOSD 脊髓病灶为纵向广泛病灶，呈长 T_1、长 T_2 信号，范围常 ≥3 个椎体节段，多累及脊髓中央灰质，而 MS 的病灶范围多<2 个椎体节段；MRS 中 NMOSD 表现为肌醇水平降低，MS 表现为 N-乙酰天门冬氨酸水平降低。

3. **急性播散性脑脊髓炎**（acute disseminated encephalomyelitis，ADEM）　ADEM 多有明显诱因，不同于 MS 的多发性临床表现，ADEM 多为单时相病程，预后较好。ADEM 病变广泛，可累及灰白质，而 MS 累及深部灰质较少，故灰质特别是丘脑是否受累可作为二者的鉴别点之一。ADEM 在急性期病灶通常强化，好转后病灶多无强化；而 MS 中强化与无强化病灶常同时存在。儿童 MS 首次发作类似于 ADEM，少数患儿可有长节段脊髓炎的表现，故应对患儿进行随访，以资鉴别。

二、特发性面神经麻痹

（一）临床特点

特发性面神经麻痹（Bell's palsy，BP）是以面部表情肌群运动功能障碍为主要特征的面神经麻痹，是以 19 世纪英国神经学家 Charles Bell 的名字命名的，占急性周围性面神经麻痹的 60%~75%，其特点是急性单侧面神经麻痹或瘫痪、发作时间小于 72 小时，且病因不明，目前该病的发病率为（11~40）例 /10 万。

特发性面神经麻痹的病因尚不清楚，目前关于特发性面神经麻痹的病因有五种主要理论，包括解剖结构、病毒感染、缺血、自身免疫和冷刺激等。

1. **解剖结构**　面神经是第七对脑神经，为混合神经，由感觉、运动和副交感神经纤维组成，分别支配面部表情肌、舌前 2/3 黏膜味蕾及泪腺、下颌下腺、舌下腺的分泌。面神经由较大的运动根和较小的混合根（中间神经）共同组成，两神经根自脑桥小脑三角,延髓脑桥沟外侧部出脑,进入内耳门合成一干,起始部有膨大的膝神经节,穿内耳道底进入与鼓室相邻的面神经管,先水平走行,再垂直向下行经茎乳孔出颅,向前穿过腮腺到达面部。面神经在内耳道及膝状神经节之间的迷路段缺乏神经外膜和神经外周组织,因此面神经在该段易损伤而导致水肿。

2. **病毒感染** 目前研究认为,单纯疱疹 I 型病毒和水痘带状疱疹病毒易在膝状神经节潜伏,当感染复发及在炎症过程中可沿着近端和远端面神经纤维扩展。特发性面神经麻痹的病理生理过程为:早期,神经外膜和神经旁静脉丛血 - 神经屏障破坏和静脉充血导致神经元的神经鞘内水肿,髓鞘肿胀、脱失;晚期,出现不同程度的轴索变性。

3. **缺血** 面神经管迷路段是面神经管内径最窄的一段,由于此段供血动脉比其他处少 40%,且该段面神经及小血管在骨管所占空间比例相对较大,因此缺血时导致肿胀的面神经易发生嵌压。除此之外,其他原因引起的面神经供血不足、动脉痉挛而致面神经因缺血而水肿。以上原因所致面神经水肿又使血管受压导致缺血加重,形成恶性循环。

4. **自身免疫反应** 特发性面神经麻痹可能是由细胞免疫介导的自身免疫机制,因为有研究发现急性期特发性面神经麻痹患者的外周血淋巴细胞有所改变。另外,儿童在接种流感疫苗后会发生特发性面神经麻痹的事件。以上均提示细胞免疫介导的自身免疫机制可能是神经麻痹的重要发病机制。

5. **冷刺激** 寒冷骤然刺激可引起血管痉挛收缩,导致面神经缺血、水肿,由于面神经管空间有限,导致水肿的面神经受压嵌顿,致使面神经功能出现障碍。也有研究认为,脂肪组织是一种分泌因子或脂蛋白,在冷刺激下,脂肪细胞分泌的因子发生变化,如 McP1 和 CD68 炎症因子被上调,而脑源性神经营养因子和神经肽被下调,从而导致免疫系统的各种分泌因子和神经肽被下调,增加特发性面神经麻痹的炎症易感性。脂肪的变化是否会影响炎症反应、神经系统和急性脱髓鞘,仍需进一步深入研究。

特发性面神经麻痹常见的临床表现为单侧下运动神经元周围性面瘫,如面颊部动作不灵,口角歪斜、流涎等,急性但非突发性发作,在 72 小时左右达高峰,通常在发病后 1~2 周可以恢复,其他还可以出现包括耳后轻 - 中度疼痛、味觉改变、眼干、口干等症状。

(二) 诊断标准

目前的指南指出,特发性面神经麻痹是一种排除性的诊断,需要排除因肿瘤、创伤、先天性或综合征性问题、特定传染病、术后面瘫、瘫痪引起的面部轻瘫。除此之外,在评估特发性面神经麻痹患者的面部瘫痪时,还需要考虑以下情况。

1. 发病迅速(<72 小时)。

2. 不能明确病因的面部麻痹。

3. 双侧特发性面神经麻痹罕见。

4. 目前,特发性面神经麻痹的病因不能确定。

5. 其他情况导致的面瘫,如脑卒中、脑肿瘤、腮腺或颞下窝肿瘤、面神经癌及全身和感染性疾病(包括带状疱疹、结节病和莱姆病)。

6. 特发性面神经麻痹有典型的自限性。

7. 特发性面神经麻痹无性别差异,且成人、儿童均可发病,多见于 15~45 岁,尤其是患有糖尿病、上呼吸道疾病或免疫系统受损者,在妊娠期间也更为常见。

(三) 影像学诊断

1. CT 平扫 常规 CT 检查一般无异常发现。

2. **多层螺旋** CT(multislice spiral computed tomography, MSCT)**及多平面重组**(MPR) 多平面重组技术可以很好地显示面神经管于颞骨内的走行情况及与周围相关结构的解剖关系,为多角度细致观察及研究面神经管走行提供了有效工具,同时可以测量面神经管内径,有助于临床诊断特发性面神经麻痹。

3. **MR 平扫及增强** 面神经直径正常或轻度扩大,增强后

T₁WI 显示为均一线状、而非结构状强化;内听道远端经迷路部、膝结节和鼓室前部通常表现为被强化,而内听道基部和面神经迷路部强化更是特发性面神经麻痹的典型 MRI 表现(图 11-11),颞骨内面神经远端(鼓室远端、乳突部)的强化不太常见;临床改善或完全缓解后,面神经异常强化仍可以持续存在。影像学检查的作用有限,临床上神经电生理检查是早期特发性面神经麻痹最常见的客观检查方法。

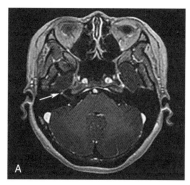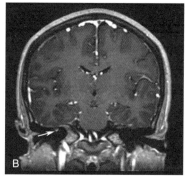

图 11-11　特发性面神经麻痹影像学表现

患者女性,45 岁。主因"右眼闭合困难伴口角歪斜 2 个月"入院。A. 水平面 T₁WI 增强示右侧面神经迷路段线样强化(箭头所示);B. 冠状面 T₁WI 增强示面神经点状强化(箭头所示)。

(四) 鉴别诊断

1. **神经鞘瘤**　主要与面神经鞘瘤相鉴别,面神经鞘瘤是边缘清楚的管状强化肿物,最常以膝状神经节为中心,可形成较大肿块及骨质破坏,同时可因肿瘤生长部位的不同而表现多样。当肿瘤位于膝状神经节区或沿岩浅大神经生长时,表现为中颅窝肿块;当肿瘤位于鼓室段时,表现为上鼓室前内上方近膝状窝肿块,可伴有听小骨外移和 / 或破坏;乳突段面神经鞘瘤一般会累及外耳道和颈静脉球窝。

2. **面神经血管瘤**　是起源于面神经滋养血管的良性肿瘤,

生长缓慢,比较少见。T_1WI 增强后表现为膝状窝内边缘不清的强化肿物;CT 显示颞骨内膨胀性生长的肿块,边缘不清楚、无硬化,肿瘤内骨针、斑点状钙化具有较高的特异性。

3. **颞骨内面神经的正常强化** 颞骨内面神经前、后膝的轻度、线状、不连续强化,不包括面神经的外耳道前部或迷路部。

(夏军 龙佳 郝雅静 何品)

参 考 文 献

［1］ GARGALAS S, WEEKS R, KHAN-BOURNE N, et al. Incidence and outcome of functional stroke mimics admitted to a hyperacute stroke unit [J]. J Neurol Neurosurg Psychiatry, 2017, 88 (1): 2-6.

［2］ GARG R, RECH M A, SCHNECK M. Stroke Mimics: An Important Source of Bias in Acute Ischemic Stroke Research [J]. J Stroke Cerebrovascular Dis, 2019, 28 (9): 1-6.

［3］ GOTO Y, NONAKA I. A mutation in the tRNA (Leu)(UUR) gene associated with the MELAS subgroup of mitochondrial encephalomyopathies [J]. Nature, 1990, 348 (6302): 651-653.

［4］ YATSUGA S, POVALKO N, NISHIOKA J, et al. MELAS: a nationwide prospective cohort study of 96 patients in Japan [J]. BBA-General Subjects, 2012, 1820 (5): 619-624.

［5］ HIRANO M, PAVLAKIS S G. Mitochondrial myopathy, encephalopathy, lactic acidosis, and stro-kelike episodes (MELAS): current concepts [J]. Child Neurology, 1994, 9 (1): 4-13.

［6］ SPROULE D M, KAUFMANN P. Mitochondrial encephalopathy, lactic acidosis, and strokelike episodes: basic concepts, clinical phenotype, and therapeutic management of MELAS syndrome [J]. Ann N Y AcadSci, 2010, 1161 (1): 133-158.

［7］ KÄRPPÄ M, SYRJÄLÄ P, TOLONEN U, et al. Peripheral neuropathy in patients with the 3243ANG mutation in mitochondrial DNA [J]. J Neurol, 2003, 250 (2): 216-221.

［8］ HIRANO M, RICCI E, KOENIGSBERGER M R, et al. Melas: an original case and clinical criteria for diagnosis [J]. Neuromuscul Disord, 1992, 2 (2): 125-135.

［9］ DAHL H H. Getting to the nucleus of mitochondrial disorders: identification of respiratory chain-enzyme genes causing Leigh syndrome [J]. Am J Hum Genet, 1998, 63 (6): 1594-1597.

［10］ UTSUKI S, OKA H, TANIZAKI Y, et al. Pathological features of intracranial germinomas with reference to fibrous tissue and granulomatous change [J]. Brain Tumor Pathol, 2005, 22 (1): 9-13.

［11］ SONODA Y, KUMABE T, SUGIYAMA S, et al. Germ cell tumors in the basal ganglia: problems of early diagnosis and treatment [J]. J Neurosurg Pediatr, 2008, 2 (2): 118-124.

［12］ SHIBAMOTO Y, SASAI K, OYA N, et al. Intracranial Germinoma: Radiation Therapy with Tumor Volume-based Dose Selection [J]. Radiology, 2001, 218 (2): 452-456.

［13］ LOU X, MA L, WANG F, et al. Susceptibility-weighted imaging in the diagnosis of early basal ganglia germinoma.[J]. AJNR Am J Neuroradiol, 2009, 30 (9): 1694-1699.

［14］ PHI J H, CHO B K, KIM S K, et al. Germinomas in the basal ganglia: magnetic resonance imaging classification and the prognosis [J]. J Neurooncol, 2010, 99 (2): 227-236.

［15］ RASALKAR D D, CHU W C, CHENG F, et al. Atypical location of germinoma in basal ganglia in adolescents: radiological features and treatment outcomes [J]. Br J Radiol, 2010, 83 (987): 261-267.

［16］ OKAMOTO K, ITO J, ISHIKAWA K, et al. Atrophy of the basal ganglia as the initial diagnostic sign of germinoma in the basal ganglia [J]. Neuroradiology, 2002, 44 (5): 389-394.

［17］ 段崇锋, 张丕宁, 高耸, 等. 基底节区生殖细胞瘤的 CT、MRI 诊断价值 [J]. 实用放射学杂志, 2014, 30 (4): 565-567.

［18］ LOU X, TIAN C L, CHEN Z Y, et al. Differential diagnosis of infarct-like intracranial ectopic germinomas and subacute lacunar infarct on susceptibility-weighted imaging [J]. J Magn Reson Imaging, 2012, 36 (1): 92-98.

［19］ AUER R N. Progress review: hypoglycemic brain damage [J]. Stroke, 1986, 17 (4): 699-708.

［20］ 徐赛英, 孙国强, 曾津津. 实用儿科放射诊断学 [M]. 第 2 版. 北京: 人民军医出版社, 2011: 160-161.

［21］ MALOUF R. Hypoglycemia: causes, neurological manifestations, and outcome [J]. Annals of neurology, 1985, 17 (5): 421-430.

［22］ LEE S H, KANG C D, KIM S S, et al. Lateralization of hypoglycemic encephalopathy: ev-idence of a mechanism of selective vulnerability [J]. J Clin Neurol, 2010, 6 (2): 104-108.

［23］ CHUANG K I, HSIEH K L. Hypoglycemic encephalopathy mimicking acute ischemic strok-e inclinical presentation and magnetic resonance imaging: a case report [J]. BMC medical i-maging, 2019, 19 (1): 11.

［24］ HINCHEY J, CHAVES C, APPIGNANI B, et al. A reversible posterior leukoencephalopathy syndrome [J]. N Engl J Med, 1996, 334 (8): 494-500.

［25］ CASEY S O, SAMPAIO R C, MICHEL E, et al. Posterior reversible encephalopathy syndrome: utility of fluid-attenuated inversion recovery MR imaging in the detection of cortical and subcortical lesions [J]. AJNR. Am J Neuroradiol, 2000, 21 (7): 1199-1206.

［26］ FISCHER M. Posterior reversible encephalopathy syndrome [J]. Journal of neurology, 2017, 264 (8): 1608-1616.

［27］ 李洪远, 胡为民. 可逆性后部脑病综合征临床特点 [J]. 中华临床医师杂志 (电子版), 2016, 10 (3): 331-337.

［28］ BARTYNSKI W S. Posterior Reversible Encephalopathy Syndrome, Part 1: Fundamental Imaging and Clinical Features [J]. AJNR Am J Neuroradiol, 2008, 29 (6): 1036-1042.

［29］ BARTYNSKI W S. Posterior Reversible Encephalopathy Syndrome, Part 2: Controversies S-urrounding Pathophysiology of Vasogenic Edema [J]. AJNR Am J Neuroradiol, 2008, 29 (6): 1043-1049.

［30］ STEVEN K F. Posterior Reversible Encephalopathy Syndrome: A Review [J]. Semin Neurol, 2011, 31 (02): 202-215.

［31］ EICHLER F S, WANG P, WITYK R J, et al. Diffuse metabolic abnormalities in reversible posterior leukoencephalopathy syndrome [J]. AJNR Am J Neuroradiol, 2002, 23 (5): 833-837.

［32］ 程旭, 高培毅. 可逆性脑血管收缩综合征的临床及影像表现 [J]. 中华放射学杂志, 2016, 50 (12): 978-980.

［33］ FILES D K, JAUSURAWONG T, KATRAJIAN R, et al. Multiple Sclerosis [J]. Am Fam Physician, 2015, 42 (2): 159-175.

［34］ HUNTER S F. Overview and diagnosis of multiple sclerosis.[J]. Am J Manag Care, 2016, 22 (6 Suppl): s141-s150.

［35］ 丁若溪, 张蕾, 赵艺皓, 等. 罕见病流行现状——一个极弱势人口的健康危机 [J]. 人口与发展, 2018 (1): 72-84.

［36］ 邱伟, 徐雁. 多发性硬化诊断和治疗中国专家共识 (2018 版)[J]. 中国神经免疫学和神经病学杂志, 2018, 25 (06): 6-13.

［37］ BROWNLEE W J, HARDY T A, FAZEKAS F, et al. Diagnosis of multiple sclerosis: progress and ch-allenges [J]. Lancet, 2017, 389 (10076): 1336-1346.

［38］ FILIPPI M, ROCCA M A. MR imaging of multiple sclerosis [J]. Radiology, 2011, 259 (3): 659-681.

［39］ KIM H J, PAUL F, LANAPEIXOTO M A, et al. MRI characteristics of neuromyelitis optica spectrum disorder an international update [J]. Neurology, 2015, 84 (11): 1165-1173.

［40］ FULLER G. Bell's palsy syndrome: mimics and chameleons [J]. Practical neurology, 2016, 16 (6): 439-444.

［41］ ZHANG W J, XU L, LUO T, et al. The etiology of Bell's palsy: a review [J]. J Neurol, 2020, 267 (7): 1896-1905.

［42］ BAUGH R F, BASURA G J, ISHII L E, et al. Clinical practice guideline: Bell's palsy [J]. Otolaryngol Head Neck Surg, 2013, 149 (3 Suppl): S1-S27.